# 자연치유와 장부학

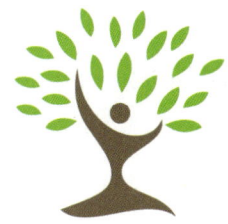

# 수정판 서문

2019년 12월. 중국 우한(武漢)에서 시작된 소위 '코로나19 팬데믹'은 한순간에 전 지구인들을 '공황 상태'로 빠져들게 했다. '코로나19 사태'가 정치, 경제, 사회 그리고 문화를 포함한 기존의 질서에 변화를 가하며 우리들의 정신과 삶을 지배한 지가 어언 3년이 되었다.

2022년 6월.
여전히 우리 사회는 '코로나19 사태' 이후에 만들어진 모든 상황에서 자유롭지 못하다. 건강의 영역으로 한정한다면, '코로나19 사태'는 지난 100년 동안 현대의학이 구축해온 첨단 의료체계의 실체를 다시 돌아볼 기회를 제공하고 있는 것 같다. 과연 우리는 바이러스를 제대로 알고 있는가? 파스퇴르(Louis Pasteur) 이후에 정설로 구축된 '세균론'은 여전히 정당한가? '120세 건강'을 말하면서 정작 우리 몸에 대한 이해는 제대로 하고 있는 것일까?

플라톤(Plato)의 [국가론] 7권에는 '동굴의 비유'라는 이야기가 있다. 어두운 동굴 속에 죄수들이 갇혀 있는데, 그들은 동굴 벽을 향해 묶여 있어서 뒤쪽의 횃불이 벽에 비춰주는 그림자만을 볼 수 있다. 그들은 그 그림자가 자신의 실재(實在)라고 생각하고 살고 있는데, 어느 날 그들 중 한 사람이 동굴 밖으로 나와 햇빛과 넓은 세계를 발견한다. 처음에 그는 쏟아지는 빛에 눈이 부셔 혼란스러워한다. 마침내 그가 볼 수 있게 되자, 그는 동굴로 돌아와 동료들에게 돌아가서는 자신이 보았던 밝은 세계를 이야기해 준다. 그러나 동료들은 그의 말을 잘 믿지 않는다.

필자의 지난 경험으로 비추어보면, 뉴턴(Isaac Newton) 이후의 자연관에 기반하고 있는 현대의학으로는 도저히 해결하기 힘든 것이 바로 대사증후군이다. 오랜 기간 잘못된 생활습관, 식습관 때문에 생긴 몸의 문제가 마음에 문제를 일으킨 또는 마음의 문제가 몸에 문제를 일으킨 만성질환에 대하여 현대의학의 대증요법(對症療法)은 이미 한계에 봉착하고 있다. 그러므로 최근에 와서 마음과 파동에너지의 영역을 다루고 있는 자연의학 내지 양자의학이 치유의 주요 방법으로 주목받는 것은 어쩌면 당연하다고 할 수 있다.

2018년 무술년은 명리학에서 말하는 '인성(印星)'이 들어온 해다. 평생의 공부에 다시 10년을 더 공부하라는 대운(大運)의 요체는 '건강'에 '명리(命理)'를 더하는 것이었다. 덕분에 건강과 명리가 중첩적으로 작동함을 알아가고 있다. 인간의 삶이 자연의 질서에 순응하여야 하듯이 건강 또한 자연의 질서에서 벗어나는 순간 어그러져서 고통과 질병으로 힘들게 된다. 그러므로 건강 120세를 꿈꾸는 사람들은 자연의 질서에 기반한 자연의학 그리고 양자의학에 관한 이해와 함께 '실재적 건강법'을 실천해야 할것이다. 건강에 대한 지식이 흔들리면 건강이 흔들린다. 단순 의료소비자로서 제약회사와 병원 중심으로 짜여진 현대의학의 지식을 맹목적으로 따를 것인가 아니면 자연의학을 배움으로써 자신의 건강을 스스로 책임질 것인가는 온전히 본인의 몫이다. 건강의 영역에서는 '내 탓이오' 원칙 아래, 철저히 '올바르게 배우고 실천하는 삶'이 중심이 되어야 한다.

건강의 중요성을 일깨운 스티브 잡스(Steve Jobs)의 메시지가 있다.
"어떤 것이 세상에서 가장 비싼 침대일까? 그것은 병들어 누워있는 침대이다. 당신이 누군가를 고용해서 당신을 위해 운전하게 할 수도 있고 당신을 위해 돈을 벌게 할 수도 있지만 어떤 사람을 고용하더라도 그에게 병을 대신 앓도록 할 수는 없다."

2018년의 [자연치유와 장부학]에 자연의학 및 양자의학과 관련된 내용을 중심으로 수정·증보를 했으며, 가독성이 좋도록 전체적으로 좀 더 세련되게 편집하였다. 이 책자는 건강에 대한 믿음에 관한 책이다. 그 믿음은 지난 20여 년 동안의 반복적인 공부와 경험을 통해서 쌓은 것이다. 동굴에 갇혀 '건강 허상'에 혼란스러워하는 분은 이 책을 통하여 동굴 밖에 밝은 태양이 있음을 확인하게 될 것이다. 그리고 태양을 확인한 '양자의사' 여러분은 다시 동굴 속으로 들어가 동료들에게 '밝은 세계'가 있음을 이야기하기를 기도한다.

여기에 소개된 여러 가지 건강 지식과 치유방법들은 스티브 잡스가 마지막까지 읽지 못했을 그 '건강서' 속의 지식과 치유법들임을 자부한다. 자연의 섭리에 기반 한 '양자의학적 건강법'이 가지는 힘이 정말 대단함을 실감하는 즈음이다. 여러분들도 그 건강 지식과 치유방법을 배우고 실천해 보시라.
120세 건강법은 늘 우리 가까이에 있다.

2022년 초여름
김명하

# 차 례

## 제1장 장수시대의 건강과 미용 · · · · · · · · · · · · · 1
1. 장수시대의 명암 · · · · · · · · · · · · · · · · · · · 1
2. 웰니스 산업의 현재와 미래 · · · · · · · · · · · · · 3
   (1) 질병 산업에서 웰니스 산업 시대로 · · · · · · · · 3
   (2) 베이비붐 세대와 웰니스 산업 · · · · · · · · · · · 4
3. 장수시대 기회의 땅, 건강과 미용 · · · · · · · · · · 6

## 제2장 자연의학과 현대의학 · · · · · · · · · · · · · · 11
1. 자연치유와 자연의학 · · · · · · · · · · · · · · · · 11
2. 현대의학과 그 문제점 · · · · · · · · · · · · · · · · 13
3. 자연의학과 현대의학의 차이점 · · · · · · · · · · · 17
   (1) 자연의학의 특징과 장·단점 · · · · · · · · · · · · 17
   (2) 현대의학의 특징과 장·단점 · · · · · · · · · · · · 19
4. 대체의학 · · · · · · · · · · · · · · · · · · · · · · · 20
   (1) 전통의학 · · · · · · · · · · · · · · · · · · · · · 20
   (2) 심신의학 · · · · · · · · · · · · · · · · · · · · · 21
   (3) 생체중심의학 · · · · · · · · · · · · · · · · · · · 23
   (4) 수기의학 · · · · · · · · · · · · · · · · · · · · · 26
   (5) 에너지 의학 · · · · · · · · · · · · · · · · · · · 27

## 제3장 건강의 저해요인 · · · · · · · · · · · · · · · · 31
1. 스트레스 · · · · · · · · · · · · · · · · · · · · · · · 31
   (1) 스트레스의 원인 · · · · · · · · · · · · · · · · · 31
   (2) 스트레스의 증상 · · · · · · · · · · · · · · · · · 33

## 2. 영양의 불균형 · · · · · · · · · · · · · · · · · · · · · · · · 37
    (1) 탄수화물 · · · · · · · · · · · · · · · · · · · · · · · · · 39
    (2) 단백질 · · · · · · · · · · · · · · · · · · · · · · · · · · · 50
    (3) 지방 · · · · · · · · · · · · · · · · · · · · · · · · · · · · 63
    (4) 미네랄 · · · · · · · · · · · · · · · · · · · · · · · · · · · 76
    (5) 비타민 · · · · · · · · · · · · · · · · · · · · · · · · · · · 92
    (6) 식이섬유 · · · · · · · · · · · · · · · · · · · · · · · · · 107
    (7) 장내세균 · · · · · · · · · · · · · · · · · · · · · · · · · 109
    (8) 식물 내재영양소 · · · · · · · · · · · · · · · · · · · · 113
    (9) 산성 식품과 알칼리성 식품 · · · · · · · · · · · · · 114

## 3. 위해 화학물질 · · · · · · · · · · · · · · · · · · · · · · · · 118
    (1) 식품 첨가물 · · · · · · · · · · · · · · · · · · · · · · · 118
    (2) 화학약물 · · · · · · · · · · · · · · · · · · · · · · · · · 119
    (3) 환경호르몬 · · · · · · · · · · · · · · · · · · · · · · · · 120
    (4) 유전자조작 식품 · · · · · · · · · · · · · · · · · · · · 124

## 4. 세균, 바이러스, 곰팡이 및 기생충 · · · · · · · · · 126
    (1) 세균 · · · · · · · · · · · · · · · · · · · · · · · · · · · · 126
    (2) 바이러스 · · · · · · · · · · · · · · · · · · · · · · · · · 127
    (3) 곰팡이 · · · · · · · · · · · · · · · · · · · · · · · · · · 129
    (4) 기생충 · · · · · · · · · · · · · · · · · · · · · · · · · · 129

## 5. 운동과 숙면 · · · · · · · · · · · · · · · · · · · · · · · · · 131
    (1) 유산소운동과 무산소운동 · · · · · · · · · · · · · · 131
    (2) 숙면 · · · · · · · · · · · · · · · · · · · · · · · · · · · · 133

# 제4장 인체 기관의 구조와 기능 · · · · · · · · · · · · · · 139
## 1. 소화계 · · · · · · · · · · · · · · · · · · · · · · · · · · · · · 139

(1) 침샘과 식도 · · · · · · · · · · 139
　　(2) 위장 · · · · · · · · · · · · · · · · · 142
　　(3) 간과 쓸개 · · · · · · · · · · · 144
　　(4) 췌장 · · · · · · · · · · · · · · · · · 149
　　(5) 소장 · · · · · · · · · · · · · · · · · 150
　　(6) 대장 · · · · · · · · · · · · · · · · · 153
2. 호흡계 · · · · · · · · · · · · · · · · · · · · · 154
　　(1) 코 · · · · · · · · · · · · · · · · · · · 154
　　(2) 기관지 · · · · · · · · · · · · · · · 154
　　(3) 폐와 호흡 · · · · · · · · · · · 155
　　(4) 좋은 공기 마시기 · · · · · 156
3. 순환계 · · · · · · · · · · · · · · · · · · · · · 158
　　(1) 혈액순환계 · · · · · · · · · · 158
　　(2) 림프계 · · · · · · · · · · · · · · · 171
　　(3) 면역계 · · · · · · · · · · · · · · · 171
4. 비뇨생식계 · · · · · · · · · · · · · · · · 175
　　(1) 비뇨기계 · · · · · · · · · · · · · 175
　　(2) 생식계 · · · · · · · · · · · · · · · 177
5. 신경계 · · · · · · · · · · · · · · · · · · · · · 178
　　(1) 뇌 · · · · · · · · · · · · · · · · · · · 178
　　(2) 척수 · · · · · · · · · · · · · · · · · 179
　　(3) 신경과 말초신경 · · · · · 179
6. 근골격계 · · · · · · · · · · · · · · · · · · 180
　　(1) 근육 · · · · · · · · · · · · · · · · · 180
　　(2) 골격계 · · · · · · · · · · · · · · · 180
　　(3) 관절 · · · · · · · · · · · · · · · · · 181

## 7. 감각기 · · · 182
  (1) 피부 · · · 182
  (2) 모발 · · · 182
  (3) 점막 · · · 182

## 8. 호르몬계 · · · 183
  (1) 시상하부 · · · 184
  (2) 뇌하수체 · · · 184
  (3) 송과선 · · · 186
  (4) 갑상선 · · · 186
  (5) 부갑상선 · · · 187
  (6) 부신 · · · 187
  (7) 흉선 · · · 187
  (8) 생식선 · · · 188

## 9. 세포와 에너지대사 · · · 190
  (1) 세포 · · · 190
  (2) 미토콘드리아 · · · 191
  (3) 세포의 에너지대사 · · · 192
  (4) 활성산소와 항산화 영양소 · · · 193

# 제5장 음양오행과 장부학 · · · 199
## 1. 음양오행이란? · · · 199
  (1) 음양과 자연 그리고 인간 · · · 199
  (2) 음양과 인체 · · · 200

## 2. 음양오행과 오장육부 · · · 202
  (1) 오행과 장부 · · · 202
  (2) 오행의 상생·상극과 상승·상모 · · · 203

### 3. 장부학 · · · · · · · · · · · · · · · · · · · · · · · 205
(1) 간과 담 · · · · · · · · · · · · · · · · · · · · · 206
(2) 심장과 소장 · · · · · · · · · · · · · · · · · · · 208
(3) 비장과 위장 · · · · · · · · · · · · · · · · · · · 209
(4) 폐와 대장 · · · · · · · · · · · · · · · · · · · · 210
(5) 신장과 방광 · · · · · · · · · · · · · · · · · · · 212

### 4. 기, 경락과 관련 질환 · · · · · · · · · · · · · · · · 214
(1) 기와 경락 · · · · · · · · · · · · · · · · · · · · 214
(2) 경맥과 관련 질환 · · · · · · · · · · · · · · · · · 215

## 제6장 양자의학과 건강프로그램 · · · · · · · · · · · · · · 225

### 1. 양자의학과 양자분석 · · · · · · · · · · · · · · · · 225
(1) 양자와 파동이론 · · · · · · · · · · · · · · · · · 225
(2) 양자의학과 미병혁명 · · · · · · · · · · · · · · · 226

### 2. 양자분석기와 분석 내용 해제 · · · · · · · · · · · · 229
(1) 인체의 분석방법과 양자분석기 · · · · · · · · · · · 229
(2) 양자분석기의 원리 · · · · · · · · · · · · · · · · 230
(3) 양자분석의 내용 해제 · · · · · · · · · · · · · · · 231

### 3. 양자분석과 건강 프로그램 · · · · · · · · · · · · · 264
(1) 자연치유를 위한 건강 프로그램 · · · · · · · · · · · 264
(2) 건강프로그램 별 필요영양소 · · · · · · · · · · · · 267
(3) 호전 반응 · · · · · · · · · · · · · · · · · · · · 270

## 제7장 자연치유 건강법 · · · · · · · · · · · · · · · · · · 277

### 1. 좋은 소금 먹기 · · · · · · · · · · · · · · · · · · 277
(1) 생명의 균형, 소금 · · · · · · · · · · · · · · · · 277

(2) 좋은 소금이란? · · · · · · · · · · · 282
   (3) 자연의 선물, 천일염 · · · · · · · · · 283

2. 좋은 물 먹기 · · · · · · · · · · · · · · · 285
   (1) 좋은 물의 조건 · · · · · · · · · · · 285
   (2) 좋은 물 마시는 좋은 습관 · · · · · · · 287

3. 현미식과 채식 · · · · · · · · · · · · · · 290
   (1) 현미식의 장점 · · · · · · · · · · · 290
   (2) 채식 · · · · · · · · · · · · · · · 292

4. 1일 2식 건강법 · · · · · · · · · · · · · · 294

5. 3일 단식과 기적의 간청소 · · · · · · · · · 297
   (1) 디톡스와 단식 · · · · · · · · · · · 297
   (2) 단식의 종류와 효능 · · · · · · · · · 298
   (3) 온열요법을 동반한 3일 단식 · · · · · · 300
   (4) 기적의 간청소 · · · · · · · · · · · 301

6. 영양요법 · · · · · · · · · · · · · · · · 307
   (1) 리비히의 최소율 법칙 · · · · · · · · 307
   (2) 기능성 영양소와 그 효능 · · · · · · · 308

7. 온열요법 · · · · · · · · · · · · · · · · 324
   (1) 각탕 요법 · · · · · · · · · · · · 325
   (2) 파동에너지 요법 · · · · · · · · · · 325

**참고문헌** · · · · · · · · · · · · · · · · · 327

# 01
## 장수시대의 건강과 미용

1. 장수시대의 명암
2. 웰니스 산업의 현재와 미래
3. 장수시대 기회의 땅, 건강과 미용

# 제1장 장수 시대의 건강과 미용

## 1. 장수 시대의 명암

유엔(UN)의 '세계인구 고령화 보고서(2009년)'에 처음 등장한 '호모 헌드레드(homo hundred)시대'는 인간 평균수명 100세를 상징하는 용어이다. 이 보고서에 따르면, 평균수명이 80세를 넘는 국가가 2000년에는 6개국뿐이었지만 2020년엔 31개국에 이를 것이라 예상되었다.

2015년 2월에 발행된 타임(TIME)지는 '지금 태어나는 어린이들은 142세까지 살 수 있다'고 표지에 적고 있다. 그 비결은 노화 방지를 가능케 해주는 면역억제제 라파마이신(rapamycine) 덕분이라고 한다. 텍사스대 '헬스 사이언스' 연구팀은 라파마이신을 복용한 쥐들의 평균수명이 1.77배, 즉 27개월에서 48개월로 증가한 것을 확인했다고 했다. 물론 쥐 실험에서 드러난 몇 가지 부작용은 있지만, 그것은 극복될 것이라고 연구팀은 보고했다.

세계보건기구(WHO)와 영국 임페리얼 칼리지 런던(Imperial College London)은 경제협력개발기구(OECD) 35개 회원국의 기대수명을 분석한 논문을 2017년 2월 21일 영국 의학저널 '랜싯(Lancet)'에 실었다. 이 보고서를 보면, 2030년에 태어나는 한국 여성의 기대수명은 90.82살에 이를 것으로 예측됐다. 조사 대상국 남녀 중에 기대수명이 90살을 넘는 집단은 한국 여성이 유일했으며, 프랑스(88.55), 일본(88.41), 스페인(88.07), 스위스(87.07) 등 다른 국가들과의 차이도 현격했다. 한국 남성의 기대 수명(84.07)도 오스트레일리아(84.00), 스위스(83.95), 캐나다(83.89), 네덜란드(83.60)를 제치고 처음으로 세계 1위에 올라서면서, 우리나라가 사상 처음으로 세계 최장수 국가가 될 것으로 전망하였다.

이처럼 한국인의 기대수명이 세계 1위를 자랑할 정도로 급증한 이유는 수준 높은 교육과 영양의 섭취, 복지제도와 의학 발전 덕분이라고 알려

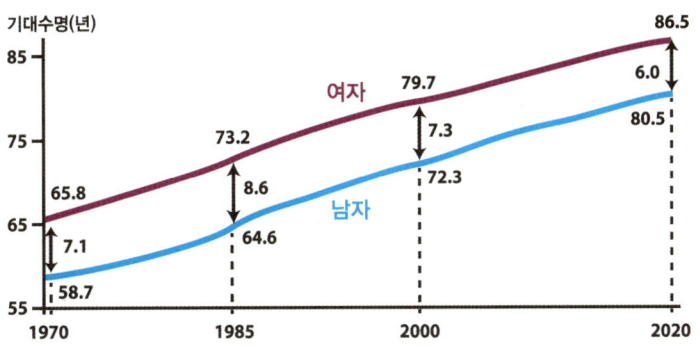

[성별 기대수명 및 남녀 차이 추이, 1970-2020년]

지고 있다. 하지만 이러한 인간의 보편적 꿈인 장수 실현의 이면에는 기대수명과 건강수명 간의 격차, 국민연금의 소진 가능성, 질병 및 빈곤 고령자 증가 문제 등의 큰 난제들이 도사리고 있다.

무엇보다 기대수명이 늘어난 데 견주어 건강하게 살 수 있는 기간은 오히려 줄어들고 있다. 통계청에 의해 2년마다 실시되는 사회조사(2021년 12월 1일 발표)에 의하면, 남자의 기대수명은 80.5년, 여성은 86.5년이다. 또 남성의 건강수명은 65.6년(유병 기간 14.9년), 여성은 65.2년(유병 기간 19.3년)으로 나타났다.

국민건강보험공단의 건강검진 데이터베이스(DB)에 저장된 1,217만 1,006명의 빅데이터를 분석한 결과를 보면 23.2%(282만 6,896명)가 만성질환 증상을 가지고 있다(2013년). 국민 4명 중 1명은 언제 터질지 모르는 시한폭탄을 몸에 지니고 사는 셈이다. 2020년 건강보험 총진료비가 86조 9,545억 원에 달하는데, 이 중 65세 이상의 진료비가 37조 4,737억 원(43.1%)을 차지하고 있으며, 매년 가파른 상승세를 보이고 있다. 국민 개인별 병원 방문일 수가 갈수록 늘어나고 있으며, 또 초고령층의 경우 요양병원에서 지내는 기간이 예전보다 훨씬 늘어나고 있다. 2017년 실시된 국내 노인실태조사를 살펴보면 전체 노인 중 89.5%가 만성질환자라고 응답하였고, 3가지 이상의 만성질환을 앓는 노인은 전체의 51%를 차지하고 있다. 이 중 80~84세 이상의 노인들이 5개 이상의 처방의약품을 복용하는 비율이 46%에 달하였으며, 85세 이상에는 44%가 남의 도움에 의존하는 삶을 영위하고 있었다. 이는 결국 나이가 들수록 삶의 질이 떨어지고 있음을 의미하는 것이니 장수 시대의 또 다른 비극이다.

가장 대표적인 만성질환인 고혈압의 경우를 보면, 국내에서 해마다 60여만 명의 고혈압 환자가 새로 발생해, 2018년 기준으로 고혈압 환자가 1천 100만 명을 넘어섰다. 국민 다섯 명 중 한 명이 고혈압 환자인 셈이다.[01] 국민건강보험공단에 따르면 2007년 고혈압 관련 건강보험 총진료비는 1조 9,000억 원이었으나, 2011년에는 2조 3,044억 원 그리고 2015년에는 2조 6,622억 원으로 껑충 뛰어 매년 9.8%씩 증가함으로써 개인적·국가적인 차원에서 재정 압박의 요인이 되고 있다.[02]

---

01. [2018 고혈압 보고서], 대한고혈압학회 출간.

02. 2007년에 이미 혈압강하제 판매량은 1조 원을 훌쩍 넘었다. 당시 전체 9조 원 대의 국내 의약품 시장에서 단일품목으로 1조 원 이상의 매출액을 올린 것은 혈압강하제가 처음이었다. 이 중에서 세계 최대의 미국계 다국적 제약사 화이자(Pfizer)의 고혈압 치료제 '노바스크'는 속칭 대박을 터뜨렸으며, 국내 제약사인 한미약품, 종근당, CJ제약, SK케미칼 등이 앞다퉈 이 대열에 합류했다('[대한민국 의료커넥션], 서한기 지음' 중에서). 참고로 2016년 화이자의 국내 총매출은 6,815억 원으로, 외국계 회사 중 1위를 차지하고 있다.

## 2. 웰니스 산업의 현재와 미래

### (1) 질병 산업에서 웰니스 산업 시대로

오늘날 미국인들은 그들 조상의 노력과 희생 덕분으로 경제적인 풍요의 시대에 살고 있다. 하지만 미국 인구의 절반 이상이 이 대단한 경제적 열매를 즐기지 못하고 있는데, 이러한 분류는 결코 그들의 연 소득이나 피부색, 종교관 그리고 출생한 지역에 따른 것이 아니다. 미국 인구의 61%가 체중 과다와 나쁜 건강 때문에 '스스로의 감옥'에 갇혀 있으며, 27%는 다시 건강해지고 싶은 희망과 기대도 하지 않는 임상적 비만의 상태에 있다. 게다가 심각한 것은 이와 유사한 상황이 서유럽과 일본을 포함한 다른 선진국에서도 존재한다는 것이다.

현재 미국 경제의 대략 1/7에 해당하는 1조 4천억 달러가 건강산업과 관련되어 있다. 그러나 '건강산업'이란 이름은 실로 잘못된 이름이다. 그 이유는 이 1/7에 해당하는 산업이 사실 '나쁜 건강, 병, 약하고 불완전한 몸 상태, 특별한 질환'으로 정의되는 '질병 산업'에 관련되어 있기 때문이다. 여기서 질병 산업이란 평범한 감기에서 암과 같은 종양에 이르기까지 다양한 질병에 반응하여 제품이나 서비스를 제공하는 산업으로, 이러한 제품과 서비스는 병의 징후를 치료하거나 병을 없애는 데 사용된다.

이 질병 산업은 수동적이고 반응적이다. 그 이유는 이 산업의 규모가 매우 큼에도 불구하고 사람들은 특수한 상태나 병에 걸릴 때만 고객이 되며, 그 누구도 이 산업에는 진정한 고객이 되기를 바라지 않기 때문이다. 최근 만성질환으로 인한 의료비 지출이 전체국가 의료비 지출의 약 75%에 달하는 미국은 이에 대한 대안으로 예방중심의 건강관리에 대한 새로운 보건의료정책을 수립·시행하고 있다.

이른바 웰니스 산업의 등장인데, 웰니스[03]란 '육체적·정신적·감성적·사회적·지적 영역에서 최적의 상태를 추구하는 것으로 쾌적하고 안전한 공간과 건강하고 활기찬 활동을 위한 인간의 상태·행위·노력을 포괄하는 개념'이다. 나아가 웰니스 산업이란 현재 병이 없는 건강한 사람들이 더욱 건강하고, 좋아 보이고, 노화 속도를 늦추고 또는 우선적으로 병으로 발전하는 것을 예방하기 위해 제품과 서비스가 제공되는 산업 분야를 말한다.

---

03. 웰니스(wellness)란 웰빙(well-being)과 행복(happiness) 또는 웰빙과 피트니스(fitness)의 합성어로서 건강하고 행복하게 늙어가는 새로운 방법에 관한 자연친화적 선진국형 개념이다. 헬스가 병적 원인을 제거하고 치료해서 얻어지는 것이라면, 웰니스는 체질과 라이프 스타일 자체를 건강하게 바꿔주고 유지하여 건강함이 자연스레 표현되어 활기찬 생활 리듬과 밝은 인상으로 나타나게 하는 것이 다르다. 즉, 웰니스는 높은 '삶의 질'까지 고려한 개념이다. 세계보건기구는 웰니스의 3요소에 운동, 휴양, 영양 통합이 필요하다고 하고 있다.

그런 의미에서 웰니스 산업은 예방적이며 능동적·자발적이다. 즉, 이 산업에서의 고객은 한편으로는 건강하고자 다른 한편으로는 질병 산업의 고객이 되는 것을 피하고자 하는 능동적이고 자발적인 고객이다. 그래서 여기서는 모든 사람이 고객이 될 수 있다. 이 웰니스 산업 분야를 좀 더 상세히 나열하면, 비타민 등 건강보조식품, 미용·피부 관리·성형 수술, 시력 수술(라식, 방사성 각질 수술), 유전공학(성별 감식, 출산율 증대), 치아 관리, 헬스클럽 및 운동기구, 약물 섭취(비아그라, 로게인 등), 건강식품 레스토랑 그리고 체중 감량제 등의 영역을 포함한다.

## (2) 베이비붐 세대와 웰니스 산업

미국의 경우 1946년~64년 사이의 출생자 7,500만 명이 거대한 주식시장, 주택 붐, 국제 항공의 성장, 개인용 컴퓨터, 인터넷, 스포츠, 레저용 차량 등의 시장을 주도하며 대략 10조 달러 규모의 미국경제에서 5조 달러를 부담해 왔다. 또 이들은 이미 웰니스 관련 서비스 분야에 1조 달러 이상의 소비를 형성하고 있으며, 노령화, 질병의 해결에는 자신의 '영혼'이라도 바칠 준비가 되어 있는 세대이다.

이러한 현상은 미국을 위시한 많은 글로벌 국가에서도 진행되고 있는데, 이는 선진국가들이 자국의 차세대 성장 동력으로 주목하는 분야이기도 하다. 글로벌 웰니스 연구소(Global Wellness Institute)가 2021년 12월에 발간한 '글로벌 웰니스 이코노미 모니터(Global Wellness Economy Monitor)'에 의하면, 2021년 글로벌 웰니스 산업 규모는 5조405억 달러 규모에서 향후 5년간 연평균 9.8% 성장하여 2025년에는 6조9920억 달러 규모에 도달할 것으로 예상하고 있다.

팬데믹(pandemic)의 영향으로 웰니스관광 등 7개 분야는 시장규모가 축소되기도 했지만 웰니스부동산, 정신건강과 치유, 건강한 식생활과 영양, 공중보건과 개인 맞춤 예방 분야는 COVID-19 발생 이전보다 오히려 시장규모가 확대되었다. 그렇지만 대부분의 개별 웰니스산업 분야가 향후 5년 동안 GDP 성장률을 상회할 것으로 예상되고, 특히 팬데믹으로 2020년에 가장 큰 타격을 입은 웰니스 관광산업 분야는 2025년까지 20.9% 성장할 것으로 예상하고 있다.

한국의 베이비붐 세대는 한국전쟁 이후 1955년부터 1963년까지 9년에 걸쳐 태어난 사람들로서 2010년(추계)에 대략 710만 명이 넘는 거대 인구집단이다. 이 규모는 세계 2차 대전

이후 탄생한 일본의 베이비 붐 세대인 '단카이(團塊)'세대 680만 명보다 30만 명 정도 많고, 총인구 비중에서도 5% 정도인 '단카이'세대보다 더 높은 14.6%를 차지하고 있다. 이들의 은퇴가 본격화되고 있는 최근에는 고령화 문제, 노동을 둘러싼 세대 간의 갈등 및 청년 실업률의 증가 등 사회적 문제가 크게 증가할 것으로 예상되고 있다.[04]

하지만 고령 인구(65세 이상)가 유소년 인구보다 많아진(2017년) 우리나라도 은퇴 이후에 소비생활과 여가 생활을 즐기고 나아가 사회활동에도 적극적으로 참여하는 소위 '액티브 시니어(active senior)'의 등장은 새로운 소비시장의 도래를 예측하게도 한다. 스스로를 실제 나이에 비해 5~10세 더 젊다고 생각하고 외모·건강관리 등에 투자를 아끼지 않는 '액티브 시니어'들의 소비습관은 곧 국내 웰니스 산업의 소비트랜드로 이어지게 될 것이다.

국내 웰니스 산업은 연평균 9.4%의 높은 성장을 보이고 있으며, 특히 감성 엔터테인먼트(15.1%), 생활 건강관리(14.6%), 웰빙 웨어(14.5%) 그리고 웰 에이징(10.9%) 분야 등은 10% 이상의 높은 성장을 기록하고 있다. 이미 이 분야에 참여하고 있는 종사자 수는 2009년 기준으로 869,990명으로 조사되어 향후 웰니스 산업에 기반하고 있는 일자리 창출이 더욱 확산될 것으로 전망되고 있다. 이는 국내뿐만 아니라 고령화가 진행되고 있는 글로벌 국가들에서도 볼 수 있는 공통 현상이다.

---

04. 우리나라의 베이비붐 세대는 '주판의 마지막 세대이자 컴맹의 제1세대. 부모님에게 무조건 순종했던 마지막 세대이자 아이들을 황제처럼 모시는 첫 세대. 부모를 제대로 모시지 못해 처와 부모 사이에서 방황하는 세대, 가족을 위해 밤새워 일했건만 자식들로부터 함께 놀아주지 않는다고 따돌림을 당하는 비운의 세대. 20여 년 월급쟁이 생활 끝에 길바닥으로 내몰린 구조조정 세대'로서 이들은 이제 '긴 세대'에서 '퇴출 세대'라고 불린다. 베이비붐 세대의 조기 은퇴가 가져올 문제점으로 첫째는, 조세 부족으로 인한 정부재정의 악화와 이에 따른 베이비붐 세대 이후 세대의 조세 부담 증가를 들 수 있다. 둘째, 제조업 분야의 숙련된 노동력을 대체할 수 있는 인력이 부족해져 노동생산성과 기업경쟁력의 약화가 예상된다. 셋째, 베이비붐 세대는 노후대비 보유자산이 적어서 취약계층으로 전락할 가능성이 있다. 넷째, 부동산 가격 하락으로 인한 베이비붐 세대의 자산 가치 하락이 우려된다.

## 3. 장수시대 기회의 땅, 건강과 미용

2015년에 우리나라에서 개최된 '헬시 에이징 포럼'에서 OECD 29개 국가의 '헬시 에이징 인덱스(Healthy Ageing Index)'가 발표되었다. '헬시 에이징 인덱스'는 헬시 에이징에 영향을 미치는 건강 증진, 보건 의료제도, 건강 역량 그리고 건강 환경의 4개 영역에서 국제비교가 가능한 16개 지표(영역별 4개 지표)를 선정해 산출하는 것으로, 건강하게 나이 드는 수준을 측정하는 지표를 의미한다.

조사결과에 따르면 OECD 29개국 중 스위스의 '헬시 에이징 인덱스' 순위가 가장 높았는데, 우리나라는 25위에 머물렀다. 우리나라는 제2영역 중 보건의료제도 영역의 지표인 독감 예방 접종률이 높은 순위를 나타냈다. 하지만 건강 증진영역(제1영역)의 지표인 흡연율과 신체활동 불충분률 역시 OECD 국가 중 가장 높게 나타나 건강 증진영역의 개인적 실천지수가 낮은 것으로 조사됐다. 또 생활만족도 및 교육수준 등을 포함한 건강 역량영역(제3영역)과 건강 환경 영역(제4영역)에서도 낮은 순위를 보여 사회적 인프라의 개선이 시급한 것으로 드러났다.

이렇게 국민의 건강과 삶의 질 향상을 도모하기 위한 '헬시 에이징 포럼'이 한국화이자에 의해 개최되었다는 것은 다양한 의미를 함축하고 있다. 즉, 우리나라의 경우 여전히 국민 건강의 영역이 의·약 산업에 의해 주도되고 있음을 상징하는 건강포럼이라는 점이다. 이러한 현실은 건강한 삶의 영역에서 우리 국민을 소극적·수동적 또는 사후적인 행위자로 만들어 버릴 가능성이 큼을 뜻한다. 그래서 예방의학 내지 기능의학의 관점에서 적극적·능동적 또는 사전적인 행위자로서의 역할을 회복하는 것이 국민 개개인의 건강한 삶에서는 무엇보다 중요하다 하겠다.

그런 기준으로 본다면 웰니스 산업의 한 영역인 건강기능식품 시장의 지속적인 성장은 장수 시대의 트랜드를 반영하는 바람직한 현상이다. 한국건강기능식품협회가 2015년에서 2017년까지 3년간 전국 5,000가구를 대상으로 가정 내 건강기능식품의 구매 및 소비 패턴을 분석한 결과를 보면, 우리나라 10가구 중 7가구가 건강기능식품을 구매하고 있는 것으로 밝혀졌다. 이 조사에서 응답 가구 중 67.9%가 한 번 이상 건강기능식품을 구매했다고 답했으며, 가구당 연평균 구매액은 29만 6,000원으로 나타났다.

이처럼 지속적인 구매자의 유입 증가는 건강기능식품 매출 규모가 2017년 4조 1,728억 원에서 2019년에는 4조 5,821억 원으로 늘어났다. 특히 2019년 팬데믹 이후, 각종 질병 유행에 대처하여 면역력 증진 필요성이 높아짐으로써 건강기능식품 시장의 성장 가능성은 더욱 커지고 있다. 현재 식약처 허가를 받은 건강기능식품 원료는 243종, 품목은 1만 4,282종이며, 건강기능식품 소매점은 10만 개에 육박한다.

100세 시대를 살아가는 현대인들이 원하는 건강과 행복의 균형점에는 미용의 영역 또한 중요하다. 특히 좀 더 많은 사회활동에의 참여를 원하는 '액티브 시니어'들에게는 탈모, 뷰티와 안티 에이징을 포함한 퍼스널 케어 또한 중요한 건강관리의 영역으로 인식되고 있다. 우리나라의 피부미용 분야만 하더라도 그 시장규모가 약 1조 7,000억 원으로 추산되며, 그 종사자 수는 55,000명 정도로 조사되었다(2011년 기준). 현재 우리나라의 경제적인 수준 및 건강·미용에 대한 관심도를 반영하였을 때 미용 산업은 웰니스 산업의 중요한 부분으로 이미 자리매김하고 있다.

# 02

# 자연의학과 현대의학

1. 자연치유와 자연의학
2. 현대의학과 그 문제점
3. 자연의학과 현대의학의 차이점
4. 대체의학

# 제2장 자연의학과 현대의학

## 1. 자연치유와 자연의학

현대의학에서는 병을 치료하기 위해서 단순히 질병으로 드러난 현상에만 주목한다. 하지만 질병의 치료에는 그 사람의 식습관, 유전요인, 생활 태도, 정서, 스트레스 요인, 대인관계, 영양 조건, 직업적 여건과 생활 수준 등 다양한 면을 세밀히 파악하여 이에 따르는 전인적(全人的) 치유의 필요성이 제기되는데, 이른바 자연의학의 영역이다.

이 자연의학이 추구하는 자연치유는 '우리 몸에는 스스로 낫게 하는 항상성(恒常性; homeostasis) 에너지가 존재하기 때문에 자연의 힘을 빌려 이 자연치유력을 활성화시킬 수 있다'는 이론에 바탕을 두고 있다. 이 이론에서는 인간의 질병에 영향을 미치는 요소로 두 가지가 강조되고 있다. 하나는 병원체의 독성이 얼마나 강하냐는 것이고, 또 다른 하나는 병에 대한 면역력이 얼마나 강하냐이다. 면역력이 튼튼할수록 우리 몸의 조화를 깨뜨리려고 침투하는 병인을 막아내는 힘이 강해질 것이다. 따라서 건강을 유지하고 증진한다는 것은 곧 '체내 침입자의 독성을 약화하고 몸의 저항력을 높여주는 것'을 뜻한다. 그래서 많은 자연치유법에서의 질병에 대한 관점은 '모든 병은 근본적으로 인체의 생명력이 약하기 때문'이라는 공통점을 지니고 있다.

그러므로 자연치유력을 높여 건강을 되찾기 위해서는 2가지 근본적인 방법을 동원해야 한다. 그 방법의 핵심은 인체에 부족한 부분을 채워주고, 독성이 있는 것은 체외로 빼내야 한다는 것이다. 즉 몸에 부족한 영양소, 물, 생각, 운동(동작), 마음의 평화 등으로 채워주고, 내부 청소작업의 일환으로 독소로 꽉 찬 몸을 정화한다. 그리고 명상이나 호흡운동이나 기도나 이완법 등으로 영적 조화의 향상에도 주목한다. 성공적인 자연치유법을 위해서는 치유과정에 대한 이해, 꾸준한 노력, 강한 의지와 인내력 그리고 일정한 치유시간 등을 필요로 한다는 뜻이다.

이 중 자연치유력을 높이기 위한 가장 효과적인 방법은 영양소의 섭취와 관련이 있다. 이러한 사실은 이미 20세기 중엽에 루이 필레머, 앙드레 보잔 그리고 모리시타 게이이치가 자연치유력의 실체를 규명하고 그것을 향상하기 위한 구체적 방법으로 말하였던 내용이다.

루이 필레머(Louis Pillemer, 1908~1957)[01]는 1954년 '비특이적 생체 방위 효소계'인 프로페딘(properdin)이 인체를 방위하는 힘의 총본산임을 밝혀내었다. 그런데 이 효소계를 활성화하기 위해서는 야성이 강한 식물에 함유되어 있는 마그네슘과 작은 어패류에 많이 들어있는 구리가 필요하다. 필레머는 이 프로페딘의 대량 투여가 암을 치유하는 효과까지 있다고 하였다.

또 1959년 농학자인 앙드레 보잔(Andre Vosan)은 "토양과 목초 속의 미네랄의 균형이 우리들의 건강에 결정적인 영향을 준다."고 하였다. 즉, 흙 속에 함유된 미네랄의 균형 붕괴는 식물 속의 균형을 파괴하고, 나아가 그것을 섭취하는 동물의 건강 장애를 일으킨다는 것이다. 특히 그는 농약과 비료의 사용으로 인해 농작물의 성분에서 마그네슘이 빠져버렸고, 이것이 발암의 원인이 된다고 주장하였다.

1960년에 제창된 모리시타 게이이치(森木敬一)의 혁신혈액이론의 주요 내용은 '혈액의 이상에서 만성병이 온다.'는 것이다. 그는 인간 본래의 식성에 반하는 음식물을 섭취해서 장 속이 부패함으로써 혈액의 이상이 생긴다고 주장한다. 그래서 장 속에서 아민, 암모니아, 페놀, 황화수소 등 부패물의 '자가 생산'이 이루어지고, 이와 함께 병적인 독소도 만들어져 장내 세균총의 균형에 큰 혼란이 온다. 이 장내 환경의 악화는 혈액을 오염시키며 다음 단계로 체세포 장애가 생기고 결국 염증, 종양 그리고 암이 발생한다는 것이다.[02]

이상 3명의 학자가 주창하는 자연치유력의 향상 방법이란 결국 올바른 음식물의 섭취와 직접 관련이 있다. 올바른 음식물의 섭취란 통곡식, 야채, 해조류 그리고 발효식품을 중심으로 한 식사를 말한다.

이처럼 자연치유력의 향상에 주목하는 자연의학(natural medicine)은 인간의 질병을 자연의 치유능력에 맞추어 조율하고 복원시키는 의학이다. 이 치유 능력의 회복을 위하여 화학물질로 된 처방약을 철저히 배제하고 친인체적인 자연물을 이용한다. 좀 더 넓은 의미의 자연의학은 환자의 신체적인 병변 부위에만 치중하는 치료가 아니라, 전체적으로 접근해 정신적·사회적·환경적인 면에도 균형을 이루게 하고, 치유력을 강화해 심신을 치유한다.

---

01. 필레머 박사는 1941년 효모의 세포벽에서 면역증강 작용을 하는 다당체를 발견하여 지모산(zymosan)이라 불렀는데, 1961년 니콜라스 딜루지오(Nicholas Diluzio) 박사는 이를 베타글루칸($\beta$-glucan)으로 명명하였다. 버섯이나 곡류에 많이 존재하는 베타글루칸은 면역세포인 T세포와 B세포의 면역기능을 활성화하여 암세포의 증식과 재발을 억제하고, 혈당과 혈중 콜레스테롤을 감소시키며 지질대사를 개선하여 체지방 형성과 축적을 억제하는 것으로 알려져 있다.
02. [자연의학의 기초], 모리시타 게이이치 지음, 제9장 참조.

현대의학이 비자연적이고 수동적이며 대개 일시적인 증상 억제의 치료방식을 선호한다면, 자연의학은 자연적인 방법으로 면역력을 강화해 능동적이고 근본적인 치유를 가능하게 한다. 즉 인체의 생리작용에 부족한 물질들을 보충해서 인체가 본래부터 가지고 있는 치유력을 높여 정상적으로 작동하게 해준다. 그런 의미에서 자연의학은 단지 질병의 증상을 제거하는 '질병의학'이 아니라 인체의 건강을 전체적으로 개선시키는 '예방의학'이자 '건강의학'을 지향한다.

자연의학은 오늘날 '대체의학', '보완통합의학'이라는 말로 통용되고 있으며, 제3 의학 그리고 전인의학으로도 불린다. 이처럼 대체의학 또는 보완·통합의학이란 현대의학(orthodox medicine)이 해결하지 못한 한계점을 보완·대체할 수 있는 치료법이라는 뜻으로, 대부분 자연치료 의학에 그 뿌리를 두고 있다.

## 2. 현대의학과 그 문제점

흔히 서양의학의 효시는 '의학의 아버지' 히포크라테스(Hippocrates, 460?-377? B.C.)로부터 꼽는다. 하지만 오늘날 히포크라테스의 후계자들이 '의학은 예술, 자연은 예술가 그리고 의사는 예술의 하인'으로 정의하였던 '히포크라테스의 유훈'을 얼마나 제대로 이어가고 있는지를 생각해보면 의심스러울 때가 가끔 있다. 1850~1920년 사이에는 루이 파스퇴르(Louis Pasteur, 1822~1895)의 등장 이래 유럽과 북미대륙은 세균학에 기반한 의학이 점령군으로 군림하면서 히포크라테스의 철학이 흐려지고 대체되어 갔다. 그런 이유로 자크 앙투앙 베샴(P. J. A. Bèchamp), 클로드 베르나르(C. Bernard)와 피르호(R. Virchow)가 주창했던 '환경론'에 담긴 진실이 제대로 인정을 받기에는 많은 시간이 필요한 것 같다. 특히 아브라함 플렉스너(Abraham Flexner)에 의한 '플렉스너 보고서(Flexner Report, 1910)와 1907년 FDA의 설립은 오늘날의 표준화된 의학교육 및 의료 시스템을 구축하게 했으며, 이를 바탕으로 의학협회와 제약업계가 현대의학을 주도하고 있음은 자명한 사실이다.[03]

사실 서양의학(현대의학)이 자연의학에서 멀어지게 된 것은 과학적 의학을 지향하게 되면서부터이다. 인체를 기계적인 구조로 보고, 병든 부위에만 매달리는 특유의 의학관이 정

---

03. 타이 볼링거(Ty Bollinger)가 1996년~2016년에 걸쳐 조사, 연구한 결과물인 [암의 진실(2017)] 제1장, 제2장 참조.

립되면서 서양의학은 화학적 약물, 해부 및 외과 수술 그리고 최근의 방사선 치료에 의존하는 틀을 갖추게 되었다.[04] 이 '저돌적인 과학'에 기반한 서양의학은 본격적으로 시작된 지 200년도 되지 않아 세계의 주류의학이 되었다. 하지만 그 엄청난 외형적인 발전에도 불구하고 치료하지 못하는 병이 늘어나고, 심각한 부작용 문제까지 불거지면서 사람들은 점차 자연의학으로 눈을 돌리고 있다.

자연치유력을 키우고, 자연의 이치에 따르는 생활양식을 통해 병을 다스리는 자연의학은 현대 사회에 만연한 문명병과 만성질환의 치유에 효과를 내면서 빠르게 확산되고 있다. 특히 현대의학의 공격적인 치료로 부작용을 경험한 사람들이 자연의학을 찾고 있다. 현대의학의 공격적인 치료는 건강검진의 사례를 통해서도 확인할 수 있다. 멘델존(Robert S. Mendelsohn, M.D.)의 "병에 대한 자각증상이 없다면 굳이 건강검진을 받을 필요가 없다. 설사 자각 증상이 있다 하더라도 건강검진은 가급적 피하는 것이 좋다. 그 이유는 건강검진이란 진찰실에 들어서는 순간부터 처방전이나 전문의에게 의뢰하는 소개장을 받아 진찰실을 나올 때까지, 그 모든 것이 정해진 순서대로 이루어지는 하나의 의식(儀式)에 지나지 않기 때문이다."의 표현처럼, 현대의학의 여러 의료행위는 기계적이어서 개인적인 특성을 전혀 고려하지 않고 있다.

원래 건강검진은 공장 노동자나 매춘부와 같이 몸을 상하기 쉬운 직업을 가진 사람들에게만 권해졌다. 하지만 오늘날 미국만 하더라도 국민 전원이 적어도 연 1회는 정기적으로 건강검진을 받도록 장려되고 있다. 환자는 의사에게 너무나도 많은 것을 맡긴다. 병원에 가는 것도 실은 자신의 몸 상태를 스스로 파악하지 않고 의사가 가르쳐주기를 원하기 때문이다. 이는 자기 결정권이라는 소중한 권리를 스스로 포기하는 것으로, 의사가 병이라고 말하면 병, 정상이라고 말하면 정상, 이런 식으로 의사가 정상과 비정상을 구분지어 주길 바라고 있다. 환자는 의사가 마음대로 정한 기준에 쉽사리 자신의 몸을 맡기고 있다. 그러나 의사의 판단을 전적으로 신뢰해서는 안 된다. 원래 건강에 대해 가장 무지한 게 바로 의사이다. 의사가 받아온 교육은 건강이 무엇인지를 이해하는 것이 아니라 단지 병을 판단하는 것이기 때문이다.[05]

---

04. 왜 서양의학은 병을 치유할 수 없을까? 가와시마 아키라(川嶋朗)박사는 ①서양인이 확립한 수렵민족의 의료(서양의학)는 대항할 적이 없는 질병에 약하며, ②질병의 근본적인 원인을 모르며, 또 ③몸과 마음을 분리하여 생각하기 때문에 병을 치유할 수 없다고 하고 있다. [의사가 말하는 자연치유력], 가와시마 아키라 지음, pp.21~24 참조.

05. 오늘날 우리나라의 경우, 의사들을 배출하는 대부분의 의과대학 6년 커리큘럼 속에는 소위 '건강학'이나 건강의 기초가 되는 '영양학'에 관한 학점을 이수하게 하는 곳은 거의 전무한 실정이다. 다시 말하면 의사들은 건강에 관심이 있는 것이 아니라 오로지 질병에 관심이 있는 것이다.

현대의학은 지금까지 특정병인설을 토대로 질병에 대처해왔다. 100여 년 전에 대두된 특정병인설은 특정한 원인이 특정한 질병을 일으킨다는 것으로, '특효 요법'이라는 개념을 낳았다. 해당 질병을 일으키는 특정 원인을 제거하거나 교정하는 데 특별한 효과가 있는 치료법이 따로 있다는 것으로, 그런 효과를 가진 약이 바로 '마법의 탄환'이라고 불린 항생제, 즉 화학물질이었다. 문제는 특정병인설이 어느 면에서는 설득력이 있지만, 현대인의 만성질환을 치유하기 위한 근본적인 해답을 내놓지 못하는 데 있다. 특히 발병의 근본적인 원인이 명확하지 않고 복합적인 비병원성 만성질환에 현대의학은 속수무책이다. 그러기에 현대의학은 발병의 원인과는 관계가 없는 결과, 즉 증상을 가라앉히는 데 주력한다. 병의 원인을 찾아내어 바로잡는 근본치료가 진정한 의술임에도 불구하고, 가시적인 증상만 억누르는 대증요법(對症療法)이 중심이 되고 있다는 말이다. 그러다 보니 아무리 오래 치료를 해도 완치되지 않는 질환자의 숫자가 늘어가고 있다. 한국인의 10대 사망 원인 중 8가지가 암, 뇌졸중, 심장병, 당뇨병, 위장병, 간 질환, 폐렴, 고혈압 같은 만성질환이다. 바로 이것이 대증치료에만 집중해 온 현대의학이 보여주는 안타까운 현실이자 의료소비자들에게는 최고 비극이다.

세상에 존재하는 모든 의학은 그 나름의 장·단점이 있는데, 그것을 현명하게 이용하는 지혜가 필요하다. 교통사고 등으로 심한 외상을 입은 사람이나 급성 심근경색, 뇌졸중 등 환자는 가능한 한 빨리 현대의학으로 응급처치를 해야 한다. 또 급성 감염으로 생명이 위독한 사람 역시 현대의학의 약물요법으로 우선 위독한 상황을 모면해야 한다. 현대의학이 절대적으로 필요한 상황에서조차 자연의학을 고집하는 자연의학자는 '현대의학에 대한 맹신자'만큼이나 어리석다.

이러한 상황에서 1985년 미국 국립 암연구소(NCI) 테비타 소장의 "항암제는 무력하다"라는 의회 증언은 충격적인 사건이었다. 이어 1988년 미국 국립 암연구소는 수천 페이지에 이르는 [암의 병인학]이라는 보고서를 발표했다. 이것은 '항암제는 단순한 독약이 아니라 강한 발암성이 있으므로 환자에게 투여하면 다른 장기에 또 다른 암을 발생시킨다'는 경악할 만한 내용의 리포트였다. 이 두 사건은 국가 조사기관으로서 미국의회 정책 결정을 위한 전문기관인 기술평가원(OTA)을 움직이게 하였다. 기술평가원의 '건강프로그램 전문위원회'에서 3년간의 철저한 조사를 거쳐 1990년 소위 'OTA보고서'가 발표되었다.
이와 함께 미국의 암 정책을 180도 전환하게 한 또 하나의 리포트가 존재한다. 이것은 항암제의 '치료 효과'를 결정적으로 부정하는 것으로, 미국 동부의 약 20여 개 대학이 참가한 약칭 '동해안 리포트'라는 대규모 공동연구 보고서이다. 이 보고서에 의하면, 항암제 투여는 9~20%의 암을 일시적으로 축소하는 효과가 있다. 하지만 '반항암 효과'에 의해서 5~8개월 만에 암은 다시 원상태로 복원되며, 남는 것은 항암제의 부작용과 죽음뿐이라는 내용이었다. 이처럼 현대의학의 3대 요법(즉 약물, 수술 그리고 방사선 치료)은 근원적인 문제점을 내포하고 있다. 그래서 무엇보다 자신의 질병에 대해 정확히 이해하고, 그런 다음 자신의 병에 맞는 치료법을 선택하는 안목이 필요하다.

오늘날 자연의학을 비롯한 대체의학은 현대인의 건강에서 문제가 되는 대부분의 만성질환에 효과적이다. 자연의학의 단점은 인체의 면역력을 강화하는 단계를 거쳐 병적인 현상을 바로잡기 때문에 대개 효과가 늦게 나타난다. 그러다 보니 병의 진행속도가 빠른 질환의 경우에는 효과가 제한적이다. 급성질환이나 신속하게 처치해야 하는 응급질환은 현대의학으로 빠르게 대처하는 것이 좋다. 하지만 시간을 두고 단계적으로 이루어지는 질병에 대한 자연의학의 근원적 치료야말로 진정한 치유법이며, 인체에 미치는 부작용 또한 없다. 좋은 음식을 올바르게 섭취하는 것만으로도 우리 몸의 여러 가지 이상(異常)을 치유할 수 있는 것은 자연의학의 영역이다.

이미 세계보건기구는 세계의 질병 인구 가운데 60% 이상이 자연의학으로 치료하고 있다고 발표했다. 현대의학의 메카 미국에서도 전체 질병 인구의 40% 이상이 자연의학을 이용하고 있다. 미국의 경우 1992년 국립의료원(NMC)에 대체의학과가 개설되어 자연요법이 본격적으로 연구되고 있다. 또 의과대학 가운데 대체의학을 정식과목으로 채택하고 교육하는 대학이 100곳이 넘을 정도로 자연의학에 대한 막대한 투자와 연구가 이루어지고 있다.

자연의학의 열풍은 유럽도 마찬가지이다. 영국, 프랑스, 독일 등의 나라는 이미 오래전부터 자연의학에 대한 관심이 높은 곳이다. 이들 나라는 제도적으로 자연의학을 인정하고 있고, 자연의학으로 치료를 받을 경우 현대의학과 마찬가지로 국가 의료보험에서 혜택을 준다. 자연의학 병원이 빠르게 늘고 있고, 특히 대체의학의 메카 독일에서는 현대 의학자의 90%가 자연의학을 병행하고 있다.

한국에서도 2004년 '대한 보완 통합의학회'가 결성되는 등 자연의학에 대한 관심이 커지고 있지만, 세계적인 추세를 따라잡지 못하고 있다. 사회 전체가 여전히 '현대의학만이 최고'라는 편견에 젖어 다른 가능성을 외면하고 있다.[06]

---

06. 최근 세계적인 의료기기회사인 GE(General Electric Company)가 초음파 영상기기를 한의사들에게 판매함으로써 시작된 의사와 한의사 간의 '의료기기 분쟁'을 보더라도 현행 의료관계법은 의사들의 권익을 중심으로 입법되어 있다는 의구심을 지울 수 없는 것이다.

## 3. 자연의학과 현대의학의 차이점

서구적인 의미의 자연의학은 현대의학과 마찬가지로 생화학에 철저히 근거를 두고 있지만, 현대의학과는 많이 다르다. 그 차이점 중에서 가장 핵심 내용은 바로 자연의학에서는 화학 약물을 사용하지 않는다는 점이다. 즉, 자연의학은 우리 몸속에서 자체적으로 만들어지는 성분이지만 나이가 들거나 인체의 생리작용 저하 등의 문제로 그 양이 부족한 것, 그래서 외부적으로 보충을 해주어야 하는 것들을 화학 약물 대신 친인체적 자연물을 사용하여 보충한다. 그러니까 항생제, 호르몬제, 스테로이드제 등의 화학 약물 대신 미네랄과 비타민, 약초 등에서 추출한 자연물과 음식을 사용하여 섭생과 병의 예방 및 치유를 지향한다는 점이다.

여기에서 말하는 자연의학은 '자연'의학으로 동, 서양의 자연의학, 즉 인체의 자연치유력 향상과 관계있는 모든 방법을 통섭한 의학이라고 규정할 수 있다. 그러므로 현대의 생화학적 지식과 양자물리학에 기반한 양자의학을 포함하여 동양적 전통의학 등에서 찾을 수 있는 자연적 치유 방법을 모두 포괄한다. 이러한 의미에서 자연의학은 단순하게 현대의학과 대립적·대체적 개념이라기보다는 인체의 건강상태를 향상하고 질병을 예방하는 미래지향적, 통합적 개념으로 규정지을 수 있을 것이다.

## (1) 자연의학의 특징과 장·단점

1) 자연의학은 통합주의 의학에 기반하고 있다. 인간을 구성하는 3대 요소인 육체, 에너지 그리고 마음을 별개로 생각하지 않고 통합하여 다루는 전인적 의학이다.
2) 자연의학은 4차원적 의학이기에, 육체라는 3차원적인 존재 이외에 4차원 이상의 것을 다룬다. 그 이유는 인간의 구성요소인 에너지적 구조와 마음 등은 양자(量子)적 존재이고 인간은 4차원적 존재 이상의 존재이기 때문이다.
3) 자연의학에서는 전체와 부분을 함께 보는 홀로그램(hologram) 모델을 이용한다.
4) 자연의학은 환자 중심의 의학이다. 그래서 질병을 진단할 때 인간과 환경과의 관계를 중요시한다. 또 환자를 치료할 때 환자가 가지고 있는 고유의 자연치유력을 중요시하기 때문에 의학의 중심에 환자가 있다고 생각한다.

5) 자연의학은 마음을 중시하는 유기체 의학이다. 마음의 존재를 인정하여 사람을 기계처럼 생각하지 않고 유기체로 생각한다. 나아가 마음은 건강의 유지, 질병의 원인 및 치유에 매우 중요하게 작용한다고 본다.

6) 자연의학은 생활환경이나 습관, 생활 태도, 내면의 갈등, 대인관계, 영양 상태 그리고 직업적 여건 등이 서로 유기적으로 건강과 질병에 영향을 미친다고 본다. 그래서 생활습관병, 성인병, 식원병 내지 만성 대사증후군 등의 치유에 효과가 크다.

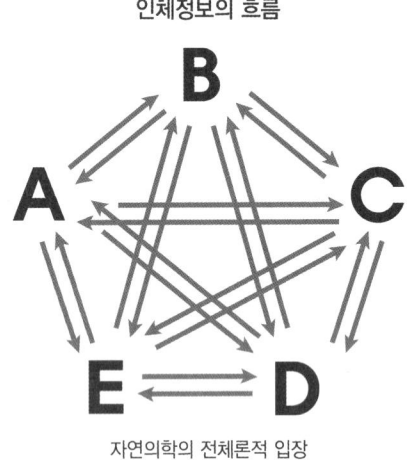

인체정보의 흐름

자연의학의 전체론적 입장

7) 자연의학은 건강한 세포의 재생, 인체의 자연치유력 증강을 통한 질병의 원인치유가 목적이다. 그래서 정상적인 세포나 조직의 기능 강화와 인체의 항상성을 유지하는 방법에 주목한다.

8) 자연의학은 천연물, 자연물을 사용하기 때문에 부작용이 없다.

9) 자연의학은 대체의학[07], 보완의학, 제3 의학 및 전인 의학 등의 다른 이름으로 불려진다.

이러한 특징을 가지는 자연의학은
① 인체가 스스로 질병을 치료할 수 있도록 도와주는 방법을 쓰고 있으며,
② 질병의 예방을 중시하여 증상보다 원인을 찾아 제거하는 데 주력하며,
③ 개개인을 독특한 존재로 인식하고 환자에게 가장 좋은 방법을 선택하며,
④ 인체의 각 부위를 유기적으로 늘 상호 소통하는 생명 에너지적 존재로 인식하며,
⑤ 질병의 예방과 치료에 환자의 적극적 참여가 필요하며 또 환자의 선택지가 많으며,
⑥ 사소한 질병의 경우 스스로 치료할 수 있는 등의 장점이 있다.

하지만 자연의학은 다음의 문제점을 가지고 있다.
① 치유 영역이 너무 광범위하여 시행착오를 많이 겪게 되고,

---

07. 미국에서는 정부의 대체의학센터에서 관련 연구를 1993년부터 시행하여 1999년에는 대체의학을 연구하는 12개 기관(하버드, 존스 홉킨스, 컬럼비아 대학 등)에 총 5,000만 달러의 자금을 투자하였다. 이 센터에서는 에이즈, 천식, 알러지, 암 등의 난치병을 중심으로 침, 한약을 위시한 각종 치료법의 효능을 연구하며 또한 117개 의과대학 중 75개 대학에서 대체의학을 교육하고 있다. 이미 한의학에서 널리 행해지고 있는 의료방법인 침, 약물치료, 추나요법, 뜸, 부항 등이 모두 대체의학의 중요한 분야에 속하며 전체적으로 약 60% 이상이 한의학적인 시술 방법과 유사하거나 같다.

② 정해진 치료방법이 없기에 개개인의 건강상태에 따라 조절해야 하며,
③ 폭넓은 지식과 개개의 치료방법에 관한 깊은 지식과 경험을 요구하고,
④ 질병을 치료한 경험 많은 전문가가 많지 않으며,
⑤ 고용량 비타민 요법이나 미네랄 요법의 경우 제품의 품질이 천차만별이어서 선택의 기준이 모호하고,
⑥ 약초나 약재의 경우, 가공·보관·운송 상태에 따라 효과가 다르며,
⑦ 이론과 실제에 차이가 항상 있기에 환자들은 대부분 '쉬운 치료법'을 선택한다는 점이다.

## (2) 현대의학의 특징과 장·단점

1) 현대의학은 뉴턴의 물리학을 접목한 의학으로, 우주는 물질로만 이루어져 있다고 본다. 시간과 공간은 별개의 것으로 보며 분자·세포·조직 및 장기를 3차원 수준으로만 논의하며, 눈으로 볼 수 없는 에너지 및 정신 현상 등은 없는 것으로 간주한다.
2) 현대의학에서는 인체를 우주 공간이나 환경과는 아무런 상관관계가 없는 것으로 본다. 우주는 거대한 기계이며, 인간도 기계와 같다. 그래서 조직 및 장기에 병이 생기면 고장 난 부품처럼 생각하고 고장 난 장기만 치료하면 된다고 판단한다.
3) 현대의학은 전체는 부분의 합이며, 계속 분석하다 보면 전체를 알 수 있다는 환원주의에 입각(유전자 생물학까지 확대)하고 있다.
4) 현대의학은 건강과 질병을 인체의 국소적인 문제로 한정해서 본다.
5) 현대의학에서의 치료목표는 병적 증상을 제거하고 완화하는 것이다.
6) 현대의학의 3대 요법인 화학 약물, 수술 그리고 방사선은 공격적이고 침투적인 치료를 하므로 정상 세포나 조직의 손상 등 부작용을 초래한다.
7) 현대의학은 전염병이나 일시적인 충격(교통사고 등)에 의한 질병 및 손상된 인체의 치료에 효과가 있다.

**인체정보의 흐름**

**A → B → C → D → E**

현대의학의 환원론적 입장

## 4. 대체의학

대체의학은 '주류를 이루는 의료체계에서 벗어난 치료의학'이라 개념 지을 수 있는데, 이에 대한 개념 정의는 나라마다 다르다. 예를 들면 한의학의 경우 우리나라는 대체의학이 아니지만, 미국의 경우에는 대체의학의 영역에 속한다.

오늘날 대체의학의 범주에 속하는 치료법에는 니시 의학, 동종요법, 척추 교정법, 향기요법, 침술, 약초요법, 아유르베다, 심신의학, 수기요법, 근육 내 자극요법(IMS), 자기 요법, 반사 요법, 찜질 요법, 온열요법, 요가, 단전호흡, 기공법, 명상법, 최면 치료, 바이오피드백, 미술요법, 음악요법, 웃음요법 등 그 종류가 수없이 많다. 이러한 대체의학적 치료법을 5개의 범주로 분류하여 보면 다음과 같다.

### (1) 전통의학

1) 동양의학 : 우리나라에서는 한의학, 중국에서는 중의학, 일본에서는 한방, 북한에서는 고려의학으로 불리는 분야이다. 우리나라의 경우 공식적으로 정통의학과는 별도의 체계로 인정받아 공존하고 있으므로, 대체 의료체계의 일종으로 분류하는 것은 모순이 있다.

2) 침·뜸술 : 동양의학에서는 봄에 피가 운반되는 핏줄과 전기적 자극이 전달되는 신경 외에 기가 흐르는 '경락(經絡)'이 있다고 하며, 경락을 몸의 오장육부와 피부 사이의 상호 정보전달 통로로 본다. 이 경락 중에서 기가 많이 전달되는 곳을 '경혈'이라 한다. 그 경혈을 잘 살핌으로써 몸속에서 일어나는 여러 가지 변화를 알 수 있으므로, 몸속의 이상을 몸 밖의 경혈을 통해 진단하고 치료할 수 있다고 주장한다. 이 경혈은 보통 침을 놓는 자리를 말하는데, 이 자리에 적당한 자극(침, 뜸, 부황, 지압, 파스 등)을 주면 그것이 안으로 전달되어 질병 상태가 건강상태로 바뀔 수 있다는 것이다.

3) 아유르베다 의학 : '모든 인간은 스스로 자신의 질병을 치유하는 능력이 있다'는 것이 아유르베다 의학의 기본철학이다. 이 철학에 의하면, 모든 인간은 종교적 본능, 경제적 본능, 생식적 본능 그리고 자유를 향한 본능의 4가지 생물학적 또는 영적인 본능을 가지고 있다. 이러한 본능들을 충족시키기 위해서 균형 있는 건강이 필요하다는 것을 강조하는 인도의

전통의학이다.

아유르베다 의사들은 환자의 체질 전반을 파악하고, 그 후 개인의 환경과 상태에 알맞은 균형을 이루도록 개별화된 치료계획을 세우고 있다. 이에 따라 질병의 관리를 위해서 청소와 독소의 제거라는 쇼단(Shodan), 완화를 의미하는 샤만(Shaman), 원기의 회복을 의미하는 라사이아나(Rasayana) 그리고 정신 위생과 영혼의 회복을 의미하는 사트바자야(Satvajaya)라는 4가지 방법이 있다.

4) 동종요법 : 사람에게 어떤 물질(약물)을 투여해서 어떤 병에서 생기는 증상과 비슷한 증상이 발생한다면, 그와 같은 종류의 물질을 사용하여 그 병 자체를 치료할 수 있다는 이론에 바탕을 두고 있다. 질병의 존재는 그것을 제거하려는 신체의 방어기제를 자극하며, 이러한 방어과정이 질병의 증상을 일으킨다는 것이다. 그러므로 증상은 질병을 제거하려는 신체의 자구노력을 반영하는 것이라고 주장한다. 즉, 증상은 질병의 일부가 아니라 치유과정의 일부라는 것이다. 일반적으로 약물의 투여량을 낮추어서 치료 효과를 기대하는데, 쉽게 이해하자면 이열치열(以熱治熱)의 개념이다.

5) 자연요법 : 우리 몸에는 스스로 낫게 하는 '항상성 에너지'가 존재하며, 자연의 힘을 빌어서 이 자연치유력을 활성화한다는 이론에 바탕을 둔 치료법이다. 식이요법, 영양요법, 온열요법, 동종요법, 약초, 침, 운동 치료, 수치료, 수기요법, 전기치료, 광선치료, 그 외 여러 형태의 물리치료 등을 수용하여 치료에 적용한다.

## (2) 심신의학

이론적 기초가 비교적 잘 알려진 것들로, 환자 교육, 인지-행동 요법 등은 정통의학에 편입되고 나머지 일부가 대체의학으로 분류되고 있다.

1) 명상요법 : 명상은 신경조직을 평온하게 하고 심장박동과 호흡률을 낮추며, 혈압과 신진대사를 원활하게 해준다. 그러므로 긴장과 관련된 질병들의 예방과 치료에 효과를 보인다는 치료요법이다. 병적인 공포증, 신경성 긴장, 고혈압, 정신적인 불안 증상, 여러 형태

의 두통이나 만성적인 통증, 불면증이 개선되며, 약물 중독과 알코올 중독을 치료하는 데 도움을 준다.

2) 요가요법 : 인체에서 에너지 불균형은 심각한 병을 일으키기 쉬우므로 요가를 통해 불균형을 바로 잡고 조화를 유지함으로써 질병을 예방하려는 방법이다. 특히 자세와 호흡 그리고 명상을 통해 스트레스 감소와 혈압 강하 효과, 심장박동을 고르게 하는 효과, 노화를 막는 효과 등이 기대된다.

3) 최면요법 : 최면술로 잠재의식을 끌어내어 치료에 이용하고자 하는 것이다. 방법으로는 최면요법, 전생 치료법, 그리고 심상 유도 치료법 등이 있다. 이 중 최면요법은 최면 치료의 가장 대표적인 방법으로 현재 많은 의학적, 정신의학적 문제를 치유한다. 예를 들면, 흡연, 과음, 과식 등을 멈추게 하거나, 스트레스, 불면증, 분노, 공포, 억울 등의 정신적인 문제를 치료하는 데 이용한다.

4) 신경-언어 프로그램 요법(NLP): 정신적인 반응과 치료 과정을 좋은 방향으로 발전시키기 위해 행동이나 사상의 무의식적 형태를 평가한다. 그리하여 주문이나 자기암시 등을 이용해 무의식적인 정신-신체 반응을 긍정적인 방향으로 재프로그램함으로써 치료 효과를 노리는 방법이다. 치료자들은 환자가 이전의 부정적인 사고와 이미지를 긍정적으로 바꾸도록 훈련하게 함으로써, 신체의 자연치유능력을 방해하는 심리학적 장애물이 제거되기를 기대한다. 이 요법은 고통을 가볍게 하고, 상처의 치유를 앞당기며, 면역 시스템을 강화할 수 있게 한다.

5) 라이히안 요법 : 주로 성 기능과 관련된 정신치료의 일종으로, 정신분석이나 심리적인 측면을 피하고 직접적으로 신체적인 면과 성격적인 면을 다룬다. 또 비정상적으로 억제되었던 성적, 정서적 에너지를 효율적으로 분출시켜 치료 효과를 높이고자 하는데, 미국의 정신분석학자 라이히(Wilhelm Reich) 박사가 창시하였다.

6) 바이오피드백 요법 : 특수한 기기를 이용하여 심신 반응을 측정하고 이 측정된 정보를 소리나 광선이나 그래프의 형태로 환자에게 지각할 수 있는 형태로 피드백시킨다. 그래서

환자가 자신의 이완이나 긴장 상태를 스스로 조절하도록 훈련하여, 통증의 감소, 스트레스 해소, 정신적 안정감, 전반적 건강 증진을 도모하는 치료법이다. 이 치료의 일부는 재활의학 분야에서 통증 치료와 근육 이완법으로 사용하고 있다.

7) 원예요법 : 꽃을 피우고 채소를 가꾸고 식물을 키우는 원예 행위를 통해 몸과 마음의 병을 고치고자 하는 것이다. 식물을 직접 눈으로 보고, 좋은 향기를 맡고, 기르면서 몸을 움직이고, 식물이 자라는 것을 보면서 성취감을 느끼는 것을 이용한다. 정신박약자나 정서가 불안정한 사람, 정신장애가 있는 사람에게 적용하여 두뇌를 자극하여 운동시키고 정서적인 안정감을 가지게 한다는 것이다.

8) 마술요법 : 마술을 이용하여 치료 효과를 얻는 방법이다. 마술 자체가 치료 효과를 발휘하는 것이 아니라 치료 운동이 필요한 환자가 재미있고 신기한 마술을 배움으로써, 스스로 즐거운 마음을 가지게 되면서 치료 효과가 생긴다는 것이다.

이것 외에도 심령치료법, 자발 요법, 꿈 치료법, 오락 치료, 기도요법, 정신치유, 음향요법, 화초치료, 음악치료, 무도요법 그리고 예술치료 등이 있다.

## (3) 생체중심의학

1) 생약 요법 : 약초를 이용해 치료하는 방법이다. 동양에서는 주로 의료인들이 약초를 다루었지만, 유럽 여러 나라에서는 자연식품으로 일반인이 취급해왔다. 현대의학에서 사용되는 약품의 40% 정도는 식물 성분의 합성 변형물이다.

2) 분자교정요법 : 질병의 진단과 치료에서 가장 중요한 문제가 영양 상태라는 이론으로 신체 내 분자들의 상태를 정상화 한다는 의미다. 고혈압, 암, 감정 저하, 정신분열증, 그 외 정신질환 등의 치료에 도움을 주며, 라이너스 폴링(Linus C. Pauling) 박사의 메가 비타민 요법이 대표적인 치료법이다. 비타민을 대량 투여하거나 미네랄, 단백질 등을 사용하여 최적의 영양 상태를 만들어 주어 신체의 균형을 유지하도록 하는 것이 최대 목적이다.

3) 봉침 요법 : 몇 군데 피부 부위를 선택하여 인위적으로 벌침을 꽂아 줌으로써 통증의 감소, 관절염의 호전, 전신 건강의 증진 효과를 얻고자 하는 방법이다. 자가면역, 염증 질환 치료에 사용한다.

4) 해독요법 : 문자 그대로 인체 내에서부터 몸에 해로운 독소를 제거하는 치료법이다. 오늘날 사람들은 많은 양의 화학물질에 노출되고 있으며, 그로 인해 면역기능 저하, 신경 질환, 호르몬 기능 저하, 정신질환, 암 등이 발생하고 있다. 이런 경우 단식요법, 식이요법, 장 요법, 비타민C 요법, 발열요법 등을 사용하여 체내의 독소를 제거한다.

5) 영양요법 : 비타민이나 미네랄 등을 함유한 영양물질을 외부로부터 공급받음으로써 육체적, 정신적 건강을 유지하여 질병을 예방하고 치료할 수 있다는 이론에 바탕을 두고 있다. 시기별, 개인별로 더 요구되는 영양을 충분히 보충해 줌으로써 질병의 치료 외에도 환경에 대처하는 능력을 높이고, 감정적, 정신적 문제들을 이겨내는 데 도움을 받는다.

1977년 [미국 상원 영양 문제특별위원회 보고서][08]에서는 '영양물질과 식사 개선으로 특별히 효과가 기대되는 질환들은 약과 수술로는 치료될 수 없다'고 적고 있으며, 오늘날 미국에서는 영양면역학을 이수해야 의사 자격증을 취득할 수 있다. 또 서울대병원은 영양학 이수자를 인사고과에서 우대하고 있다.

6) 식이요법 : '무엇을 먹을 것인가?', '어떻게 먹을 것인가?', '언제 먹을 것인가?'를 제대로 시행함으로써 건강 유지와 치료 효과를 노리는 방법이다.

7) 단식요법 : 일정 기간 먹지 않는 절식으로 치료 효과를 얻는 방법이다. 절식으로 없어져야 할 독소가 들어오지 않고, 기존의 몸 안에 있는 독소는 단식으로 인해 빠져나간다. 고혈압, 두통, 알러지 등에 치료 효과가 있고, 면역체계의 향상에 도움이 된다.

8) 장 요법 : 대장은 노폐물이 집약되어 빠져나가는 통로이기 때문에 이 장을 세척하여 건강한 장 기능을 증진하는 치료법이다.

---

08. [미국 상원 영양 문제특별위원회 보고서]는 5,000여 페이지의 방대한 보고서로 문명사적 자료로 평가받는다. 2년간(1975~77년)에 걸쳐 세계의 저명한 학자 270여 명이 참가하여 연구·조사한 '미국의 식생활 지침 (Dietary Goals for United States)'으로 조지 맥거번(George S. McGovern) 위원장이 발표하였는데, 우리나라에는 [잘못된 식생활이 성인병을 만든다]로 번역되었다.

9) 주스 치료 : 과일 및 채소로 만든 신선하고 생생한 주스를 이용하여 신체를 자양시키고 충전시키는 방법이다. 면역체계를 자극하고, 혈압을 낮추고, 독소를 제거하며, 환경 요인에 의한 질병이나 음식 알러지나 소화기 장애를 치료하는 데 도움이 된다.

10) 효소 요법 : 신체 내에서 영양소를 분해하고 소화하는 많은 화학반응에 관여하는 효소가 부족할 경우 여러 질환이 발생한다는 전제하에 부족한 효소를 보충시켜 줌으로써 치료효과를 노리는 방법이다. 신선한 과일, 채소, 견과류를 이용한 식물 효소법과 췌장 효소를 사용하여 소화와 관련된 질환들의 치료를 돕는 췌장 효소법이 주로 사용된다.

11) 환경 의학 : 건강과 질병이 식생활과 어떤 연관성이 있는지, 그리고 먼지, 곰팡이, 화학물질, 여러 식품 등이 어떤 알레르기의 원인이 되는지 연구한다. 신체와 환경의 상호작용을 이해함으로써 육체적, 정신적 건강에 도움을 주는 것이 주목적이다.

12) 온열요법 : 열탕(섭씨 40-41도)이나 뜨거운 담요 팩, 스팀방이나 사우나, 각탕 및 족탕 등의 열기기를 이용해 인위적으로 발열시켜 국소 질환이나 전신질환을 치료하는 방법이다.

13) 수치료 : 인체 내에 투여하거나 체 표면에 적용하는 등 외부에서 질환의 치료에 물을 사용하는 방법을 통틀어서 말한다.

14) 후성유전학 : 유전자 자체의 변화가 아니라, 유전자에 작용하는 인자('유전자 속의 유령')들과 관련된 연구를 주로 하는 학문이다. 유전자를 조절하는 강력한 스위치의 역할이 매우 중요한데, 이 스위치가 바로 메틸기($CH_3$)이며, 엽산 등의 영양소로부터 만들어내는 분자이다.

중국 산시성(山西省) 타이위안시의 태아 신경관 결손증의 예와 미국 애리조나주 사막 지역의 원주민 피마(Pima)인디언의 예(멕시코 거주 피마인디언) 그리고 일란성 쌍둥이 아구티(agouti)의 유전자 조절의 예가 대표적이다. 즉 같은 유전자를 타고 나도 음식이 바뀌면 건강 상태가 많이 달라진다. 음식이 곧 운명이고, 한 끼 식사가 운명을 좌우할 수 있다고 한다.

이 외에도 향기요법, 생물학적 치과 치료법, 요로법, 광선요법, 산소요법, 라에트릴 치료, 중금속 제거요법 등이 있다.

## (4) 수기의학

1) 척추지압 요법 : 카이로프랙틱(chiropractic)이라는 용어는 '손의 조작에 의한 치료'라는 뜻을 가진 그리스어에서 비롯된다. 척추 일부분이 제자리로부터 약간 이탈한 상태를 카이로프랙틱에서는 아탈구(亞脫臼)라고 하는데, 아탈구로 인해 신경이 압박되어 결국 신경 기능의 장애를 일으킨다고 본다. '아탈구'가 된 척추를 주로 수기법으로 교정하여 줌으로써, 신경을 통한 자연치유력의 잠재력이 최대한 정상적인 방향으로 작용할 수 있도록 하는 것이 치료 핵심이다.

2) 정골 요법 : 모든 질병의 원인은 비뚤어진 뼈에 있다고 보면서, 손이나 단순한 물리 운동기기를 이용하여 굳어진 근육과 뼈의 구조를 정상화시켜 준다. 이러한 방법으로 인체 내부의 자연치유력을 극대화시켜 스스로 병이 치유되도록 한다는 이론에 기초해 있다. 우리나라에서 '접골원'에서 하는 치료법과 유사하다.

3) 족부 의학 : 한마디로 '불편한 발을 편안하게 만드는 의학'이다. 족부 의학 전문의(podiatrist)는 정형외과 의사가 하는 절단 수술과 같은 큰 수술은 시술하지 않는다. 다만 살 속을 파고드는 발톱을 제거한다던가, 발바닥의 굳은살과 티눈을 제거한다던가 하는 비교적 간단한 시술만 한다. 또 발의 통증이나 근육의 강직을 제거하기 위한 보조기기를 사용하는 등 발의 질병이나 불편한 증상을 진단하고 치료하는 모든 방법을 사용한다.

4) 반사 요법 : 인체의 특정 부위는 외부자극에 특별히 예민해서, 그 부위를 자극하면 체내의 다른 부위에 반사 반응을 일으킨다. 즉, 마사지나 지압술 또는 열 자극을 가함으로써 그 국소뿐만 아니라 전신 건강까지도 증진한다는 이론에 근거한다. 발 반사 요법이 가장 많이 사용된다.

5) 응용근 운동학 : 신체의 비정상적 자세가 만병의 근원이라고 주장하면서, 골격의 기형, 만곡이 근력 약화와 관계가 있고, 또 근력의 약화는 심지어 내장 기능 장애와도 관련이 있다는 점에 착안한다. 따라서 포괄적인 근육검사를 통하여 다양한 건강문제를 진단하고 잘못된 근골격계를 관리한다. 환자의 관절운동 범위, 면역이나 소화 기능, 신경 기능, 호르몬

의 분비, 기타 내장의 기능을 호전시켜 주는 치료방법이다.

6) 근육 자극요법 : 통증 중에서 비정상적인 말초신경계의 기능 이상과 신경병성 통증을 침으로 자극해 정상화한다는 이론이다. 침을 이용하는 것은 동양의학에서 차용한 것이지만, 현대의학의 해부학, 신경생리학에 기초 이론을 두고 있다.

7) 신경치료 : 마취제의 주입을 통하여 인체의 에너지의 흐름을 자유롭게 하고 세포의 기능을 정상화한다는 이론에 바탕을 두고 있다. 일반적으로 만성 통증을 치료하기 위해 사용한다. 자율신경계의 신경 부분, 혈위(穴位), 상처 부위, 다른 조직 등에 마취제를 주입하여 에너지 흐름을 통하게 해주는 치료법이다.

8) 홍채진단학 : 홍채(iris)는 그 구조나 짜임새, 색채, 밀도가 내장이나 인체 다른 부위의 변화를 반영하면서 변하기 때문에, 이 변화를 관찰함으로써 어떤 장기나 조직에 문제가 있는지를 알아낼 수 있다는 것이 이론적 배경이다. 이는 치료법이라기보다는 100여 년간 나름의 진단방법으로 정립되어왔고, 이 방법에 의한 진단을 토대로 자연요법, 척주교정치료 등과 연관을 지어 치료한다.

    이 외에 마사지요법, 바디웍 요법, 롤핑 요법, 재건요법, 세포치료법 그리고 두개천골 요법 등이 있다.

## (5) 에너지 의학

1) 기공치료 : 기공은 호흡조절과 정신집중, 육체 운동을 어떤 형식에 따라 반복한다. 이를 통해 인체 내 기(氣)의 균형을 바로 잡고 혈액의 흐름을 좋게 하여 몸을 튼튼하게 하고 병도 낫게 하는 방법이다. 이완과 고요, 조화로운 호흡, 신체의 동작과 적절한 휴식이 어우러져 신체의 에너지를 충만하게 한다. 또 혈액순환을 원활히 하고 면역력을 강화하기 때문에 건강한 사람이나 병을 앓는 사람 모두에게 시행할 수 있다.

2) 자기장 요법 : 전자기 에너지와 인체가 교차 관계가 있는 것으로 이해하고 전자장을 치료에 응용하는 방법이다. 자기장 요법은 인체 내의 세포와 신경계의 흐름 사이에서 화학적인 반응을 일으켜서 치료한다. 전자기장을 이용해 신체적 장애(천식, 암)와 정신적인 장애를 예방, 진단, 치료하고, 통증 등의 증상을 감소시키며, 스트레스 해소 등에도 사용한다.

3) 양자의학 : 양자의학이란 분자생물학 차원을 넘어서 원자 차원으로 접근한다. 원자에서 방사되는 양자 에너지를 전자(electrons)군과 주위의 소립자 군에서 나오는 에너지로 구별하여 분석한다. 그리하여 우리 몸을 정상적인 상태와 비정상적인 상태로 가려내고, 병적인 에너지의 원천을 미세 전자파로 자극함으로써 정상적인 상태로 되돌려 놓을 수 있다는 에너지 의학의 이론을 바탕으로 한다. 즉 인체의 세포조직을 구성하는 원자나 중성자, 양성자 및 전자를 이루는 소립자들에서는 생체광자(biophoton) 에너지가 발생하는데, 이 에너지(파동)에는 인체의 생물학적 분석(진단)과 치유 기능이 있다고 본다.

이 양자 에너지 개념은 중국의 기(氣) 시스템, 인도의 프라나(Prana)[09]와 같은 개념이다. 또 100년이 넘는 양자물리학과 70년의 양자의학의 이론적 핵심을 차지하고 있으며, 독일과 일본은 파동 의학, 진동의학의 영역에서 다루고 있다. 미국에서는 자기공명분석기 그리고 일본에서는 양자 공명분석기로 불리는 기기를 이용하여 양자 에너지를 측정함으로써 인체의 건강을 분석하고 치유에 이용하고 있으며, 우리나라에도 도입되어 최근에 많이 활용되고 있다.

또 전기치료, 자기장 치료, 적외선 치료, 레이저치료 등은 넓은 의미의 에너지 의학의 영역인데, 신체 일부에 자극을 주거나 전기 침, 자기 침, 레이저 침 등과 같이 동양의학의 경락 체계를 자극하는 방법이다.

---

09. 중국과 인도 의학은 인체의 에너지와 정보를 실어 나르는 어떤 물질이 흐르는 몸의 경락시스템을 알고 있었다. 북한의 '김봉한 학설'에서의 산알, 봉한관 등의 개념은 이와 일맥상통하는 내용이다.

# 03

# 건강의 저해요인

1. 스트레스
2. 영양의 불균형
3. 위해 화학물질
4. 세균, 바이러스, 곰팡이 및 기생충
5. 운동과 숙면

# 제3장 건강의 저해요인

## 1. 스트레스

캐나다의 의사이자 내분비학자인 셀리에(Hans Selye, 1907~1982)에 의해 처음 명명된 스트레스(stress)[01]란 용어의 심리학적 의미는 '외부의 위협이나 도발 등에 대항해 신체를 보호하려는 심신의 변화 과정'이다. 즉, 인체에 가해지는 유·무형의 자극 및 상해에 대하여 스트레스는 우리 몸을 보호하기 위해 힘과 에너지를 만들어 낸다. 적당한 스트레스는 오히려 신체와 정신에 활력을 주지만, 스트레스가 지속되거나 제대로 스트레스를 해소하지 않고 쌓아두면 만병의 근원이 된다.

이러한 스트레스에 대한 생리 반응으로는 우선 자율신경의 교감신경이 활성화되면서 부신에서는 아드레날린이, 신경 말단에서는 노르아드레날린이 분비된다. 그 결과 심박 수, 혈압, 호흡량이 증가하면서 몸이 긴장 상태에 빠지게 된다. 또 뇌의 시상하부에서 부신피질자극호르몬방출호르몬(CRH)이 분비돼 뇌하수체가 부신피질자극호르몬(ACTH)을 분비하도록 촉진한다. 부신피질은 부신피질자극호르몬의 작용으로 당질코르티코이드를 분비한 결과 혈당수치가 올라가고 통증 감각이 무뎌지며 성장과 생식기능이 억제된다.

이하에서는 스트레스의 원인과 그 증상에 관하여 살펴볼 것이다.

### (1) 스트레스의 원인

#### 1) 마음의 고민

사람은 누구나 제각각 스트레스를 안고 있다. 일이 힘들거나, 직장에서 대인관계가 잘 풀리지 않거나 또 정리해고를 당하거나, 가족 중에 환자가 있거나 하는 등이 스트레스의 대

---

01. 스트레스의 19세기적 의미는 '금속에 압력을 가하는 것'이었으나, 1860년대 신경학자 조지 비어드(George M. Beard)는 신경계 기능 장애를 뜻하는 '신경쇠약'의 의미로 사용하였다. 그리고 1929년 심리학자 월터 B. 캐넌(Walter B. Cannon)은 스트레스를 '투쟁-도주 반응'의 의미로 사용하였고, 1950년대에 이르러 한스 셀리에가 [리더스 다이제스트]를 통해 자신의 스트레스 이론을 알리기 시작하여 1970년대 이르러 현대적 어휘의 일부가 되었다.

표적인 예이다. 이러한 스트레스는 우리 뇌의 시상하부(hypothalamus)[02]를 흥분시킨다. 시상하부는 자율신경을 조절하는 사령탑으로 작동하고 있어, 흥분이 계속되면 그 영향이 자율신경에 미치고 교감신경이 매우 긴장하게 된다.

### 2) 과로

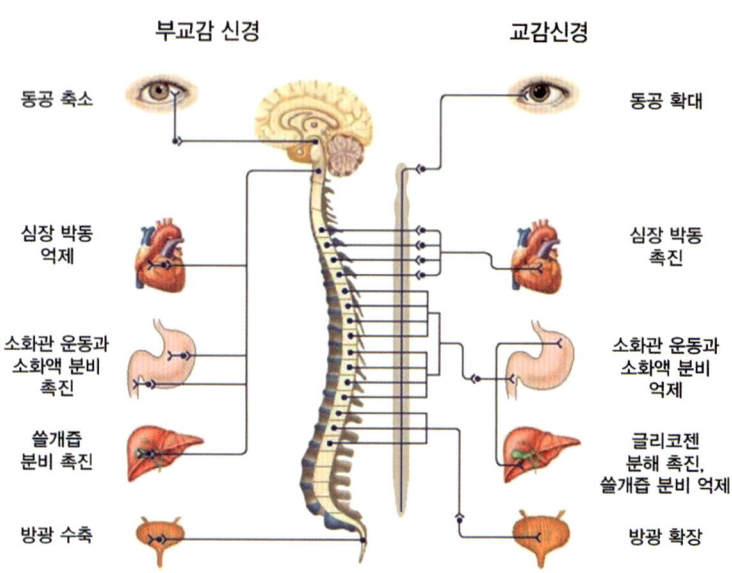

우리 몸은 일할 때 교감신경이 우위를 차지하며 활동 상태로 들어간다. 또 일이 끝난 후 휴식을 취할 때에는 부교감신경이 우위를 차지한다. 일상생활에 이러한 긴장과 이완의 리듬이 있으면 교감신경과 부교감신경의 전환이 부드럽게 이루어진다. 그러나 노동시간이 길어지면 그에 상응하여 교감신경도 계속 긴장하게 된다. 하루나 이틀 정도라면 문제가 없지만, 과로가 오랫동안 계속되면 교감신경의 긴장 상태가 고정되고 부교감신경으로 돌아오기가 힘들어진다. 그로 인해 백혈구의 균형, 즉 과립구와 림프구의 적정 비율이 무너지는 것은 물론 지속적인 고혈당 현상이 만성질환의 토대를 형성하게 한다.

---

02. 시상하부(視床下部)는 약 20개의 신경핵으로 구성되어 있으며, 여러 자율기능을 조절·통합하고 혈압, 체온, 소화 기능, 방광운동. 동공 등의 조절기능을 가지고 있다. 또 물질대사 조절기능도 있어서 음식물 섭취, 수분 대사, 지방 대사 등에 관여한다. 그리고 신경계, 신경 분비계를 사이에 두고 뇌하수체의 기능을 상위에서 지배하고 시각기나 대뇌에 주어지는 외계, 체내 자극에 호응한 내분비 기능 변화를 가능하게 한다.

## 3) 약물의 장기복용

소염진통제, 스테로이드제, 면역억제제, 항암제, 혈압강하제 등 현재 쓰이는 거의 모든 약은 교감신경을 자극하므로 장기간 복용하면 다양한 질병에 걸리기 쉽다. 또 대부분 질병은 교감신경이 지나치게 우위를 차지하여, 과립구가 과도하게 늘어나기 때문에 생긴다. 물론 그중에는 부교감신경 우위로 인해 발병하는 경우도 있다. 비율로 따지면 그다지 많지는 않지만, 교감신경 우위 형이 70%라면, 부교감신경 우위 형은 병 전체의 30%가량이 된다.

## 4) 나쁜 먹거리와 나쁜 공기 그리고 경피독

약물과 마찬가지로 나쁜 먹거리와 야식, 폭식 그리고 간식과 같은 식습관, 호흡을 통해서 들어오는 오염된 공기는 외부적 유형의 스트레스로 작용한다. 그리고 환경호르몬, 농약, 계면 활성제, 인공색소, 화장품 및 향료 등과 같은 유해 화학물질이 피부나 두피를 통해 체내로 많이 들어오게 되는데 이런 것들(경피독)은 배출이 제대로 안 된다. 폐나 피부 등을 통해서 체내로 유입되는 각종 독소는 알러지, 아토피 그리고 여러 여성 질환의 원인이 될 수 있다. 때문에 '어떤 먹거리와 어떤 공기를 어떤 방식으로 먹는가?' 내지 '어떤 생필품을 사용하느냐?'도 우리를 건강상태를 결정하는 중요한 요인이라 하겠다.

## (2) 스트레스의 증상

스트레스 상태에서는 장이 뇌 속으로 신경전달물질을 보내게 되는데, 그러면 노르아드레날린이 증가해 각성, 긴장 반응이 강화된다. 또한 부신피질자극호르몬 증가로 식욕이 억제된다. 하지만 스트레스 요인이 해결되면 베타 엔돌핀이 증가해 불안과 통증이 완화되면서 기분이 좋아진다[03]. 스트레스로 인해 우리가 느끼는 구체적인 증상은 다음과 같다.

---

03. [면역이 암을 이긴다], 이시형, pp.34~35.

## 1) 심박 수 증가에 의한 긴장과 흥분

스트레스로 인한 긴장과 흥분은 심장박동 수를 증가시킨다. 인간은 평상시 1분당 60~100회 정도의 규칙적인 심장박동을 하지만, 격한 운동을 할 때나 스트레스로 인해 감정적으로 흥분해 있으면 심박 수는 많아진다[04]. 심박 수는 동물마다 차이가 있는데, '심박 수가 느리면 기대수명이 길다'는 재미있는 연구가 있다. 즉, 1분당 심박 수가 약 6회인 갈라파고스 바다거북은 평균수명이 170년을 넘으며, 1분당 150~170회 뛰는 개와 고양이는 약 15년 정도 그리고 600회 뛰는 생쥐 수명은 5년 정도이다.

1996년 미국심장학회지에 발표된 논문에 따르면 심박 수가 분당 5회 상승하면 관상동맥 질환의 발생 가능성이 1.14% 증가한다. 또 평상시 심박 수가 분당 60회 이하인 사람보다 80~89회인 사람의 심장에 혈액 공급이 잘 안 되기 때문에 심장 근육이 죽는 협심증·심근경색 등 허혈성 심장질환 발생 가능성이 2배 더 높다는 연구결과도 있다.

## 2) 혈당 상승 및 고지혈증

스트레스 상황이 발생하면 우리 몸의 모든 세포는 더욱 많은 에너지 공급을 요구한다. 이를 위하여 우리 몸의 자율신경 체계는 심장의 박동수를 더욱 증가시키며, 이에 따라 혈관 속으로 더욱 많은 포도당과 산소의 이동이 이루어지게 된다. 당연히 세포 속으로 포도당과 산소를 밀어 넣기 위한 호르몬 분비 체계가 작동할 것이고 혈액은 훨씬 더 걸쭉하게 변한다. 또 많은 양의 산소 중 일부는 활성산소로 변하여 세포막 또는 혈관 내의 지질을 산화시키는 필연적인 현상을 일으키며, 이것은 동맥경화의 중요한 원인이 되기도 한다.

## 3) 혈관의 수축과 혈류장애

스트레스로 인해 교감신경이 우위에 있으면 부신수질에서 분비되는 아드레날린이 혈관을 수축시킨다. 교감신경의 긴장이 계속되면 혈관의 수축으로 인하여 전신에서 혈류 장애가 발생한다. 혈액은 전신의 세포에 산소와 영양을 보내고 노폐물이나 몸에 불필요한 것을

---

04. 이때 부신수질호르몬인 노르아드레날린의 분비가 활성화되고, 더불어 전신에 혈액 운반을 위해 혈관이 확장되게 된다. 혈관 확장에는 마그네슘의 소모가 동반되어, 잦은 스트레스 환경은 마그네슘의 결핍을 가져올 수 있다.

회수한다. 혈류 장애로 인해 이런 흐름이 막히면 세포에 필요한 산소와 영양이 공급되지 않고 노폐물이 정체된다. 이 노폐물 또한 백혈구에 의한 공격을 받게 되고 나아가 염증 또는 통증 유발 요인이 되는 것이다.

몸속의 여기저기에 노폐물이 쌓이면 통증, 결림 또는 마비가 생기고, 이러한 물질의 지속적인 축적은 체내 환경을 서서히 악화시킨다. 이렇게 되면 세포가 활력을 잃고 기능도 저하되기 때문에 식욕부진이나 전신권태, 집중력 저하, 신경쇠약, 불면 등으로 심신의 컨디션이 동시에 떨어지게 되고, 장기적으로는 발암의 주요 요인이 된다[05]. 스트레스를 받아 교감신경이 긴장 상태에 있는 사람의 혈액을 관찰해보면 어김없이 적혈구가 엉켜 있는 것을 확인할 수 있다. 물론 교감신경이 긴장하면 혈관이 수축하므로 혈액의 흐름이 나빠지는 것은 당연하다. 하지만 도대체 왜, 제각기 떨어져 있어야 할 적혈구들이 서로 달라붙어 있는 것일까? 그 원인은 바로 적혈구 세포막 안팎의 전위차에 있다.

칼륨과 나트륨은 물에 녹았을 때 이온을 발생시키는 양성 원소이다. 이 중에서 나트륨은 세포의 외액에, 칼륨은 세포의 내액에 많이 존재한다. 이 두 요소는 함유량에 차이가 있으므로 세포막의 바깥쪽은 플러스(+) 전기를, 안쪽은 마이너스(-) 전기를 띠게 한다. 플러스 전극과 플러스 전극을 접속시키면 전기가 흐르지 않는 것처럼, 플러스(+) 이온을 내보내는 세포끼리는 서로 반발하여 응집하지 않기 때문에 건강한 사람의 적혈구는 서로 응집하지 않아 제각기 독립된 세포로 혈액 속을 부드럽게 흐를 수 있다. 이때 세포막의 상호 반발이 정상적으로 이루어지려면 세포막 안팎에 75밀리볼트(mv)의 전위차가 있어야 한다. 이 차이가 작아지면 적혈구의 반발력이 저하되기 때문에 막과 막이 서로 응집하기 쉬워진다.

세포 안에는 나트륨을 세포 밖으로 밀어내기 위한 나트륨 펌프가 작동하고 있는데, 다른 대사기능과 마찬가지로 이 기능이 활성화되려면 충분한 열에너지가 필요하다. 즉, 혈행에 장애가 생겨서 체온이 내려가면 나트륨 펌프를 가동하는 힘이 부족해지고, 그 결과 세포 안팎에 있는 나트륨과 칼륨의 밸런스가 깨져서 세포막의 전위차가 감소하게 되어 반발력이 줄어드는 것이다. 이렇게 적혈구가 엉기는 현상은 저체온에 그 원인이 있으므로 평상시 몸을 따뜻하게 해서 세포 안에 충분히 열이 전달되도록 하면 적혈구의 엉김현상은 해결할 수 있을 것이다.

---

05. 지속적이고 과도한 스트레스 상황은 코르티솔의 분비를 촉진하는 대신 렙틴의 분비가 억제되어 식욕 통제기능(렙틴 저항성)이 없어진다. 이런 경우 인체 내에는 인슐린의 관여로 인하여 지방 축적이 높아지고 각종 대사증후군이 유발되는 것이다. 이것이 코르티솔과 인슐린이 합작하여 만들어내는 '탄수화물 중독증'인 것이다.

## 4) 활성산소와 과립구의 증가

스트레스가 가해지면 교감신경이 우위를 차지해, 아드레날린이 분비되고 과립구가 증가한다. 과립구는 외부에서 침입한 세균과 싸워 감염증을 막는 작용을 한다. 그러나 지나치게 수가 많아지면 체내에 상주하는 세균을 공격하여, 급성폐렴, 급성충수염, 신염, 간염 그리고 췌장염 등 화농성 염증을 일으킨다. 그리고 세균이 없는 곳에서는 활성산소를 발산시켜 조직을 파괴한다. 즉 과립구는 세균이 있는 곳에서는 화농성 염증을, 세균이 없는 곳에서는 조직을 파괴하는 염증을 일으킨다는 말이다. 암, 위궤양, 치조농루, 궤양성 대장염, 십이지장궤양, 크론씨병, 치질 등은 점막이 파괴되어 일어나는 염증이다.

그리고 활성산소는 혈관 속의 콜레스테롤을 산화시켜 동맥경화를 촉진하기 때문에 심장병이나 뇌혈관 장애의 원인이 되기도 한다. 체내에서는 호흡으로 얻은 산소에서 발생하는 활성산소, 세포의 신진대사에서 생기는 활성산소 등 다양한 경로로 활성산소가 생겨나지만, 활성산소 전체의 비율을 따져보면 과립구에서 방출되는 것이 약 80%를 차지한다. 과립구가 증가하면 할수록 더 많은 조직파괴가 진행된다는 이야기이다.

## 5) 림프구의 감소

교감신경이 우위를 차지하고 있으면 부교감신경의 작용은 억제되고 림프구가 감소한다. 림프구가 부족하다는 것은 바이러스와 싸울 힘이 저하되었다는 것을 의미한다. 걱정거리를 안고 있을 때 감기 같은 감염증에 걸리기 쉬운 것도 이러한 이유에서이다. 림프구는 암 공격의 열쇠가 되는 세포인데, 그 수가 부족하면 암세포의 증식으로 이어질 수 있는 것이다.

## 6) 배설·분비능력의 저하

부교감신경의 작용이 억제되면 소화·흡수와 관련된 장기나 조직의 기능 저하는 물론이고 소장·대장 내의 장내세균에도 변화가 일어나 배설·분비 능력도 저하된다. 예를 들어 소화효소의 분비가 나빠지면 변비나 배뇨에 장애가 일어날 수 있다. 노폐물을 배설하지 못하기 때문에 담석이나 신장결석, 티눈 따위가 생기기도 한다.

## 2. 영양의 불균형

제2차 세계대전 당시 나치는 네덜란드로 가는 식량 배급을 완전히 끊어버렸다. 이 기간 네덜란드 국민들은 극심한 굶주림을 겪었는데, 소위 '네덜란드 대기근(The hunger winter)'이다. 당시 네덜란드 임산부들이 낳은 아이들과 그 손자들이 성장한 후 고혈압, 심장질환, 당뇨, 비만, 관절염 등의 질병에 걸린 경우가 높았던 것으로 나타났는데, 이러한 현상을 연구하면서 생겨난 학문이 후성유전학(epigenetics)이다.

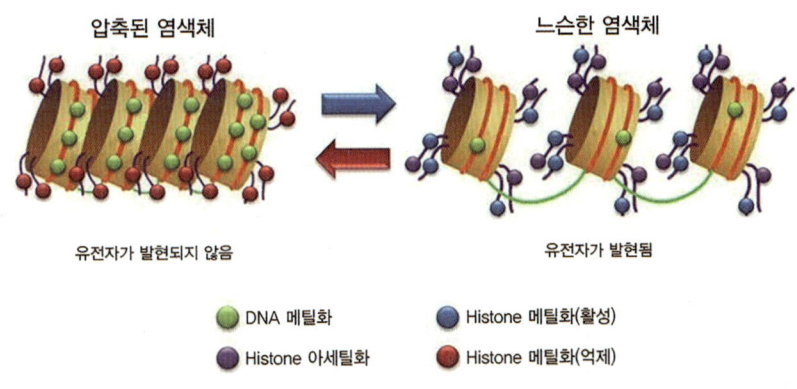

후성유전학에 따르면, 유전자의 염기서열은 이중으로 된 문 안에 갇혀 있다. 첫 번째 문은 히스톤(histone)인데, 이 문에 메틸기(-CH3)가 붙으면 문이 닫히고, 아세틸기(-COCH3)나 인산기(-PO4)가 붙으면 문이 열리면서 유전자 발현에 영향을 주게 된다. 이렇게 문이 열리고 닫히는 현상을 '히스톤의 변형'이라 부른다. 두 번째 문은 DNA 이중나선에 있는 문인데, 이 문은 메틸기가 붙으면 문이 닫히고, 메틸기가 제거되면 문이 열린다. 이 메틸기가 붙는 현상을 'DNA 메틸화'라고 부르는데 DNA 염기쌍 형성에는 영향을 주지 않는 변형이다[06].

이처럼 유전자 염기서열의 바깥에 있는 2개의 문이 열리고 닫히느냐에 따라 건강해지기도 하고 또는 암 등 질병 상태에 빠지기도 한다. 이 문을 여닫는 데 큰 영향을 주는 요소는 먹는 음식이나 영양소, 음주 및 흡연 여부, 감염 여부, 스트레스, 주변의 환경오염, 약물 또는 호르몬, 운동 정도, 사회 환경 등이다. 이러한 요인들은 계속 '후성 유전자'에 영향을

---

06. 유전자 발현에 영향을 주는 제3의 문으로 마이크로 RNA(MicroRNA, miRNA)가 있는데, 마이크로 RNA는 진핵생물의 핵에 있는 DNA와 mRNA 분자에 있는 상호보완적인 염기쌍을 통해 그 기능을 한다.

주는 것이다. 예컨대 태아 시절에 굶주림을 겪게 되면 영양분을 지방세포에 과다하게 축적하려고 하는 성향이 나타난다. 이것은 굶주림이 유전자의 발현에 관여하는 2개의 문에 영향을 주었다고 생각할 수 있다. 이러한 유전자 발현의 문제는 암, 치매, 정신분열증, 당뇨는 물론이고 심혈관계 질환까지 일어나게 하지만, 아직 이와 관련한 연구는 많지 않은 실정이다. 이 후성유전학을 통해 유전적인 요인과 함께 특히 영양학적 환경을 포함한 양육의 환경도 매우 중요하다는 사실을 알 수 있다.

영양학적 환경이 건강한 삶에 미치는 영향은 최근의 텔로미어에 관한 연구에서도 나타난다. 텔로미어(telomere)는 그리스어 '끝(telos)'과 '부위(meros)'의 합성어로서, 세포 시계의 역할을 담당하는 DNA의 조각들이다. 텔로미어는 마치 신발 끈 끄트머리에 달린 플라스틱 캡에 비유되기도 하는데, 신발 끈 양쪽 끝에 끼워진 플라스틱 캡은 신발 끈의 올이 풀어지지 않게 한다. 세포가 분열을 계속해 나가면 이 텔로미어의 끝이 닳아서 줄어들게 되는데, 너무 짧아지면 세포에 노화가 와서 분열을 계속하지 못하고 마침내 세포는 죽게 된다. 다시 말하면 '텔로미어 길이의 감소는 바로 노화'를 의미한다. 그런 의미에서 선천적으로 텔로미어의 길이가 짧은 사람은 선천성 조로증인 베르너증후군(Werner's syndrome, progeria syndrome, Gilford sysdrome)이 나타나는 것이다.

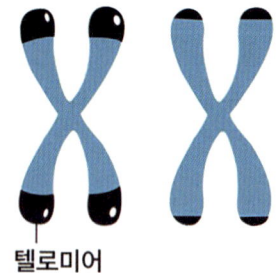
텔로미어

결국 '텔로미어의 짧아짐'은 노화를 뜻하고, 노화란 '병에 잘 걸림'을 뜻한다. 텔로미어의 길이가 완전히 닳아 없어진 사람들이 결국 암, 동맥경화, 알츠하이머, 관절염, 골다공증, 시력 감퇴, 간경변증, 에이즈 및 피부 노화를 겪는다는 것이다. 그런데 이 텔로미어의 길이를 짧게 만드는 가장 큰 이유는 극심한 스트레스, 높은 혈당, 염증, 흡연, 비만, 과도한 지방식 그리고 오랜 시간 앉아서 보내는 생활 등이다.

2009년 노벨상[07] 수상자인 그라이더(Carol W. Greider) 교수에 의하면, 텔로미어의 길이를 길게 할 수 있는 효소 즉 텔로머라아제(telomerase)가 존재하고 있는데, 염색체 말단에 붙은 텔로미어의 길이를 길게 해주는 역할을 한다. 아직 정상 세포에서는 텔로머라아제가 제대로 작동하고 있음을 확인하지 못하였지만, 예컨대 구석기 식단처럼 세포에 싱싱하고 완벽한 영양소를 듬뿍 '선사한다'면 텔로미어의 길이가 길어진다고 학자들은 주장하

---

07. 2009년 노벨 생리의학상 수상자는 '텔로미어와 텔로머라아제에 의한 염색체 보호 기능'을 규명한 미국의 엘리자베스 블랙번(Elizabeth H. Blackburn), 캐럴 그라이더 그리고 잭 소스택(Jack Szostak) 등 3명이 공동 선정되었다.

고 있다. 노화 방지 분야의 세계적 권위자인 포셀(Michael Fossel) 교수는 뇌를 지키고 세포를 재생시키는 건강보조제에 관해서 상세히 기술하면서, 결국 적절한 영양소가 텔로미어의 길이를 길게 할 것이라고 강력히 추천하고 있다[08].

이하에서는 인간의 건강한 삶과 직결된 각종 영양소의 종류와 이들이 어떠한 기능을 하는지를 상세히 서술할 것이다. 이들 영양소는 우리의 생명현상을 관장하는 영양물질로서 분자 단위, 즉 생체분자로서 세포가 된다. 건강을 결정하는 많은 요인이 있지만, 영양학적 지식을 습득하고 그 지식이 삶에 반영되지 않고는 건강의 토대가 '반드시 흔들린다!'는 믿음에서 논의를 진행할 것이다.

## (1) 탄수화물

### 1) 탄수화물이란?

탄수화물(carbohydrate, 炭水化物)은 단당류가 결합한 대표적인 유기물로서 당류, 당질 또는 함수탄소라고도 부른다. 마치 탄소와 물 분자($H_2O$)로 이루어져 있는 것처럼 보이기 때문에 탄소의 수화물이라는 뜻에서 탄수화물⟨$C_n(H_2O)_m$⟩이라는 이름이 붙었다. 그러나 산소 원자 수가 일반식보다 하나 적은 것(데옥시리보스), 질소 원자를 함유하는 것(디미노당 등), 황화합물을 함유하는 것(황산콘드로이친 등)도 포함한다.

탄수화물은 그것을 구성하는 단위가 되는 당의 수에 따라 단당류·소당류·다당류로 구분한다. 예를 들어, 포도당(glucose)은 단당류의 일종으로 녹말을 형성하는 기본 단위가 되기도 한다. 녹말은 그 단위가 되는 포도당이 무수히 많이 연결되어 만들어진 분자로 다당류에 속한다. 단당류는 한 개의 분자가 가지는 탄소의 수에 따라 다시 3탄당(triose)부터 7탄당(heptose)까지 분류된다. 포도당은 탄소수가 여섯 개이기 때문에 6탄당(hexose; $C_6H_{12}O_6$)이라 부른다. 소당류는 몇 개의 단당류가 글리코시드 결합(glycosidic bond)을 통

---

08. [텔로미어], 마이클 포셀 지음, 제2장 2절 참조.

해 연결된 것으로, 단당류가 2개 결합한 것을 2당류[09]라고 하며, 슈크로스·말토스 등이 그 예이다. 같은 식으로 3개가 결합한 것을 3당류, 4개가 결합한 것을 4당류라 부른다. 다당류는 수없이 많은 단당류가 글리코시드 결합으로 연결된 것이며, 분자량은 수천에서 100만을 넘는 것도 있다.

## 2) 탄수화물의 기능

첫째, 탄수화물의 분해 산물인 포도당은 인체의 적정 혈당 유지에 필요하고 에너지원으로 기능을 한다[10]. 특히 두뇌, 안구(eyeball), 적혈구의 에너지원이다. 이러한 에너지원으로서의 탄수화물이 제대로 역할을 하기 위해서는 조효소의 역할을 하는 비타민과 미네랄 등이 함유된 통곡 음식의 섭취가 중요하다.

둘째, 탄수화물은 필수 영양소로서 8가지 당영양소[11]의 원료가 된다. 8가지 당영양소는 글루코스나 갈락토스를 주원료로 하여 체내에서 만들어지는데, 여기에는 체내 효소가 필요하다. 하지만 현대인은 잘못된 식생활과 공해, 수질 및 토양오염 등으로 의해 인체에 필요한 효소는 늘 부족한 편이다. 특히 인체 내 모든 대사작용에 필요한 효소는 나이나 건강상태에 따라 다르므로 고령자와 질환자는 체내 효소의 활성화에 많은 관심을 가져야 한다.

셋째, 탄수화물은 아미노산, 지질, 퓨린(purine) 그리고 피리미딘(pyrimidine)과 같은 생체분자의 전구물질이 된다.

넷째, 탄수화물은 생물체의 구성성분으로 구조를 유지하는 데 사용되는데, 모두 다당체이다. 식물의 세포벽을 만드는 셀룰로스, 곤충의 껍질을 만드는 키틴, 동물의 연골이나 힘줄의 성분인 황산콘드로이친 등이 그 예이다.

---

09. 설탕(sucrose)은 포도당과 과당의 결합체. 젖당(lactose)은 포도당과 갈락토스의 결합체. 그리고 맥아당(maltose)은 2분자의 포도당 결합체이다. 포도당은 인슐린의 도움으로 세포로 들어가지만, 과당은 대부분 간으로 이동해 처리된다. 포도당과 과당을 같이 섭취하면 과당은 지방산과 중성지방으로 바뀐다. 특히 소화되지 않은 2당류는 대장으로 이동. 삼투압에 의해 물을 흡수하여 설사를 발생시키기도 한다.

10. 췌장의 알파세포($\alpha$ cell)에서 만들어지는 글루카곤(glucagon)은 포도당의 신생 합성에도 관여하는데, 특히 간에서 피루브산, 젖산, 일부 아미노산 등 탄수화물 이외의 물질을 이용하여 포도당을 만들어 낸다.

11. 8가지 당영양소는 글루코스(glucose), 갈락토스(galactose), 만노스(mannose), 퓨코스(fucose), 자일로스(xylose), 엔아세틸글루코사민(n-acetylglucosamin), 엔아세틸갈락토사민(n-acetylgalactosamon), 엔아세틸뉴라민산(n-acetylneuramin acid)이다.

## 3) 탄수화물 과부족 시 발생하는 현상

첫째, 인체의 1차 면역을 담당하는 당 영양소를 만들어 내지 못해 면역계와 신경계의 기능 저하를 가져 온다.

둘째, 뇌로 보낼 혈당 부족으로 저혈당이 된다. 배고픔은 가장 큰 스트레스이며, 만병의 출발점이 된다.

셋째, 백미를 과다하게 섭취하면 혈당이 올라가고, 인체는 그 당을 저장함으로써 중성지방 수치가 높아진다. 또 이러한 식습관이 반복되면 고혈당 이후에 반드시 저혈당이 오게 된다. 장기적인 관점에서 췌장의 인슐린 생산기능에 문제가 발생하게 되고, 마침내 당뇨가 시작되는 것이다.

넷째, 가정 폭력과 연관성이 있는 것으로 알려진 저혈당증[12]의 원인은 백미나 흰 밀가루 같은 정백 가공식품의 섭취가 주된 원인이다. 이러한 식품에는 비타민, 미네랄 그리고 식이섬유 등이 절대적으로 부족하기 때문이다. 이러한 음식의 잦은 섭취로 인한 저혈당 현상은 비타민·미네랄 그리고 식이섬유가 풍부한 음식을 섭취한 후 2~3개월 지나면 자연히 낫게 된다.

## 4) 당뇨병(diabetes mellitus)의 기전과 치유

서구식 식단에 노출된 현대인들의 혈액은 지방으로 가득 차 있다고 해도 크게 틀린 말은 아닐 것이다. 이러한 식습관과 깊은 관련성을 가지는 당 불내성(glucose intolerance) 또는 인슐린[13] 저항성, 비만, 혈중 지방 이상 그리고 고혈압의 네 가지 증상을 스탠포드 대학의 레이븐(Gerald Reaven) 교수는 1988년에 '신드롬 X (X-Syndrome)[14]'라고 개념 정의를 했다.

---

12. 저혈당 증세가 있게 되면 ㉮ 마음의 공허, ㉯ 건망증 및 집중력 저하, ㉰ 쉽게 흥분, ㉱ 인내력 저하, ㉲ 긴장과 초조, ㉳ 조울증, ㉴ 창백한 얼굴, ㉵ 공복감을 못 참음, ㉶ 식은땀, ㉷ 가벼운 두통과 어지러움, ㉸ 손에 식은땀과 근육 경화, ㉹ 심박 상승 및 눈부심과 어지러움, ㉺ 스테미너 저하와 위 통증 등 여러 증상이 한꺼번에 나타나는 경우가 많다.

13. 최연소 노벨 생리의학상(1923년)을 받은 캐나다 토론토대학의 밴팅(Frederick G. Banting)과 베스트(Charles Best)에 의해서 발견된 인슐린(insulin)의 어원은 섬(island)을 뜻하는 라틴어 'insula'와 합성물질을 뜻하는 -in(-ine)이 합쳐져 만들어진 용어로서, 인슐린이 췌장 베타세포의 랑게르한스 섬(islet of Langerhans)에서 생성되기 때문이다.

14. 신드롬X의 대표적인 증상은 ㉮ 동맥의 현저한 염증, 심장 발작과 뇌졸중 가능, ㉯ 혈압 상승, ㉰ 중성지방 상승, ㉱ HDL 하락, ㉲ LDL 상승, ㉳ 혈전 형성 경향의 증가 그리고 ㉴ 현저한 '조절 불가' 체중 증가(복부 비만) 발생 등이다. 이 중 모두를 지니면 심장질환 발생 위험이 20배 증가한다.

이 중에서 당 불내성 또는 인슐린 저항성은 비만, 혈중 지방 이상 그리고 고혈압과 많은 연관성을 가지고 중첩적으로 발생하기도 한다. 신드롬 X 중에서 당 불내성과 인슐린 저항성에 기인한 당뇨병의 발생기전과 그 치유 방법은 다음과 같다.

① 당뇨병의 발생기전

인슐린 저항성은 당 불내성이나 인슐린 수치의 상승과 함께 나타나는 경우가 많으며, 신드롬 X의 핵심 인자이다. 인슐린은 혈당을 조절하는 호르몬이다. 췌장의 베타세포에서 생성되는 인슐린은 혈액에 있는 당을 세포로 이동시켜 미토콘드리아에서 에너지로 대사되게 하는 역할을 담당한다. 이러한 인슐린에 대하여 인체가 저항한다는 의미는 인체가 인슐린에 대한 민감도가 떨어졌다는 말로 표현된다. 인체가 당을 효율적으로 이용하지 못한다는 의미이며, 세포로 이동되지 못한 당이 혈액 중에 떠돌아다니며 옳지 못한 일을 저지르는 것으로 당뇨 합병증의 기본적인 원인이다.

인체가 인슐린에 저항성을 가지게 된 원인은 크게 세 가지로 나눌 수 있다.

첫째, 췌장 및 췌장에 생산된 인슐린의 문제이다. 인슐린을 생성하는 베타세포가 바이러스(예: 콕사키바이러스)로부터 공격을 받거나 산화적 손상을 받게 되면 인슐린이 잘못 만들어지거나 부족하게 될 수 있다. 베타세포의 손상 이유가 바이러스 때문이든, 박테리아 때문이든, 활성산소(free radical) 때문이든 심지어 자가면역 반응[15] 때문이든 이 모든 경우는 산화적 손상에 의한 것이다.

나아가 베타세포에서 만들어진 인슐린이 잘 분비되기 위해서는 칼륨, 칼슘과 비타민 $D_3$를 필요[16]로 하고, 혈액을 타고 이동할 때에는 아연과 마그네슘의 도움을 받으며 또 크롬, 바나듐과 비타민 $B_3$가 있어야 인슐린 수용체(insulin receptor)의 민감도를 높여 그 결합이 원활하게 이루어진다. 또 세포 안에서는 칼슘의 도움으로 미토콘드리아로 이동하게 되고, 산소와 포도당이 연소하기 위해서는 코엔자임Q10[17]이 필요하다. 그러므로 이와 관련된 비타민이나 미네랄 등 영양소의 부족은 인슐린 저항성의 원인이 되는 것이다.

---

15. 우유 성분에 포함된 혈청알부민을 공격하는 T임파구가 혈청알부민과 닮은 췌장의 베타세포를 파괴한다는 연구결과도 있다.
16. 제3형 당뇨라고도 불리는 임신성 당뇨의 경우에는 대부분 비타민$D_3$가 부족한 경우가 많은데, 미국 임신 여성의 경우 대략 4%가 해당하며 자궁 내 태아의 사망이나 거대아를 출산할 가능성이 크다.
17. 세포의 활성화에는 비오틴을 포함하여 대략 19종 이상의 효소가 필요하다.

둘째, 포도당을 받아들이는 세포막에 문제가 생기면 인슐린 저항성이 일어나게 된다. 당이 세포 안으로 들어가기 위해서는 인슐린의 안내를 받아서 문을 통과하는 과정을 거치는데, 세포막에 존재하는 문(물질의 이동통로)에 문제가 있다는 말이다. 인슐린 수용체는 세포막에 있는 일종의 단백질이며, 인슐린이 세포 내에서 작용하기 위해서는 먼저 세포막에 있는 이 수용체와 결합해야 한다. 인슐린 수용체인 당 이동통로가 부족하거나 있다 해도 온전하지 못한 형태일 때에는 인슐린이 제 역할을 할 수 없게 되는 것이다.

인체의 세포막은 인지질로 구성되어 있는데, 인지질은 인, 불포화지방산, 기타 대사 관련 물질의 결합조직이다. 이때 세포막에서 가장 먼저 사용되는 불포화지방산은 오메가3 계열의 지방산이다. 세포막에 존재하는 이 불포화지방산은 이중결합을 가지고 있는데, 바로 이 이중결합이 당의 이동통로인 것이다. 오메가3 지방산은 이중결합의 개수가 다른 지방산에 비해 월등히 많이 있는 지방산이다. 즉 문의 개수가 많다는 것이다. 그리고 우리 몸은 세포막을 구성할 때 오메가3 지방산을 가장 먼저 사용한다.

그런데 현대인의 식습관은 오메가3 지방산보다는 오메가6 지방산을 훨씬 더 많이 섭취하고 있다는 점이다. 오메가3 지방산 대 오메가6 지방산은 최소한 1:4의 비율로 섭취하는 것이 바람직한데, 현대인은 거의 1:25 이상의 비율로 섭취하고 있다[18]. 오메가3 지방산이 부족하면 인체는 차선책으로 포화지방인 아라키딕산(arachidic acid)에서 유래된 아라키돈산(arachidonic acid)을 사용한다. EPA(eicosapentaenoic acid)를 기준으로 할 때 오메가3 지방산은 이중결합을 5개 가지고 있는 데 반해 아라키돈산은 4개를 가지고 있다. 이 경우 오메가3 지방산보다도 지방산 분자 하나당 1개의 이중결합이 부족한 것이다. 지방산 1개 분자에서 이런 일이 벌어진다면 인체 전체적으로는 엄청나게 많은 이중결합의 부족 현상이 발생하게 된다.

또 현대인의 스트레스, 잘못된 식생활 습관 등의 문제로 인해 발생하는 활성산소에 의해 지방산이 산화되면 이중결합이 온전한 모습을 유지할 수가 없어 인슐린 저항이 발생할 수도 있다. 인간에게는 이 활성산소를 유해하지 않게 제거하는 기능이 있는데, 그것이 바로 항산화 효소이다. 이 효소들이 활성화되어 있으면 세포 내에서 발생하는 활성산소는 물과 이산화탄소로 바뀌어 체외로 배출되게 되어 있다.

그러나 이 과정에서 활성산소가 100% 모두 제거되지 않는다. 이 100% 제거되지 못한

---

18. 참고로 옥수수의 지방산 비율에서 오메가3 지방산과, 오메가6 지방산의 비율이 1:60인데, 이 옥수수를 주 사료로 길러진 닭이 낳은 계란의 비율 역시 1:600이다.

활성산소는 하이드록실기(OH-)로 바뀌게 되는데, 이 하이드록실기는 인체가 스스로 제거할 수 없다. 즉 외부에서 하이드록실기를 제거할 수 있는 특별한 물질을 공급받아야 하는데, 이 특별한 물질이 바로 항산화 영양소이다. 이러한 영양소들이 충분히 공급되고 있다면 인간은 질병과 노화에 노출될 위험이 매우 낮아지게 된다. 이 하이드록실기와 같은 활성산소가 가장 쉽게 공격하는 물질이 바로 지방산이다. 지방산의 이중결합이 바로 물질의 이동통로인데, 이동통로라고 하는 의미는 결합이 풀리면서 다른 물질과 결합을 하는 능력이 뛰어나다는 의미이기도 하다. 바로 이 이중결합 부분을 불안정하고 반응성이 풍부한 하이드록실기가 공격하게 되면 공격받은 지방산은 바로 과산화지질(lipoperoxide)이 되는 것이다. 이렇게 과산화지질로 변한 지방산은 형질이 바뀌게 되므로 물질의 이동통로인 문이 사라지게 되는 것이다.[19]

셋째는 세포 안의 신진대사에 문제가 생길 경우에도 세포는 당을 효율적으로 이용할 수가 없다. 인간의 모든 세포는 독립된 생명조직으로서 분열과 사멸을 계속하고 또 산소와 당을 효율적으로 이용함으로써 생명 에너지를 얻은 후 찌꺼기, 즉 노폐물을 만들어 낸다. 이렇게 만들어진 노폐물이 잘 배출되지 못하면 세포 내에 적체 현상이 일어나게 된다. 그러면 신진대사가 원활하게 이루어지지 못하여 세포는 거의 괴사(necrosis) 상태에 빠지거나 세포자살(apoptosis)이 일어나지 못할 정도로 정상적인 시스템이 무너지게 된다. 이처럼 병이 들었거나 노후 세포도 역시 당을 효율적으로 사용할 수 없는 인슐린 저항성을 가지게 되는 것이며, 고혈당에서 당뇨로 이어지는 것이다. 그러나 현대의학에서는 인슐린에만 초점을 맞추어 당뇨병에 대한 접근을 시도하고 또 약물을 처방하는 실정이다.

② 혈당과 당화혈색소

인체에 흡수된 혈당은 우선 근육세포로 보내져 저장되며 다음으로 간에 저장된다. 마지막으로 지방세포에 보내져 중성지방으로 변해 체지방이 되는 것이다. 하지만 인체가 중성지방을 축적할 즈음이면 고혈당에 이어 당뇨가 이미 진행되고 있다. 현대의학에서 시행하고 있는 당뇨병 관리체계는 공복 시 혈당 검사[20]로부터 시작한다. 이 외에도 당 부하 검사

---

19. 항산화 효소와 항산화 영양소의 종류와 작용 기전에 관한 내용은 제4장 9. ⑷ 활성산소와 항산화 영양소를 참조할 것.
20. 공복 시의 정상 혈당은 100mg/dl 전후이며, 식사 시에도 정상수치는 100~140mg/dl이므로 140mg/dl 이상인 경우를 고혈당증(저혈당은 50mg/dl 이하)이라 한다. 170mg/dl을 넘게 되면 소변으로 배출되게 되어 있으며, 200mg/dl 이상의 혈당이 2시간 이상 계속될 경우 당뇨병으로 판정한다(물론 140mg/dl에도 배출되는 특이체질도 있다).

가 있고, 당화혈색소 검사가 있다. 어떤 검사이든지 정상범위 내에 있다면 안심이 되지만 그렇지 않을 경우는 그러한 현상에 대한 제대로 된 이해와 함께 적절한 조치가 있어야 함은 물론이다. 검사 수치가 계속 정상범위를 벗어난다는 것은 인체의 대사기능이 정상적으로 수행되지 못한다는 의미이다. 따라서 인체 대사기능을 정상적으로 수행할 수 있도록 바로 잡아주는 것이 바람직하다. 여기에 약물을 사용하여 혈당, 당 부하, 당화혈색소의 수치만을 내려주는 것은 일부는 바람직하지만, 대부분은 바람직하지 못한 결과를 초래한다.

당화혈색소(HbAlc)는 혈색소 즉 적혈구가 어느 정도 당과 결합하였느냐(당화)를 뜻한다. 적혈구는 산소를 운반하여 세포 안으로 보내주는 역할을 하는 세포이다. 그런데 이 적혈구는 묘하게도 자신의 몸보다 작은 모세혈관을 잘 통과해서 세포 말단까지 산소를 운반하는 능력이 있다. 적혈구의 지름은 $7~8\mu m$의 크기인데, 모세혈관의 지름은 $4\mu m$ 정도이다. 자신의 몸 지름보다 작은 모세혈관을 통과할 때 적혈구는 매우 탄력성 있게 자신의 몸을 길쭉하게 변형하여 모세혈관을 통과한다. 그런데 중요한 것은 당화혈색소가 트랜스포머와 같은 이러한 변형기능을 수행할 수 없게 한다는데 큰 문제점이 있다. 당과 결합한 혈색소는 덩치가 커진 것은 물론이고 탄력성 또한 현저하게 감소하기 때문에 모세혈관을 통과하지 못하고 모세혈관 입구를 막아버리는 결과를 초래하기도 한다. 또 최근의 연구결과에 의하면 당화가 일어난 적혈구는 그 수명이 정상보다 조금 짧다.

당화혈색소는 정상적인 사람이라도 누구나 가지고 있지만, 정상 범위(3.5 ~ 5.7)를 벗어나게 되면 모세혈관을 통해 영양소를 공급받게 되는 말단 세포의 생명은 바람 앞의 촛불과 같은 신세가 된다. 당뇨 질환이 있는 대부분 환자는 당화혈색소를 정상범위 이상으로 가지고 있는데, 특히 9 이상의 수치를 유지하고 있다면 2차 합병증을 일으킬 수 있는 확률이 60% 이상으로 급증하게 된다. 당뇨병의 2차 합병증은 모세혈관이 많이 존재하는 조직에 우선 발생한다. 그런 조직이 바로 신장, 간, 뇌, 망막과 같은 조직이다. 따라서 당뇨병 환자의 경우는 당화혈색소의 수치를 정상범위로 유지하는 것은 아주 중요하다.

그런데 정말로 심각한 것은 일반적으로 당뇨병이라고 병원에서 진단할 즈음이면 환자들 대다수가 이미 주요 심혈관 질환을 일으킨 상태라는 사실이다. 이로 인해 환자는 치료를 시작해보기도 전에 불리한 상태에 놓이게 된다. 이미 인슐린 저항이 시작되었으면 죽상 동맥경화증의 과정은 극적으로 가속화되고, 많은 경우에 신장과 같이 모세혈관이 많은 조직은 산화적 손상을 입은 상태가 되었을 것이다. 대사증후군을 지닌 환자가 진짜 당뇨병 환자가 될 때까지는 수년이 소요될 수 있는데, 이 기간을 놓치게 된다면 엄청난 대가를 치러야 할 것이다.

사실 당화혈색소는 당이 단백질과 결합하는 여러 가지 형태 중의 단지 하나의 형태이다. 그리고 고혈당으로 인해 당과 단백질의 결합이 지속되면 최종당화산물(advanced glycation end-products, AGEs)이라는 것이 생기게 된다. 이 최종당화산물 또한 당뇨가 진행되는 동안 계속 크고 작은 혈관에 침착하게 된다. 그 결과 혈관의 내부 지름이 점점 좁아지게 되며, 최종당화산물에 의해 촉진된 활성산소와 염증의 증가로 조직손상이 더욱 심해질 수 있다는 점이다.

③ 인슐린 저항성의 치유 방법

대사증후군 또는 인슐린 저항성을 판단하는 기준이 되는 간단한 방법은 다음과 같다. 건강보험공단에서 하는 혈액검사를 받으면 대개 총콜레스테롤, HDL콜레스테롤, LDL콜레스테롤 및 중성지방의 수치가 나온다. 이 중에서 중성지방의 수치를 HDL콜레스테롤의 수치로 나누어서 2보다 큰 값이 나오면 일단 대사증후군을 일으킨다고 판단한다.[21]

인슐린 저항과 대사증후군은 사전에 적절한 조치가 취해진다면 완전히 되돌릴 수 있다. 그러므로 완전한 당뇨병으로 발전할 때까지 아무런 조치 없이 그냥 지켜보는 것은 절대로 안 될 일이다. 대사증후군을 치료할 때 보통 의사들은 지나치게 약물에 의존하는 경우가 많다. 약물에 의존할 경우 당뇨병을 표현하는 수치들은 개선될 수 있지만, 당뇨병의 근본적인 원인인 인슐린 저항성을 개선하는 것과는 전혀 상관없는 일을 계속하고 있는 셈이다.

누구든지 혈당지수(glycemic index, GI)가 높은 음식을 주로 그리고 자주 섭취한다면 인체의 혈당은 급속도로 상승하게 된다. 그러면 췌장의 베타세포는 거의 쇼크 수준의 충격을 받는다. 갑자기 증가한 혈당을 처리하기 위해 짧은 시간 내에 과도하게 인슐린을 분비해야만 한다. 그렇지 않으면 혈당이 적혈구와 결합해서 당화혈색소가 되기 때문이다. 인슐린을 통해 세포 속으로 이동하여 필요한 에너지 생성에 사용되지 못하고 남은 혈당은 지방이나 글리코겐으로 변하여 저장된다. 그래서 당뇨 증상을 일으키는 대부분 환자는 비만을 동반하는 것이다.

---

21. 예를 들어 중성지방이 210이고, HDL이 30일 경우 210을 30으로 나누면 7이 되는데, 2보다 훨씬 큰 값이므로 이 경우 대사증후군이 있다고 결론지을 수 있다.

급격한 혈당의 상승을 유발하는 식습관의 반복이 계속되면 췌장의 베타세포는 과로를 호소하게 된다. 이러한 사람들은 대부분 햄버거를 먹으면서 콜라를 마시는 것처럼 어처구니없는 고지방식을 겸하는 경우가 많다. 이때 섭취하는 지방은 대부분 포화지방이다. 약간의 불포화지방산을 섭취한다고 하여도 오메가3 지방산이 아닌 오메가6 지방산을 주로 섭취한다면 인체의 세포막에는 당을 통과시킬 문이 점점 줄어들게 될 것이다.

특히 현대인들을 괴롭히는 여러 형태의 스트레스는 과량의 활성산소를 분비하게 한다. 이러한 활성산소를 제거할 수 있는 항산화 영양소 섭취가 부족하다면 활성산소는 인체 구석구석을 마구 유린하게 된다. 이때 우선 공격 대상이 바로 지방산과 콜레스테롤이다. 그리고 과식이나 '급식'으로 소화기 계통이 혹사당하지 않도록 해야 한다. 우리가 먹은 음식이 췌장과 반응할 시간을 주어 스트레스를 받지 않도록 하는 것이 췌장을 위해 해야 할 일이다. 그러기 위해서는 혈당지수가 낮은 탄수화물을 섭취해야 한다. 특히 장누수증후군이 있다면 반드시 치료해야 한다. 장누수증후군으로 인하여 체내로 들어온 독소는 여러 호르몬과 신호전달물질 그리고 세포막까지 공격하여 인슐린 저항성을 심화시키기 때문이다.

그래서 우리는 현미나 정제하지 않은 거친 음식을 먹어야 하고, 양배추를 먹어야 하며 또 사과를 껍질째 먹어야 한다. 여기에 들어있는 단백질과 지방, 비타민과 미네랄 그리고 식이섬유는 혈당을 치솟게 하지 않으며, 혈당이 세포로 잘 들어가게 하고 막힌 문을 뚫어주는 역할을 하기 때문이다.


④ 인슐린 저항성과 비만

사람들은 당뇨병이 유행병처럼 번지는 이유가 비만 때문이라고 생각하지만, 이것은 정말 사실이 아니다. 비만 때문에 당뇨, 즉 인슐린 저항이 생기는 것이 아니라 인슐린 저항이 생겨서 비만이 생기는 것이다. 누구든지 지난 몇 년과 비교해서 식습관이 별로 바뀌지 않았는데도 불구하고 체중이 불어나는 것을 불평하고 있다면 인슐린 저항을 의심해봐야 한다. 특히 복부에 집중된 체중 증가로 인해 체형이 사과 모양으로 변해간다면 이미 문제가 있는 것이다.

이 경우에는 당지수가 높은 음식의 섭취를 줄이거나 단식을 해 보는 등 근원적인 치유 방법이 필요하다. 즉 인슐린 저항성이 있는 환자들을 치유하는 최고의 방법은 영양학에 기반한 접근이다. 그 이유는 당지수가 높은 음식은 인슐린 저항성과 관련이 있는 칼륨, 비타민B₁ 등의 영양소를 배출시키기 때문이다. 즉 혈중 포도당의 농도가 높아져 삼투성 이뇨제의 역할을 하게 되면서 신장의 재흡수 기능을 압도하게 된다. 재흡수되지 못한 포도당이 소변으로 빠져나가면서 중력에 의해 영양소들을 함께 끌고 나간다. 그 결과 당뇨 환자는 영양소 결핍이 심각한 경우가 많다. 그래서 많은 양의 영양분을 공급해서 부족한 부분을 채워 넣는 것이 당뇨 환자에게는 무엇보다도 중요하다. 인슐린 저항으로 발생한 체중의 증가는 좋은 단백질, 좋은 지방, 균형이 잘 갖추어진 항산화 영양소와 식이섬유, 유산균이 바탕이 된 식이요법과 운동으로 개선할 수 있다. 다시 강조하지만 단순한 체중의 감량이 해답이 아니고, 인슐린 저항을 교정하는 것이 관건이다.

### 5) 당뇨약의 작용 기전과 부작용

당뇨 환자는 혈당을 조절하는 췌장이 정상 기능을 못 하거나 인슐린 분비 기능에 문제가 있는 경우도 많다. 최근의 과학적 성과는 사람의 췌장 역할을 대신해 줄 수 있는 '인공췌장'에서 '인공 인슐린'을 만들어 자동으로 혈당을 조절할 수 있을 정도이다. 하지만 인위적인 것은 언제나 또 다른 문제를 일으킨다. 인슐린의 경우 인공적으로 만들어진 인슐린은 암 생장의 비료가 된다. 자율신경의 균형이 무너지면 면역기능이 저하되면서 극단적인 면역 억제가 되어 암세포가 자라게 되는 것이다.[22]

그렇지만 대부분의 당뇨 환자는 췌장 기능에 문제가 있어서 인슐린 저항성이 유발되는 것이 아니다. 영양학적인 불균형과 신진대사에 문제가 있는 등 인슐린 저항성의 원인은 다양한데도 불구하고 현대의학은 오로지 혈당수치를 낮추는 것에만 초점을 두고 약물로써 당뇨 환자를 관리한다. 그것도 평생 관리를 한다. 약물에만 의존하는 당뇨병에 대한 단순한 대처법은 이미 심각한 부작용과 합병증이 예고되어 있다.

이하에서는 당뇨약이 어떻게 작용하는지 그 기전과 부작용에 관하여 기술할 것이다.

① 설포닐우레아(sulfonylurea)계 : 이 계열에 속하는 약들은 췌장의 베타세포를 자극해서 인슐린을 더 많이 배출하도록 한다. 부작용으로는 변비, 설사, 갑갑함, 가슴앓이, 복부

---

22. [인슐린 건강학], 진철 지음, p.15.

팽만감, 식욕부진, 구역질, 구토와 같은 위장관 장애가 대표적이다. 또 저혈당 반작용[23], 체중 증가 그리고 가려움, 두드러기, 발진과 같은 피부질환, 광과민증이 일어나기도 한다. 임신 중이거나, 간 또는 신장 질환이 있으면 복용하지 않도록 해야 하며, 장기 복용 시 췌장 세포가 퇴화한다.

② 비구아나이드(biguanides)계 : 당이 간에서 만들어지지 못하게 하고 또 대장에서 흡수되는 것을 방해한다. 또 세포가 인슐린에 대해 민감하게 반응하게 하는 역할도 한다. 구역질, 복부 팽만감, 갑갑함, 설사 그리고 식욕부진 등의 부작용과 간에서의 영양 흡수가 잘 안 될 수 있으며, 체내에서 비타민$B_{12}$, 엽산의 감소가 생기면서 호모시스테인이 증가한다.

③ 알파-글루코시다제억제제($\alpha$-glucosidase inhibitors) : 이 계열의 약은 탄수화물의 소화를 지연시켜 포도당이 혈액으로 서서히 들어가게 만든다. 부작용은 가스, 복통, 복부 팽만감 그리고 설사 등이며, 위장관 질환이 있으면 복용을 피해야 한다.

④ 치아졸리디네디온계(thiazolidinediones) : 이 계열의 약은 근육세포가 인슐린에 좀 더 민감하게 하며, 간에 저장된 포도당 방출도 줄여준다. 체중 증가, 부종 그리고 울혈성 심부전 등과 함께 간 손상을 유발할 수 있다.

⑤ 메글리티나이드(meglitinides)계 : 췌장이 인슐린을 좀 더 많이 배출하도록 하여 혈당을 낮춰주는데, 매우 빨리 작용하기 때문에 식사 직전에 복용하여 식후 혈당을 내리는 데 목적이 있다. 부작용으로는 저혈당 반작용, 두통, 구역질, 상기도 감염, 기관지염, 비염 및 부비강 염증, 요통, 관절통 그리고 체중 증가 등이다. 장기 복용 시 췌장 세포를 퇴화시킨다.

⑥ DPP-4억제제(dipeptidyl peptidase-4 inhibitors) : DPP-4를 억제하여 인슐린분비를 증가시키는 체내 호르몬인 GLP-1(glucagon like peptide-1)을 활성화시킨다. 음식물의 소화흡수 속도를 낮춤으로써 인슐린분비 증가와 함께 글루카곤 분비감소를 통해 혈당을 감소시킨다. 비인두염, 상기도 감염, 두통, 저혈압 등의 부작용이 나타난다.

---

23. 뇌가 저혈당을 감지하게 되면 아드레날린의 작용으로 코티솔(cortisol)과 글루카곤(glucagon)이 몸속의 당을 계속 혈액 속으로 내어 보내게 되는데 이때 고혈당이 된다.

## (2) 단백질

### 1) 단백질이란?

생명체에게 단백질은 더 없는 축복이다. 단백질의 형태와 기능은 거의 무한하며 생명의 풍부한 다양성은 단백질의 풍부한 다양성 덕분이라고 봐도 무리가 없다. 생명체가 물질대사, 운동, 비행능력, 시력, 면역, 신호전달에 이르는 모든 능력을 갖추게 된 것은 단백질 덕이다. 단백질은 기능에 따라 몇 가지 종류로 나뉘는데, 가장 중요한 단백질은 효소이다. 효소는 생화학적 반응의 속도를 수십 배 증가시키는 촉매이며 놀라울 정도로 특정 기질에만 선택적으로 반응한다. 심지어 다른 원자(동위원소)로 구성되지만 다른 작용을 하는 효소도 있다. 그 밖의 중요한 단백질로는 호르몬과 그 수용체, 항체 같은 면역 단백질, 히스톤 같은 DNA 결합 단백질, 세포골격을 이루는 섬유 같은 구조 단백질이 있다.[24]

자연에 존재하는 모든 단백질은 대략 50~1500개의 아미노산의 펩타이드 결합체로 구성되는데, 인체를 이루는 단백질의 종류는 대략 10만 가지에 이르며 그 절반 정도가 복잡한 화학반응을 일으키는 효소 단백질이다. 간에서 합성되어 생체 세포나 혈장 속에 존재하는 단백질이 바로 알부민과 글로불린이다. 알부민(albumin)은 단순단백질로서 글로불린과 함께 세포의 기초 물질이다. 글로불린(globulin)은 효소 역할을 하는 알파 글로불린과 베타 글로불린 그리고 면역항체와 관계있는 감마 글로불린이 있다.

단백질의 1일 섭취기준(1일 청소년 영양 섭취기준)은 대략 70g이다. 계란 1개당 단백질의 양은 7~8g이니 9개 정도, 두부 1모당(100g) 단백질의 양이 9~10g으로 7모를 먹어야 1일 섭취량을 충족할 수 있다.

### 2) 단백질의 역할

① 단백질은 인체의 구성성분이다.

우리가 먹은 단백질은 아미노산으로 분해되어 간으로 보내어진다. 이 아미노산은 간에서의 대사과정을 통해서 세포로 보내져서, DNA 정보에 따라 각종 세포로 재구성된다. 이

---

24. [미토콘드리아], 닉 레인 지음, p.27.

아미노산의 대사과정에서 필수적으로 작동하는 것이 미네랄과 비타민 등 보조효소 등이다.[25] 그러므로 건강한 신체조직은 미네랄, 비타민과 단백질의 결합체라고 할 수 있다. 인체의 2차 면역을 담당하는 단백질의 섭취가 중요하다고 하더라도 웬만하면 식물 단백질을 섭취하는 것이 중요하다. 그 이유는 서구식 식단으로 표상되는 동물성 고단백·고지방식은 만성적인 대사증후군의 가장 큰 주범이기 때문이다. 그리고 동물들이 먹는 사료나 사육환경 나아가 성장 과정에 투여된 항생제나 성장촉진제가 가져오는 부작용 또한 크다.

그렇게 본다면 완전식품으로서 단백질과 칼슘의 공급원이라고 알려진 우유도 결코 권장할 만한 음식이 아니다. 대표적인 산성식품인 우유를 과량 섭취하게 되면 골다공증에 걸릴 확률이 높아지며, 수많은 잔류 화학첨가제와 성장호르몬 등으로 인한 2차 피해 또한 클 수 있다.[26] 음식 100g 속에 함유된 칼슘의 양이 우유에는 110mg, 검은콩은 200mg, 김에는 760mg, 다시마에는 900mg 그리고 깨 속에는 1200mg이 들어있다. 우리가 먹는 식단에 식물성 음식을 많이 올려야 하는 또 하나의 이유가 바로 여기에 있는 것이다.

단백질의 최종 분해 산물인 아미노산에는 필수아미노산 9가지, 불 필수아미노산[27] 11가지가 있다. 필수아미노산이라는 말은 우리 인체에서 합성되지 않으므로 반드시 섭취해야 하므로 그렇게 부른다. 필수아미노산 9가지의 종류와 양 모두를 충족하는 단백질인지를 알 수 있는 수치가 바로 '아미노산 스코어(amino acid score)[28]'이다. 하지만 불 필수아미노산은 장내 미생물의 불균형이니 비타민, 미네랄의 부족 때문에 충분히 생신되지 않을 수 있다. 또 필수아미노산을 음식으로 섭취하지 못하면, 조건에 따라 불 필수아미노산이 만들어지지 않는다.

---

25. 인체의 기본 장부와 조직은 단백질로 이루어지는데 이들은 대략 200일 만에 완전히 새로운 세포로 교체된다. 이들 단백질의 종류가 10만 개 정도라는 뜻은 10만 종의 유전자가 DNA 속에 있음을 의미한다.

26. 대부분 동양인은 우유의 당을 분해하는 락타아제가 부족한 '유당불내증(lactose intolerance)'이 있어서 구역질, 아랫배 경련, 부종, 복통, 방귀 및 설사 등을 겪게 된다([오래 살고 싶으면 우유 절대로 마시지 마라], 프랭크 오스키 지음, 제2장, 제6장 참조).

27. 불 필수아미노산 11가지는 알라닌(alanine), 아스파라긴(asparagine), 시스테인(cysteine), 글루타민(glutamine), 프롤린(proline), 세린(serine), 타이로신(tyrosine), 글리신(glycine), 아르지닌(arginine), 아스파르트산(aspartic acid), 글루탐산(glutamic acid)이다. 글루타민은 장 누수로 인하여 손상된 장 점막을 복구하는 데 쓰이며, 프롤린은 건강한 근육세포를 만드는 데 주로 사용된다. 글리신은 '소장 내 세균 과다증식(SIBO)'으로 인해 생긴 염증을 줄여주고 염증을 유발하는 면역세포의 활동도 줄여준다. 더불어 위산을 분비하고 담즙산 합성을 조절해 소화를 정상화하는 데에도 도움을 준다. 또 우리 몸에서 해독하는 핵심 물질이 되는 글루타치온을 생산하는 데 관여해 해독기능을 높이는 데에도 영향을 준다. 정상적인 신체에서는 불 필수아미노산으로 분류되는 시스테인과 타이로신도 특이한 체내 상황에서는 인체에 필수적인 것으로 여겨진다. 그 이유는 정상적인 신체에서는 시스테인은 메티오닌으로부터, 그리고 타이로신은 페닐알라닌으로부터 합성할 수 있기 때문이다.

28. 아미노산 스코어란 단백질의 영양가를 그 단백질의 필수아미노산 함유량을 가지고 판정하는 방법의 하나로서, 기준 필수아미노산 분포 중 해당 필수아미노산의 함량 비율로 표시한다. 필수아미노산의 종류와 양 모두를 충족하면 완전 단백질, 한 가지 또는 그 이상의 필수아미노산이 부족하면 불완전 단백질로 판정한다. 1965년에 FAO/WHO는 달걀 단백질에 함유된 전체 필수아미노산 1g 대한 각각 필수아미노산의 mg 수로 표시된 새로운 필수아미노산의 분포도를 제정한 바 있다.

② 단백질은 호르몬의 재료이다.

동물에는 체내의 상태를 일정하게 유지하는 메커니즘, 즉 생체의 항상성[29]을 유지하는 메커니즘이 갖추어져 있다. 이 생체 항상성의 유지에는 호르몬과 자율신경이 중요한 역할을 하고 있는데, 척추동물에서는 두 가지 모두 시상하부에 중추가 있어 활동을 조절하고 있다.[30]

예를 들면, 사람의 혈당량은 약 100mg/dl로 유지되고 있으며, 체온은 하루 동안에 1℃ 이내만 변동한다. 체내의 수분이나 염분의 양을 일정하게 유지하는 데도 호르몬의 역할은 크다. 수탉의 볏이 커지거나, 낮이 길어지면 암탉이 매일 산란하는 성현상(性現象)이나 어류·양서류·파충류 등의 체색변화도 호르몬에 의해 조절되고 있다. 올챙이가 변태하여 개구리가 되는 것은 갑상선에서 나오는 호르몬 작용 때문이다.

이 밖에 발생 분화에 대한 호르몬의 역할은 경골어류의 생식선을 한쪽 성으로 분화하도록 방향을 잡거나, 수정관이나 수란관 중 한쪽을 퇴화시키는 경우 등에도 그 예를 볼 수 있다. 철새가 이동을 개시하거나, 쥐의 수컷이 암컷을 따라다니거나, 연어가 산란을 위해 강을 거슬러 올라가는 등의 동물 행동의 발현에도 호르몬이 직접 또는 간접적으로 작용하고 있다.

③ 단백질은 효소의 주성분이 된다.

신진대사는 생물체인 동식물이 생존과 성장을 위하여 기본적으로 필요로 하는 영양분 섭취와 이 영양분을 재료로 생물체에 필요한 새로운 물질로의 전환, 그리고 생물체가 생명을 영위하는 데 필요한 에너지 생산 등에 수행되는 일련의 화학적 반응을 지칭한다. 이 화학적 반응을 담당하고 있는 것이 바로 효소이다. 즉, 효소란 모든 살아있는 생명체의 조직을 구성하는 하나하나의 세포에서 만들어 내는 물질로서, 생명체의 생명을 유지하기 위하여 가장 기본적인 활동이 효소 활동이다. 효소는 생명체인 '효모(yeast) 속에 있는 요소'라는 뜻으로, 1907년 노벨상 수상자 부흐너(Eduard Buchner)는 '발효는 효모 내부에서 진

---

29. 프랑스의 베르나르(Claude Bernard)와 미국의 생리학자 캐넌(Walter B. Cannon)에 의해 정립된 항상성(homeostasis)은 '항상 원래의 상태를 유지하려는 성질'이다. 즉 인체의 항상성은 우리 몸 외부의 영향이나 변화에 대하여 일정하게 유지하려는 성질로서 자율신경계와 호르몬계의 공동 작업으로 이루어진다. 체온조절, 산소와 탄산가스의 교체, 혈당량 조절, 산·알칼리의 균형, 혈압과 혈류, 체액(혈액, 림프액, 조직액 등)의 조절, 호르몬 분비, 항체와 백혈구 수, 적혈구의 조절·활동과 휴식, 교감신경과 부교감신경 그리고 두뇌 조절 등은 모두 항상성 유지와 관련 있는 생명현상으로, 후에 스트레스 이론의 바탕이 되었다.

30. 상세 설명은 제4장 8. 호르몬계 참조할 것.

행되는 것이 아니라, 효소라는 특정 단백질을 분비하여 일어나는 것'이라는 가설을 증명하여 효소와 효모와의 관계를 구명하였다.[31]

㉮ 소화효소와 대사효소

소화효소는 우리 몸속에서 음식물의 소화·분해 작용을 수행하며, 대사 효소는 섭취한 영양소를 이용하여 인체에 필요한 에너지를 만들거나 살아가는데 필요한 인체의 여러 가지 기능이나 작용을 한다. 효소라고 하면 우리가 먹는 음식물을 소화하는 소화효소만 떠올리기 쉽지만, 사실은 생각하고 판단하는 사고 작용이나 몸을 움직이는 동작에 이르기까지 효소가 없으면 어느 것 하나 이룰 수 있는 것이 없다.[32]

아미노산의 덩어리인 단백질의 분해, 포도당의 덩어리인 탄수화물의 분해, 산소의 운반, 여러 가지 미네랄과 비타민이 세포 속에까지 들어갈 수 있도록 하는 것도 효소이다. 이들을 이용하여 에너지를 만드는 것은 물론이거니와 에너지를 만들 때 발생하는 이산화탄소·활성 산소도 효소가 제거하며, 낡고 병든 세포를 분해하여 처리하는 것도 효소이다. 그리고 새로운 세포가 태어날 때 유전자 복사도 효소의 작용으로 이루어진다. 우리가 움직이는 데도 효소가 필요하며, 뇌의 활동이나 신경 활동에도 많은 효소가 관여하고 있다. 세포 속에서도 에너지가 되기까지 19종류 이상의 효소가 있어야 에너지가 만들어져 우리가 움직일 수 있다. 효소가 없으면 근육은 자유롭게 움직이지 못한다.

나이가 들면서 점점 몸이 자유롭게 움직이기 어렵게 되는 것은 신경 전달물질을 만드는 효소와 근육을 조절하는 효소가 함께 감소하는 것이 큰 이유가 되고 있다. 그러므로 효소의 생산량이 부족하지 않도록 외부 효소를 비롯하여 보효소(補酵素)인 비타민과 미네랄의 보급을 충분히 하여 언제까지나 생각대로 움직이는 몸을 유지하도록 해야 한다.

암을 예방하기 위해서도 필요한 유전자 수리 효소가 작동한다. 효소는 유전자 정보 전달에도 대단히 중요한 작용을 한다. 세포가 분열하여 새로운 세포가 만들어질 때 DNA의 정보를 정확히 전달하는 역할을 하는 것도 효소가 담당한다. 효소의 작용으로 DNA에 입

---

31. 인체 내에 존재하는 효소는 대략 5,000종이 넘는다. 그중 3,000종 정도를 장내 세포가 만들기 때문에 장(腸) 건강의 중요성을 여기서 확인할 수 있다. 또 체내 효소의 부족으로 세포의 신진대사가 정체되어 '세포 울혈' 상태가 되면 여러 가지 병이 생기게 된다.

32. 국제 생화학·분자생물학 연합(IUBMB)의 효소위원회에서는 효소를 그기능에 따라 ㉮ 산화 환원 효소, ㉯ 전이 효소, ㉰ 가수분해 효소, ㉱ 제거 부가 효소, ㉲ 이성화 효소 그리고 ㉳ 합성 효소의 6가지로 분류하고 있다.

력된 정보를 그대로 복사하여 RNA를 만들고 거기에 또 몇 개의 효소의 작용으로 유전 정보대로 아미노산을 짜 맞추어 여러 가지 종류의 단백질을 합성한다. 필요한 효소가 부족하거나 활성산소의 영향에 의해 새로운 세포를 만들 때 DNA의 정보가 정확히 전달되지 않는 경우가 있다. 그 결과 세포의 돌연변이가 일어날 가능성이 있게 된다. 이것이 바로 암세포의 탄생이다. 또는 인체를 노화시키거나 병의 원인이 되는 세포가 된다.

간의 활동 또한 효소에 달려있다. 체내에서 발생한 노폐물을 분해하며(유독한 암모니아를 무독한 요소로 바꾸는 등), 알코올이나 약 등의 유독성 물질을 분해한다.[33] 또 소화 흡수된 아미노산을 재료로 인체에 필요한 아미노산을 합성하여 인체에 필요한 부분으로 보내기 위해 혈액 속으로 보낸다. 또 효소는 콜레스테롤을 생성하고 담즙으로 바꾸어 분비하며, 불필요하게 된 호르몬을 분해한다. 오래되고 낡은 적혈구를 분해하고 철을 뽑아내어 재활용할 수 있도록 하는 것도 효소 역할이다.

미네랄이나 비타민이 필요한 이유도 효소의 활동과 관계가 있다. 여러 가지 효소 작용 중에서 30% 정도가 여러 종류의 미네랄의 도움이 필요하다. 카탈라아제(catalase)는 철을, 우레아제(urease)는 니켈을 필요로 한다. 또 건강을 지키는 항산화 효소는 활성산소의 제거에 필요하다.

㉯ 효소 총량의 법칙

효소 영양학의 태두인 하우웰(Edward Howell, 1898~1988) 박사는 인체 내에 있는 효소를 통틀어서 잠재 효소라고 정의하면서, 이 잠재 효소는 영구히 만들어지는 것이 아니라, 그 소모도(과잉생산)가 곧 생명체의 수명에 큰 영향을 미친다고 했다. 이른바 '잠재 효소 한정론' 내지 '효소 총량의 법칙'은 '효소 은행'의 예금계좌에 빗대어서 설명되어 진다. 즉, 사람은 태어나면서 '일정한 효소 예금'(=잠재 효소)을 지니게 되는데, 그것만을 계속해서 소비한 사람은 남보다 빨리 파산한다는 것이다. 이와 같은 원리로 보면, 일을 무리하게 했을 경우 젊었을 때는 하루 푹 쉬면 회복이 된다. 하지만 중년 이후에는 충분히 잠을 자도 피로가 풀리지 않는 사람이 많은데, 이것은 평생에 일정량밖에 없는 효소의 저축량을 젊어

---

33. 외부에서 들어온 화학물질을 대사하여 소변으로 배출되기 쉬운 상태로 만들어 내는 '복합기능 산화효소(MFO)'는 주로 간에 존재하면서, 스테로이드호르몬, 지방산, 콜레스테롤 등을 우리 몸이 사용할 수 있는 상태의 물질로 만든다.

서 대량 소비했기 때문으로 것으로 설명이 된다.[34] 우리 인체는 '잠재 효소 은행'에서 잠재 효소 100을 인출하여 20을 소화효소로 사용하면, 80은 대사 효소에 사용하게 된다. 만약 과식해서 50을 소화효소에 사용하면, 50을 가지고 대사 효소로 사용하게 되니 그만큼 몸 속 노폐물이 많아진다.

많이 먹으면 잠재 효소 은행이 바닥이 나고, 절제하지 못하면 언젠가 효소 고갈이 된다. 65세가 되면 15% 정도가 위산 자체가 생산이 안 되는데, 그 이유는 과식 등으로 잠재 효소를 고갈시켰기 때문인데 이런 경우 대부분 비만, 성인병 등 대사증후군에 시달린다. 위장 용량의 70~80% 정도를 채울 정도로 소식을 하면 무병장수할 수 있다.[35]


㉰ 효소와 온도, 산도 그리고 기질특이성

효소는 단백질로 이루어져 있으므로 무기 촉매와는 달리 온도나 pH(수소이온농도) 등 환경 요인에 의하여 기능이 크게 영향을 받는다.

우선 모든 효소는 특정한 온도 범위 내에서 가장 활발하게 작용한다. 대개의 효소는 온도가 35~45℃에서 활성이 가장 크다. 하지만 온도가 그 범위를 넘어서면, 오히려 활성이 떨어진다. 온도가 올라가면 일반적으로 화학반응 속도가 커지고 효소의 촉매작용도 커지지만, 온도가 일정 범위를 넘으면 효소의 단백질 분자구조가 변형을 일으켜 촉매 기능이 떨어지기 때문이다.[36] 그래서 미국의 영양학자인 아이롤라(Paavo O. Airola, 1918-1983)는 '음식의 70~80%를 날것으로 먹어야 한다'고 했다. 그렇지 않으면 식품의 영양 가치는 소실되고, 비타민과 미네랄 또한 부분적으로 파괴되어 흡수가 어렵다고 하였다.

두 번째로, 효소는 pH가 일정 범위를 넘어도 기능이 급격히 떨어진다. 효소 작용은 특정 구조를 유지하고 있을 때만 나타나는데, 단백질의 구조가 그 주변 용액의 pH 변화에 따라 달라지기 때문이다. 효소는 아무 반응이나 비선택적으로 촉매하는 것은 아니다. 한 가지 효소는 한 가지 반응만을, 또는 극히 유사한 몇 가지 반응만을 선택적으로 촉매하는 기

---

34. 효소의 함량은 '활성 단백질'의 양을 기준으로 Activity Unit(AU)로 표기한다. 또 달리 International Unit(IU), 역가(力價)라고도 표기한다.
35. 일본의 효소 영양학자인 쓰루미 다카후미(鶴見隆史)는 [효소의 비밀]에서 ㉠ 가열식 및 효소가 부족한 식사를 취하지 말 것, ㉡ 야식 습관과 먹고 곧 잠자는 습관을 버려야 하며, ㉢ 과식의 습관을 고칠 것이며, ㉣ 트랜스 지방 첨가한 먹거리를 피해야 하며, ㉤ 아침밥을 많이 먹거나 너무 딱딱한 음식을 먹는 습관을 고쳐야 하며, ㉥ 고기, 생선, 달걀, 우유를 과하게 먹지 말며, ㉦ 설탕이나, 설탕이 들어있는 과자류, 쪼코레트 섭취를 피할 것 등 7가지를 권하고 있다.
36. 대략 50℃ 온도에서 1시간 정도면 효소는 변성된다.

질특이성을 가지고 있다. 기질이란 효소에 의하여 반응속도가 커지게 되는 물질, 즉 효소에 의하여 촉매작용을 받는 물질을 말한다.

세 번째, 효소에 기질특이성이 있는 것은 효소와 기질이 마치 자물쇠와 열쇠의 관계처럼 공간적 입체구조가 꼭 들어맞는 것끼리 결합하여, 그 결과 기질이 화학반응을 일으키기 때문이라고 설명하는 이론이 이 경우이다. 가령 소화효소 중 침 속에 있는 프티알린(ptyalin)은 녹말만을 말토스(일명 맥아당)로 분해하는 촉매작용을 한다. 위 속의 펩신(pepsin)은 단백질만을 부분 가수분해하는 기능이 있다. 여기서 프티알린은 분자의 입체구조가 녹말 분자와 꼭 들어맞는 구조를 하고 있어서 녹말만을 분해하는 것이며, 펩신은 단백질 분자와 꼭 들어맞는 구조를 하고 있어서 위와 같은 기질특이성이 생기는 것이다.

㉣ 완전 효소와 보조효소

우리 몸의 일꾼이자 인부인 효소[37]가 완전한 역할을 하기 위해서는 주효소와 보조인자를 합친 완전 효소(holoenzyme)가 되어야 한다. 여기서 단백질 부분을 이루는 주효소를 아포효소(apoenzyme)라고도 하며, 이는 복합단백질로부터 분리되어 떨어져 나오는 단순단백질 부분을 칭한다. 보조인자(cofactor)는 NAD(nicotinamide adenine dinucleotide), NADP(nicotinamide adenine dinucleotide phosphate), 비타민B 복합체 등의 조효소(coenzyme)[38]와 칼슘, 마그네슘, 철분, 아연, 구리 등의 미네랄을 포함하는 보결족(prosthetic group)[39]이 포함된다. 그리고 비타민A, C, E 등의 비타민과 식물내재영양소 등은 좁은 의미의 보조인자라 할 수 있다. 특히 소화효소의 경우 보조인자는 몸 안에서 밖으로 나오지 않기 때문에 반드시 음식으로 섭취해야 한다.

다른 시각으로 보면 비타민과 미네랄 그리고 식물 내재영양소를 포함하는 보조인자는 탄수화물, 단백질 그리고 지방이라는 열량소를 태우는 조절소 역할을 한다. 이 조절소와

---

37. 효소는 세포가 대사, 증식, 분화 등의 생명현상을 유지해 가기 위해서는 동화작용과 이화작용과 같은 다수의 반응이 이루어져 생체 내에서 필요한 성분의 과부족이 없도록 하는 '세포조절기구'이다. 이 조절기구는 환경 요인이 변화하면 그것에 순응하여 대사계가 변화하여 생명현상에 지장이 없도록 하는 조절기구이기도 하다. 미생물은 고등동물에 비교하면 단순한 세포임에도 불구하고, 여러 가지 조절기구가 작용하고 있다. 미생물이 가지고 있는 주요 세포제어 조절 기전에는 유전자 지배에 의한 효소 합성의 제어, 형성된 효소 활성의 제어, 세포 투과성 제어 등이 있다.

38. 조효소 또는 보(補)효소의 범위는 굉장히 광범위한데, 유산균, 염산 베타인(betaine Hcl), 콜린, 코엔자임Q10, DHEA, 식이섬유, 감마리놀렌산, 아르지닌, 카르니틴, 메티오닌, 오르기닌, 타이로신, 레시틴, 옥스바일(ox bile), 스피룰리나, 유청 그리고 렙틴까지 포함한다.

39. 미네랄이 이온의 형태로 존재할 때 이것을 보결족(補缺族) 또는 보결분자단(補缺分子團)이라 부른다.

열량소가 적정 비율로 잘 혼합되어야 열량소가 잘 태워져, 우리 몸의 조직이 되거나 에너지로 변화한다. 그런데 현대인의 식단을 살펴보면 열량소를 태우는데 조절소가 턱없이 부족하다. 이 조절소 즉, 효소(주효소와 보조인자)의 불균형을 바로 잡기 위한 현명한 식생활은 만성질환으로부터 탈출하기 위해서 정말로 중요하다.

④ 단백질은 에너지원이 된다.

단백질은 탄수화물과 같이 4Kcal/g의 열량을 낼 수 있는 귀한 영양소이지만 에너지원으로 이용되면 독성물질도 생기고 비효율적이다. 그래서 저탄수화물 고단백 다이어트는 에너지 공급 면에서 비효율적인 부문을 이용하는 것이지만, 결국 인체에 해로운 독성물질이 생기므로 바람직하지 못하다 하겠다.

## 3) 단백질 과·부족 시 나타나는 현상

현대 영양학의 아버지라 불리는 독일의 칼 보이트(Carl von Voit, 1831~1908)는 당시 독일 군부가 영양학 고문으로 중용하였는데, 그는 '하루에 동물 단백질을 118그램씩 먹으라'고 하였다. 칼 보이트의 '단백질 과량 섭취 이론'은 미국과 일본[40]의 영양학계에 많은 영향을 주었으며, 육식 위주의 소위 '서구식 식단' 형성에 일조하였다. 그러나 오늘날 서구식 식단이 가져온 폐해에서 알 수 있듯이, 특정 영양성분을 많거나 아니면 적게 섭취하는 것은 건강에 이로울 것이 없음은 물론이다.

단백질(protein)의 어원은 그리스어의 '중요한 것(proteios)'에서 유래한다. 단백질의 한자 표기에서 단(蛋)은 새알을 뜻하는 것으로, 단백질은 달걀 등 새알의 흰자위(白)를 이루는 주요 성분이다. 비타민, 미네랄, 효소, 지방, 탄수화물 모두 단백질과 결합하면서 인체의 대사작용이 진행되는데, 단백질이 부족하면 비타민·미네랄 등의 영양소가 풍부해도 의미가 없다.

단백질 부족의 구체적인 증상은 ① 급격한 근육의 약화 그리고 만성피로와 무기력에 이은 잦은 질병, ② 푸석푸석한 머릿결과 탈모, ③ 혈당을 안정적으로 유지하기 위해 음식 특

---

40. 일본의 메이지 정부는 칼 보이트를 초빙하여 지도를 받기도 하였다.

히 단 음식에 대한 식탐, ④ 염분과 수분의 불균형에 의한 발과 무릎의 부종, ⑤ 면역기능의 저하로 인한 잦은 통증, ⑥ 약하고 부서지기 쉬운 손톱 그리고 피부가 푸석해짐, ⑦ 머릿속이 하얘지거나(brain fog) 두뇌활동의 저하 및 빈혈과 뇌졸중의 위험, ⑧ 수면 부족, ⑨ 불규칙적 생리 주기, ⑩ 체중의 감소(야윔) 혹은 증가(비만) 그리고 ⑪ 우울증 혹은 조울증 등이다.

단백질을 과잉섭취했을 때 일어나는 증상으로는 ① 신장 손상, ② 간 질환의 원인, ③ 산성 물질의 배출 시 칼슘이 소변으로 빠져나가면서 생기는 골다공증의 원인, ④ 자궁암의 위험, ⑤ 심혈관계 질환의 위험, ⑥ 통풍의 원인, ⑦ 장 환경의 악화, ⑧ 암모니아(질소) 배설 시 다량의 수분이 배출됨으로 인한 탈수 현상, ⑨ 인체의 노화 혹은 수명 단축 등을 들 수 있다.


### 4) 필수아미노산의 종류와 기능

① 라이신(lysine) : 기초 아미노산(제1 제한 아미노산)
- 뇌 발달을 강화하며, 중추신경계 형성에 관여한다.
- 간과 쓸개의 구성요소로서 간 기능 향상에 탁월하다.
- 세포의 지방산 합성 등 지방 대사에 도움을 주며, 부족하면 살이 잘 안 빠진다.
- 송과선, 유즙 분비선, 황체와 난소를 조절한다.
- 세포 퇴행을 막는다.
- 음식물의 흡수와 이용을 돕는 핵심 물질로서 특히 포도당 대사에 관여한다. 부족하면 영양성 빈혈이 초래된다.
- 인체의 신진대사 균형에 관여한다.
- 카르니틴 합성에 구조적 요소들을 제공한다.
- 펩신과 산 분비를 자극함으로써 위산분비를 향상시킨다.
- 식욕을 촉진하며 영아의 성장발달을 증진시킨다.
- 항체의 구성에 관여하며, 부족할 시 면역기능이 저하된다.
- 체내 칼슘의 흡수와 축적을 증가시키고 뼈 성장을 촉진한다.

- 비타민C와 함께 결합조직의 제1 구성 물질이다.

② 트립토판(tryptophan)
- 위액과 이자액의 생산을 촉진하며, 위액 분비 조절과 위점막 보호제 기능을 한다.
- 두뇌에 중요한 신경전달물질인 멜라토닌, 세로토닌[41]으로 전환된다. 트립토판과 비타민 $B_6$, 엽산, 비타민$B_{12}$, 마그네슘, 구리 그리고 기타 아미노산이 결합되어 세로토닌이 된다. 또 트립토판 일부가 멜라토닌으로 전환되어 졸음을 일으킨다.
- 비타민$B_6$ 결핍상태에서 트립토판이 과다하면 유해물질인 잔투렌산(xanthurenic acid)이 생성되어 당뇨병이 생기거나 악화될 수 있다.
- 수면 지속시간을 늘려 주며, 부족하면 비정상적 행동, 정신이상, 환각 및 불면증이 발생한다.
- 강력한 혈관수축 효과가 있어 조직손상에 의한 출혈을 방지한다.
- 강력한 항경련제, 항혼수제 역할을 한다.
- 입덧 치유에 도움을 준다.
- 손상되었거나 기형적이며 부정확한 DNA 구조를 인식하여 바로 잡는 역할을 하며, 또 뇌 중추로 들어가는 트립토판의 양이 통증 감각의 강도를 결정한다.[42]
- 비타민$B_3$합성의 재료로서, 장에서는 트립토판 60mg으로 비타민$B_3$ 1mg이 만들어지는데, 이때 비타민$B_2$와 비타민$B_6$가 관여한다.

③ 페닐알라닌(phenylalanine)
- 진통 효과(천연진통제)가 있는 신경전달물질로서, 우울증에도 효과가 있다.
- 단백질 합성에 기본적으로 사용되는 물질이다.
- 타이로신은 페닐알라닌에 알코올기(-OH)가 붙어 만들어지는데, 페닐알라닌과 타이로신은 뇌 내에서 도파민, 아드레날린 등의 여러 물질로 변환된다.[43] 타이로신이 도파민

---

41. 세로토닌(serotonin)은 혈액이 응고할 때 혈관 수축작용을 하는 신경전달물질로서 뇌·내장조직·혈소판·비만세포에 들어있으며, 5-하이드록시트립타민(5-hydroxytryptamine)이라고도 한다. 인간의 위장관에 80% 정도 존재하며 행복의 감정을 느끼게 해주는 분자로 행복 호르몬이라 불린다.

42. [물, 치료의 핵심이다]. F. 뱃맨갤러지, pp.305~307.

43. 하지만 과잉될 경우는 뇌-혈관 장벽을 넘어 중추신경에 손상을 줄 수 있으므로 타이로신으로 저장된다. 페닐알라닌이 타이로신으로의 변환에 문제가 생길 때 페닐케톤뇨증(PKU), 타이로신혈증, 알캅톤뇨증(alkaptonuria) 그리고 알비노증(albinism) 등의 질환이 생긴다.

으로 변환되기 위해서는 비타민B₆, 엽산 그리고 여러 아미노산이 필요하다.

④ 메티오닌(methionine)
- 비장, 췌장 및 림프의 기능을 증진시킨다.
- 헤모글로빈, 조직, 혈청의 성분이다.
- 간의 해독기능[44]을 강화함으로써 만성 또는 급성 간염과 경화증 등 간 질환의 치료 및 예방에 사용된다.
- 부족하면 식욕 상실, 성장지연 또는 비만, 부종, 신장 비대, 간의 철 축적 등을 초래하여 간 괴사나 간 섬유화를 일으킨다.
- 칼슘 흡수를 돕고 손톱, 털 및 콜라겐의 재료로 쓰이며, 항체 및 호르몬, 효소를 만드는 데 필수적이다.
- 황(S)을 가진 아미노산으로, 생체 내에서 메틸기 전이 반응에 관여한다. ATP와 반응하여 S-아데노실 메티오닌(S-adenosyl methionine; SAMe)이 되고, 호모시스테인·시스타싸이오닌(cystathionin)을 거쳐 시스테인이 된다.

⑤ 트레오닌(threonine)
- 신체의 대사균형에 꼭 필요하다.
- 알레르기 항원성을 가지는 항생제 역할을 한다.
- 피부에 수분을 유지, 세포막을 보호, 생체 내 인지질 합성에 관여한다.
- 신체 발달을 강화(성장에 관여)하고 지방간을 낮추는 기능이 있다.
- 콜라겐, 엘라스틴, 치아 에나멜질의 원료가 된다.

⑥ 이소류신(isoleucine)
- 흉선, 비장, 뇌하수체의 조절 및 대사에 관여한다.
- 신경계 질환, 식욕 상실 및 빈혈의 치료에 사용된다.
- 옥시토신(oxytocin), 바시트라신(bacitracin, 항생물질), 피브린(혈액 응고 물질) 등의 구성 물질이다.
- 발린, 류신과 함께 근육 단백질 대사에 중요한 역할을 하는 근섬유재료(branched-chain amino acid)다.

---
44. 비소, 클로로폼(chloroform), 사염화탄소, 벤젠, 피리딘, 퀴놀린 등과 같은 해로운 물질의 독성 중화에 중요한 역할을 한다.

⑦ 류신(leucine)
- 간 기능 개선에 가장 많이 필요한 성분이다.
- 이소류신의 균형을 유지하게 한다.
- 아동의 급성 고혈당 증상 치료에 도움을 준다.
- 현기증의 치료제 및 강장제로 사용된다.
- 유산소 운동 시 근육 손실을 막는 효과가 있다.

⑧ 발린(valine)
- 황체, 유관, 난소에 작용한다.
- 상처 치유를 빠르게 하는 치료제 역할을 한다.
- 부족하면 중추신경계 기능장애가 오고 사지가 떨리게 된다.
- 혈액 내 질소의 균형을 맞춤으로써 동맥경화를 방지한다.
- 무산소 운동 시 근육을 성장시키는데 중요한 성분이다.

⑨ 히스티딘(histidine)
- 대사 조절에 작용하며, 철 흡수를 촉진하여 빈혈을 예방한다.
- 스트레스 해소에 도움을 주며, 위액 분비를 촉진하여 자율신경 실조에 의한 위장관 궤양을 방지한다.
- 천식과 같은 알레르기 질환에도 효과가 있으며, 협심증 및 신부전 치료에 관여한다.
- 신경세포 보호, 중금속 및 방사선에 대한 저항력 향상의 기능이 있다.
- 어린이 성장에 필수적이나 10세 미만은 합성할 수 없다.

⑩ 아르지닌(arginine)
- 글루타민과 함께 상피세포, 특히 손상된 장 점막 세포를 치유하며, 뇌세포, 산화질소(NO)[45] 등을 만들 때 필수요소이다.
- 항산화 기능, 면역 조절, 염증을 일으킨 근육을 복구하여 상처를 치유하며, 신장 질환

---

45. 아르지닌이 생성하는 산화질소는 '혈관 내막에서 유래된 이완 인자'라고도 하며 강력한 혈관팽창 물질로서, 혈소판 응집과 백혈구의 혈관 부착 등을 감소시킴으로써 혈관의 항상성을 유지하여 협심증, 고혈압 등 심혈관질환을 개선시킨다. 혈중 산소농도가 떨어지면 혈관 내피세포는 효소를 통해 산화질소를 생산하는데, 이 산화질소는 산소를 공급한 뒤 몇 초 후에 사라진다. 또 산화질소는 항산화 작용, 면역조절기능, 상처 치유, 신장 질환 치유, 발기부전 치유, 정자 생성 촉진, 불임 치유, 근육 보존 및 체지방 감소 등 다양한 효능을 가진다. 산화질소는 활성산소에 의해 파괴되는데, 항산화 영양소는 활성산소의 활동을 억제한다. 그리고 천일염은 산화질소의 생성을 돕는데, 지구력 보강이나 남성건강을 원한다면 천일염과 함께 옥타코사놀, 아연, 쏘팔메토를 함께 섭취하는 것이 좋다.

예방 및 발기부전 증상 개선 등에 효과적이다.
- 고암모니아혈증과 간 기능 장애에 효과적이어서 간의 아르지닌 분해효소(arginase)의 활성을 증가시키고, 암모니아를 요소로 전환시키는 오르니틴 회로[46]에서 핵심적 요소이다.
- 성장호르몬의 원료로서 어린이 성장에 필수적이나 만들어지지 않는다(필수&불필수 아미노산).

### 5) 글루텐과 셀리악병

글루텐(gluten)은 밀, 호밀, 보리 등의 곡물에 존재하는 불용성 단백질인데, 흔히 빵이나 국수를 제조할 때 반죽을 끈끈하게 하는 물질이다. 글루텐이 있으므로 빵이 부풀거나 국수의 길이를 늘이는 것이 가능하다. 이 글루텐을 50~70%의 에틸알코올과 섞으면 녹는 성분과 녹지 않는 성분으로 나누어진다. 이 중 물에 녹는 성분을 글리아딘(gliadin)이라 하고 녹지 않는 성분을 글루테닌(glutenin)이라 하는데 밀가루의 질감을 결정한다. 흔히 밀가루를 강력분, 중력분 그리고 박력분으로 구분하는데, 이것은 글루텐의 함량에 따른 것이다. 일반적으로 강력분의 경우 글루텐 함유량이 13% 이상, 중력분은 10~13% 사이 그리고 박력분은 10% 이하이며, 보통 제빵용 밀가루는 17% 정도이다.

이 글루텐 성분이 소장에서 영양분의 흡수를 저해함으로써 일어나는 알레르기성 질환이 바로 셀리악병(Celiac disease)인데, 모든 연령대에서 발병할 수 있다. 이것은 글루텐이 소화기관 특히 소장의 점막 세포에 염증을 일으켜 융모를 상하게 함으로써 영양분을 흡수할 수 없게 만드는 병이다. 특히 글루텐에 포함된 글리아딘이 소장 내에서 조눌린(zonulin)을 방출시키는데, 조눌린의 농도가 높아져 장 세포 사이에 빈틈이 생기면 세균, 소화되지 않은 음식, 곰팡이 독소가 혈류로 흘러 들어가며 뇌를 포함한 전신에 염증이 생긴다. 그렇게 본다면 글루텐은 위장관에 면역반응을 일으킬 수 있는 염증성 물질이라는 뜻이다. 또 글루텐은 뇌로 가는 혈류량을 감소시키고 갑상선 기능에 지장을 주며, 체내의 비타민D를 고갈시킬 수도 있다.

셀리악병의 증상은 식욕의 저하와 체중의 변화로 시작하여 다양한 형태로 나타난다. 심

---

46. 오르니틴 회로(ornithine cycle, urea cycle)는 오르니틴·시트룰린·아르지닌의 세 가지 아미노산이 암모니아와 이산화탄소를 결합하여 요소를 만들면서 순환하는 과정으로, 간에서 만들어진 요소는 신장, 방광을 거쳐 배설된다.

해지면 입안의 궤양, 만성 설사, 복부의 팽만감과 통증, 피곤함, 불임이나 생리불순, 우울한 감정, 기분 변화, 발작, 두통, 다리 저림, 가렵고 아픈 피부 발진, 빈혈이나 비타민 결핍증으로 인한 영양실조 등으로 아주 복합적이다. 윌리엄 데이비스는 [밀가루 똥배]라는 저서에서, 밀가루에 포함된 글루텐의 중독성과 그 위험성을 잘 지적하고 있다. 그는 호밀빵이나 글루텐프리 제품이라 할지라도 다 정도의 차이가 있을 뿐 모두 좋지 않다고 한다. 이미 우리 식단의 많은 부분을 차지하는 밀가루 음식의 위험성이 이러할진대, 되도록 밀가루 음식을 삼가는 식습관은 건강을 위한 바른 방향임이 분명하다.

## (3) 지방

### 1) 지방의 종류

지방은 단순지질, 복합지질, 유도지질로 분류되며, 단순지질은 불포화지방산, 포화지방산, 중성지방으로 나뉜다. 복합지질(compound lipid)은 지방산과 글리세롤 이외에 당, 단백질 또는 인산 등이 결합된 지질을 말하며, 생체 내 생리적·생화학적 작용에 관여한다. 동식물의 세포막을 구성하는 인지질, 당지질, 황지질 그리고 지단백질 등이 복합지질에 속한다. 또 유도지질(derived lipid)은 단순지질과 복합지질을 가수분해할 때 얻어지는 것으로 유리지방산, 알코올, 탄화수소, 스테롤 그리고 지용성비타민 등이 그것이다. 지방 즉, 중성지방이 가수분해되면 3개의 유리지방산(free fatty acid)과 글리세롤(glycerol, 글리세린)로 나누어지는데, 이 지방산은 대개 4~36개의 짝수개의 탄소(C) 사슬을 가진 카르복실산(carboxylic acid)이다. 그리고 사슬의 탄소 결합 형태에 따라 포화지방산, 불포화지방산 그리고 트랜스지방산으로 구분된다.

인체 세포의 구조적 형성을 이루고 또 에너지를 저장하는 수단으로서의 포화지방산(Saturated fatty acid)은 탄소 사슬에 이중결합이 없이 모든 탄소가 수소 원자 2개와 결합하고 있다. 육류, 치즈, 버터, 달걀 같은 동물성 식품에 존재하지만, 야자유, 팜유 등 특정 식물성 식품에도 존재한다. 포화지방산은 탄소 사슬의 길이(개수)에 따라 단쇄지방산(8개

미만)⁴⁷⁾, 중쇄지방산(8~12개 사이)⁴⁸⁾ 그리고 장쇄지방산(14개 이상)으로 구분하는데, 불포화지방산은 모두 장쇄지방산이다. 포화지방산⁴⁹⁾은 굉장히 안정적이어서 고열에 노출되어도 변형되거나 손상되지 않지만, 식물성 유지는 동물성 포화지방산에 비해 쉽게 손상된다. 이러한 이유로 '식생활의 악마'로 누명을 쓰고 있는 포화지방산은 콜레스테롤과 함께 심장질환과의 관계에 관하여 재해석되어야 한다.

최근의 연구 성과에 의하면 포화지방산 섭취와 심장질환 증가의 연관성은 굉장히 약하며 포화지방산 섭취와 혈중 콜레스테롤의 관계 또한 뚜렷하지 않다는 것이다. 하버드 대학의 휴(Frank B. Hu)박사 등이 실시한 '포화지방산이 심장질환에 끼치는 영향에 관한 메타분석(21건의 연구, 총 34만 7,747명의 피험자, 5년~23년 동안 추적연구)'의 결과를 보면, 포화지방산은 사실상 인체에 아무런 영향을 주지 않는다는 것이다. 즉, 포화지방산 섭취량의 증가가 관상동맥에서의 아테롬성 동맥경화증 진행을 빠르게 하는 것이 아니라 오히려 탄수화물의 과량 섭취가 질병의 진행을 더 빠르게 만들었다는 점이다. 특히 혈당지수가 높고 가공된 탄수화물인 빵, 파스타, 쌀 그리고 시리얼 등이 심장질환의 위험을 더욱 높인다는 것이다.⁵⁰⁾ 그렇게 본다면 포화지방산 섭취를 줄이고 탄수화물을 대신 섭취하라는 일반적인 통념은 말도 안 되는 소리나 다름없다.

지방산 중에서 체내에서 충분한 양이 합성되지 못하거나 생합성(biosynthesis)되지 않는 지방산을 필수지방산이라고 한다. 이 필수지방산을 불포화지방산(Unsaturated fatty acid)이라고도 부르는데, 세포막의 구성성분으로 세포의 유동성과 물질 투과성을 직접 좌우한다. 불포화지방산은 탄소의 이중결합이 하나 이상 있어서, 즉 수소의 빈자리가 있어서 불안정하므로 상온에서 보통 액체 상태이다. 불포화지방산 중에서 이중결합이 하나이면 단일불포화지방산, 둘 이상이면 다가불포화지방산으로 나눠진다. 이중결합이 많아질수록 더욱 불안정, 즉 산화되기 쉬워진다. 단일불포화지방산은 오메가7 지방산(palmotoleic

---

47. 부티르산(butyric acid, C4), 카프로산(caproic acid, C6)이 있으며, 항균효과가 있고 에너지원으로 쓰이는데 체지방으로 쌓이지는 않는다. 또 'G단백질 연결 수용체(GPR41, GPR43)'를 통하여 대사 조절에 관여하며, 부티르산은 히스톤 아세틸화를 함으로써 유전자를 조절한다. 장내 유익균은 수용성 식이섬유를 분해하여 단쇄지방산을 만든다고 알려져 있다.
48. 코코넛 오일에 많이 함유된 소위 MCT오일로서, 항균 작용을 한다고 알려진 카프릴산(caprylic acid, C8)과 카프르산(capric acid, C10), 라우르산(lauric acid, C12)이 있다.
49. 오메가3 지방산과 중쇄지방산을 제외한 모든 식이 지방은 혈소판의 점성을 증가시킨다. 그래서 단쇄지방산인 올리브오일도 과다섭취하면 혈전을 증가시키고 피를 끈적끈적하게 할 위험이 있다. [코코넛 오일의 기적], 브루스 파이프 지음. pp.48~49 참조.
50. 2011년 가을 [네덜란드 의학회지 Netherlands Journal of Medicine]에 게재된 '포화지방, 탄수화물 및 심혈관 질환'이라는 논문 참조.

acid; C16)과 오메가9 지방산(oleic acid; C18)이 있는데, 올레산은 올리브유와 동물성 지방에 많이 들어있다. 다가불포화지방산은 오메가3 지방산과 오메가6 지방산이 있는데, 이 둘은 균형적 섭취가 중요하다.

일반적으로 지방이라 하면 중성지방(triglycerides)을 의미한다. 중성지방은 물에 녹지 않는 지방으로 포도당과 더불어 인체의 좋은 에너지원으로 사용되지만, 과잉 축적 시 비만 및 고혈당, 동맥경화증의 발병 위험이 증가한다.[51] 이 중성지방은 동물성 지방의 섭취만이 아니라 탄수화물이 풍부한 식품과 알코올의 섭취에 의해서도 올라간다. 탄수화물이나 알코올을 섭취하면 체내에서 중성지방을 생성하는 효소가 증가하기 때문이다. 우리 국민의 경우, 주요 에너지 공급원이 쌀, 밀가루 음식, 육류 및 알코올(소주) 임을 생각해보면, 최근 한국인의 중성지방 수치의 상승을 이해할 만하다. 이 중성지방 수치가 높으면 동맥경화의 위험이 커지는데, 중성지방이 혈관에서 LDL콜레스테롤의 생성을 돕고, HDL콜레스테롤의 분해를 가속하기 때문이다. 따라서 심장병과 뇌졸중 등 혈관질환이 발생할 가능성이 커지므로 평상시 혈당수치가 높은 사람이라면 특히 조심해야 한다.

트랜스지방산은 가공 단계에서 가열(240℃ 이상)이나 수소화 공정으로 인하여 불포화지방산인 식물성 기름이 변형된 것으로 마가린, 쇼트닝 등에 많으며, 이 트랜스 지방이 혈관에 쌓이면 심혈관질환 등의 위험을 높인다.[52] 인스턴트 음식에 표기하는 트랜스 지방 함량은 한국에서는 0.2g 이하이면 0g으로, 미국은 0.5g 이하이면 0g으로 표기할 수 있다.

## 2) 지방의 역할

지방은 탄수화물이나 단백질과는 달리 건강을 위협하는 해로운 영양소로 인식하는 경향이 있다. 물론 트랜스 지방과 같은 변형된 지방, 혈관 속 지방이나 복부 지방과 같은 누

---

51. 4개 이상의 이중결합을 가진 고도 불포화 식물성 지방은 갑상선호르몬의 합성을 억제하여 신진대사율을 떨어뜨린다. 축산 농가에서는 이를 이용해 가축의 살을 찌운다. 특히 대두의 고이트로젠(goitrogen)은 갑상선 질환의 하나의 원인이 된다. [코코넛 오일의 기적], pp.155.

52. 시스(cis) 형태의 올레산을 180℃ 정도 가열하면 트랜스(trans) 형태의 엘라이드산(elaidic acid)으로 변형된다.

적된 지방이 몸에 해로운 건 사실이지만, 지방 자체는 우리 몸에 꼭 필요한 중요 영양소이다. 지방은 뇌와 신경세포를 구성하는 주요 성분으로 모든 세포막을 구성하며, 체온 유지에 관여한다. 또 지방조직은 단순한 에너지원을 지방으로 축적하는 저장 장소이면서, 생물학적 활성을 띠는 다양한 물질을 분비해 전신 대사 조절에도 관여하는 내분비기관이다. 이 다양한 물질을 아디포카인(adipokine)이라고 부르는데, 아디포넥틴(adiponectin), 렙틴(leptin), 레티놀결합단백질(retinol binding protein 4, RBP4, 비타민A 수송 단백), 종양괴사인자 $\alpha$ (tumor necrosis factor alpha, TNF-$\alpha$) 등이 그것이다.

지방은 지용성비타민과 미네랄의 운반과 흡수를 도우며, 음식의 맛을 좋게 하기도 한다.[53] 적절한 양의 복부 지방은 실제로 장기를 보호하는 역할도 수행한다. 특히 필수지방산은 신체의 성장, 피부 건강과 여러 가지 생리적 정상 기능 유지에 필요하다. 이외에도 지방은 9Kcal/g의 에너지를 만들어 내기 때문에 에너지 효율이 높아서, 열량 소모가 많이 필요한 상황에서 도움이 되기도 한다. 우리가 먹는 음식물 내의 지방을 성분별로 나눠보면 중성지방, 인지질, 콜레스테롤 그리고 유리지방산 등이다. 여기서 90% 이상을 차지하는 중성지방은 체내에서 당으로부터 합성되는 물질로서, 에너지로 사용($\beta$-oxidation)되고 남은 것은 지방세포에 저장된다. 특히 탄수화물의 섭취가 많은 동양인이나 당을 많이 섭취하는 사람들이 신경 써야 할 부분이 과다한 중성지방이다.

### 3) 오메가3 지방산과 오메가6 지방산

유기화학에서 오메가($\Omega$, $\omega$)라는 말은 지방산의 카르복실기(-COOH)의 반대쪽 말단, 즉 메틸기(CH3)로부터 시작된 이중결합 위치를 말한다. 오메가3 지방산은 오메가 3번째 위치에 이중결합이 있는 지방산이라는 말이다. 지방산 중에서 인체의 건강과 관련성이 큰 것은 필수지방산인 오메가3 지방산과 오메가6 지방산으로, 체내 합성이 되지 않으니 반드시 식품으로 섭취해야만 한다.

오메가3 지방산은 3개의 이중결합으로 주로 식물의 씨앗 기름에 들어있는 알파리놀렌산($\alpha$-linolenic acid, ALA; C18)과 5개의 이중결합을 가진 EPA(eicosapentaenoic acid;

---

53. 장내 미생물의 주요 대사산물인 단쇄지방산은 중쇄지방산과 함께 모세혈관(intestine capillary)을 통해 혈액으로 직접 흡수되어 다른 영양소와 마찬가지로 간문맥(portal vein)으로 들어간다. 이에 반해 장쇄지방산은 장 융모(intestine villi)의 지방 벽에 흡수되어 중성지방 형태로 콜레스테롤, 단백질과 함께 킬로미크론(chylomicron)을 형성한 후 림프관으로 이동한다.

C20) 그리고 6개의 이중결합을 가진 DHA(docosa hexaenoic acid; C22)가 있다. EPA, DHA는 인체 내의 중요한 생리 기능을 하는 물질로 세포막의 중요한 구성요소이다. 들기름, 아마인유, 연어·정어리·참치 등 어유에 다량 함유된 오메가3 지방산은 혈전증이나 심근경색증 감소에 도움을 준다. 또 간에서 중성지방의 합성을 억제하고 혈중 콜레스테롤 수치를 낮추는 효과도 지니고 있다. 생선 기름에 많은 EPA는 염증과 혈전을 억제하는 물질인 프로스타글란딘Ⅲ의 원료로 이용된다. 오메가3 지방산의 최소 섭취량은 하루 500mg이며, FDA에서는 하루 최대 3g을 넘지 않도록 권장하고 있다.[54]

오메가6 지방산은 2개의 이중결합을 가진 리놀레산(linoleic acid, LA; C18)[55]과 3개의 이중결합을 가진 감마리놀렌산(γ-linolenic acid, GLA; C18) 그리고 4개의 이중결합을 가진 아라키돈산(arachidonic acid, AA; C20)이 있다. 식물성 기름(콩, 옥수수, 홍화, 참깨, 해바라기 등)에 많이 들어있는 리놀레산은 감마리놀렌산(GLA)을 거쳐 염증과 혈전을 억제하는 프로스타글란딘Ⅰ의 원료가 된다. 특히 달맞이꽃 종자유나 보라지유에는 감마리놀렌산은 많이 함유되어 있어 항염증 기능이 탁월하다. 또 동물성 식품에서 많이 발견되며 뇌혈관에서 중요한 기능을 하는 아라키돈산은 항염증에 도움이 되며 리놀레산으로부터 전환되기도 한다. 과다한 아라키돈산(arachidonic acid)은 류코트리엔(leukotriene, LT), 프로스타글란딘Ⅱ, 트롬복산 등을 합성하는 데 사용되는데, 여기서 프로스타글란딘Ⅱ는 염증과 혈전 생성을 촉진하는 물질이다.

이처럼 오메가3 지방산과 오메가6 지방산은 우리 인체 세포막의 구성요소일 뿐만 아니라 면역, 염증, 혈전, 혈압, 소화 등 신체기능을 조절하는 호르몬을 합성하는 중요 원료이다. 이렇게 중요한 역할을 하는 오메가3 지방산과 오메가6 지방산은 그 양적인 면이 아니라 서로의 비율도 중시되고 있다. 현대인들보다 훨씬 더 균형 잡힌 식생활을 했던 선사시대인의 식탁은 오메가

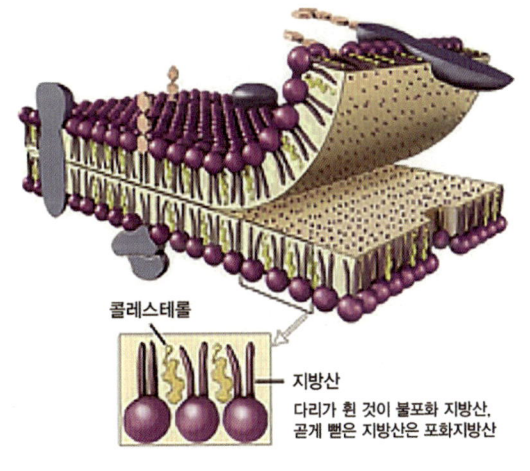

---

54. 워싱턴대 영양학 연구팀은 연어나 아마 씨 같이 오메가3 지방산이 많이 함유된 자연식품 속 지방을 많이 먹으면 정크푸드 속의 탄수화물이나 당분처럼 인공적으로 정제되고 가공된 식물성 기름을 대신해서 뇌 속의 염증을 줄인다는 사실을 알아냈다. [칼로리의 거짓말], 조나단 베일러 지음, p.60 참조.

55. 공액리놀레산(conjugated linoleic acid, CLA)은 반추동물이 리놀레산을 먹고 만들어 내는 지방산으로 체지방분해 기능이 있다.

3 지방산과 오메가6 지방산의 비율이 1:1 또는 1:2 정도였을 것이라고 추측된다. 하지만 서구식 식습관을 유지하고 있는 현대인의 오메가3 지방산과 오메가6 지방산의 섭취비율은 대략 1:25 이상이다.

영양학자들이 권장하는 오메가3 지방산과 오메가6 지방산의 섭취비율은 최소 1:4인데, 이러한 비율을 맞추기 위해서는 일주일에 두세 번 이상 오메가3 지방산이 많이 함유된 식품을 먹는 것이 좋다.[56] 특히 오메가3 지방산의 EPA·DHA 성분은 아라키돈산에서 염증성 메디에이터(mediator)가 형성되는 것을 방해하고 또 세포막에서 튕겨 나오면서 여러 효소의 영향을 받아 리졸빈(resolvin)이나 프로텍틴(protectin)과 같은 '염증 제거 메디에이터'로 변환되어 인체를 보호한다.


## 4) 가공 식용유의 폐해

현대인들의 경우 지방의 섭취가 최근 100여 년 동안 4배나 증가하였고, 불포화지방산의 섭취 또한 3배나 증가하게 되었다. 하지만 여기서 더 큰 문제가 되는 것은 불포화지방산의 섭취 방식에 큰 변화가 있다는 점이다. 과거에는 도정과 정제 기술이 발전하지 않았기 때문에, 기름은 눌러 짜서 먹는 압착 기름이 전부였다. 하지만 최근에 우리가 먹고 있는 식용 기름은 핵산이라는 유기 용매(organic solvent)로 기름 성분만 뽑아내고 다른 유효 성분들을 제거하는 표백, 정제 과정을 거친 것이다. 이런 가공 식용 기름은 재료와 가공 과정의 안전성 논란뿐만 아니라 산화 지방, 트랜스 지방의 섭취를 간접적으로 늘려 궁극적으로 인체의 국소 호르몬의 합성을 방해 한다. 이 국소 호르몬은 국소적으로 긴박하게 환경에 적응하기 위하여 신체가 방어기능을 할 때 쓰이는데, 국소 호르몬의 합성에 문제가 생긴다는 것은 곧 면역 기능의 저하와 자율 신경계가 교란되었다는 것을 의미한다. 또 대사증후군을 포함하는 모든 질환은 염증 반응을 일으키는데 대부분 오메가6 지방산의 섭취와 밀접한 관련성이 있다. 특히 류머티즘 관절염과 피부염, 신장염과 심장병, 망막 질환을 앓고 있는 사람들에게 그 피해는 더 커질 수 있다.

식물성 기름을 함유한 식품은 가공하거나 정제하지 않은 자연 상태의 것을 되도록 섭취

---

56. 유전자변형 옥수수는 오메가3 지방산과 오메가6 지방산의 비율이 무려 1:200까지 이른다. 그 옥수수를 매일 사료로 먹는 소를 섭취하는 우리 몸의 세포막에 문제가 생기지 않을 수 없다.

해야 한다. 정제 식용 기름보다는 압착에서 얻어낸 참기름, 들기름이 더 좋고 참기름, 들기름보다는 참깨, 들깨의 형태로 먹는 것이 더욱 좋다. 견과류 또한 껍질째 보관해 두었다가 바로 까서 먹는 것이 좋고 볶아서 소금을 뿌려둔 땅콩이나 아몬드와 같은 견과류 가공식품은 되도록 피해야 한다. 구운 뒤 오래 보관한 김, 튀김을 하고 남은 기름 등은 사용하지 않는 것이 좋다. 고온에서 튀기거나 요리한 음식의 섭취는 피하고 먹기 직전에 참기름, 들기름, 또는 참깨, 들깨, 견과류 등을 첨가해서 먹는 요리 방법들로 바꾸어 나가는 것은 염증 상태를 극복하고 면역기능을 높이는 좋은 식습관이다.

공업적으로 정제된 식용 기름은 그것이 순수한 식물성 기름을 소재로 하였더라도 이미 비타민E, 레시틴, 셀레늄과 같은 좋은 영양소는 거의 제거되어 있다. 특히 비타민E[57]와 셀레늄은 식물 기름 속에 함유된 불포화지방산이 산화되어 맹독성의 과산화지질로 되는 것을 억제하는 항산화제이다. 그런데 이것을 제거해 버리고 대신 합성 항산화제인 BHA(butylated hydroxy acid), BHT(butylated hydroxy toluene) 등을 첨가하고 있다. 그런데 이 합성 항산화제인 BHA, BHT는 튀김 과정에서 소실되므로 실제로 섭취할 때는 그 덕을 볼 수 없게 된다.

또 식물 기름에 함유된 불포화지방산은 항산화제의 보호 없이는 안전하지 못하여 시간이 경과 함에 따라 과산화지질을 생성하게 된다. 그러므로 오래된 기름으로 튀겼거나 튀긴 후 시간이 많이 지난 튀김류를 먹는 것은 마치 독을 먹는 것과 같다. 과산화지질은 단백질과 결합하여 리포푸친(lipofuscin)이라는 물질로 변하는데, 이 물질은 노화 물질로서 노인 반점의 성분이다. 과산화지질은 독성 또한 엄청나서 체중 1kg당 17mcg이면 반수 치사량이 된다. 반수 치사량은 실험동물의 절반 이상을 죽일 수 있을 정도의 독성을 가지는 독극물의 양을 의미한다.

## 5) 호모시스테인과 죽상동맥경화

호모시스테인(homocysteine)은 유황을 가지고 있는 메티오닌의 대사과정에서 생성되

---

57. 오메가3 지방산 1g당 15mg의 비타민E가 있어야 충분한 항산화 효과가 있으며, 당연히 천연비타민 E 즉 디-알파-토코페롤(d-$\alpha$-tocopherol)이어야 한다.

는 부산물인데, 활성산소처럼 인체에 독작용이 있어서 우리 몸에서 생성됨과 동시에 없어져야 하는 물질이다. 혈액 속에서 호모시스테인이 증가하는 원인으로는 유전적 결함도 있지만, 많은 경우 붉은 고기와 우유 등과 같은 동물성 단백질의 과다섭취, 약물의 복용이나 흡연, 크레아틴의 증가, 만성신부전, 갑상선 기능 저하증, 악성빈혈, 유방암·난소암·췌장암과 같은 악성종양 때문에도 증가할 수 있다.

혈액 속에 호모시스테인이 증가(고호모시스테인혈증)하면 다양한 기전에 의해 혈관조직의 이상이 초래된다. 대표적인 증상이 혈관 내막(endothelium)에 산화된 LDL콜레스테롤이 침착하고 내피세포의 증식이 일어난 결과 '죽상(粥狀, atheroma)'이 형성되는 죽상경화증(atherosclerosis)이다. 즉, 산화 콜레스테롤을 처리한 대식세포는 혈관 벽의 틈새 속으로 들어가 거품 세포(foam cell)가 되고, 단단한 섬유막인 플라크(plaque)를 만들게 된다. 이 죽상 주변 부위의 플라크가 불안정하게 되면 파열되어 혈관 내에 혈전(thrombus)이 생긴다. 그리고 죽상 안으로 출혈이 일어나는 경우 혈관 내부의 지름이 급격하게 좁아지거나 혈관이 아예 막히게 되고, 그 결과 말초로의 혈액순환에 장애가 생기는데 이른바 죽상동맥경화증이다.

이렇듯 동맥혈관 벽의 손상과 경화, LDL콜레스테롤의 산화 또는 혈액의 응고는 심장병의 유발 원인이 된다. 호모시스테인의 생성과 관련된 심혈관계 질환은 고혈압, 협심증, 심근경색, 뇌졸중, 알츠하이머성 치매 그리고 루푸스, 당뇨병, 암 등이다.[58] 임산부의 습관성 유산, 신경관 결손으로 인한 무뇌아, 골다공증 그리고 이분척추증(spina bifida) 등 기형아 발생도 호모시스테인과 관련이 있다고 알려져 있다.[59]

우리 몸의 정상 내피세포는 산화질소를 방출하여 호모시스테인을 해독시키지만 고호모시스테인혈증에 오래 노출되면 산화질소의 이런 보호 효과가 감소된다. 그러므로 혈관의 내피세포에서 산화질소가 잘 생산되지 못하면 호모시스테인에 의해 내피세포가 산화 손상을 입게 된다. 이 산화질소를 잘 생성하게 만드는 물질은 필수아미노산 중에서 아르지닌이다. 또 산화질소와 함께 호모시스테인의 정상적인 대사과정(methylation)에 참여하는 영양소가 비타민 $B_6$, 엽산과 비타민 $B_{12}$와 콜린의 활성체인 베타인(betaine;

---

58. 인슐린 저항성, 고지혈증 등 대사증후군을 처음 진단받았을 때는 대개 죽상동맥경화가 진행된 상태이다. [최적 건강 관리혁명], 듀크 존슨 지음, p.67, 참조.

59. 호모시스테인이 체내에서 5mol/L 증가하면 말초혈관질환이 7.8배 증가하고 또 뇌혈관질환은 2.3배, 심장질환은 1.8배 증가하며, 이는 뇌혈관의 수축을 가져와 치매를 일으킨다.

trimethylglycine) 같은 보조인자이다. 특히 비타민B6는 호모시스테인을 글루타치온, 시스테인으로 변화시키는 데 중요한 역할을 한다.

## 6) 콜레스테롤과 횡문근융해증

① 콜레스테롤과 그 기능

우리 인체는 지방과 당으로부터 콜레스테롤을 만드는데, 이 콜레스테롤은 뇌 및 세포의 일부분, 여러 종류의 호르몬, 비타민D 그리고 담즙산의 원료로 쓰인다. 인체에서 중요한 물질인 콜레스테롤의 90~95%는 간에서 합성(내장, 부신, 피부, 신경세포에서도 소량 합성)되며, 나머지 10~5% 정도는 음식으로 보충된다. 우리 인체는 콜레스테롤의 자가조절 시스템이 있는데, 음식으로 섭취되는 양이 많아지면 간에서 합성하는 양이 감소한다.[60]

콜레스테롤이 인체 내에서 하는 작용은 다음과 같다.[61]

첫째, 세포막을 구성하는 주요 성분(최대 90%까지)으로 세포가 찌그러지지 않도록 탄력성과 안정성을 유지하여 준다. 뇌에는 10% 이상의 순수 콜레스테롤이 포함되어 있다.

둘째, 뇌 신경세포의 축삭을 덮고 있는 피복(sheath)을 형성한다. 그래서 신경세포 간의 전기신호가 합선되지 않게 막아주는 역할을 한다.
셋째, 비타민D 생산의 원료가 된다.
넷째, 각종 스테로이드호르몬(코티솔)과 성호르몬(테스토스테론, 프로게스테론 및 에스트로젠) 생산의 원료가 된다.
다섯째, 간에서 소화에 필요한 담즙 생산의 원료가 된다.
여섯째, 손상된 세포 조직을 수리하는 역할을 한다.
일곱째, 감염과 싸우는 것을 도와주며 세균독소를 중화시켜 주는 등의 역할을 한다.

간에서 합성된 콜레스테롤이 혈류를 타고 순환될 때 지단백(lipoprotein)의 형태로 이

---

60. 콜레스테롤의 합성에는 혈당 라인의 영향이 크다. 그 이유는 콜레스테롤의 합성에 에너지가 필요하기 때문이다. 따라서 췌장보다 부신이 약한 사람은 평균 혈당수치가 낮고, 합성 콜레스테롤 수치도 낮다. 이런 사람은 저콜레스테롤에 의해 질병이 유발된다. 반대로 췌장이 부신보다 약한 사람은 혈당 평균선이 높고 합성 콜레스테롤이 많다.
61. 콜레스테롤이 부족할 때의 증상 및 질환은 ① 암 발생, ② 기억력 소실, ③ 파킨슨병 또는 알츠하이머형 치매 발생, ④ 각종 호르몬 불균형, ⑤ 뇌졸중 발생, ⑥ 우울증 또는 정서 장애, ⑦ 자살 충동, ⑧ 과격한 행동, ⑨ 감염증 발생, ⑩ 호흡기, 폐 질환, ⑪ 소화 장애 그리고 ⑫ 심부전, 심장병으로 인한 사망률 증가 등이다.

동하며, 세포가 필요한 만큼 사용되면 나머지는 다시 간으로 옮겨진다. 이 지단백에는 킬로마이크론(chylomicron), VLDL, LDL, HDL 4가지 종류가 있는데, 킬로마이크론은 소장에서 섭취한 음식이 소화·흡수되면서 만들어지는 지단백이다. 나머지 VLDL, LDL과 HDL은 간에서 만들어진다. LDL(low density lipoprotein)콜레스테롤은 담즙을 만들거나 세포막이나 호르몬 또는 조직을 형성하는 데 사용된다. 그러나 혈관 내에 그 양이 많아져 산화될 때에는 플라크를 형성하여 심혈관질환 등의 원인이 된다. HDL(high density lipoprotein)콜레스테롤은 간과 소장에서 혈류로 들어가는데, 말초조직으로부터 콜레스테롤을 간으로 운반하여 파괴시킨다. 만약에 간이 안 좋으면 콜레스테롤을 잘 분해할 수 없으며, 변비가 있으면 대장에서 다시 혈액으로 재흡수가 된다. 정상인의 혈액 내에 존재하는 HDL과 LDL의 양의 비율은 1:3 정도인데, LDL의 양이 과도하게 많거나 HDL이 제 역할을 충분히 하지 못하면 이 또한 플라크 형성의 원인이 된다.

1960년대까지만 해도 심장질환, 고혈압 그리고 동맥경화의 주범이 콜레스테롤로 인식되었다. 이 '나쁜 콜레스테롤' 이미지를 고착시키는 데는 가장 먼저 러시아의 생물학자 니콜라이 아니츠코프(Nikolai Anichkov)의 토끼 실험(1913년)이 영향을 주었다. 이는 1961년 미국 매사추세츠주 프레밍엄 연구팀에서의 '콜레스테롤이 심장병의 위험인자'라는 발표와 함께 미국 심장협회의 '포화지방과 콜레스테롤 섭취를 줄이라는 권고'로 이어졌다. 마지막으로 1970년 하버드 대학의 데이비드 헉스테드(David M. Hegsted) 교수가 '음식물 속의 콜레스테롤이 100mg 증가할 때 혈중 콜레스테롤이 6mg 증가한다'고 한 발표는 1977년 미국 보건 당국에 수용되었다.

하지만 1969년 맥컬리(Kilmer S. McCully) 교수의 '동맥경화의 원인은 콜레스테롤이 아니다'는 주장[62] 이후 '산화된 콜레스테롤이 동맥경화의 주범'이라는 인식이 확산되었다. 다시 말하면 콜레스테롤은 그것이 산화적 손상을 받기 전까지는 아무런 문제도 일으키지 않는다는 것이다. 콜레스테롤은 산화되기 전까지는 아무런 해를 끼치지 않고 있다가 활성산소에 의해 산화가 되어야만 비로소 혈관 벽에 달라붙거나 또 혈관 내피 세포층을 뚫고 들어가 죽상이 되고 또 염증을 일으킨다는 말이다. 그러므로 우리는 콜레스테롤 수치가 높은

---

62. 호모시스테인 이론은 1969년 하버드 대학교의 교수였던 맥컬리에 의해 발표되었는데, 심장병의 원인이 콜레스테롤이라고 믿었던 당시에는 많은 오해를 불러일으켰다. 이로 인해 맥컬리 교수는 1979년 하버드 의대를 사임하였다. 하지만 1990년에 스탬퍼(Meir Stampfer) 교수의 연구와 1995년 셀허브(Jacob Selhub) 박사가 [뉴잉글랜드의학저널]에 '호모시스테인이 높으면 경동맥 협착률이 높아지며 이는 비타민$B_6$, 엽산, 비타민$B_{12}$와 관련이 있다'는 연구결과가 발표되면서 동맥경화로 인한 심장병의 원인이 콜레스테롤이 아니라 혈중 호모시스테인의 수치 증가라는 사실이 점차 받아들여지게 되었다.

것보다 얼마나 산화되어 있느냐를 중시해야 할 것이다.[63] '나쁜 콜레스테롤' 이론은 일반인들이 동물성 지방의 섭취를 금기시하게 하였으니, 그들이 혈중 콜레스테롤 수치 저하에 관심과 노력을 보인 것은 당연하였다. 1997년부터 판매를 시작한 거대 제약회사 화이자(Pfizer)의 콜레스테롤 저하제 리피토(Lipitor)는 2016년까지 누적 매출액이 무려 1,487억 달러로, 톱 셀러 약물의 지위를 차지하였다.

간에서 합성되는 콜레스테롤이 혈액 중에 그 양이 늘어난다는 말은 우리 몸에서 콜레스테롤 요구량이 늘어났다는 말이다. 즉 정신적 스트레스, 과도한 운동, 수술이나 상처 또는 세균·독소에 의한 세포 손상 및 감염, 장누수증후군 등 장내 환경의 악화, 간 및 갑상선 기능의 저하, 대사증후군 및 기타 유전적 소인[64] 등으로 인해 신체조직 부위에 필요한 콜레스테롤이 늘어난 것이다.[65] 하지만 이러한 증가 원인을 생각하지 않고 콜레스테롤 저하제를 복용하는 것은 옳지 못한 선택이라 하겠다. 약물에 의한 인위적인 콜레스테롤 수치 저하는 여러 가지 부작용과 함께 특히 면역세포의 기능을 약화시킨다. 장기 이식 후에 콜레스테롤 저하제를 사용하는 이유가 면역력 억제와 관련이 있음은 이미 알려진 사실이다.

지난 2015년 미국 '다이어트 가이드라인 자문위원회(Dietary Guidelines Advisory Committee)'는 '콜레스테롤 함유량이 높은 음식에 대한 경고를 더 이상 하지 않기로 했다'고 발표하면서, 콜레스테롤은 건강에 해악이라는 방침을 철회하였다. 1961년부터 시작된 콜레스테롤에 대한 잘못된 경고, 그리고 1977년 미국 정부의 '잘못된 수용'이 막을 내리는 순간이었다.[66]

---

63. 실제 LDL콜레스테롤만 하더라도 여러 가지 아형(subtype)이 존재한다. 예컨대 A형은 입자가 크고 솜 덩어리 보풀같이 물에 뜰 정도로 밀도가 낮다. 이런 콜레스테롤은 산화가 잘 안 되며, 따라서 혈관 벽에서 염증을 잘 일으키지도 않는다. 하지만 B형은 입자 크기가 작고 밀도가 높아 단단한 총알 모양을 하고 있어, 쉽게 산화되어서 혈관에 염증을 일으킨다. 또 입자가 작으므로 혈관 내피 세포층도 잘 뚫고 들어간다. 그래서 콜레스테롤 중에 A형이 많은 경우(패턴 A)보다 B형이 많은 경우(패턴 B)가 진짜 나쁜 경우라고 할 수 있다. 더구나 혈액 속에 당분이 많이 존재할 때에는 산화된 콜레스테롤이 당분과 결합하여 당화노폐물을 만들 수 있다. [콜레스테롤과 포화지방에 대한 오해풀기]. 정윤섭 지음. 8장 참조.

64. 유전적 요인에 의해 식이 콜레스테롤 섭취에 따른 혈중 콜레스테롤 수치가 조금 민감하게 변하는 사람들이 있는데, 이런 사람들을 고반응군(hyperresponders)이라 부르는데, 대략 20~25% 정도의 인구가 여기에 속한다. 그렇다고 해서 LDL/HDL콜레스테롤 비율에 문제가 생기는 것은 아니다.

65. 일본에서 진행된 '콜레스테롤과 협심증. 심근경색 등의 조사·연구(5만 명을 대상으로 한 6년의 연구)'에 의하면 혈중 콜레스테롤 수치가 160mg/dL 미만이 280mg/dL 이상보다 암으로 인한 사망률이 5배 높았으며, 240~260mg/dL에서 협심증 및 심근경색 사망률이 가장 낮았다. 현재 콜레스테롤 저하제의 처방 기준치는 220mg/dL이다.

66. 아직도 혈중 콜레스테롤(LDL) 기준 수치는 미국의 '국가콜레스테롤교육프로그램합의체(N.C.E.P. panel)'의 9명의 위원에 의해 결정된 2004년 기준치인 100mg/dL에 따르고 있다. 또 심장 발작의 고위험군 기준치는 170mg/dL로 정하고 있으며, 이 수치는 심장전문의가 대부분 인정하고 있다.

② 콜레스테롤약의 작용 기전과 부작용

    콜레스테롤을 포함한 지방질을 낮추는 약은 크게 4가지 종류가 있는데 스타틴 계열, 담즙산 결합 레진 계열, 니코틴산 계열 그리고 피브린산 계열이다

첫째, 현재 가장 널리 쓰이는 지질 강하제는 스타틴(statin)이라는 이름이 붙는 약들인데, 간에서 콜레스테롤의 합성 자체를 직접 억제하여 효과를 나타낸다. 그러므로 간에서 다른 조직으로 콜레스테롤을 운반하는 LDL의 생성이 감소되고 세포 표면에서 혈중 LDL을 받아들이는 수용체의 활성이 높아져서 혈중 콜레스테롤의 수치가 낮아지게 된다. 부작용으로 복통, 근육통, 불면증, 간 기능 이상 및 간염 등이 있을 수 있다. 또 간독성이 감기와 비슷한 증상으로 나타나므로 수개월에 한 번씩 간 기능 검사를 받게 한다.

둘째, 담즙산 결합 레진(bile acid binding resin)계열의 약은 소화관 내의 담즙에 결합하여 담즙을 제거한다. 담즙이 제거되므로 간은 보상적으로 담즙과 콜레스테롤의 생산량이 증가시킨다. 이와 같은 이유로 단독으로 사용되지는 않고 주로 스타틴 계열의 약 등 다른 약에 보조적으로 함께 사용한다. 주된 부작용은 변비 및 복부 불쾌감이며, 장기 복용 시 중성지방이 높아진다.

셋째, 니코틴산(nicotinic acid)계열의 약들은 지방조직 내에 존재하는 지방산이 간으로 이동하는 것을 막는다. 이에 따라서 간에서 중성지방과 VLDL의 생산량이 감소하며 VLDL에서 생성되는 LDL이 감소하게 된다. 그리고 HDL을 최대 30%까지 높이는 효과가 있다. 부작용으로는 피부가 화끈거리거나(flushing) 거칠어지며 또 간염을 일으킬 수 있다.

넷째, 피브린산(fibrate)계열의 약들은 지방산이 간과 근육에서의 산화를 늘어나게 하고 중성지방을 감소시키는 약이다. 중성지방이 매우 높고 LDL이 낮은 경우는 LDL을 증가시킬 수도 있으나 일반적으로 LDL도 감소시킨다. 부작용으로는 담즙 내의 콜레스테롤 농도가 상승해서 담석을 일으킬 수 있으며, 복부 불쾌감과 피부 발적, 발기부전이 일어날 수 있다.

③ 스타틴과 횡문근융해증

    횡문근융해증이란 질환이 처음 발견된 것은 1940년대인데, 젊은 운동선수들의 연이은 사망 사건에 관한 조사가 있고부터다. 이 조사에서 고강도 스쿼터 점프를 하다 쓰러진 럭비

선수와 풀 코스 마라톤을 달린 후 쓰러져 사망한 마라토너의 혈액검사에서 높은 '근육 파괴 수치' 즉, CPK(creatine phosphate kinase) 수치가 측정되었다. 근육 파괴 수치는 혈액 검사에서 측정되는 칼륨[67]과 미오글로빈(myoglobin)의 양을 뜻하는데, 근골격계가 손상을 입어서 발생하는 이른바 횡문근융해증(rhabdomyolysis)이다. 근골격계의 손상이 있게 되면 근육세포에서 칼륨, 철분 등 미네랄과 산소결합 단백질인 미오글로빈이 빠져나와 독성 물질(ferrihemate)로 분해되어 신장을 직접 손상시켜 급성신부전을 일으킬 수도 있다.

급성신부전은 신장 세뇨관 내 미오글로빈 찌꺼기 농도가 높아지면서 결정화되거나 요산 배설의 증가로 인해 요산 결정 형성이 촉진되어 세뇨관 폐쇄가 일어나는 현상이다. 또 세뇨관 내에서 미오글로빈의 분해 산물이 철분과 유리(遊離)되면서 많은 양의 철분이 허혈성 손상을 악화시키는 증상이기도 하다. 이처럼 신장에까지 문제를 일으키는 횡문근융해증의 원인은 타박상 또는 지속적 압력과 같은 외상성 요인과 알코올 및 약물 남용, 간질 발작이나 혼수에 의한 근육 압박과 같은 비외상적 요인이 있다. 혈전 및 색전에 의한 근육 혈관 폐쇄, 감전, 고열, 대사성 근병증, 근육 감염질환, 전해질 장애 등도 횡문근융해증의 원인이 된다.

이러한 여러 요인 외에 고지혈증약으로 널리 쓰이는 스타틴류의 약물의 장기적인 복용 또한 횡문근융해증의 주요 원인이다. 스타틴 계열의 약물은 간의 콜레스테롤 생성과정의 초기 단계를 막는데, 여기서 HMG CoA환원효소(hydroxymethylglutaryl CoA reductase)의 기능을 저해하여 콜레스테롤은 물론이고 비타민$K_2$의 합성과 코엔자임Q10 생성까지 방해한다. 특히 코엔자임Q10[68]은 심장 기능에 중요한 물질인데, 이것의 생성이 방해를 받으면 기력 저하나 통증이 일어나게 되는 것이다. 다시 말하면 콜레스테롤이 심장 건강에 위험한지 확실하지 않은 상태에서 콜레스테롤 수치를 낮추자고 먹은 '스타틴'이 코엔자임Q10의 생성을 억제하여 오히려 심장 건강을 나쁘게 한다.[69] 최근에 와서 동맥경화의 원인으로 '산화된 콜레스테롤'이 주범임이 밝혀졌어도 여전히 많은 경우 콜레스테

---

67. 세포가 손상되어서 세포 안의 칼륨이 새어 나오는 것으로, 혈액 속의 칼륨의 농도가 비정상적으로 높아지면 근육의 수축기능이 낮아진다. 특히 세포에서 과도한 칼륨 유실은 세포 온도의 저하를 가져오게 되고, 그 결과는 세포 죽음이다. 만약 이 부위가 심장 근육이면 바로 심장마비가 온다.

68. 코엔자임Q10은 비타민B군 등 다양한 영양소를 원료로 17단계의 대사과정을 거쳐 합성된다. 코엔자임Q10이 부족할 때 심장 근육세포 내부에 비정상적인 액포가 가득 차게 된다. 예일대 연구진의 발표에 의하면 스타틴 계열의 약물 장기복용자는 코엔자임Q10이 16~54% 감소하였다. 과로나 스트레스 과다 시 하루 100~300mg의 코엔자임Q10이 소요되며, 10mg의 코엔자임Q10 생성에는 소고기 반 근, 계란 90개, 땅콩 200알 또는 사과 50개가 필요하다.

69. 정윤섭 박사는 스타틴의 장기 복용이 가져올 부작용으로 간 기능 부전, 암 발생, 당뇨, 신경 퇴행성질환, 근골격계질환과 운동신경의 손상, 백내장, 심장 기능 약화 및 성 기능 저하를 적시하고 있다([콜레스테롤은 적이 아니다], 정윤섭 지음, p.127 참조).

롤 저하제를 복용하고 있다.

2012년 미국의 식약처(FDA)는 '리피토를 오랫동안 복용할 경우 당뇨병, 간 손상, 기억력감퇴, 근육 손상 등의 부작용이 일어날 수 있다'고 경고했다. 또 리피토 외에도 거의 모든 고지혈증 치료제와 콜레스테롤 저하제에 포함된 스타틴 성분이 초래하는 부작용이 리피토의 부작용과 비슷하다고 밝힌 바 있다. 우리나라의 식약처(KFDA)에서는 이미 2010년 '조코' 등 스타틴 성분의 고지혈증 치료제를 고용량(80㎎)으로 투여할 때 횡문근융해증 등 근육 부작용 발생에 주의하라는 내용을 전문가 단체에 배포하였다. 고지혈증 치료제 성분으로 우리나라에서는 심바스타틴과 바이토린을 포함한 약 100개 품목이 허가를 받아 시판되고 있다.


### (4) 미네랄

오늘날 영양학계에서는 비타민A와 야맹증, 비타민B1과 각기병 그리고 비타민C와 괴혈병 등의 상관관계가 거의 상식이 되었다. 하지만 통곡류, 채소와 과일의 섭취결핍으로 인해 만성적으로 진행된 잠재적 야맹증, 각기병 그리고 괴혈병에 대해서는 그다지 걱정하지 않는다. 현대인들은 잠재적인 비타민 결핍증[70]을 앓고 있음에도 자신이 먹고 있는 음식에 문제가 있다고 생각하지 않는다. 그리고 미네랄도 부족하지 않다고 생각한다. 땅의 오염과 편향된 식사에 의한 미네랄 부족 증상은 현대인에게 심각한 건강상의 문제를 일으킴에도 말이다.[71]

미네랄(mineral)은 우주의 구성요소인 원소이다. 우리 인체의 원소를 조사해 보면 산소, 탄소, 수소, 질소 네 가지가 전체의 96%를 차지한다. 탄수화물, 단백질, 지방, 비타민도 이 네 가지 원소로 이루어져 있다. 나머지 4%의 원소 중 90%를 차지하는 것이 나트륨, 칼륨, 칼슘, 마그네슘, 인, 유황, 염소 등이며, 이 7가지를 대량 미네랄(macro mineral)이라고 부른다. 그리고 7가지의 미네랄을 제외한 철분, 아연, 망간, 크롬, 구리, 몰리브덴, 셀

---

70. 몸무게 70kg 성인의 몸에 든 필수 원소 중 산소가 43kg, 탄소가 12kg, 수소가 6.3kg 그리고 질소가 2kg을 차지한다. 또 미네랄 중 대량 원소는 대략 칼슘이 1.1kg, 인이 750g, 칼륨이 225g, 황이 150g, 염소가 100g, 나트륨이 90g, 마그네슘이 35g, 규소가 30g이다. 또 미량 원소인 철분이 4.2g, 아연이 2.4g, 구리가 90mg, 요오드·주석·셀레늄·망간이 각각 14mg, 몰리브덴과 바나듐이 7mg, 크롬이 2mg 그리고 코발트가 1.5mg 등이다. [세상을 바꾼 독약 한 방울1], 존 엠슬리 지음, p.310 참조.

71. 체내에 미네랄과 비타민이 고갈되면 체온이 39.8℃를 초과해 버려 건강에 심각한 문제가 생기게 된다.

레늄, 요오드 등 나머지 10%의 미네랄을 미량 미네랄(trace mineral)이라고 한다.

이 미네랄의 주된 역할은 혈액보다는 세포 내부에서 생명을 유지하는 것이다. 삼투작용으로 세포의 구조를 정상적으로 유지하며, 세포 내부의 산-알칼리의 균형을 조절하는 것은 미네랄의 가장 기본적이면서도 중요한 역할이다. 이러한 미네랄들이 적절하게 세포에 있을 때 삼투작용으로 세포의 양쪽에서 수분의 자연스러운 이동이 있게 되는 것이다. 만약 미네랄이 부족할 경우 수분의 체내 유입을 강제적으로 일으키는 압력이 필요한데, 이러한 이유로 고혈압이 생길 수도 있는 것이다.

또 미네랄이 장 점막으로 흡수되기 위해서는 적절한 산도를 갖춘 위산의 도움이 필요하다. 나이가 들어서 위산이 점점 더 적게 만들어지거나 물을 많이 음용하는 식습관을 가지게 되면 필수미네랄이 결핍되어 육류 등 단백질의 소화가 어렵게 된다. 그리고 독성이 있는 수은, 납, 알루미늄, 비소, 카드뮴 그리고 많은 양의 철분들은 피해야 할 나쁜 미네랄이다. 이런 미네랄은 위산의 분비가 적거나 산도가 떨어질 때 인체에 더 잘 흡수되는 특성이 있다.

인간의 생명 활동에 중요한 작용을 하지만 부족하기 쉬운 미네랄의 종류와 효능은 다음과 같다.

## 1) 칼슘_calcium, Ca

- 체중의 1.5~2.2%를 차지하며, 99%는 뼈와 치아를 구성하며 나머지 1%는 혈액, 세포와 근육에 존재한다.
- 혈액의 칼슘은 혈청 속에 존재하는데, 칼슘은 위산에 의해 이온화되어 각종 효소 작용에 관여하며 갑상선호르몬 칼시토닌(calcitonin)과 부갑상선호르몬 파라토르몬(parathyroid hormone, PTH)에 의해 일정하게 유지된다.[72]
- 해조칼슘의 생체 이용률[73]은 대략 70% 이상이며, 구연산 칼슘은 대략 30% 그리고 탄산 칼슘은 3~4% 정도인데, 칼슘은 장 환경이 약산성 환경일수록 흡수율이 높다.
- 인과 비타민D는 칼슘의 흡수를 도우며, 칼슘과 인의 비율이 1:1~2:1일 때 소장에서의 흡

---

72. 인공 갑상선호르몬은 파골세포의 기능을 저하시켜 뼈 조직을 노화시킨다. 그래서 외관상으로는 골질이 많아서 뼈가 튼튼하게 보이지만 사실은 노화된 뼈 조직이다.
73. 소장에서의 흡수율을 의미하는데, 소장의 상부에서는 능동적인 흡수가 이루어지고 하부에서는 단순 확산에 의한 흡수가 이루어진다.

수가 잘 된다. 그러나 인이 과잉일 때는 오히려 칼슘의 흡수를 저해한다.
- 골격 및 치아의 형성과 발육에 관여하여 골다공증과 골연화증을 예방한다.
- 혈액 응고에 관여하며 세포막 투과성을 조절하여 부종을 감소시킨다.
- 마그네슘과 함께 근육의 수축·이완에 관여하여 심장과 혈관을 박동하게 함으로써 혈압강하의 효과와 심장 동맥질환을 예방한다.
- 마그네슘과 함께 신경전달물질의 분비에 관여하여 신경과 정서를 안정하게 한다.
- 트립토판 대사에 관여하여 수면호르몬인 멜라토닌을 만드는 데 도움을 준다.
- 간에서 글리코겐 대사에 관여하며, 지방 연소에 도움을 준다.
- 비타민A, C, $B_{12}$의 흡수를 도와준다.
- 칼슘 흡수에는 비타민$D_3$와 마그네슘의 도움이 필요하며, 칼슘과 마그네슘 비율이 2:1일 때 가장 효율적으로 체내 대사가 이루어진다.
- 지방의 과잉섭취는 소화관 내에서 칼슘과 지방산이 불용성 물질을 만듦으로써 칼슘이 지방을 배설한다. 이때 지방의 흡수가 방해를 받으므로 지용성비타민의 흡수도 줄어들고 아울러 칼슘 흡수도 저하된다.
- 수산염(蓚酸鹽)[74], 피틴산(phytic acid) 그리고 섬유소(fiber)는 소화관 내에서 칼슘과 결합함으로 소화되기 어려운 불용성 복합체를 만들기 때문에 칼슘의 흡수를 저해한다.
- 칼슘이 뼈 조직에 침착되기 위해서는 구리, 아연, 크롬, 망간, 철, 규소, 니켈, 불소 등 미량 미네랄이 필요하다.
- 칼슘은 납의 흡수를 방해하고 뼈 조직에 납의 침착을 방지한다.
- 칼슘은 147가지 효소 대사에 관여하여 활성화하고, 췌장의 인슐린 분비를 돕는다.
- 백혈구의 식균 작용을 도움으로써 질병에 대한 저항력을 높인다.
- 체액의 산·알칼리 평형을 유지하는 데 중요한 역할을 한다.
- 칼슘은 식사 전에 먹어야 신석(腎石)을 예방할 수 있으며, 불면증 있는 사람은 자기 전에 먹는 것이 좋다.
- 결장암, 대장암, 위암 등 모든 암 예방에 도움을 준다.

((부족증)) 감기에 잘 걸림, 고혈압, 골다공증, 관절통(류머티즘 관절염), 천식, 변비, 설사, 근육 경직(손발 저림), 망상증, 불면증, 뼈·치아 발육 불량(충치, 풍치), 부갑상선 항진증, 생리통&생리불순(월경전증후군), 손톱 갈라짐, 습진, 신경과민, 알레르기 체질, 요관 및 요로 결

---
74. 옥살산염(oxalate acid)이라고도 하며, 염분류 인산염, 탄산염, 요산염 그리고 암모늄염과 함께 신장결석의 원인이 된다.

석 및 신석증, 우울증, 유방의 통증과 열, 자궁내막증, 주의력 결핍 및 과잉행동, 지구력 부족, 집중력 장애, 출혈과 지혈 장애, 키 성장 장애, 학습 장애, 혈중 콜레스테롤 상승


## 2) 철분_iron, Fe

- 체내에 약 0.004%(3.5g~4.5g) 정도 존재한다.
- 성인 남자의 경우 하루 10mg, 성인 여자는 12mg 그리고 심한 운동 시에는 15~20mg 정도 소모된다.
- 대부분 적혈구에 존재(70%)하며, 나머지는 간, 췌장, 비장 및 골수에 단백질(ferritin)과 결합하여 저장된다.
- 헤모글로빈, 미오글로빈 그리고 모든 효소의 구성 성분이다.
- 몸속에 산소를 공급하며, 골수에서의 조혈 작용을 돕고 백혈구의 활동을 활발하게 함으로 면역 기능 유지에 관여한다.
- 남성이 철분 부족일 경우는 위 속에 헬리코박터 파일로리균이 있는 경우가 많은데, 이 균이 위축성 위염을 일으켜 철분의 흡수율을 떨어지게 한다.
- 철분은 비타민C와 함께 먹을 때 흡수율이 높아지는데, 비타민C는 3가의 철을 환원시켜 흡수율을 높인다.
- 출혈성 질환, 빈혈[75], 월경 개시기, 임신, 출산, 성장기에 요구량이 크다
- 비타민A, B군 등이 있어야 흡수가 잘 된다
- 질병에 대한 저항력을 높이며, 몸속의 독성물질과 약물의 해독 작용에 관여하고 또 미토콘드리아의 전자전달과정에 참여한다.
- 체내 에너지를 생산하는 산화·환원 과정에서 촉매 역할을 한다.
- 비타민B군의 신진대사에 필요하다.
- 제 1철 이온($Fe^{2+}$)과 제 2철 이온($Fe^{3+}$)은 콜라겐 합성에 도움을 주며, 하지불안증후군

---

[75]. 건강검진에서 '빈혈이 의심된다' 또는 '빈혈'이라고 진단을 받는다면 사실상 내과적으로는 이미 중증(重症)의 상태이다. 일반적인 빈혈 검사에서는 혈액 속의 헤모글로빈 농도를 검사하는데, 농도가 기준치 이내면 정상이라고 판단하게 된다. 그러나 우리 몸은 철분이 부족해지면 충분한 양의 적혈구를 만들지 못하는 대신 적은 양을 농축시켜 겉으로는 아무런 문제 없이 정상적으로 기능하는 것처럼 보이도록 위장을 한다. 상황이 이렇다 보니 일반 빈혈 검사에서는 농축된 상태를 조사하게 되므로 일단은 '이상 없음'이라는 진단이 나오게 된다. 이런 결과에 방심하다가 몸속의 철분이 정말로 고갈되어버릴 때까지 방치할 수도 있다. 이렇게 철분이 고갈되도록 방치했을 때의 진단명은 '철 결핍성 빈혈'인데, 이건 정말로 심각한 상태인 것이다([두뇌 영양실조], 히메노 토모미 지음. pp.80~81.).

을 예방한다.
- 세로토닌, 도파민 그리고 노르아드레날린 생성의 원료가 된다.
- 항산화 효소인 카탈라아제(catalase)는 철분이 있어야 제 기능을 한다.
- 중년 이후 철분을 과다 섭취하면 혈액이 걸쭉해지고 혈전이 생긴다. 또 인체 내 활성산소가 많아지고 산화스트레스도 증가한다. 혈색소 침착증 또는 혈색증은 몸속에 철분이 쌓이는 병으로 췌장과 간의 기능을 해치며 알츠하이머병과도 관련이 있다.

((부족증)) 빈혈, 현기증, 안면 창백, 식욕부진, 졸음, 호흡곤란, 변비, 면역력 저하, 정신기능 둔화, 출혈성 질환, 소화불량, 탈모, 손톱 연화, 생리불순, 비만, 신경과민, 어린이의 납 중독 위험 증가, 학업 수행 능력 저하, 집중력 저하, 저체중아, 성욕감퇴, 혀 부종, 맥박이 빨라짐, 손발이 차가워짐, 조산 위험 증가, 불면증, 백혈구 생성이 떨어짐, 두통, 성장 장애, 머리칼이나 피부 윤기 없음, 어깨나 목 근육통, 심장 비대

### 3) 아연_zinc, Zn

- 아연이 부족하면 갑상선 기능이 저하된다.
- 비타민A가 제 기능을 발휘하기 위해 꼭 필요한 영양소이다.
- 체내 아연과 구리의 구성비율은 10:1~30:1 사이가 적당하다.
- 췌장의 베타세포를 보호하고, 인슐린의 대사, 합성, 분비작용에 모두 관여하며 또 당뇨 환자의 상처 회복을 촉진한다.
- 백혈구의 기능을 좋게 하고 면역을 높여 감기바이러스·박테리아의 파괴를 돕는다. 이때 아연은 '인터페론'의 활동을 조절하는 데 필요하므로 세포 내에 빠르게 들어온다.
- 남성호르몬 대사, 정충 생성, 정충 운동성, 전립선 건강 등 남성의 모든 생식능력에 참여하여 '섹스 미네랄'이라 불린다.
- 5-α 전환효소의 작용을 억제하여 DHT가 전립선 수용체에 결합하지 못하게 함으로써 전립선 비대증 치유에 효과가 있다.
- 뇌하수체에서 유즙분비호르몬인 프로락틴의 분비를 억제하여 남성호르몬이 전립선에 증가하는 것을 감소시켜 전립선 비대를 막아준다.

- 아연은 남성호르몬이 많을 때 소장에서 흡수가 잘 되나 여성호르몬이 많아지면 흡수가 억제된다. 아연은 췌장에서 분비하는 피콜산(picolinic acid)에 의해 흡수되는데, 피콜산은 아미노산인 트립토판에 의해서 생산되며, 이 과정에서 비타민B6가 필요하다.
- 여성의 경우 월경 전에 여드름이 나는 것을 효과적으로 억제해주며 월경전증후군을 예방한다.
- 오메가6 지방산을 감마리놀렌산으로 전환하는 데 필요하며, 감마리놀렌산은 염증을 억제하는 호르몬 PGE1을 생성하는 데 필요하다.
- 아연이 부족하면 아토피성 피부염, 여드름, 건선, 류머티즘 관절염, 대장염 등을 악화시킨다.
- 아연은 DNA 합성에 필요한 효소를 만드는 데 중요한 역할을 하는 미네랄이며, 부족하면 신경의 미세한 섬유가 엉키게 되어 신경이 죽게 된다. 뇌 신경이 죽게 되면 알츠하이머로 연결된다.
- 아연이 부족하면 흉선의 퇴화가 오고, T림프세포의 숫자와 기능 감소, NK세포의 기능 감퇴, 거식 세포의 탐식 작용 감퇴와 항체 생산이 줄어들어 면역 기능이 급격히 저하된다.
- 장 점막의 점액을 증가시켜 장벽을 궤양으로부터 보호해준다.
- 활성산소로부터 피해를 막아주고 비타민A와 협동하여 상처와 염증을 가라앉히며 조직을 재생시킨다.
- 콜라겐을 합성하고, 항산화 작용을 하므로 잇몸병 예방·치유와 플라그 억제에 도움을 준다.
- 아연은 체내에서 2,000개 이상이나 되는 효소의 촉매 성분이다.
- 알코올을 많이 섭취하는 사람은 소변으로 배설되는 아연의 양이 많아지므로 아연 결핍증에 주의해야 한다.

((부족증)) 아동 성장지연, 성적 성숙지연, 거식증, 자폐증, 상처 회복 지연, 만성적 설사, 피부에 반점, 신경 정신발달 장애, 감염질환에 잘 걸림, 주의력감소, 집중력 저하, 학습 저하, 망막의 황반변성 진행, 피로, 식욕부진, 빈혈, 단백질 합성 저하, 출산 후 우울증, 조울증, 야맹증, 원형탈모증, 성 기능 저하, 유산, 당뇨, 전립선 비대증, 불임증, 비듬, 동맥경화증, 간질, 골다공증, 미각·후각 둔화, 생리불순, 월경전증후군

## 4) 셀레늄_selenium, selen, Se

- 갑상선호르몬의 생산·활동·대사에 전부 관여하며, 간에서 요오드와 함께 T4가 T3로 전환되는데 필요하다.
- 납, 수은, 카드뮴을 무독화하여 배설시킨다.
- 비타민E보다 1950배의 항산화 능력이 있으며, 함께 섭취하면 시너지효과가 있다.
- 비타민E와 협동으로 글루타치온의 생산을 높여 해독능력을 높이는데, 글루타치온은 백내장 환자의 수정체를 상하게 하는 과산화수소를 분해한다.
- 정자의 생산성과 활동성을 증가시키는데, 남성의 경우 체내 셀레늄의 절반가량이 고환, 전립선에 접하는 정관에 분포되어 있다.
- 세포막을 산화로부터 보호하며, 류머티즘 관절염에 효과적이다.
- 림프세포와 거식 세포, NK세포 등 백혈구의 작용을 증가시켜 암세포와 병원균을 잡아내고, 에이즈, 간염(B형, C형) 치료에도 중요한 역할을 한다.
- 전립선암, 폐암, 대장암, 위암, 피부암을 포함하여 모든 암과 심장마비, 심장병을 예방하며, 피부 검버섯을 줄인다.

((부족증)) 성장기능 저하, 심근 장애, 항산화 효소의 저활성, 체중 감소, 원형탈모증, 면역력 감소, 근육 약화, 간 장애(글루타치온의 과산화효소 작용 감소, 간암 증가), 소화기관·배설기관에 암 발생 위험, 케샨병(중국 풍토병), 바이러스 감염 증가(바이러스 유전자의 돌연변이 발현 증가), 산화스트레스 증가, 암 사망률 증가, 피부암 재발, 노화 촉진, 고혈압, 심장병, 갑상선 기능 저하


## 5) 인_phosphorus, P

- 뼈와 치아에 대략 85~90%가 있으며 나머지는 근육조직(세포막, ATP, 핵산) 등에 존재한다.
- 포도당과 글리세롤의 흡수와 혈액 내에서는 지방 수송에 관여한다.
- 에너지의 생산·저장에 관여하며, 호르몬과 효소의 활성화에 기여한다.
- 산·알칼리의 평형에 관여하며, 신경전달 및 생리 기능을 담당한다.
- 세포의 노화 방지를 도우며, 신진대사의 활성화에 중요하다.
- 인스턴트 식품에서 방부제 역할을 하는데, 체내에 너무 많으면 요통의 원인이 된다.

- 체내에서 인과 칼슘은 1:1의 균형을 이루는데, 인이 많아지면 칼슘 부족으로 인식된다.

((부족증)) 뇌·신경 기능 장애, 성장 장애, 내분비 장애, 태아의 뇌세포 발달 저하, 남성의 성기능 장애, 자연 유산

### 6) 칼륨_kalium, potassium, K

- 자연 상태에서 칼륨은 칼륨39, 칼륨40 그리고 칼륨41의 세 종류가 있는데, 칼륨40은 방사선 물질이다.
- 칼륨의 방사선 작용에서 만들어지는 에너지는 생명 활동의 가장 기본적인 현상이다.
- 칼륨의 98%가 세포 안에 존재하는데, 대부분 근육세포 속에 존재한다.
- 삼투현상으로 체액의 순환에 관여하여 영양물질과 노폐물의 대사에 도움을 준다.
- 체액의 산·알칼리 평형을 유지해 준다.
- 나트륨-칼륨 펌프를 통해 체내의 나트륨을 배설한다.
- 세포 내부의 수분을 조절하는 역할을 하는데, 세포로 들어갈 때 수분을 끌고 들어간다.[76]
- 칼슘과 함께 신경 자극을 전달함으로써 근육을 수축시킨다.
  신경세포의 흥분과 자극을 조질한다.
- 혈압강하에 도움을 주며, 신장과 심장의 기능에 중요한 역할을 한다.
- 마그네슘과 함께 심근경색을 예방하는 가장 좋은 영양물질이다.
- 인슐린 분비를 도움으로써 당뇨병의 예방과 치유에 도움을 준다.[77]
- 소변을 통한 칼슘 배출을 감소시켜 신장결석의 위험을 줄인다.
- 혈당이 글리코겐으로 전환할 때 글리코겐은 칼륨을 저장한다.
- 뇌에 산소를 보내는 역할을 하며 뇌의 기능을 좋게 한다.
- 혈관 벽의 긴장을 풀어 혈관을 확장하므로 혈압을 낮춘다.
- 칼륨이 체내에 너무 많으면 즉 고칼륨혈증은 심정지의 위험이 있다. 정상 혈액은 3.5~5.0mmol/L인데, 5.5mmol/L 이상이면 고칼륨혈증으로 권태감, 심계 항진 혹은 근

---

76. 세포 외부의 액상 환경이 만들어 내는 삼투압은 나트륨이 담당한다.
77. 섭취된 칼륨이 흡수되어 문맥 순환으로 들어오면 인슐린 분비가 자극된다. 또 인슐린은 세포막의 나트륨-칼륨 펌프($Na^+/K^+$ ATPase)를 자극하여 칼륨이 세포 내로 들어오도록 촉진하는데, 인슐린 합성에 문제가 있는 당뇨 환자는 고칼륨혈증이 생기기 쉽다. 아드레날린 수용체 작용제($\beta$ 2-adrenergic agonists)도 칼륨이 세포 내로 유입되는 것을 촉진한다.

력 저하의 위험이 따른다.

((부족증)) 부정맥, 저혈당, 신경 장애, 신경과민, 만성피로, 체액의 산성화, 근육 기능 마비, 부종, 피부 건조, 불면증, 지속적인 구토, 설사 증상, 오한, 여드름, 변비, 우울증, 인지장애

### 7) 마그네슘_magnesium, Mg

- 체중의 0.02%(약 35g)를 차지하며, 99%가 세포 안에 있다.
- 마그네슘은 세포의 효율성과 기능을 영속하게 하는 기본 물질이다.
- 나트륨-칼륨 펌프, DNA, RNA 등 최소 600여 가지의 중요한 효소와 단백질 합성이 정상적으로 기능하기 위해 필수적이다.
- 체액의 구성성분이자, 경 조직과 연 조직의 구성에 필요하다.
- 탄수화물, 단백질 대사에 관여하며, 세포 내 영양물질의 전기분해에 도움을 준다.
- 세포 내 칼슘 축적을 방해해서 동맥의 석회화(경화)를 예방하며, 혈관을 확장하여 혈압을 낮춘다(자연이 준 혈압약!).
- 신경과 심장 기능에 중요한 역할을 한다.
- 항 스트레스 작용을 하며, 우울증이나 월경전증후군 등의 심리적 증상을 완화시킨다.
- 칼륨 이온, 나트륨 이온, 칼슘 이온의 체내 흡수 농도를 조절한다.
- 근육(평활근)의 활동에 영향을 줌으로써 심박 수를 정상화하여 부정맥(심방세동, 심실세동)을 감소시키는데, 심장 근육에 20배 이상 모여 있다.
- 세포나 관절 주위에 칼슘이 과도하게 축적되는 것을 방지하며, 뼈의 경화현상을 예방한다.
- 마그네슘이 소모되는 이뇨제의 복용자에게 더욱 필요하다.
- 골다공증이 있는 여성의 뼈에는 대체로 마그네슘 함량이 낮다.
- 관상동맥을 확장하여 심장으로의 혈액순환은 물론 말초혈관까지도 순환이 잘 되게 하여 심장의 부담을 덜어주고 레닌(renin)으로 인한 혈압상승을 내려준다. 녹내장약처럼 안압도 내려준다.[78]

---

78. 세포외액(혈액 또는 체액)이 감소할 때 교감신경이 자극되어 신장의 방사구체세포(傍絲球體細胞; juxtaglomerular cell)에서 레닌이 분비된다. 그러면 간의 앤지오텐시노겐(angiotensinogen)이 활성화되어 앤지오텐신I으로 바뀌고, 폐에서 앤지오텐신 전환효소(ACE)가 분비되어 앤지오텐신I이 앤지오텐신II로 변환된다. 앤지오텐신II는 뇌하수체 전엽을 자극하는데, 이때 방출된 부신피질자극호르몬(ACTH)이 부신에서 알도스테론(aldosterone)을 분비하게 한다. 이 알도스테론이 나트륨과 수분을 재흡수하여 혈액량을 증가시킨다.

- 비타민B군, C, E의 대사를 돕고, 레시틴의 합성에 관여한다.
- 칼슘과 함께 자연이 준 가장 좋은 신경안정제로서 혈관을 확장하고 근육의 긴장을 풀어주어 신경을 안정시키고 잠이 잘 오게 해주며, 활동 과다(ADHD) 억제에도 도움을 준다.
- 뇌세포와 신경세포가 의사소통을 가능하게 하는 것은 마그네슘이 만들어 내는 에너지이다.
- 소변에서 수산칼슘과 인산칼슘이 크리스털 결정체가 되는 것을 감소시키고, 신석이 생기는 것을 억제한다.
- 알루미늄의 흡수와 뇌로 들어가는 것을 억제하며, 알코올 중독을 예방한다.
- 자궁근육을 풀어주기 때문에 월경통에도 효과가 뛰어나다.
- 변이 딱딱하게 굳었을 때 부드럽게 하므로 변비 예방 및 치유에 좋다.
- 호흡계에서 근육의 기관지연축(氣管支攣縮)을 이완시키므로 천식에 도움을 준다.
- 당뇨병 환자의 망막병증 위험을 감소시킨다.

((부족증)) 간질, 고혈압, 골다공증, 과격한 행동, 과민성 장 질환, 관절염, 근육경련(경련성 질환), 근육 수축, 근육통, 눈꺼풀 떨림, 단백질 대사 장애, 당뇨병, 동맥경화, 만성신부전, 만성피로, 변비, 복부 팽만, 부정맥 증상, 불면증, 산증(酸症), 소화불량, 성장 장애, 식욕부진, 신경 장애(불안정), 심근경색, 심장질환, 어지럼증, 우울증, 집중력 저하, 천식, 화를 잘 냄, 수족냉증, 저혈압, 청각 이상, 보행장애, 신장결석, 방광결석, 담석

## 8) 구리_copper, Cu

- 효소와 호르몬의 작용에 필수 성분이다.
- 뼈의 구성 성분이며, 적혈구의 형성(헤모글로빈 합성)에 필수 요소이다.
- 철분의 흡수와 이동을 도와주며, 철분과 함께 단백질(콜라겐과 엘라스틴) 합성에 필수적이다.
- 미엘린초(myelin sheath)의 합성에 중요한 물질이다.
- 비타민C와 함께 도파민을 신경전달 물질인 노르아드레날린으로 변형시키는 데 관여한다.[79]
- 임신 중 태아의 건강에 매우 중요하며, ATP 형성에 기여한다.

---

79. 비타민C는 이 변형과정에 구리 이온에 전자를 전달해 노르에피네프린의 생성을 도운다. 2가 구리 이온이 비타민C의 도움으로 1가 구리 이온으로 바뀌어 도파민 베타하이드록시라제(β-hydroxylase)라는 효소에 전자를 전달함으로써 노르에피네프린이 만들어진다.

- 상처 치유에 도움을 주며, 활성산소의 제거에 필요하다.
- 산화·환원 반응을 쉽게 하며, 동맥·피부 등 모든 조직의 탄력성 섬유를 생산하여 동맥경화나 동맥류를 방지한다.
- 멜라닌 색소의 생성에 도움을 주며, 항산화 작용이 있다.

((부족증)) 갑상선 기능 저하, 다발성 경화증, 고혈당증, 고혈압, 골다공증, 류머티즘 관절염(통), 괴혈병, 빈혈, 모발 색소 형성 부족, 생식능력 저하, 설사, 성장 장애, 만성 세균감염 및 만성피로, 불면증, 파킨슨병 등의 신경학적 장애, 심부전, 심장 비대, 허혈성 심장질환, 알레르기, 탈모, 정서 장애(조증 장애), 통풍, 각종 피부병, 헤모글로빈 생산 감소

### 9) 코발트_cobalt, Co

- 비타민 $B_{12}$의 구성요소로 적혈구 생성에 필수적인 미네랄이다.
- 아연을 함유한 효소에서 치환기능이 있다.
- 갑상선에서 요오드의 이용률을 증가시킨다.
- 효소 합성에 중요한 역할을 한다.
- 과잉섭취 시 심부전, 갑상선 비대, 신경 장애가 생길 수 있다.

((부족증)) 빈혈

### 10) 망간_manganese, Mn

- 비타민E와 함께 성장에 필수이며, 결합조직과 골격 발달에 관여한다.
- 탄수화물, 단백질, 지질 대사에 직·간접으로 관여한다.
- 콜레스테롤 합성에 관여하는 효소를 도와주고, 성호르몬 생성에 필요하다.
- 콜라겐과 연골 조직의 합성에 필요하며, 뼈와 신경조직을 튼튼하게 한다.
- 갑상선호르몬 생성을 도와서 갑상선 기능을 정상으로 유지시킨다.
- 항산화 효소 SOD의 생성에 필수적이며, 세포를 보호하고 면역력 유지에 필요하다.

- 관절의 윤활 작용을 원활하게 유지하게 한다.
- 연골과 뼈 형성에 필요한 당단백의 합성에 필요한 당화 전이 효소의 조효소로 쓰인다.
- 암모니아를 요소로 전환하는 데 필요하다.

((부족증)) 동맥경화, 빈맥, 근육 수축, 기억력 부족, 경련, 시각·청각 이상, 생식기능 이상(고환 기능 감퇴, 애정 결핍, 불임증, 난소·정소 퇴화), 고혈압, 천식, 알레르기, 두통, 다한증, 현기증, 심장이상, 콜레스테롤 증가, 에너지 생산 저하, 면역력 저하, 췌장 이상(당뇨), 골다공증 유발, 성장 장애, 신경조직에 문제, 모유 분비 저하, 만성피로, 유방 질환, 이갈이, 지구력 부족, 관절 및 허리 장애, 모발 성장지연, 뼈 성장지연, 매플 시럽 병(maple syrup urine disease)[80], 페닐 케톤뇨증(phenylketonuria)[81]

## 11) 요오드_iodine, iodin, I

- 체내에 대략 14mg 정도 있는데, 70~80%는 갑상선에, 나머지는 내분비선, 조직, 중추신경, 혈액 속에 존재한다.
- 갑상선호르몬인 티록신의 필수 구성 성분이다.
- 신체의 기초 대사(에너지 생성)를 촉진하며, 지방을 연소시켜 체중을 조절하고 또 성장을 촉진한다.
- 신체의 활력과 민첩성을 높이며, 건강한 머리칼과 피부와 손톱·치아를 만든다.
- 성장기 어린이들의 육체적, 정신적, 성적 성장에 관여한다.
- 뇌, 근육, 심장, 뇌하수체에서 단백질 대사와 효소 활성을 조절한다.
- 방사선에 의한 갑상선암 감소에 효과가 있다.
- 갑상선에서 염소(chlorine), 불소(fluorine), 브롬(bromine), 아스타틴(astatine) 등 할로겐 물질의 배출에 효과적이다.

((부족증)) 갑상선 기능 저하증, 갑상선 자극 호르몬의 과다분비, 갑상선 암, 거친 피부, 가는 모발, 신체 민첩성 둔화, 권태감, 혈관 내 지방축적, 추위에 민감증, 기초대사율 저하, 성욕감퇴, 저혈압, 심장병, 콜레스테롤 축적 과다, 탈모, 얼굴 부종, 근육 약화, 체중 증가, 정신 활

---

80. 류신, 이소류신, 발린 대사 장애 시 땀, 소변, 귀지에 특유의 단 냄새가 나는 증상이다.
81. 페닐알라닌 대사에 문제가 생겨서 나타나는 증상으로 구토, 색소 형성 이상, 신경계 손상, 소변에 곰팡이 냄새, 피부 습진 등이다.

동 부진, 크레틴병(선천성), 점액수종(粘液水腫), 유방섬유종


## 12) 니켈_nickel, Ni

- 철분의 유용성을 증가시키며, 핵산 대사와 단백질 대사에 관여한다.
- 두드러기나 피부 발진 등 피부질환을 개선시킨다.
- 요소 분해효소인 우레아제(urease)는 니켈이 필요하다.

((부족증)) 피부질환


## 13) 불소_fluorine, F

- 충치 예방과 골다공증 방지 및 뼈를 강하게 하는 영양물질이다.
- 칼슘과 친화력이 있어 소장에서 칼슘의 흡수를 도와준다.
- 치아가 자라는 동안 산에 강한 치아 표면(에나멜층)을 만든다.
- 척추뼈를 튼튼하게 하여 골다공증 방지에 도움을 준다.
- 과잉이 되면 치아가 흰색 반점으로 얼룩지며, 뼈가 오히려 약해질 수 있다.

((부족증)) 충치 증가, 골다공증


## 14) 몰리브덴_molybdenum, Mo

- 철분의 활성화에 필요한 중요 영양소이다.
- 탄수화물, 단백질, 지방 대사를 도와준다.
- 식도암, 위암의 위험을 줄여준다.
- 발기부전 치료에 도움을 준다.
- 치아의 에나멜층 구성을 도와준다.

- 육류 제품의 보존 및 발색제로 함유된 질산염과 아질산염은 몰리브덴이 부족할 경우 발암물질인 니트로사민(nitrosamine)으로 변한다.
- 퓨린을 요산으로 전환하는 기능을 한다.
- 혈액 내 단백질이 구리와 결합하는 것을 방해(길항 작용)한다.

((부족증)) 통풍 위험, 빈혈, 발기부전, 부종이나 혼수, 충치 발생

### 15) 바나듐_vanadium, V

- 부신의 카테콜아민(catecholamine) 대시에 관여하여 신경진달에 도움을 준다.
- 지방 대사에 영향을 주며, 콜레스테롤 생산을 조절한다.
- 동맥경화를 예방하며, 성장과 생식에도 관여한다.
- 인슐린 민감도를 증가시켜 당뇨의 치료에도 도움을 준다.

((부족증)) 심혈관질환, 신장 질환, 생식능력 저하

### 16) 주석_tin, Sn

- 체내 핵산 및 단백질 대사와 성장발달에 관여한다.

((부족증)) 성장 장애, 왜소증 등

### 17) 규소_silicon, Si

- 피부 및 연결 조직을 형성하는 주요 물질로서 콜라겐과 칼슘에 작용한다.
- 피부, 손톱, 속눈썹, 머리칼을 건강하게 해준다(미용과 탈모예방 미네랄).
- 뼈, 힘줄, 연골을 견고하게 한다. 칼슘보다 더 뼈를 강하게 한다.
- 모세혈관의 노화를 방지하며, 동맥경화와 심장병을 예방한다.

- 감염을 예방하며, 항염 효과 기능이 있다.
- 손상된 미토콘드리아를 복구하며, 뇌 기능 향상에 관여하여 인지장애와 파킨슨병 회복에 도움이 된다.

((부족증)) 골다공증, 노화, 신장·간·비장 장애, 건망증, 인내력 부족

### 18) 스트론튬_strontium, Sr

- 장내에서 비타민D의 흡수와 칼슘 대사에 관여한다.
- 골격의 성장 및 발달을 촉진한다.

((부족증)) 골다공증, 성장 장애, 대사 장애, 허약체질, 다한증

### 19) 붕소_boron, B

- 칼슘, 마그네슘, 인의 대사에 관여하여 골밀도 향상에 도움을 준다.
- 비타민D의 활성화에 관여한다.
- 남성호르몬의 분비를 촉진하고, 뇌의 기능을 활성화한다.
- 골다공증과 관절염 예방에 도움을 준다.
- 체내 지방 및 당을 에너지로 이용하는 데 도움을 준다.

((부족증)) 비타민D 부족, 갱년기, 골다공증, 관절염, 뇌 기능 저하

## 20) 크롬_chronium, Cr(3가 크롬)[82]

- 탄수화물, 단백질, 지방 대사에 필요하며, 효소와 호르몬의 활동을 도와준다.
- 인슐린 수용체를 활성화하여 포도당이 세포 내로 들어가는 것을 돕는다.
- 체지방을 감소시키고, 근육질을 증가시켜서 미용과 건강에 도움이 된다.
- HDL콜레스테롤을 높이고 LDL콜레스테롤과 중성지방을 낮추며, 고혈압을 방지한다.
- 비타민C와 함께 안압 조절에 관여한다.
- 체내에 너무 과잉되면 호르몬계와 폐 등에 축적되어 부작용을 일으킬 수 있다.

((부족증)) 2형 당뇨병, 탄수화물·단백질 대사 이상, 동맥경화증, 심장병, 불안, 피로감

---

82. 물에 녹아 있는 3가 크롬은 해가 없지만 6가 크롬은 유해하다. 우로 빌리노겐(urobilinogen)과 우로 크로모겐(urochromogen)이 산화되면 우로 크롬(urochrome)이 되는데, 소변 색깔이 노란 것은 이 때문이다.

## (5) 비타민

### 1) 비타민[83] 일반

비타민은 생명력(vita)을 가진 질소 유기물(amine)로서 미량으로 생체 내의 물질대사를 지배 또는 조절하는 작용을 한다. 비타민 자체로는 에너지원이나 생체의 구성 성분이 되지 않는다. 탄수화물, 단백질, 지방은 비타민과 미네랄 및 효소의 도움으로 단당류, 아미노산, 지방산과 글리세롤로 분해되어 생리 물질을 합성하기도 한다. 또 노화 방지, 암, 심장병 등 각종 성인병 예방, 신체 활력 증진 및 면역력 증진에 비타민이 관여하고 있는데, 대략 200만 가지 이상의 역할이 체내에서 이루어지고 있다고 보고 있다.

### 2) 비타민의 종류와 프로비타민(provitamin)

비타민은 기름에 녹는 지용성비타민과 물에 쉽게 녹는 수용성 비타민으로 나누어진다. 지용성 비타민A, D, E, F 그리고 K는 지방과 함께 체내에 흡수되며, 비타민B군과 C, 콜린(choline) 및 이노시톨(inositol)은 수용성 비타민이다. 동맥경화, 지방간 예방에 효과적인 콜린은 체내에서 세포막을 구성하는 레시틴과 혈압을 내리는 아세틸콜린의 재료이다. 또 이노시톨은 포도당과 비슷한 물질로 체내에서 일부 합성되기도 하며, 우리 몸의 신경세포와 근육조직의 매우 중요한 구성 성분이자 생리 기능에 필요한 영양성분이다. 프로비타민은 비타민의 전 단계 물질(전구물질)로서 체내에서 비타민으로 전환되어 그 비타민 고유의 작용을 하는데, 비타민A의 전구물질인 베타카로틴($\beta$-carotene)과 비타민D의 전구물질인 에르고스테롤(ergosterol), 비타민K의 전구물질인 메나디온(menadione)이 그것이다.

인체의 생명 활동에 필수적인 비타민의 종류와 섭취 시의 효과를 나열하면 다음과 같다.

---

83. 1912년 폴란드의 생화학자 풍크(Casimir Funk, 1884~1967)가 명명하였는데, 그는 [비타민 발견의 역사와 실질적 결과(1924)]에서 "인류가 자연 속에 살면 자연의 섭리에 따라 영양소를 섭취했을 때는 비타민의 존재를 알 필요가 없었다. 기계가 밀가루를 걸러주고, 통조림 식품을 제조하고, 오스트레일리아나 아르헨티나에서 냉동시킨 고기를 수입하는 일이 가능해지면서부터 사람들은 비타민의 필요성을 느끼기 시작한 것"이라고 하였다.

① 비타민A_retinol
- 성장 특히 골격 성장을 촉진하며, 시력[84]의 정상유지에 도움을 준다. 야맹증 치유와 눈 건강에 필수 성분인 로돕신(rhodopsin)[85] 생산에 필요하다.
- 피부 건강에 중요하며 부족하면 피부 건조증이 온다. 그리고 기관지염, 천식 및 알레르기 치유에 도움을 주며 감기를 예방한다.
- 적혈구 생성 및 세포 분화(특히 점막 세포)에 중요한 역할을 하며, 기형아분만을 예방한다.
- 신경계와 생식계의 정상적 기능을 유지한다.
- 혈액의 당화 반응, 즉 혈액의 뭉침 현상을 해소한다.
- 면역증강과 항산화 작용이 뛰어나며, 항암작용(특히 자궁암)이 있다.
- '소화 안 된 아미노산(polyamine)'을 무독화시킨다.
- 부신피질의 기능을 향상시키며, 호르몬 조절작용에 도움을 준다.
- 여드름 치료에 탁월할 뿐만 아니라, 월경과다도 치유한다.
- 신생아의 뼈 및 이의 발육에 도움을 준다.
- 방광염과 중이염 치유에 도움을 준다.
- 과다 섭취하면 점막이 항진되어 폐암 증가의 원인이 될 수 있으므로 베타카로틴[86] 형태로 섭취하는 것이 좋다.

((부족증)) 야맹증, 안구 건조, 성장 부진, 면역기능 약화, 성 기능 장애, 태아 기형, 피로, 피부 건조 및 트러블, 만성두통, 관절통

② 비타민B₁_thiamin, aneurin
- 비타민B군은 모두 17가지로 알려졌으나, B4등 9가지는 비타민으로 간주하지 않는다. 나머지 8가지 B군은 함께 섭취해야 시너지 효과가 있다.[87]

---

84. 고대 이집트인은 비타민A가 많이 들어있는 간(肝)을 이용해서 시력 문제를 해결하려 했다.
85. 단백질의 일종인 옵신(opsin)과 비타민A 유도체인 레티날(retinal)로 이루어져 있는데, 망막에 있는 간상세포에서 약한 빛을 감지하는 감광 색소이다.
86. 식물에서 유래된 베타카로틴은 동물에서 유래된 레티노이드(retinoid)보다는 활성이 적지만 소장에서 레티놀(retinol)로 저장되어 레티노익산(retinoic acid)으로 활성화되어 이용된다. 비타민A의 양은 레티놀의 양을 뜻하는 R.E.(retinol equivalent)로 나타낸다. 영양제 형태로 섭취된 베타카로틴은 2:1의 비율로 비타민A로 전환되나, 식품 속에서는 12:1의 비율로 전환된다.
87. 비타민B군이 부족하면 세포 울혈이 오고 결국 질병에 노출된다. 원래 세포 울혈은 여러 가지 이유로 세포내액과 세포외액 사이의 전해질 불균형이 오면 일어나는 증상인데, 미네랄과 함께 비타민B군의 중요성을 말해주는 것이다.

- 탄수화물의 에너지 대사에 관여하며 젖산 생성을 억제한다. 비타민B₂, B₃와 함께 TCA회로의 조효소이다.
- 지방산 합성을 도우며, 성장 촉진과 핵산(DNA, RNA) 합성에 관여한다.
- 신경 세포막의 성분(신경전달물질)으로 신경염 치료에 효과가 있다.
- 각기병의 예방과 치료에 도움을 준다.
- 장의 연동 운동을 촉진하고, 변비 예방을 도우며 멀미도 예방한다.
- 납 중독으로부터 신체를 보호한다.
- 허약 체질과 만성피로를 개선하며, 다리 부종에 효과가 있다.
- 심장의 위축과 팽창을 도움으로써 빈맥과 같은 심장병 치유에 도움을 준다.
- 권태, 우울증, 두통, 불면증, 체중 감소 및 혈압 저하를 개선한다.
- 비타민B₁이 없는 음식이 산성 음식이다.[88]

((부족증)) 소리에 대한 과민증, 식욕감퇴, 체중 감소, 심장·신경 장애, 정신 착란, 피로, 권태, 우울·불면증, 혈압 저하, 경련, 적혈구 수 감소, 혈액순환 장애, 시신경염


③ 비타민B₂_riboflavin
- 탄수화물, 단백질, 지방 대사에 관여하는 효소의 작용을 한다.
- 성장 및 세포의 재생 작용에 도움을 주며, 활성산소를 포착하여 제거한다.
- 피부염증을 예방함으로써 건강한 피부에 도움을 주고, 여드름을 치유하며 또 건강한 점막 형성에 효과가 있다.
- 세포의 노폐물 분비를 도움으로써 눈, 피부, 손톱, 모발 등을 건강하게 한다.
- 두뇌활동에 도움이 되며 지구력을 키운다.
- 과산화지질을 분해하고 성인병을 예방하며 알코올 중독 치유에 도움을 준다.
- 빛 과민증과 눈 충혈을 치유하고 또 콜레스테롤을 낮추는 기능도 있다.
- 구내염, 구각염, 결막염, 각막염 및 설염 치료에 도움이 되며 위장 질환(장염)을 치유한다.

((부족증)) 글루타치온의 작용이 약해짐, 대사 저하에 따른 신체장애, 설염, 구내염, 구순염, <u>구각염, 장염, 지루성 피부염, 눈 피로와 충혈</u> 현상, 빛에 대한 과민증, 안질, 결막염, 각막염,

---

88. 당류가 칼로리로 소모되지 않으면 피루브산(pyruvic acid)이 되는데 그 화학반응에서 비타민B₁이 소모된다. 비타민B₁이 충분하지 않으면 락트산(lactic acid; 젖산)이 만들어져서 우리 몸은 산성화가 진행된다.

백내장, 전립선 등 남성 질환, 부종, 피부에 염증(반질반질, 비늘 모양)


④ 비타민B$_3$_niacin, nicotinic acid[89]
- 탄수화물, 단백질, 지방 대사에 필수적이며 산화, 환원 반응에 관계한다.
- 세포 내 호흡에 관여, 신경조직의 기능을 유지하고 스테로이드 합성에 관여한다.
- 혈액순환을 촉진하여 혈압을 강하시키고, 스타틴보다 효과적으로 콜레스테롤 수치를 낮춘다.
- 수족냉증, 메니에르증후군[90]을 예방 및 치유한다.
- 저혈당증을 개선하며 식품 알레르기를 예방한다.
- 장 점막의 고유한 상태를 유지하게 함으로써 장누수증후군의 치유에 도움을 준다.
- 집중력 부족증, 건망증, 불면증, 만성 두통 또는 편두통에 효과 있다.
- 노인성 치매(알츠하이머병)의 치료에 도움을 주며, 대량의 비타민C와 함께 정신분열증을 치유한다.
- 펠라그라병을 예방 및 치유하고 관절염 등 염증 질환의 치유에 도움을 준다.

((부족증)) 펠라그라병, 고환·부고환·전립선 위축, 구내염, 구각염, 각막염, 결막염, 설염, 지루성 피부염, 장염, 빈혈, 눈 충혈, 눈물 과잉 분비, 정신이상 초래, 체중 감소, 추위를 많이 탐


⑤ 비타민B$_5$_pantothenic acid, pantenol, pantethine
- 코르티솔과 아드레날린(항 스트레스 호르몬)의 생성을 도움으로써 부신 기능을 향상하여 만성피로를 개선시킨다.
- 상처 치유를 촉진하며, 항체 생성을 촉진하므로 면역을 증진하고 항알레르기 기능도 향상시킨다.
- 저혈당증, 저혈압과 불면증을 개선시킨다.
- 항생제의 독성을 완화시킨다.
- 세포 형성을 촉진하며 아세틸콜린(acetylcholine)을 생산하여 뇌 중추신경조직의 발달에

---

89. 트립토판을 얼마나 먹느냐에 따라 나이아신의 하루 필요량이 결정된다. 트립토판 60mg이 나이아신 1mg에 해당되며, 1mgNE(niacin equivalent)라고 표기한다.
90. 1861년 프랑스 의사 메니에르(Porsper Meniere)에 의해 처음 기술되었는데, 현기증, 청력 저하, 이명, 난청 및 귀 충만감 등의 증상이 온다.

관여한다.
- 비타민B₆, Mg, Mn 등과 함께 체지방을 연소시키는데, 부족하면 체지방이 50%밖에 연소되지 않는다.
- 엽산, PABA(para-aminobenzoic acid)[91] 등과 함께 흰머리 감소시킨다.
- 콜레스테롤, 스테로이드호르몬, 성호르몬(DHEA) 합성에 관여하며(불임 치유), 콜레스테롤의 산화를 방지한다.
- 헤모글로빈 합성에 관여한다.
- 피부 보습을 유지하여 건성 피부를 부드럽고 탄력 있게 한다.
- 체내 염증 및 가려움증을 방지하며, 퇴행성 및 류머티즘 관절염 치료에 쓰인다.
- 요산의 생산을 억제하여 통풍을 예방한다.

((부족증)) 전신 피로, 무관심, 두통, 구토, 복통, 성장 정지, 체중 감소, 불면증, 빈번한 감기, 체지방 감소 능력 저하, 이갈이(bruxism), 부신 기능 저하(등 뒤 중간 부분 통증).

⑥ 비타민B₆_pyridoxine, pyridoxal, pyridoxamine adermin
- 비타민B군 중에서 가장 중요한 성분으로, 아미노산의 생성과 분해에 관여하여 근육 성장과 신경전달물질 합성을 도와준다.
- 엽산, B₁₂와 함께 콜라겐 결합을 잘 되게 하여 뼈를 강하게 하며, 충치를 예방한다.
- 인슐린의 합성과 활성화에 관여하며, 결합조직, 적혈구, 효소, 핵산 및 면역물질의 생성에 기여한다.
- 임산부에게 필요한 영양소로서 입덧을 예방하고, 신생아의 경련, 체중 미달·기형 및 사망을 예방한다.
- 피임약의 부작용을 방지하며, 월경전증후군 및 생리통을 완화함은 물론 여성호르몬의 분해·처리 능력을 높임으로써 자궁경부암을 예방한다.
- 호모시스테인의 수치를 낮추어 동맥경화증의 위험을 저하하고 심장병을 예방한다.
- 비타민A, 비타민C, 마그네슘과 함께 신장결석(수산염 생성 감소) 및 요로 결석을 예방한다.
- 트립토판 대사 시 잔투렌산[92]의 생성을 제한하여 당 대사에 도움을 주며, 당뇨병 및 당뇨

---

91. 엽산 합성의 원료로서 엽산과 함께 적혈구 생성에 관여하고 또 항산화제 역할을 하는 등 비타민B₅의 작용을 보조한다. 스테로이드호르몬의 작용과 각성 호르몬의 작용을 향상하며, 대장이 건강한 사람에게서는 결핍증이 발견되지 않는다.
92. 췌장의 베타세포를 파괴하며 정신장애의 원인이 될 수 있다.

합병증의 치유에도 도움을 준다.
- 트립토판이 대뇌 막을 통과하게 함으로써 자폐증을 개선시킨다.
- 심장 기능, 신장기능과 관계 없이 얼굴, 손, 발 부종을 예방한다.
- 피지 분비를 감소시켜 지루성 피부염, 여드름 개선에 효과가 있으며, 말초 신경염 및 관절염 치유에 도움을 준다.
- 방사선 치료로 인하여 속이 매슥거림에 효과적이다.
- 세로토닌과 멜라토닌 생성에 관여하여 불면증을 개선시킨다.
- 천식을 완화하며, 기관지 확장제와 스테로이드 용량을 감소시킨다.
- 위산생성에 필요한 물질이며, 정서안정에 도움을 준다.
- 체내 CRP(C-반응성 단백질) 수치[93]를 낮춤으로써 고혈압·동맥경화증·심장병 환자의 치유에 도움을 준다.

((부족증)) 피지 분비 촉진, 피부염, 습진, (저혈소성) 빈혈, 설염, 구내염, 체중 감소, 눈 주위·눈썹·입 주위·혀 등에 염증, 발작, 두통, 우울, 정신 착란, 히스테리, 현기증, 당뇨병 유발, 신장결석, 불안정한 정서, 경련 발작


⑦ 비타민B$_7$_biotin, 비타민H
- 탈모·손톱 부서짐을 방지하고 또 피부염·아토피 방지에 효과가 있다.
- 항생제를 무독화시켜, 장내 유익균 배양을 도우며 칸디다 곰팡이 감염자에 도움을 준다.
- 세포의 성장과 복제를 도와 핵산(DNA) 합성에 기여한다.
- 단백질, 비타민B$_5$, 엽산, B$_{12}$의 이용률을 높인다.
- 백혈구에서 분비되는 단백질 활성 물질인 사이토카인(cytokine) 대사에 영향을 끼쳐 면역기능을 활성화시킨다.
- 글리코겐 합성에 관여하여 혈중 당 농도를 억제함으로써 당뇨 치료에 도움을 준다.
- 당뇨 환자는 포도당인산화효소인 글루코키나제(glucokinase)의 수치가 매우 낮다. 비오틴은 인슐린 민감도를 높여 주고 혈당 대사를 촉진하는 글루코키나제의 작용을 증가시켜 혈당을 낮춰준다
- 항생제를 무독화시킨다.
- 계란 흰자위를 생으로 많이 먹을 경우 아비딘(avidin)이라는 물질이 비오틴 흡수를 억제시킨다.

---

93. 몸속에 감염증이 있을 때, 혈당이 높을 때, 체중이 증가된 경우 또 혈액의 점도가 높아져 있을 때 증가한다.

((부족증)) 피부 건조증, 지루성 피부염, 식욕감퇴, 원형탈모, 빈혈, 구토, 설염, 근육통, 성장 정지

⑧ 비타민$B_9$_folic acid, pteroylglutamic acid, folinic acid, 비타민M
- 적혈구 형성에 필요한 장(腸)의 기능을 정상적으로 유지하여 악성빈혈을 방지한다.
- 여성과 임산부에게 결핍되기 쉬운 비타민이며, 임신 2달 전부터 임신 8주까지 태아의 배아 조직의 기형을 예방하고, 신경관 결함·유산·저체중아 출산을 예방하며 또 유즙의 분비를 도운다.[94]
- 위산 저하자의 위장을 보호하며, 피임약 등 화학 약물의 부작용을 줄인다.
- 단백질 대사에 관여하며, 정충 생산. 세포 성장 및 핵산 합성에 필수적이다.
- 요산을 만드는 효소를 억제하는데 통풍 처방약(Allopurinol)보다 효과가 좋다.
- 뇌암, 위암, 식도암, 유방암, 폐암, 췌장암, 자궁경부암, 특히 직장암 등으로부터 몸을 보호한다(발암률을 낮춤).
- 알코올 중독자 치유와 상처 회복에 필요하며 항체 생산과 감염 치료에 도움을 준다.
- 모발과 피부 건강의 유지에 필요하며, PABA·판토텐산과 함께 백발을 예방한다.
- 구개열을 예방하고, 구강 점막의 염증 및 궤양을 치유하는 데 도움을 준다.
- 글루타치온 생성을 돕고, 심장과 혈관의 건강에 절대 필요한 요소이다.
- 퇴행성 관절염을 치유하며, 혈중 호모시스테인의 농도를 조절한다.

((부족증)) 입과 혀에 염증, 설사, 거대적아구성 빈혈(megaloblastic anemia), 혈소판 감소, 피부질환, 탈모, 순환장애, 피로, 우울증, 습관성 유산, 생식기 장애, 난산, 유아 사망률 높아짐, 성욕 저하, 성장 장애, 정신질환, 신경관 결함(알츠하이머병)[95], 기억력 감소, 건망증, 신경 예민, 뇌 기능 이상, 고호모시스테인혈증, 심장병 위험 증가, 임산부·저소득층·노인 그룹에 많이 결핍

⑨ 비타민$B_{12}$_cobalamin, cyanocobalamin, colinoid
- 핵산(DNA, RNA)과 단백질의 합성에 관여하며, DNA 복제와 보수, 게놈의 기능을 좋게

---
94. 임신 초 1주간이 가장 많은 세포 분열이 일어나는 기간이다.
95. 미국은 1998년 연방의회가 엽산 강화법안을 통과시켜 모든 밀가루 식품에 엽산을 의무적으로 첨가하게 하였다. 미국, 캐나다, 호주 등 53개국에서 시행하고 있는데, 엽산이 부족하면 신경관 결손이 일어나기 때문이다.

한다(현대판 불로초).
- 적혈구의 형성과 재생에 보조적 역할을 한다.
- 위장에서의 소화와 영양분 흡수에 필수이며, 아미노산 대사에 관여한다.
- 내장과 신경의 형성에 관여하여 만성피로와 전신 권태감 등을 해소한다.
- 유아의 발육 촉진과 신진대사에 관여한다.
- 신경 기능 유지에 관여하여 치매를 치유하며, 과대망상 및 우울증 치유에 도움을 준다.
- 심한 알레르기 치유에 도움을 준다.
- SAMe를 생산하여 신경을 감싸주는 포장물질(myelin)을 만든다.
- 콜레스테롤 수치를 정상화함으로써 동맥경화를 예방한다.
- 원발성 장 질환, 만성적인 복강질환, 열대성 스프루(tropical sprue)[96] 및 회장염 치유에 도움을 준다.
- 면역기능을 증진하고, 전암상태(precancerous)를 정상화시킨다.

((부족증)) 악성빈혈(거대적아구성 빈혈), 피부 거칠어짐, 피부 발진, 두드러기, 장의 기능 방해, 소아의 식욕·발육부진, 소화불량, 변비, 설사, 만성피로, 권태감, 견비통, 기억력감퇴, 운동신경 둔화, 감각계 퇴화, 다발성 경화증, 이명, 신경계 손상, 말초혈관 혈전증, 통풍 유발, 엽산결핍 초래, 시신경 위축(시력감소), 발이 따끔거리거나 타는 듯하고 개미가 기어 다니는 느낌이나 감각이 없어지는 등 신경질환 증상(특히 당뇨 환자의 경우), 정충 수와 운동성의 감소, DNA 복제와 복원에 결함이 증가하고 유전인자의 조절기능이 감소하여 암세포가 증가하기 쉬움, 간 기능 저하로 여성호르몬 증가


⑩ 비타민C_ascorbic acid, dehydroascorbic acid
- 항바이러스물질인 인터페론(interferon)을 증가시키며 백혈구[97]를 활성화하고 박테리아(헬리코박터균)를 억제한다.
- 급·만성 간염과 소아마비, 허피스(herpes) 치료에 도움을 준다.
- 콜라겐 조직 생성에 필수적인데, 잘 안되면 괴혈병이 온다. 비타민C는 혈액에서 300~400mg/L 이하일 때 괴혈병이 오며, 8~10일의 반감기를 가지며, 하루에 4%씩 줄어든다.

---

96. 열대성 스프루는 영양 결핍증에 의해서 발생하는 질병인데, 소장에 있는 융모가 감퇴되어 지방질·비타민·무기질 등 영양분의 흡수가 잘 안 된다.
97. 혈중 비타민C 농도보다 10배 더 높다.

- 각종 호르몬 생성에 관여함으로써 신진대사에 긴밀한 역할을 한다.
- 해독기능을 강화하며 면역기능을 향상시킨다.
- 간의 글루타치온 농도를 유지하여 항산화제 역할을 하며, LDL콜레스테롤의 산화를 방지한다.[98]
- 동맥 및 모세혈관을 탄력 있게 함으로써 고혈압 치료에 도움을 준다.
- 철분 흡수를 증가시키고 또 철분이 간에 저장되도록 운반해주는 단백질 이동에 필수적 역할을 한다. 또 카드뮴의 독성을 중화하고 납[99] 배출을 촉진하여 혈압을 내리는 효과가 있다.
- 조골세포가 칼슘을 잘 붙게 하는 물질을 생성하게 하며, 비타민E와 협동으로 연골을 보호하고, 골절 이후 뼈가 다시 붙는데 시간을 줄일 수 있게 한다.
- 백내장을 치유하는데, 안구 수정체에는 비타민C가 혈중의 농도보다 20배가 많다.
- 난소에서 배란을 촉진하고, 정액에 농축되어 있어 정충의 유전인자가 손상되는 것으로부터 보호한다(불임 치료).
- 고환염, 전립선염, 방광염 및 요도염을 감소시킨다.
- 신장결석(녹각석)을 녹이며[100], 소변으로 요산 배출을 증가시켜 통풍 예방과 치유에 효과가 있다.
- 위 점막을 건실하게 해서 위염 및 위궤양으로부터 회복을 촉진한다.
- 자궁경부 이형증 및 자궁경부암의 예방 및 치유에 도움을 준다.
- 비타민E를 재활용하게 하며, 특히 비타민E와 서로 그 기능을 도와준다.
- 혈전을 방지하고 혈압 내리며, 또 심장병 예방에도 도움을 준다.
- 초산염(acete)에 의해 위에서 생성되는 발암물질인 니트로사민을 무력화시켜 구강암, 식도암 및 위암을 억제한다.
- 인체조직에서 비타민C는 뇌하수체, 부신[101], 수정체, 췌장 그리고 뇌의 순서로 함량이 많다.

---

98. 항산화제의 상생 관계: 글루타치온의 도움으로 비타민C가 환원된다. 이 환원 비타민C가 세포막의 산화 비타민E를 환원시키고, 이 환원형 비타민E는 코엔자임Q10을 환원시키고, 이 환원형 코엔자임Q10이 리포산을 환원시킨다. 환원형 리포산은 산화된 글루타치온을 환원시킨다. 또 비타민C는 산화되어야 적혈구 내 및 BBB를 통과할 수 있다. 통과 후 글루타치온이 환원되고 비타민C는 활성화된다.
99. 납은 적혈구 감소로 인한 빈혈, 피로, 두통, 심한 복통 및 경련통, 청각장애, 성장지연, 지속적 구토, 뇌전증으로 인한 경련, 혼수, 불면증, 기억과 집중 장애, 불임, 신장 손상, 고혈압, 사산, 유산, 조산, 태아의 신경발달 장애 등의 원인이 될 수 있다.
100. 비타민C 반대론자들은 비타민C가 옥살산을 만들고, 옥살산이 칼슘을 만나 신장결석을 만든다고 한다. 그러나 인체에서는 매일 옥살산이 30~40mg 배설되는데, 그중 비타민C 대사에서 35~50%가 만들어지고 글리신 및 글리옥살산에서 50~65%가 만들어진다.
101. 뇌와 부신에는 혈중 비타민C 농도보다 200배 높다.

- 장내 유익균인 유산균을 증식시키는 작용이 있다.
- 혈당 조절을 향상하여 당뇨병의 치유를 돕는다.
- 당뇨병성 백내장의 원인 물질인 솔비톨의 세포 내 축적을 억제한다.
- 일종의 접착제로서 혈관 벽, 근육, 건대, 뼈를 튼튼하게 만들며 상처를 치유한다.
- 뇌의 신경전달물질인 노르에피네프린과 세로토닌의 생성에 관여하며, 알츠하이머의 진행을 억제한다.
- 자연의 항히스타민제로서 알레르기가 있을 때 치유에 관여한다.
- 흡연으로 인한 만성기관지염과 천식을 치유한다.
- 코티졸 합성에 관여하여 스트레스로 인해 손상된 부신을 치유한다.
- 결합조직을 튼튼하게 함으로써 피부가 늘어나서 처지는 것을 막는다.[102]
- L-카르니틴 대사에 조효소로 작용한다. L-카르니틴은 미토콘드리아에서 지방이 에너지로 변환되는 과정을 주도하는 물질로, 이 과정에 문제가 있으면 만성피로와 함께 각종 심장병이나 뇌 질환이 발생한다.
- 변비가 심한 경우 비타민C가 도움이 된다.
- 췌장 질환 즉 급·만성 췌장 질환의 치유와 예방에 도움을 준다.

((부족증)) 괴혈병, 피하·잇몸 출혈, 체중 감소, 식욕감퇴, 상처 치유 지연, 담석 발생, 멍이 잘 생김, 혈판이 손상되어 월성 시 과다출혈

⑪ 비타민D_calciferol, cholecalciferol[103]
- 혈중 비타민D의 정상수치에서 한국인은 11.8%밖에 되지 않는다.
- 혈중 칼슘과 인의 농도를 유지한다.
- 칼슘의 흡수를 도우며, 뼈와 치아의 형성과 성장을 촉진하여 골다공증을 예방한다.
- 모발의 재생에 도움을 준다.
- 박테리아와 바이러스를 사멸하게 함으로써 면역을 높인다.

---

102. 콜라겐 합성에 필요한 효소인 하이드록시라제(hydroxylase)를 활성화시키고, 결합물질인 히알루론산을 분해하는 효소인 히알루로니다제(hyaluronidase)를 저해하는 작용이 있어 결합조직을 단단하게 한다.

103. 칼시트리올(calcitriol)은 활성 형태의 비타민D(호르몬 활성 형태)이다. 간·신장에서 비타민D를 칼시트리올로 전환하기 위해서는 자외선이 필요하다. 유제품을 먹으면 활성형 비타민D의 농도가 떨어진다. 즉 유제품은 체내 환경을 산성으로 만들며, 산성 환경에서는 비타민D를 만들어 내는 신장의 효소가 제대로 기능하지 못한다. 또 유제품은 엄청난 양의 칼슘을 공급한다. 그래서 혈액 내 칼슘이 너무 높으면 활성형 비타민D가 줄어들고 칼슘이 많지 않으면 활성형 비타민D가 늘어난다. [우유의 역습], p.178에서.

- 백혈구의 기능을 향상하고, 암과 종양의 혈관 신생을 억제하여 유방암, 전립선암 특히 대장암의 예방[104] 및 치유에 도움을 준다.
- 혈관 내 칼슘 침착을 억제하여 혈압조절에 관여한다.
- 피부 각질 세포의 증식을 억제한다.
- 갑상선과 부갑상선의 기능을 조절하며, 신경전달에 절대적으로 필요하다.
- 다발성 경화증, 파킨슨병, 루게릭병 치유에 도움을 준다.
- 비타민D의 항산화 효과는 비타민E와 맞먹는다.
- 세로토닌의 전구물질인 트립토판에서 세로토닌이 합성되는 과정을 돕는다.
- 인슐린 저항성과 췌장의 베타세포의 인슐린 분비를 도와준다.[105]

((부족증)) 구루병, 골연화증, 골다공증, 인슐린 분비와 당 대사에 문제, 다리 기형, 천식, 알레르기, 알츠하이머병, 글루텐 과민증, ADHD, 자가면역질환

⑫ 비타민E_tocopherol, tocotrienol[106]
- 항산화 및 항염증 작용이 있어 통풍 치료에 도움을 준다.
- 세포막을 건실하게 함으로써 인슐린 대사를 강화(당뇨병 예방[107])하고 아토피 피부염과 습진에 효과가 있다.
- LDL콜레스테롤의 산화를 방지하며, 혈액 응고를 억제하여 동맥경화를 예방(알츠하이머병 치유에 도움)한다.
- 근육 기능을 정상화하는데, 특히 심장 근육을 정상화함으로써 협심증 치유에 도움을 준다.
- 망막을 보호함으로써 백내장을 예방한다.
- 관절의 연골생성을 촉진함으로써 류머티즘 관절염에 효과가 있다.
- 비타민C와 함께 정충 세포를 보호·활성화하여 생식기능을 강화한다.
- 비타민C, 셀레늄과 함께 핵산을 보호하여 유전물질의 변질을 막음으로써 모든 암을 감소시킨다.
- <u>여성 불임증, 월경전증후군, 갱년기 홍조 및 유방섬유종을 치유하고, 질염을 예방한다.</u>

104. 전암 세포를 바른길로 가도록 바로 잡는다.
105. 케임브리지대학교 포로히(Nita Forouhi) 박사팀은 11년(1990~2000년) 동안 524명을 대상으로 한 연구에서, '체내 비타민 D 농도가 높으면 인슐린 저항성이 개선되며 또 인슐린 저항성에서 암으로 넘어가는 단계를 차단함'을 확인하였다.
106. 천연 비타민E를 d-α-tocopherol로 표기하고, 합성 비타민E는 dl-α-tocopherol로 표기한다. 합성 비타민E는 라세믹(racemic) 형태로 존재하므로 활성이 없거나 부작용이 있을 수 있다.
107. 부족하면 당뇨병 발병 위험이 5배 증가한다.

- 유해산소에 의한 세포 손상과 오존 피해를 감소시키는 등 항노화 효과가 있다.
- 간의 해독기능을 증진하여 간 질환의 치유에 도움을 준다.
- 적혈구 파괴를 방지함으로써 빈혈 및 혈관 수축형 두통에 도움을 주고, 고압산소치료 때 간질을 예방한다.
- HDL콜레스테롤 수치는 높이고, LDL콜레스테롤 수치는 낮추는 작용을 한다.
- 각종 환경 오염물질로부터 신체를 보호하는데, 환경오염 물질은 대부분 지방질에 저장되기 때문이다.
- 비타민C, 카로티노이드, 글루타치온의 산화를 방지하며 상호 작용을 한다.
- 폐의 기능을 보호하여 잠수병을 예방한다.
- 조산아가 시력이 나빠지는 망막 전 섬유증식을 감소시킨다.
- 화상 치료에 도움을 주고 햇볕에 그을렸을 때도 효과가 있다.
- 흰 머리카락 감소에 도움을 준다.
- 생명 유지에 절대로 필요한 프로스타글란딘의 원료로 쓰이는 오메가 지방산의 산화를 방지한다.
- 각종 호르몬을 보호하며, 암에 대한 화학요법에 도움을 준다.
- 노화 물질인 리포푸친(lipofuscin)[108]이란 색소 생성을 방지하여 검버섯을 방지한다.
- 다리에 오는 동맥 순환장애인 간헐성 파행증(intermittent claudication)을 치유한다.

((부족증)) 노화, 불임, 적혈구 용혈성 빈혈, 신경 파괴, 다리에 쥐가 남, 담석증


⑬ 비타민K _ phylloquinone-$K_1$, menaquinone-$K_2$[109], menadione-$K_3$
- 비타민K는 식물성 식품에 함유된 필로퀴논과 육류와 생선 기름 등 동물성 식품에 존재하는 메나퀴논이 있으며, 메나디온은 지용성 합성물로서 비타민 K의 전구물질이다.
- 간에서 프로트롬빈(혈액 응고 단백질)을 만드는 데 쓰인다.
- 오스테오칼신(osteocalcin)을 합성하여 뼈를 형성·유지하게 하고 골량을 증가시킨다.
- 관절염의 예방과 치유에 효과가 있다.
- 간 기능을 활성화하여 간암의 재발을 50% 억제한다.

---

108. 심장 근육에 존재하는 황갈색 색소이며, 노화가 진행되면 심장이 갈색을 띠며 작아지는 이유이다. 또 뇌와 간에도 침착된다.
109. 흡수한 칼슘이 뼈에 들어가게 하여 동맥벽에 석회화가 생기는 것을 막아준다.

- 위장질환과 암의 예방과 치료에 도움을 준다.
- 체액의 산성화를 방지한다.
- 골다공증에 의한 통증을 감소시킨다.
- 혈소판 감소와 기능 저하를 억제한다.
- 임신 구토증에 효과가 있다.
- 비타민D와 시너지 효과를 일으킨다.

((부족증)) 혈액 응고 지연, 신생아 출혈, 뇌출혈 증가


### 3) 천연비타민과 합성비타민

일반적으로 곡물, 채소, 생선 등 천연 소재에 함유된 비타민을 추출·정제하는 기술을 이용하여 만든 것이 천연비타민이다. 천연비타민은 그 자체가 흡수율이 높고, 부작용이 없다. 그러나 천연 소재의 대량 확보에는 많은 시간과 노력이 투자되어야 하며, 그 추출과 정제 공정에는 높은 수준의 과학과 기술이 필요하므로 천연비타민은 그 가격이 비싸다. 천연성분의 비타민C 1000mg을 얻으려면 대략 34개가량의 감귤이 필요한 정도이니 그 가격 차이를 짐작할 수 있을 것이다. 합성 비타민C는 원유를 정제하는 과정에서 만들어지는 부산물을 원료로 하여 천연에 존재하는 성분과 동일한 분자 구조로 화학적 합성을 통해 만든다. 예컨대 비타민C의 원료인 아스코르빈산(ascorbic acid)은 주로 옥수수 녹말과 옥수수 당에 발효공정을 가한 뒤 휘발성 화합물을 첨가해 만든다. 그래서 아스코르빈산으로 표기된 것은 모두 합성 비타민이다.

비타민$B_2$(리보플라빈)는 결막염을 일으키거나 독성이 있을 수 있는 박테리아(고초균)에 포도당을 먹여 화학적으로 만들어낸 합성 비타민인데, 최근에는 이 고초균에 유전자조작을 하여 생산량을 대폭 늘리고 있다. 비타민$B_7$(비오틴)은 잡초인 푸마리아(fumaria)를 화학적으로 합성해 만든 푸마르산이 원료인데, 머리카락과 피부에 좋다고 알려져 각종 샴푸와 건선 치료제에 들어간다. 또 비타민$B_9$(엽산)은 식용 개구리의 피부를 벗겨내 물에 끓이면 썩은 생선의 악취를 풍기는 죽이 되는데, 여기에 알코올과 에테르를 넣어 엽산의 주성분인 프테리딘(pteridine)으로 만드는 것이다. 비타민$B_{12}$(코발라민)도 주로 동물의 썩은 시체나 이들이 썩어 분해된 진흙에서 화학적으로 추출한다.

1931년 헝가리 출신 미국 생화학자인 알버트 센트죄르지(Albert Szent-Gyorgyi, 1893~1986)는 파프리카에서 대량 정제한 '헥수론산(hexuronic acid)'이 구조적으로는 L-아스코르빈산이며 항 괴혈병 인자임을 밝혀내어 비타민C라고 불렀다. 또 1934년 영국의 월터 호어스(Walter N. Haworth, 1883~1950)는 비타민C의 합성에 성공하여 아스코르빈산(ascrobic acid)이라고 명명하였다.[110] 이 합성 비타민C가 처음 발견되었을 때 괴혈병 치료제로 엄청난 각광을 받았음은 물론이다. 최근에는 미국의 제약업체들이 세균(Erwinia herbicola)의 유전자를 조작해 며칠씩 걸리던 합성 비타민C의 제조 시간을 2시간으로 단축하여 대량생산이 가능하게 되어, 가격이 천연비타민보다 매우 싸다. 유전자조작 비타민C가 유통되고 있으나 우리나라에서는 확인할 길이 없다. 그 이유는 제조 및 유통 관련 회사들이 밝히기를 원하지 않고, 식품과 약품 모두 유전자조작 여부 등에 관하여 법률상 표기 의무가 없기 때문이다.

화학 구조상 분자식이 같은 합성 비타민과 천연비타민은 완전히 똑같은 것일까? 결론부터 말하면 이 둘은 완전히 다르다. 이미 천연비타민과 합성 비타민이 분자상태에서부터 차이가 있다고 2002년 2명의 캐나다 화학자들이 밝혀내었다[111]. 그들은 "합성 비타민 분자가 천연비타민 분자보다 활동력이 떨어지고 그 움직임도 약하다는 사실은 약학 분야에서 이미 널리 알려진 사실"이라고 말하였다. 이러한 사실은 센트죄르지가 "비타민C가 결핍되었을 때 생기는 괴혈병을 치료하려면 비타민C 자체인 아스코르빈산으로는 전혀 효과가 없으며, 음식물에 포함된 비타민C 성분의 완전한 모체가 있어야 한다"고 한 말에서 확인할 수 있다.[112]

오늘날 제약산업이 건강 필수 비타민이라고 속여 파는 제품들은 사실상 우리 인체가 독성물질로 간주하는 합성약품이다. '마법의 탄환'으로 불리는 이런 합성약품은 면역체계를

---

110. 센트죄르지와 호어스는 1937년에 노벨상을 수상하였다.

111. 페헤르(Miklos Feher)와 슈미트(Jonathan Schmidt)가 2002년 [Journal of Chemical information and Computer Science]에 게재한 논문에 의하면, 천연화합물에는 분자(영양물질)가 인체에 흡수될 수 있도록 하는 결합 사이트인 '카이랄 중심(chiral centers)'이 4배 더 많다는 것이다. 그들은 광합성으로 만들어진 천연분자는 합성분자보다 많은 수의 중원자(heavy-atom)와 2배의 산소 원자가 함유되어 있어 더욱 활동적이라는 사실을 밝혀내었다.

112. 합성 비타민에는 생명력이 없다. 비타민C와 플라보노이드, 안토시아닌 등 식물 내재영양소가 상호 작용하여 활성산소를 억제해 준다.

약화하고 식품을 오염시키며 우리의 희망과 공포를 마음대로 조종하고 있다.[113] 합성 비타민의 폐해는 소위 '코펜하겐 쇼크'에서 이미 밝혀졌다. 즉, 2007년 덴마크 코펜하겐대학 크리스티안 글루드(Christian Gluud) 박사는 미국의학협회보(JAMA)에 "비타민 보조제가 오히려 사망률을 높일 수 있다"는 논문을 발표해 세계를 충격에 빠뜨렸는데, 이 논문에서 밝힌 것은 다름 아닌 제약회사에서 만든 '합성 비타민'이라는 점이다.

그래서 영양 보충을 위하여 비타민을 먹으려면 반드시 천연비타민을 선택해야 한다. 영양보충제 회사들이 천연원료를 사용했는지 아니면 합성 비타민을 사용했는지는 제품 라벨에 쓰인 원재료명이나 구성성분을 보면 알 수 있다. 천연원료 비타민은 식물의 추출물로 표시되며 괄호 안에 비타민 성분 함량이 표시되는데, 합성 비타민은 비타민 성분이 바로 표시된다. 예를 들면 천연원료 비타민C가 든 제품은 '아세로라 추출물(비타민C ○○% 함유), 200mg'으로 표기되어 있고, 합성 비타민은 '비타민C' 또는 '아스코르빈산', 'ascorbic acid'라고 적고 용량을 표기하고 있다. 또 천연비타민 경우에도 원재료는 천연성분이지만 제품을 식용의 형태로 고형화하는 과정에서 약간의 화학적 공정이 들어가는 것은 어쩔 수 없기에 100% 천연비타민은 존재할 수가 없는 것이다. 때문에 '천연원료 비타민'이라는 말이 생긴 것이다.

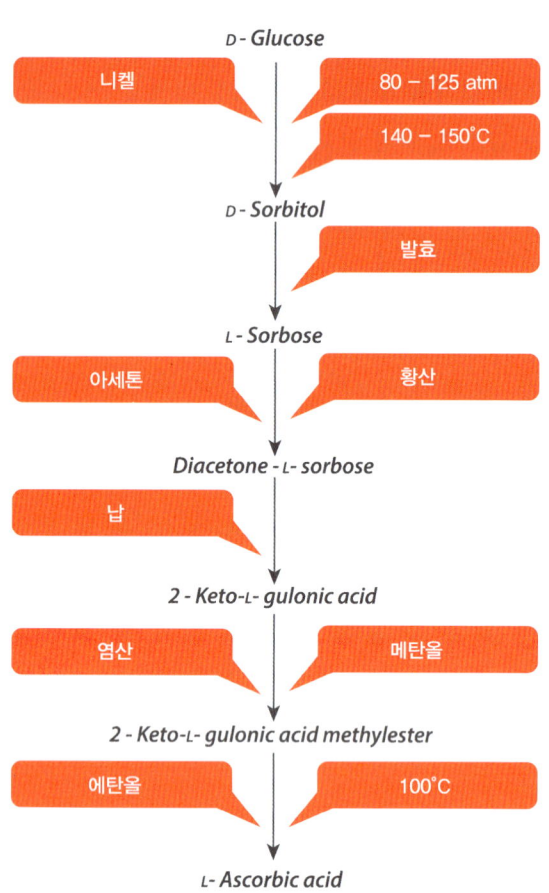

---

113. [100년 동안의 거짓말], 랜덜 피츠제럴드 지음, pp.169~170에서.

## (6) 식이섬유

### 1) 식이섬유란?

영국 런던의 센토 토머스병원의 서임연구원인 데니스 바키트(Denis P. Burkitt) 박사는 아프리카 우간다인의 식생활과 질병의 상관관계를 오랫동안 연구하였다. 그는 대장암이 영국과 미국에서는 흔하지만 우간다에는 거의 없음을 알아내고, 여러 방면으로 조사한 결과 식이섬유의 섭취 정도가 중요한 변수라는 사실을 알아내었다. 이 식이섬유(dietary fiber)란 용어는 1953년 영국 의사 에븐 힙슬레이(Eben Hipsley)가 셀룰로스, 헤미셀룰로스, 리그닌의 세 성분을 포함하는 의미로 처음으로 사용하였으며, 1972년 휴 트로웰(Hugh Trowell)은 생리적 의미로 '사람의 소화효소로 소화되지 않은 식물세포의 구조 잔류물'로 정의하였다.

그 후 식물의 저장물질 중 생리활성을 가진 난(難)소화성 다당류 가운데도 유사한 생리작용을 갖는 물질이 발견되자 식이섬유는 '식물성 식품뿐만 아니라 동물성 식품까지 포함하여 인간의 소화효소에 의해 분해되지 않는 식품 중 고분자 난소화 성분의 종합체'로 정의되고 있다. 1985년 WHO와 FAO에서는 식이섬유를 '합의된 방법으로 측정한 신체의 소화관 고유의 효소에 의해 가수분해되지 않는 식용 동식물의 구성 성분'이라고 정의하였다.

식이섬유는 통곡물이나 채소, 과일, 해조류 등에 많이 들어있는 섬유질 또는 셀룰로스로 알려진 성분으로, 사람의 소화효소로는 소화되지 않고 몸 밖으로 배출되는 고분자 탄수화물을 말한다. 이 섬유질은 채소(셀룰로스), 무(리그닌), 과일(펙틴), 미역·다시마(알긴산) 그리고 버섯류에 많이 있고 육류나 생선류·우유제품에는 거의 없다. 우리 몸에 필요한 식이섬유의 1일 필요량(FDA 권장량)으로는 남자의 경우 38g, 여자의 경우는 25g이다.

### 2) 식이섬유의 효능

① 당뇨병을 예방한다. 혈당의 증가를 억제하므로 인슐린의 필요량을 감소시키고 당도를 조절하여 혈액 속 당의 양을 일정하게 유지하게 한다. 혈당이 천천히 올라가므로 췌장의 부

담을 줄여 주고 인슐린 과잉 분비로 인한 당뇨병이 예방되는 것이다.

② 변비를 예방한다. 장의 숙변을 제거하는데 정상인의 경우 대략 1~3kg, 비정상인의 경우 3~8kg의 숙변이 있다. 숙변이 쌓이면 장 속의 연동 운동이 잘 안 되어 암의 발생 요인이 되거나 가스가 차게 된다. 식이섬유는 장의 운동을 조절하여 연동 운동을 활성화하여 변비, 치질, 충수염을 예방하고, 소화기관을 활성화한다.

③ 장액의 분비를 촉진하여 소화에 도움을 주며, 십이지장궤양을 예방한다.

④ 충분한 물과 섭취되었을 때 식이섬유가 그 수분을 흡수하여 팽창하는 성질이 있으며, 이때 포만감을 느끼므로 비만을 예방하는 효과가 있다. 또 다이어트를 할 때 장 유착을 막는다.

⑤ 과민성대장증후군 환자의 경우 식이섬유가 복부 대장을 이완시켜 장운동을 정상적으로 유지해 준다.

⑥ 장내세균에 의해 발효된 프락토올리고당은 장내 산성도를 높이고, 또 인산염을 잘게 부쉬 칼슘이 체내에 흡수되기 쉬운 상태를 만든다.

⑦ 고혈압, 동맥경화, 심장병 등의 심혈관계 질환의 예방과 치료에 효과가 있다.

⑧ 락토바실러스균 및 비피도박테리움균 등 유익한 장내세균의 영양소로서 장 환경을 좋게 한다.

⑨ 콜레스테롤을 흡착하여 배출시킴으로써 콜레스테롤 수치를 낮추는 효과가 있다.

⑩ 소장 및 대장 내 게실증(diverticulum)의 발병률을 낮춘다.

⑪ 발암물질, 중금속 등 독성물질이 체내에 쌓이는 것을 예방하여 대장암, 소장암을 예방한다.

⑫ 장내세균에 의해 분해되면 유로빌리노겐을 대변으로 배설하는 기능을 한다.

⑬ 식이섬유는 장내세균이 부티르산(butyric acid)을 많이 만들게 하여 인체 내 염증이 줄어들게 한다. 부티르산은 뇌의 신경가소성(神經可塑性; neural plasticity)을 직접 높이고 퇴행성 신경질환의 진행을 늦추는 뇌유래신경영양인자(BDNF) 수치를 높인다.

### 3) 식이섬유의 분류와 황금비율

식이섬유는 물에 대한 친화력을 기준으로 불용성 식이섬유와 수용성 식이섬유로 나눠진다.[114] 불용성 식이섬유는 대장에서 변의 양을 증가시켜 변비를 해결하고 독소 등이 빠르게 배출되도록 도움을 주며 또 장을 통과하는 시간을 단축해 발암물질과 장 점막의 접촉

---

114. 식이섬유의 분류 방법은 학자에 따라 다양하다. 즉 화학 구조를 기초로 한 분류, 동식물의 조직 등에서 섭취되는 식이섬유와 각각 분리된 형태로 섭취되는 것의 분류, 물에 대한 친화성으로 수용성 식이섬유와 불용성 식이섬유로 나누는 방법 등이 있다.

시간을 줄여 변비와 장염도 예방한다. 불용성 식이섬유에는 셀룰로스(cellulose), 헤미셀룰로스(hemicellulose), 리그닌(lignin), 키틴(chitin) 등이 있다. 수용성 식이섬유는 위장에서 음식물을 천천히 통과시켜 포만감을 증가시킴으로 식사량 조절에 도움을 준다. 그리고 소장 내 혈당의 흡수 속도를 지연시켜 적정 혈당을 유지하게 하며, 장 내에서 유익균의 먹이가 돼 그 수를 증가시키고 장 환경을 개선한다. 폴리덱스트로스(polydextrose), 펙틴(pectin), 구아검(guar gum), 카라기난(carrageenan), 알긴산(alginic acid) 등이 수용성 식이섬유에 속한다.

이처럼 식이섬유의 효능이 크지만, 무조건 많이 섭취하는 것은 건강에 좋지 않다. 식이섬유의 섭취가 적정량을 초과하면 오히려 변비·구토·복부 팽만·두통·배변 횟수 증가와 다른 영양소의 흡수 방해와 같은 부작용이 있을 수도 있다. 그래서 무엇보다 적정량의 섭취와 함께 불용성과 수용성 식이섬유의 적정 섭취비율의 섭취가 중요하다 하겠다. 한국영양학회의 연구 자료에는 '영양보충제를 통해 식이섬유를 섭취할 경우에도 불용성과 수용성 식이섬유의 균형을 맞춰야 한다'고 언급되고 있다. 자연 상태에 존재하는 식이섬유는 수용성과 불용성의 비율이 1:3이며, 이것을 식이섬유의 '황금비율'이라 한다.

## (7) 장내세균

### 1) 유산균(유익균)과 유해균[115]

물리적인 것의 도움 없이 인간의 몸이 외부의 적으로부터 스스로 지켜 내는 능력을 면역(immunity)이라고 한다. 우리 몸은 피부와 점막이라는 1차 면역체계와 함께 백혈구에 의한 2차 면역체계를 가지고 있다. 조혈모세포에서 분화된 이 백혈구는 체내로 들어온 이물질, 각종 균, 증식 세포 등을 잡아먹는다. 이 백혈구의 구성 물질은 소장에서 흡수된 단백질과 칼슘 등 미네랄이 주를 이루며, 골수에서 생산·분화되어 만들어진다. 건강한 골수가 건강

---

115. 소비하는 당으로 50% 이상의 유산(乳酸)을 대사산물로 생산하는 장내세균을 유익균이라 하고, 대장균 등 유해균은 유산을 생성하나 50%보다 훨씬 낮다.

한 백혈구를 만든다는 이치는 여기에 근거를 두고 있다[116]. 또 인체는 항체라는 3차 면역체계를 가지고 있는데, 이는 한번 걸린 병을 기억하고 있다가 발생하면 저항하는 기능이다.

이처럼 인체의 면역체계는 복잡한 양상을 띠고 있지만, 그중 면역체계와 가장 밀접한 관련이 있는 부분은 바로 소화기관, 특히 대장이다. 대장은 우리 몸의 면역체계가 가장 집중적으로 활동하는 부위이다. 소화된 음식물이 대변 형태로 모여 있는 만큼 독소가 많다 보니 대부분의 면역계가 대장 점막에 모여 있게 된 것이다. 대장이야말로 우리 몸의 면역체계를 80% 이상 담당하고 있다고 해도 과언이 아닌데, 이를 활성화하는 것은 바로 장내세균(enterobacteria)이다. 우리 몸의 장관 속에 기생하는 이러한 장내세균은 종류별로 집단을 이루며 살고 있는데, 이것을 '장내 세균총' 또는 '장내 플로라(flora)'라고 한다. 장내세균은 대략 400~500종이 있는데, 그 수는 400조 마리로 짐작된다.

인체 세포 수가 대략 100조 개임을 생각하면 장내세균의 양을 가늠할 수 있다. 이 세균들은 항상 소화관 벽에 상주하면서 소화기 분비물이나 음식물을 영양원으로 얻어 생육하고 여러 가지 물질을 만들어낸다. 장내세균은 끊임없는 분열과 증식, 사멸을 거듭하지만, 장내에 정착하고 있는 세균의 총수는 항상 일정한 양을 유지한다. 사람의 대변량 3분의 1 정도는 사멸되었거나 혹은 살아 있는 장내세균이다. 장내세균은 사람에게 이익을 주는 유익균과 해를 끼치는 유해균, 그리고 평상시에는 우리 몸에 별다른 영향을 주지 않지만, 유익균과 유해균의 어느 한쪽의 세력이 강하게 될 경우 강한 쪽으로 가세하는 중간균으로 나뉜다.[117]

대장균, 웰치균(Clostridium perfringens), 베이요넬라(Veillonella)와 같은 유해균은 영양성분을 이용하여 유독물질(암모니아, 아민 등)을 만든다. 이 유독물질은 다시 장에 흡수되고, 우리 몸에 독성을 나타내어 건강에 위험요인으로 작용한다. 하지만 락토바실러스균이나 비피도박테리움같은 유익한 균은 영양성분으로 유기산을 만들어 유해균의 성장을 방해하는 역할을 한다. 박테로이즈, 유박테리움 등은 중간균에 속한다. 그렇게 본다면 면역기능의 향상을 위해 장내세균 중에서 유익균의 분포를 늘리는 것이 무엇보다 중요하다. 이 유익균 중에서 대표적인 것이 바로 프로바이오틱스(probiotics)로, 현재까지 알려진 대부분의 프로바이오틱스는 건강에 좋은 효과를 주는 유산균이다.

---

116. 모리시타 게이이치에 의하면, 응급상황에서 이루어지는 이른바 백혈구의 골수조혈설이다.

117. 장내세균의 불균형 상태는 항생제 복용이 가장 큰 원인이다. 특히 클로스트리듐 디피실(clostridium difficile)균과 같은 혐기성균은 설사와 대장염을 일으킨다.

러시아의 메치니코프(Ilya Mechnikov, 1845~1916)가 불가리아 사람들의 장수 이유가 젖산간균(lactobacilus) 발효유의 섭취 때문이라는 것을 밝혀낸 이래 프로바이오틱스의 효용성은 오랫동안 연구되어 왔다. 이 프로바이오틱스 중 락토바실러스(lactobacillus)는 입속, 소장, 요도, 여성의 질 안 등에 서식하면서 환경 개선에 도움을 주며, 락토바실러스 아시도필루스(L. acidophilus), 락토바실러스 카제이 람노수스(L. casei rhamnosus) 그리고 락토바실러스 불가리쿠스(L. bulgaricus) 등이 있다. 또 비피도박테리움(bifidobacterium)은 주로 대장에 서식하면서, 유익균의 증식을 돕고 연동에 도움을 주는데 비피도박테리움 비피덤(B. bifidum), 비피도박테리움 롱굼(B. longum) 그리고 비피도박테리움 인판티스(B. infantis)가 대표적이다. 장내 증식이 빨라 다른 유익균의 증식에 도움을 주는 스트렙토코쿠스(Streptococcus)와 항균물질은 생산하는 락토코커스(Lactococcus)도 유익균에 속한다.

이 유산균의 가장 큰 역할은 장내의 환경을 약산성으로 유지하는 것인데, 장내 환경이 약산성으로 되면 불필요한 세균이나 유해균의 발육이 저지된다. 또 유산균의 대사산물이 체내로 흡수되게 되면 기생충이나 세균 등의 유해물질은 자연히 퇴축될 환경이 조성되는 것이다. 그래서 평상시에 유익균이 우세한 환경을 만드는 것은 매우 중요하며, 균형이 잡힌 식사와 김치, 된장 등의 발효식품 그리고 유산균 제품의 섭취는 '건강한 삶'에는 필수적이라 하겠다.

## 2) 유산균의 역할

① 섭취한 음식의 소화 흡수력을 높여주고 대사 기능을 활성화시킨다. 식이섬유는 장내에서 쉽게 분해되지 않는 데 유산균은 식이섬유를 분해하여 소화를 촉진시킨다.
② 스테로이드 호르몬과 비타민$B_1$, $B_6$, 엽산, $B_{12}$, 비타민K 등의 합성에 관여한다.
③ 장내 흡수가 어려운 철분과 칼슘 등 무기질의 흡수를 쉽게 한다.
④ 면역력을 강화하여 우리 몸의 저항력을 높여준다.
⑤ 중금속 등 유해물질이나 발암물질을 분해한 뒤 대변을 통해 배설한다.
⑥ 장내 pH를 산성 쪽으로 조절하고 장의 연동 운동을 활발하게 하여 변비를 예방한다. 동시에 장벽 융모에 있는 영양 흡수 세포의 흡수작용을 높여 준다.
⑦ 병원균이나 유해균의 감염을 방지한다. 유산균이 소화관 벽에 정착하게 되면 병원균이나

유해균이 장벽에 자리하지 못하므로 유해균의 증식이 어렵게 된다.

⑧ 식사를 통해 섭취한 중성지방과 콜레스테롤의 소화·흡수를 조절하고, 혈관 내벽에 붙어 있는 과잉 중성지방과 콜레스테롤의 배설을 촉진한다.

⑨ 소화관과 간장, 신장, 뇌 등에서 작용하는 효소를 인체에 이로운 방향으로 활성화시켜 이들 장기의 기능을 보전하는 데 관여한다.[118]

⑩ 유산균은 과민성대장증후군, 염증성 장 질환의 경우, 인터루킨-10(interleukin-10)이라는 염증을 완화시키는 수용성 '사이토카인(cytokine)'을 좋은 방향으로 조절하게 한다.

⑪ 유산균은 암세포의 진행을 돕는 $\beta$-글루쿠로니다제(beta-glucuronidase)의 분비를 최소화한다.

⑫ 유산균은 인슐린 저항성을 개선하여 비만을 예방·치유한다.


### 3) 유산균주와 유산균의 선택기준

우리가 먹은 유산균은 위장을 통과할 때 강산성(pH 2)의 소화효소를 만나는데, 이를 무사히 통과해야만 소장과 대장에서 활동을 할 수 있다. 그런데 이 유산균은 열과 산에 약하기 때문에 위장을 통과할 때 대부분이 사멸하게 된다. 또 청국장이나 나토 또는 김치 등 발효식품의 경우 생으로 먹든 익혀서 먹든 이러한 한계가 존재한다. 하지만 유산균의 대사산물인 유기산 덕분에 1회 성 정장 효과는 있다.[119]

그래서 캡슐에 넣은 유산균이 시판되고 있는데, 이 경우 장 속에서도 캡슐이 터지지 않아 그대로 변으로 나오는 경우가 많아서 거의 효과가 없다. 때문에 유산균 자체를 코팅하기 위한 기술이 발전해 왔는데, 2중코팅(Dual Coating), 3중코팅(Triple Coating) 그리고 다중코팅(Multi Coating) 등의 기술은 모두 유산균의 내산성, 내담즙성, 내열성을 높이기 위해서이다. 섭취 유산균의 숫자가 아니라 장까지 살아서 얼마나 도달하느냐가 중요하다는 뜻이다.

최근에는 뛰어난 생존력으로 코팅 없이 위산과 담즙산에 살아남아 장에 착 붙어 증식하는 유산'균주'가 주목을 받고 있으며, 나아가 소장과 대장에서의 맞춤형 유산 균주의 섭취

---

118. [슈퍼 유산균의 힘], 서재걸 지음, p.65.

119. 장내세균은 약 50만 종의 독특한 대사산물, 대사체를 생산할 수 있는 잠재력이 있다. 특정 세균은 대사산물을 최대 50여 가지나 생산하기도 한다. 그래서 우리 몸을 순환하는 대사산물의 약 40%는 장내세균이 생산하는 것으로 예측된다. [더 커넥션], p.258.

가 장 건강을 위해서 매우 중요하다는 사실이 밝혀졌다. 즉 유산균의 분류가 세분화하면서 유산균종(種; Species)의 단계에서 그 신경학적, 면역학적 그리고 항미생물학적 기능에 따라 다양한 유산 균주(變種; Strain)로 나눠지고 있다. 듀폰-다니스코(Dupont Danisco), 크리스챤-한센(Chr. Hansen), 로셀(Rosell) 그리고 프로비(Probi)와 같은 세계적인 유산균 원료회사들은 많은 연구와 임상자료를 통해 고급 균주를 생산해서 보급하고 있다.

인체 면역과 건강에 필수적인 '좋은 유산균'을 선택하는 기준은 ① 생균, ② 과학적으로 검증된 균주, ③ 보장된 균수, 특히 대장에 서식하는 비피도박테리움의 비율, ④ 위산을 통과하여 장까지 안전하게 살아가는 뛰어난 생존력, ⑤ 유해균과의 경쟁에서 이겨 장벽에 붙는 장 부착 및 증식력, ⑥ 공존성, ⑦ 기능성, ⑧ 프리바이오틱스(prebiotics)의 배합, ⑨ 장내 안전성, ⑩ 항생제 내성이 없을 것 등이다. '면역의 70~80%가 장 건강에 달려있음'을 생각한다면, 장 건강에 필수적인 유산균의 바른 선택과 꾸준한 섭취는 무엇보다 중요하다 하겠다.

## (8) 식물 내재영양소

### 1) 파이토케미컬이란?

파이토케미컬(phyto-chemicals)은 식물을 뜻하는 파이토(phyto)와 화학을 뜻하는 케미컬(chemical)의 합성어이다. 식물 속에 포함된 모든 종류의 화학물질을 아우른다는 뜻에서 복수형으로 쓰기도 한다. 파이토케미컬은 식물의 뿌리나 잎에서 만들어지는 모든 화학물질을 통틀어 일컫는 개념으로, 식물 자체에서는 자신과 경쟁하는 식물의 생장을 방해하거나, 각종 미생물·해충 등으로부터 자신의 몸을 보호하는 역할 등을 한다. 또 이 화학물질이 사람의 몸에 들어가면 항산화 물질이나 세포 손상을 억제하는 작용을 해 건강을 유지하여 주기도 한다. 버드나무 껍질에서 추출한 아스피린, 말라리아 특효약인 퀴닌은 이미 알려진 파이토케미컬이다. 화려하고 짙은 색소의 채소나 과일뿐만 아니라 마늘과 버섯, 콩 그리고 곡물에도 파이토케미컬이 풍부하다. 여기에는 비타민과 미네랄이 풍부하여 암 예방, 항산화 작용, 혈중 콜레스테롤 저하, 염증 감소 등의 효과가 있다.

2) 파이토케미컬과 파이토팩터

파이토케미컬의 주요 성분 중 비타민·미네랄을 포함하여 생리활성물질에 주목하게 될 때 식물 내재영양소, 즉 파이토뉴트리언트(phytonutrient)로 불려진다. 이 용어는 비타민·미네랄·섬유소·식물성 항산화제 및 기타 식물 농축물을 모두 포괄하는 것으로, 이러한 성분은 화학 합성제품에서는 발견할 수 없는 자연이 준 선물이다. 파이토케미컬의 기능성은 미국의 영양학자인 칼 렌보그(Carl F. Rehnborg, 1887~1973)박사에 의해 발견되었다. 그는 비타민, 미네랄 외에도 식물 속의 어떤 알 수 없는 영양소가 우리 몸을 방어하는 데 중요한 역할을 한다는 데 주목하여 '식물 내재영양소(phytofactors)'라고 명명하였다. 실제로 알팔파·물냉이·파슬리·시금치·레몬·구아바·당근·아세로라 체리 등의 식물 농축물에는 인체의 건강에 유익한 식물 영양소들이 풍부하게 함유되어 있다.

지금까지 과학자들은 수천 가지 종류의 식물 내 화학물질들을 분리해 내었지만, 식물에 '내재하고 있는 알 수 없는 영양소'의 중요성과 그 가치를 인정한 것은 최근의 일이다. 그런 점에서 칼 렌보그 박사는 시대를 앞서간 선구자라 할 수 있다. 그는 90여 년 전에 이미 식물성 식품이 영양소 결핍으로 인한 질환을 예방해주는 성분을 가졌다고 믿었다. 실제로 많은 연구를 통해 과일이나 야채 등 식물을 많이 섭취하는 식생활습관을 가진 사람들은 그렇지 않은 사람보다 만성질환에 걸릴 위험이 낮다는 것을 밝혀내기도 하였다. 식물 농축물에는 다양한 원료 작물에서 얻은 광범위한 식물 내재영양소가 함유되어 있다. 베타카로틴·알파카로틴·루테인·라이코핀·제아산틴·이소티오시안산·토코페롤·토코트리놀 및 프테로스틸벤 등이 대표적인 것들이며, 앞으로 이러한 성분의 효용성은 연구가 축적됨으로써 더욱더 상세히 밝혀질 것으로 기대된다.

# (9) 산성 식품과 알칼리성 식품

## 1) 산-알칼리의 평형 기전

우리 인체의 정상 세포 대사는 혈액(체액)의 pH가 7.35~7.45를 유지할 때만 가능하다.

이 정상범위를 조금만 벗어나도 산소 공급량이 줄어들고 전해질이 교란 상태에 빠져 심장 근육의 수축·이완성이 달라져 의식을 잃거나 생명이 위태로울 수도 있다. 특히 혈액의 pH가 7.8을 넘거나 6.8에 못 미치는 환경이 장기간 지속되면 인체 분자의 활성화와 화학 기능에 커다란 변화가 나타난다. 예를 들면 혈액 중 pH가 0.1이 낮아지면 인슐린의 활성이 30% 정도 떨어진다.

우리 인체 혈액의 pH를 정상적으로 유지하기 위한 화학적 완충액이 혈액과 적혈구에 있는데, 뇌, 폐 그리고 신장에서의 대사를 통해 pH를 조절한다. 그 조절 방식은 다음과 같다.

첫째, 폐호흡을 통해 이산화탄소 배출량을 늘리면서 수소이온($H^+$)을 감소시켜 pH를 조절한다. 세포(적혈구) 울혈 상태가 되면 수많은 수소이온이 적혈구에 달라붙어 적혈구의 가변형성이 떨어진다. 산소나 이산화탄소보다 수소이온이 적혈구에 더 친화적이어서 산성화가 가속된다.

둘째, 신장에서 $Na^+$와 $K^+$의 비율을 이용하여 산성 물질을 밖으로 배출시켜 pH를 조절한다. 폐는 이산화탄소 농도를 조절하고, 신장은 중탄산이온 배설을 조절한다.

셋째, 단백질, 적혈구 등에 있는 화학물질($H_2CO_3$, $HCO_3^-$)을 가지고 pH를 조절한다. 혈액은 이산화탄소 비율이 높아지면 산성, 중탄산이온 비율이 높아지면 알칼리성을 가지게 된다.

넷째, 칼슘 등 미네랄 보충은 pH의 조절 기제에 작용하여 체액을 약알칼리로 조절하는데 아주 중요하다.

이처럼 혈액 내의 산-알칼리 평형상태는 우리 인체의 뇌, 폐, 신장을 위시한 신체의 여러 기관이 협력체제 덕분이다. 그리고 이러한 협력체제는 하루 24시간, 평생을 통해 묵묵히 계속된다. 그런데 이러한 평형상태의 균형추를 무너뜨리거나 협력체제에 문제를 일으키는 상황이 발생하면 어떻게 될까? 사실 이러한 상황 발생의 최고 원인 제공자는 바로 자연성을 무너뜨리는 인간 자신이다. 특히 서구식 식습관을 즐기는 현대인 자신이 그 주범이라 할 수 있다. 먹거리 공부, 특히 산성 식품과 알칼리성 식품에 관한 공부가 필요한 이유가 여기에 있는 것이다.

## 2) 산성 식품과 알칼리성 식품

산성 식품과 알칼리성 식품을 구분하는 것은 맛이 아니라 그 성분이다. 식품을 연소시킬 때 발생하는 가스 또는 재를 물에 녹였을 때 그 용액이 산성이나 알칼리성이냐에 따라 구분된다. 즉 식품 속에 포함된 칼슘과 인의 비율이 산성과 알칼리성을 구분하는 기준이다. 인보다 칼슘이 많을 때는 알칼리성 식품이며, 칼슘보다 인이 많을 때는 산성 식품이다. 하지만 구분이 애매하거나 힘든 경우도 많다.

일반적으로 산성 식품이란 음식을 섭취한 후 체내에서 연소될 때 산(酸)을 생성하는 물질이 많이 생기는 식품을 뜻한다. 즉, 황(S)·인(P)·염소(Cl)같이 산을 형성하는 원소를 많이 가지고 있는 식품이거나, 섭취 후 연소할 때 다량의 이산화탄소를 방출하는 식품을 말한다. 모든 단백질은 시스테인·시스틴·메티오닌 같은 황을 함유하는 아미노산을 가지고 있고, 대부분 단백질이 인을 가지고 있으므로 단백질 음식을 먹게 되면 체내에서 황산과 인산이 생성된다. 그래서 단백질은 체내에 에너지가 부족할 때 질소 부분을 제외한 비질소 부분이 연소하여 에너지가 발생하면서 다량의 이산화탄소가 형성된다. 그러므로 소고기·돼지고기·닭고기·생선 그리고 달걀로 만든 음식은 산성 식품이다.

| 구분 | 산성 식품(나쁜 식품) | 알칼리성 식품(좋은 식품) |
|---|---|---|
| 탄수화물 | 술, 밥, 떡, 밀가루, 인스턴트식품 | 잡곡밥, 현미, 통곡식 |
| 단백질 | 육류, 우유 | 콩 단백질, 두부, 청국장 등 |
| 지방 | 오메가6 | 오메가3 |
| 비타민·미네랄 | 합성제품 | 천연제품 |
| 효소 | 화식 | 생식 |
| 식이섬유 | 드링크 식이섬유 | 식이섬유(대두, 귀리 등 통곡) |
| 유산균 | 요구르트, 유제품 유산균 | 유산균, 김치·된장, 발효식품 |

또 탄수화물이 함유된 음식과 모든 종류의 지방 음식은 체내에서 연소하여 주로 에너지를 발생시키며, 다량의 이산화탄소를 방출한다. 이 이산화탄소는 혈액에 섞여 폐를 통하여 체외로 나가는데, 이때 이산화탄소는 혈액의 수분에 녹아 탄산($H_2CO_3$)이 되어 폐까지 운반되고, 폐에서 다시 이산화탄소가 되어 바깥으로 나가게 된다. 이 탄산은 유기산으로 혈액을 산성으로 기울게 하는 원인이 된다. 그러한 까닭에 탄수화물과 지방이 많이 함유된 식품 또한 산성 식품이라 할 수 있다.

그리고 채소류에는 칼륨, 칼슘, 마그네슘, 철분이 많이 있으며, 과실류는 유기산이 많아 신맛을 낸다. 이들은 체내에서 산화되어 이산화탄소가 물이 되어 휘발되고, 칼륨, 칼슘 등과 같은 무기질이 남기 때문에 알칼리식품으로 구분되는 것이다. 우유는 칼슘이 많지만, 인체에 흡수되기가 어려우므로 우리 몸을 산성화시키는 주범이다.

## 3) 산성 식품의 폐해

산성 식품은 알칼리성 식품에 많은 식이섬유와 비타민·미네랄이 없어 탄수화물과 지방, 단백질의 과잉상태를 만들고, 공해와 각종 약물 및 첨가물에 의한 독소들을 가득 품고 있다. 이것들이 탄수화물 중독증을 만들고, 식이섬유의 부족으로 장내세균의 이상을 초래하게 된다. 그래서 장기적으로 비타민·미네랄의 부족증을 겪게 되면, 대사증후군에 노출되는 것이다. 대사증후군의 최대 원인은 탄수화물 과다섭취이다. 흰쌀밥, 밀가루, 인스턴트 식품, 청량음료, 커피 등 당지수가 높은 음식의 섭취가 많아지면, 그 분해과정에서 비타민$B_1$을 비롯한 여러 가지 비타민과 칼슘 등의 미네랄이 소비된다.

산성 식품의 여러 폐해 중 가장 대표적인 것 중의 하나가 골다공증이다. 골다공증(osteoporosis)은 보통 40대에 들어서면서 뼈마디가 저리고 쑤시며 등이 뻐근하고 허리에 통증을 느끼며 마음이 불안해지는 등의 증세를 나타내는 전형적인 칼슘 결핍증이다. 골다공증이 진행되면 뼈 조직 가운데서도 특히 등뼈 부분의 칼슘이 녹아 나와 스펀지와 같이 엉성하게 된다. 사람에 따라서는 등이 굽거나 키가 줄어들기도 하며 근육통을 호소하기도 한다. 심한 경우 척추에 골절상을 입기도 한다. 이 병은 처음엔 디스크나 신경통 정도로 생각하기 쉽다.

폐경기 이후의 여성에게 발생비율이 높은데, 60대에서는 남자 6%에 비해 여자는 62%의 발생률을 보인다. 또 70대 이상에서도 남자 23%에 비해 여자는 70%의 높은 발생률을 보인다. 산성 식품을 과다 섭취하는 현대인은 적어도 하루에 1,000mg 이상의 칼슘을 섭취해야 건강의 토대를 구축할 수 있다. 영양학자들은 알칼리성 식품과 산성 식품을 2~3:1의 비율로 섭취하는 것이 바람직하다고 한다.

## 3. 위해 화학물질

### (1) 식품 첨가물

#### 1) 자연식품과 가공식품

식품 첨가물이란 가공식품에 특별한 목적을 가지고 첨가되는 것으로서 첨가물 별로 용도가 정해져 있다. 식품을 제조·가공할 때 사용되는 첨가물은 대부분 복합적인 목적으로 사용되는 것이 일반적인데, 식품 첨가물의 특성에 따라 첨가물의 용도를 지정하는 범위가 조금씩 다르다. 이러한 식품 첨가물의 유무에 따라 자연식품과 가공식품으로 구분된다. 현재 우리나라에서는 화학합성물 381종, 천연첨가물 161종, 혼합제제 7종을 포함하여 모두 618종에 달하는 식품 첨가물이 사용되고 있다. 현재 관련 전문가들은 기준치와 허용량을 내세워 소비자에게 안전성을 설명하고 있다.

55kg 체중을 가진 한국인의 경우, 식품 첨가물 1년 섭취량이 대략 24.69kg에 달한다(표백제 0.003kg, 발색제 0.014kg, 착색료 0.074kg, 감미료 8.696kg, 방부제 15.902kg, 2009년, 한국식품과학회). 이렇게 체내에 들어간 식품 첨가물의 50~80%는 호흡기나 배설기관을 통해 배출되지만, 나머지는 체내에 축적된다는 사실이다. 사실 안전하다고 믿으면서 사용하였던 것들이 몇 년 후에는 유해물질로 판명되는 사례들은 얼마든지 있다.

#### 2) 식품 첨가물과 부작용

① 보존료(방부제) : 미생물의 증식에 의한 부패나 변질을 방지하여 저장 기간을 늘리는데, 소르빈산, 안식향산 등이 여기에 속한다. 하지만 간 질환을 유발하며, 발암성, 중추신경 마비, 출혈성 위염의 부작용이 있다.
② 표백제 : 식품의 색을 제거하기 위해 사용되나, 기관지염, 천식, 위 점막 자극, 신경염, 순환기 장애 등의 위험성이 있다.
③ 조미료: 식품의 맛을 돋우거나 기호도를 높이기 위한 사용하지만, 뇌혈관 장애, 성장호르몬, 생식기능이나 갑상선 장애의 위험성이 있다.

④ 착색료 : 식품에 색소를 부여하거나 복원하는 데 사용되지만, 신장이나 뇌의 장애나 발암성이 있다.
⑤ 산화방지제 : 산화로 인한 품질 저하를 방지하여 식품의 저장 기간을 연장하는데, 발암성이 있다.
⑥ 색소 유지제 : 식품의 색소를 유지 및 강화하는 데 사용되나, 빈혈, 호흡 기능 저하, 구토, 발한, 의식불명의 위험성이 있다.
⑦ 살균제 : 미생물을 단시간에 사멸시키기 위해 사용하지만, 피부염, 고환 위축, 발암성, 유전자 파괴의 위험이 있다.
⑧ 감미료 : 식품에 단맛을 부여한다. 하지만 소화기 장애, 신장 장애, 발암성이 있다.
⑨ 팽창제 : 가스를 유리시켜 반죽의 부피를 증가시키나, 카드뮴, 납 등 중금속 중독의 위험성이 있다.
⑩ 소포제 : 거품 생성을 방지하거나 감소시키는데, 소화기 및 신장 장애, 발암성이 있다.

## (2) 화학 약물

현대 약학의 시조라 불리는 중세의 약리학자 파라셀수스(Philippos Paracelsus, 1493~1541)는 "모든 화학물질은 독이며 독이 없는 것은 존재하지 않는다"고 하였다. 또 세계 최고의 위장전문의로서 [병 안 걸리고 사는 법]의 저자인 신야 히로미(新谷弘實) 박사도 "약물은 모두 기본적으로 독이며…… 약은 많이 쓸수록 암이 된다"라고 하였다. 그런데도 많은 사람이 약을 선호하는 이유는 그 약이 가지는 즉효성 때문일 것이다. 이 즉효성 때문에 환자든 의사든 약물치료를 선호하는 것이고, 이 경우 '독으로서의 약물'이 가져올 부작용은 철저히 가려지거나 무시되고 있다. 예를 들어 고열의 환자에게 해열제를 처방하면, 이 약물은 뇌의 발열 중추를 마비시켜 열이 내려간다. 환자든, 의사든 그리고 제약회사든 '효험있는 약물'이라고 박수를 친다. 그러나 약물에 반응하는 것은 뇌만이 아니라 위 점막, 장 그리고 간과 신장이다. 특히 이러한 약물들을 장기적으로 또는 과다 복용하였을 때 인체의 장기에서 발생할 수십에서 수백 가지의 부작용은 상상을 초월하는 것이다.

화학 약물의 '효용성'과 '무서움'을 잘 대변해주는 것으로 스테로이드제(부신피질 호르몬제)가 있다. 교통사고로 인해 생명이 위험한 쇼크 상태에 놓인 환자나 중증 천식으로 호흡을 제대로 하지 못해 빈사 상태의 중환자에게 스테로이드제는 그야말로 전가(傳家)의 보검과 같은 약이다. 또 류머티즘 관절염, 루푸스 등의 교원병과 아토피, 비염, 천식 등의 알레르기성 질환, 궤양성 대장염, 크론씨병, 재생 불량성 빈혈, 백혈병 등 원인과 치료법이 충분히 밝혀지지 않은 난치병에 스테로이드제는 거짓말처럼 놀라운 효과가 나타난다. 상쾌한 기분, 식욕 증진, 영양 상태 개선, 이뇨작용 촉진, 통증의 경감, 염증 치유 등 환자는 질병으로부터 완전히 치유된 듯 느껴진다. 스테로이드제는 어차피 증상을 억제할 뿐인 대증요법에 지나지 않아 장기적으로 사용하면 반드시 부작용이 나타난다. 부기, 보름달 얼굴, 자반, 다모, 탈모, 가려움증, 색소침착, 여드름 피부, 체중 증가, 가슴 쓰림, 구토, 설사, 변비, 두통, 불면, 우울증, 근육통, 관절통, 피로감, 발열, 월경 이상, 소아의 발육부전, 백혈구 증가, 위궤양 등 스테로이드제 사용이 가져오는 부작용은 수를 헤아릴 수 없을 정도이다.

이처럼 부작용은 스테로이드제만이 아니라 진통, 해열에 사용되는 약물은 물론이고 고혈압, 당뇨, 동맥경화에 사용되는 순환기 계통의 약물 내지 심지어 항암제의 부작용도 엄청나다. 일상의 생활에서 감기에 걸렸을 경우 처방 약을 부담 없이 먹고 있는데, 사실 감기약도 사람에 따라서는 치명적인 부작용이 있을 수 있다. 그 대표적인 예가 스티븐스 존슨 증후군(Stevens-Johnson syndrome)이다. 하지만 만성질환자의 경우 현재 먹고 있는 약을 즉시 중지하는 것도 위험하다. 스테로이드제 중지로 인한 쇼크사나 혈압강하제 중단으로 인한 뇌졸중 위험은 충분히 예견할 수 있다. 이러한 약물로 인한 2차 부작용을 경험하지 않기 위해서는 질병의 원인을 제대로 파악하여 근원적으로 치유하는 것이 무엇보다도 중요하다.

## (3) 환경호르몬

### 1) 환경호르몬이란?

환경호르몬은 생물체 내 호르몬계의 정상적인 작용을 방해하여 생식 이상, 기형, 각종 암을 일으키는 화학물질이다. 농약과 수은, 납, 카드뮴 등 중금속과 비스페놀A 등 플라스틱성분, 프틸레이트 등 플라스틱 가소제, 세척제인 노닐 페놀류 등을 말하는데, 정식 명칭은 내분비 교란 화학물질(EDCs)이다. 우리 몸의 호르몬과 다르지만 마치 같은 것으로 인식되게 하는 가짜 호르몬인데, 주로 여성호르몬의 역할을 한다. 인체 호르몬은 수많은 세포와 기관의 정보교환을 돕는 물질로 혈액 속에 녹아 있다가 특정 세포의 수용체에서 작용한다. 그러나 화학 구조가 체내 호르몬과 유사한 이 환경호르몬이 대신 수용체와 결합하거나 수용체의 입구를 막아버리면 인체에 기형, 장애 등의 이상이 생긴다. 그뿐 아니라 환경호르몬은 정자 수 감소 등 생식기 이상을 포함하여 면역계, 신경계 등 인체 대부분에 영향을 미친다.

우리 생활 속에서 이미 실용화된 물질 가운데 호르몬을 교란하는 인공 합성물질만 대략 67종이며, 인위적으로 합성된 물질에는 대체로 그런 경향이 있다고 봐야 한다. 지난 세기 이 물질들은 실제로 우리의 생활을 편리하게 만들어 주면서 생활공간을 가득 채워왔고 점점 더 그 사용의 양과 종류가 늘어가고 있다. 환경론자들은 이런 물질이 인간을 포함한 생태계 전체에 미치는 영향을 걱정하고 있다.

## 2) 호르몬의 종류와 폐해

① 다이옥신 : 흡연, 자동차 배기가스 및 연소과정에서 생성되는 것으로 95% 이상이 염소 폐기물을 소각하는 과정에 발생한다. 국제암연구소(IARC)는 발암물질로 분류하였고, 폐암, 간암, 생식계 장애, 면역계 손상 및 호르몬 조절기능 손상 등을 유발한다는 연구가 있다. 특히 남자의 정소를 위축시켜 생식능력에 영향을 주며, 에스트로겐과 프로게스테론의 농도를 변화시키므로 여성의 생식력에도 큰 영향을 준다.
② 비스페놀A : 인체가 비스페놀A를 접하게 되면 그것이 진짜 호르몬으로 착각하는데, 내분비 장애와 돌연변이 등을 유발하게 된다. 비스페놀A는 남성의 정자와 고환에 영향을 미쳐 정자 수를 감소시키고 발기부전을 일으킬 수 있다.
③ 유기주석(TBT) : 신발, 스포츠의류 등에서 냄새가 발생하는 것을 방지하거나 살균 등의 목적으로 사용된다. 플라스틱 제품의 안정제, 페인트의 촉매제, 농약이나 살충제 등 다양한 용도로 쓰이는데, 몸속에 잔류·농축될 수 있으며 내분비계를 교란하는 것으로 알려져 있다. 일부 유기주석 화합물은 선박의 오염방지 페인트로 사용되다가 물고기의 기형 증상 등 생태계 교란의 원인 물질로 밝혀지면서 사용이 금지되었다.

④ 브롬화 난연제(PBDE) : 플라스틱, 섬유, 페인트 등에 화재를 방지하기 위한 첨가물질로, 커튼, 블라인드, 카펫, 소파, 매트리스와 전자제품 등에 사용된다. 정자의 감소, 갑상선호르몬 기능 이상 등 내분비계 교란 물질이며, 체내 잔류기간이 길고 모유를 통해 아이에게 전달되어 아이의 뇌 발달에도 영향을 줄 수 있다.

⑤ 프탈레이트 : 플라스틱을 부드럽게 하는데 사용하는 화학첨가제인데, 1999년부터 유럽연합(EU)에서는 사용을 금지하였다. 독성이 강해 DNA를 파괴하고, 임신 복합증과 유산 등에도 영향을 미친다. 아토피, ADHD, 기형아 출산과 연관이 있으며 일부는 발암성도 있는 것으로 알려져 있다.

⑥ 트리클로산 : 갑상선호르몬을 방해하는 내분비계 교란 물질로, 항균 비누, 항균 플라스틱, 항균 천 등 항균을 강조한 제품과 치약, 화장품에도 들어있다. 지방조직에 잘 축적되므로 모유를 통해 아이에게 전달될 수 있다. 수돗물의 염소와 햇빛에 반응하여 다이옥신을 생성하기도 한다.

⑦ 과불화화합물(PFCs) : 방염이나 방수 코팅제로 사용되는데, 프라이팬에 음식이 눌러 붙지 않도록 하는 코팅, 오염방지 카펫, 방수 등산복 등에 주로 사용된다. 또 피자, 패스트 푸드 포장지 코팅에도 쓰이며, 인체 내에 오래 잔류하고 자연 상태에서 잘 분해되지 않아 위험성이 큰 화학물질이다.

⑧ 파라벤 : 샴푸, 린스, 로션, 모발 제품부터 치약 등 화장실용품, 의약품 및 식품 첨가물로도 사용되는 화학물질이다. 피부 알레르기뿐만 아니라 내분비교란물질로서 에스트로겐과 유사한 역할을 한다. 특히 여성의 경우 유방암 조직에서 파라벤이 검출된 연구보고서가 있는 것으로 보아 암과의 관련성도 있는 것으로 알려져 있다.

⑨ 포름알데히드 : 자극성이 강한 휘발성 유기화합물로 가구, 바닥재, 벽지, 페인트 등 건축자재에 사용되어 새집증후군의 주요 원인으로 알려져 있다. 매니큐어, 손톱 강화제, 헤어 제품에도 쓰이는데, 발암물질로서 호흡기 암이나 백혈병을 유발할 수 있으며 천식 등 알레르기 질환도 일으킨다.

⑩ 톨루엔 : 합성수지나 염료, 약품 등의 용제로 사용되며 가정에서는 살충제, 매니큐어, 접착제, 페인트에 사용되어 새집증후군의 원인이 되기도 한다. 차량 배기가스와 담배 연기에도 있으며, 신경계 장애, 어지러움, 두통, 졸음, 환각 등을 일으키며, 장기적인 노출은 뇌 질환까지 가져올 수 있다.

⑪ 알킬페놀류 : 합성세제, 섬유유연제, 세정 용품 등의 계면활성제 성분 그리고 모발 제품

이나 염색약의 성분으로도 쓰이는 내분비교란물질이다. 주로 생식과 발달을 방해하는 것으로 알려져 있는데, 하수구를 통해 배출되어 생태계를 교란시킨다.

⑫ DDT : 유기염소 화합물로 강력한 살충효과와 제초효과를 가지고 있으며, 극성이 없기에 물에 녹지 않는다. 곤충의 신경세포에 작용하여 나트륨이 세포막을 이동하는 것을 막아서 살충효과를 나타낸다. 땅이나 물속에 잔류하고 있는 DDT는 식물에 흡수·농축되어 몸속의 지방에 쌓여 에스트로겐과 비슷한 내분비계 교란 물질로 작용한다.

## 3) 호르몬 남용과 면역기능의 저하

인체의 항상성 유지에 필수물질인 호르몬은 필요에 따라 적절한 시기에 적절한 양이 분비되어 정해진 역할 후에는 간에서 파괴되거나 혈액 중에서 사라지게 된다. 그런데 만약 환경호르몬이 다량으로 인체에 유입되게 되면 인체의 항상성 유지에 큰 문제를 일으켜 면역력과 자연치유력에 막대한 손상을 주게 된다. 이런 환경호르몬의 특징은 생체 호르몬과는 달리 쉽게 분해되지 않고 안정되어 있다. 그리고 환경과 생체 내에 잔류하고 심지어 수년간 계속되기도 하며 또 인체 등 생물체의 지방 및 조직에 농축되는 성질이 있어 그 부작용이 장기적이면서도 치명적이라는 점이다.

그렇지만 많은 현대인은 화학 약물 복용과 함께 사육동물에 첨가된 성장 호르몬제, 여성 호르몬제, 부신피질 호르몬제 같은 약물은 물론이고 환경호르몬에도 직·간접적으로 노출되어 내분비 기능에 커다란 타격을 입고 있다. 이러한 환경호르몬으로부터 자신의 건강을 지키는 길은 생활 속에서 화학용품 사용량을 줄이거나 친환경 제품으로 바꿔 쓰는 노력만으로도 상당한 효과가 있다. 하지만 일부 환경호르몬 물질은 워낙 광범위하게 퍼져 있어 개인적인 자각과 노력을 넘어 국가적·제도적 뒷받침이 있어야 할 것이다. 최근 가습기 살균제 사건이나 일회용 생리대 문제에서 봤듯이 생활용품에 사용된 독성 화학물질 또는 환경호르몬 등의 영향으로부터 안전하기 위해서는 '성분 표시제'를 포함한 정보공개와 함께 '제품 생산기준 재설정' 등이 하루빨리 이루어져야 할 것이다.

## (4) 유전자조작 식품

### 1) 유전자조작이란?

일부 바이러스를 제외하고는 모든 생물은 세포로 구성되어 있다. 모든 생물의 세포에는 유전자가 있으며, 유전자에는 생명 활동에 필요한 생리 물질들을 생산할 수 있도록 암호명령이 기록되어 있다. 유전자의 본체는 세포 안 염색체의 DNA라고 할 수 있는데, 지구상의 모든 생물의 유전자는 똑같은 암호로 적혀 있다. 즉 모든 미생물, 식물, 동물 심지어 인간[120]도 가진 유전자는 달라도 사용하고 있는 암호 자체는 모두 같으므로, 이 암호를 해독만 할 수 있다면 DNA 안의 암호명령을 인위적으로 바꾸어 쓸 수 있다는 발상에서 출발한 것이 유전자조작(GMO)이다.

원래 유전자의 교환은 같은 종의 동식물 간에 자손을 남기기 위해서만 행해져 왔다. 하지만 유전공학 기술의 발달로 생명체의 유전자를 기계의 부품처럼 얼마든지 끼워 맞출 수 있게 되었다. 심지어 이런 유전자 교환이 종의 벽을 뛰어넘어 실행되고 있는 것이 오늘날의 현실이다. 제초제 내성의 작물과 살충 독소를 스스로 만드는 옥수수와 면화, 거미줄 성분을 포함하는 우유를 생산하는 젖소나 2배 크기에 생장 속도가 3배 빠른 슈퍼 연어 그리고 유전자조작을 가한 대장균을 이용해 생산되는 대표적인 약품인 B형 간염 백신과 인슐린, 혈액응고인자, 성장호르몬 등이 대표적인 사례이다.

### 2) 유전자조작 식품

① 제초제에 내성을 가지는 유전자조작 식품: 모든 식물을 죽이는 고독성 제초제를 뿌려도 작물은 죽지 않고 잡초만 죽게끔 박테리아의 유전자를 이식하여 유전자가 조작된 작물이다. 콩과 유채가 대표적인 작물이며 유전자조작 식품의 70%를 차지하고 있다. 이러한 작물들은 잔류 농약량이 훨씬 많아지고 생산자는 발암 환경에 노출되고 환경은 더욱 파괴된다.

---

120. 사람의 유전자에는 염색체 23개 쌍에 아데닌(A), 구아닌(G), 시토신(C), 티민(T)라는 4가지 염기에 의해서 30억 쌍의 염기서열이 존재한다.

② 살충 성분의 독소를 만드는 유전자조작 식품: 해충을 죽이는 독소를 작물 스스로가 만들게끔 유전자 조작된 작물로서 옥수수와 면화가 대표적이다. 땅속의 유용한 미생물과 곤충, 나비, 새들에게도 나쁜 영향을 미치게 된다. 작물의 재배지는 작물 이외의 생명체는 모두 사라진 죽음의 땅이 되어 감은 물론이고, 이렇게 유전자 조작된 식물이 만들어낸 독소가 인체에 안전하리라는 보장은 어디에도 없다.

③ 식탁 위의 유전자조작 식품: 기초식품으로 콩, 옥수수, 토마토, 감자, 카놀라, 면화, 사탕무 등이 있다. 가공식품으로는 전분, 물엿, 식용유, 된장, 간장, 고추장, 두유, 두부, 콩나물, 포테이토 칩, 프렌치프라이, 옥수수 통조림, 케찹, 비타민, 아미노산, 의약품, 화장품 그리고 가축 사료 등이다. 전 세계적으로 유전자조작 식품의 주요 생산국은 북미, 남미 그리고 중국이다. 이들 국가에서 생산되는 목화, 유채, 콩, 옥수수 그리고 사탕무 등이 전 세계인의 식탁을 점령하고 있다.[121]

유전공학의 기술을 통해 식량문제의 해결, 치료제 및 백신의 개발, 환경오염 및 복지문제까지 해결하여 삶의 질을 향상할 수 있다는 GMO 옹호론자의 주장이 있지만, 여전히 비관론자의 주장이 더 설득력이 있는 듯하다. GMO 비관론자들은 첫째 GMO 작물 연구가 충분히 이루어지지 않았으며, 둘째 암, 알레르기 등 질병 발생 및 독성과 항생물질에 대한 내성의 발생 가능성이 있으며, 셋째 생태계에 예측 불가능한 영향을 미칠 수 있고, 넷째 식량문제는 불평등이나 정치적 문제 또는 국제 투기자본의 문제라는 인식, 다섯째 GMO 작물로 인해 살충제, 제초제의 사용량이 더욱 증가할 것이라는 등의 이유로 GMO 식품은 퇴출해야 한다고 주장한다.

우리나라에서는 2001년 7월부터 유전자조작 식품에 대하여 의무표시제를 시행하였는데 2017년 2월부터는 확대 시행하고 있다. 현재 GMO 수입과 제조가 허용된 원재료는 대두, 옥수수, 면화, 카놀라, 사탕무, 알팔파 등 6가지이다. 식품 수입업자나 가공업자도 GMO가 3% 이상 섞여 있으면, '유전자조작 식품'이라고 표기를 해야 한다.

---

121. 1998년 과학자들은 유전자조작 식품이 인간의 건강을 해칠 수 있다는 최초의 증거를 발견했다. 영국 애버딘의 로웨트 연구소 연구원들은 유전자조작 식품이 쥐의 면역체계를 손상시킬 수 있다는 사실을 발견했다. 햄버거에서 아이스크림까지 슈퍼마켓에서 발견되는 가공식품의 약 60%는 유전적으로 조작된 성분을 함유하고 있다. [건강과 치유의 비밀], 안드레아스 모리츠 지음, p.408.

# 4. 세균, 바이러스, 곰팡이 및 기생충

## (1) 세균

### 1) 세균이란?

세균(bacteria)은 원핵세포로 되어 있는 단세포 생물로 움직이지 않는 것도 있고 편모로 움직이는 것도 있다. 세균은 특히 비옥한 토양이나 물속에 많으며, 1g 속에 약 30억 이상의 세균이 있으며 대개는

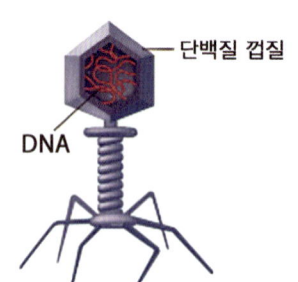 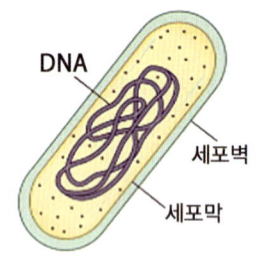

20~50℃에서 산다. 세균의 증식은 대개 2 분열이며 한 번 분열하는데 15~20분 걸리고, 조건이 좋으면 한 마리에서 백만 마리까지 가는 데 불과 4~5시간밖에 안 걸린다. 대장균의 경우 필요한 무기염류 수 mg이 내포된 배양액 1㎖ 속에서 증식 36시간에 수십억 개로 증식하기도 한다.

### 2) 위험한 세균

① 살모넬라균은 가장 흔한 병원성 장내세균으로 오염된 우유, 달걀, 닭, 육류 등에서 감염된다. 살모넬라균은 저온 및 냉동상태에서뿐만 아니라 건조된 환경에도 강하며, 최근 개, 고양이 등 애완동물과 녹색 거북이도 중요한 오염원으로 지목되고 있다. 심한 복통과 설사, 구토, 발열, 오한 등이 나고 설사에 피나 점액이 섞여 나오기도 한다.
② 포도상구균에 감염되면 식중독뿐만 아니라 피부의 화농·중이염·방광염 등 화농성 질환이 일어나기도 한다. 단백질이 풍부하고 수분이 많은 크림, 샐러드, 햄 등 돼지고기 제품 등이 오염원일 가능성이 크다.
③ 비브리오균은 생선을 날로 먹을 때 잘 걸리지만, 열에 약하기 때문에 가열하면 쉽게 없앨 수 있다. 또 생선회의 경우 5도 이하의 냉장고에 보관하면 안전하다.
④ 병원성 대장균 O-157은 사람의 장에 증식해 '베로(vero)'라는 강한 독소를 만든다. 이

세균은 독성이 강해서 100마리 정도의 극소량으로도 심각한 감염증을 유발한다. 설사와 복통, 경련, 의식장애를 일으키며 원인 식품으로는 햄버거, 우유, 사과 주스, 요구르트, 치즈, 상추, 무순 등으로 알려져 있다.

⑤ 캠필로박터균은 애완동물의 배설물을 통해 전염되는 식중독균으로, 살모넬라식중독 다음으로 빈도가 높다. 심한 설사를 일으키며 최근에는 하천수에서도 검출되고 있다. 감염될 경우 뇌염과 비슷한 증상이 나타나는 '리스테리아균'은 주로 신생아나 임산부에게 식중독을 일으킨다.

## (2) 바이러스

### 1) 바이러스란?

사람들이 바이러스에 대하여 제대로 알기 시작한 1930년대 이후로 확인된 바이러스의 종류는 2018년까지 대략 5,000여 종에 달하며, 추정컨대 지구상에는 수백만 종의 바이러스가 존재한다고 하니 바이러스의 세계는 여전히 미지의 세계이다. 다만 감기를 일으킨다고 알려진 리노바이러스(Rhino Virus)는 대략 100여 종 이상이 있으며, 코로나바이러스(Corona Virus)는 1960년대 이래 SARS-CoV2까지 모두 7종이 발견되었을 정도이다. 세균과는 달리 바이러스는 스스로는 물질대사는 물론 자손 번식도 하지 못한다. 인체 밖에서는 먼지와 같이 떠다녀서 도저히 생명체라고 말할 수도 없기에 죽일 수도 없다. 하지만 먼지와 같이 여겨지는 바이러스도 생명체(숙주) 안으로 들어가면 본색이 드러나는 것이다.

이렇듯 바이러스(virus)[122]는 동물·식물·세균·방사균 등 살아있는 세포에 기생하는데, 그 세포 내에서만 증식할 수 있는 수백 $\mu$m 이하의 감염성 입자를 말한다. 자신과 같은 것을 복제하는 생물의 특성을 가졌으며, 핵산의 종류에 따라 DNA 바이러스와 RNA 바이러스로, 숙주에 따라 동물바이러스와 식물바이러스 및 박테리오파지로 분류된다. 바이러스는 스스로 신진대사를 할 수 없으므로 바이러스 핵산을 주형으로 하여 숙주 세포의 대사계를 통해 필요한 효소 단백을 합성한다. 또 바이러스 핵산을 복제하는 동시에 항원 단백질을 만들며 이들이 집합되어 새로운 바이러스를 완성해서 세포 밖으로 방출한다.

---

122. 일본뇌염 바이러스는 0.02~0.03$\mu$m, 구제역 바이러스는 0.008~0.012$\mu$m의 크기이다.

세포 안에 침입한 바이러스는 자신의 유전 정보는 숙주인 세포에 주고 자신은 숙주의 유전 정보를 취한다. 이렇게 되면 세포는 영양분을 침입자인 바이러스에게만 공급하게 되어 바이러스는 강성해지는 반면 세포 쪽은 쇠퇴하게 된다. 주객이 뒤바뀌는 결과가 되는 셈이다. 더욱이 숙주 세포가 쇠퇴하여 영양공급능력이 없어지면 바이러스는 다시 새로운 숙주를 찾아 새로운 세포를 공략한다. 이렇듯 바이러스에게 공격당한 세포는 결국 고사하며 바이러스만 끊임없이 증식하는데, 이것이 바이러스 질환이다.

바이러스성 간염, 바이러스성 피부질환, 광견병 등 약 800여 종의 바이러스성 질환이 있는데도 1980년 B형 간염 예방백신이 개발된 것 말고는 바이러스성 질병에 대한 예방 및 치료수단이 거의 없다. 감기 역시 바이러스 질환이어서 인류와 가까운 질병임에도 불구하고 아직 특효약 하나 만들어 내지 못하는 현실이다. 그 이유는 정상 세포에는 전혀 영향을 주지 않고 바이러스만을 선택적으로 공격하는 약품이 개발되지 않았기 때문이다.

그러나 인체가 스스로 만들어 내는 인터페론(interferon)은 세포를 전혀 손상하지 않고 바이러스의 증식만 억제한다는 것이 밝혀졌다. 문제는 인터페론이 인체가 바이러스에 감염되었을 때 비로소 만들어내기 시작하는 물질이라는 점이다. 이 인터페론의 생성을 촉진하는 것이 비타민C다. 면역세포에서 만들어지는 단백질인 인터페론은 1형, 2형, 3형이 있는데, 바이러스, 박테리아, 기생충, 종양 등 외부 침입자들에 대응하여 다양한 면역기능을 행사한다. 즉 비타민C는 바이러스를 공격하는 백혈구의 기능을 강화하고 또 스스로 바이러스에 공격을 가하는 등 두 가지 역할을 한다. 감기에 비타민C가 좋은 이유는 이러한 면역기능의 강화에 관여하기 때문이다. 이처럼 인체 내에서는 바이러스 감염 이후의 면역반응이 1주~2주 사이에 일어나는데[123], 정상적인 면역력을 가진 사람은 이러한 과정을 큰 무리 없이 소화해낼 수 있으므로, 무엇보다 평상시의 면역력 유지가 중요하다 하겠다.

---

123. 바이러스가 숙주 몸 안으로 들어오는 감염 또는 잠복단계에서 발병 1~2일 차의 세포성 면역단계, 발병 3~4일 차의 체액성 면역 활성화, 발병 5~6일 차의 바이러스 포획단계 그리고 발병 6~12일 차의 노폐물 제거 및 손상된 조직의 복구 단계를 거치면서 인체는 정상 기능으로 돌아오게 된다. 이 과정에 T세포, B세포, 대식세포 등 인체의 많은 면역세포가 면역반응에 관계한다. [코로나 미스터리], 김상수 지음, pp.31~35 참조.

## (3) 곰팡이

### 1) 곰팡이란?

곰팡이는 보통 그 본체가 실처럼 길고 가는 모양의 균사로 되어 있는 사상균을 가리킨다. 일반적으로 균류 중에서도 세균·고초균·버섯 등이나, 경우에 따라 효모와도 구별하지만 엄밀하게 구별하기는 어렵다. 곰팡이는 따스하고 습한 환경을 좋아하며 생존을 위한 최적 온도가 대략 30℃ 정도이지만, 그중에는 5~8℃의 온도에서 잘 발생하는 냉장육 곰팡이인 카에토스더리움도 있고, 45~53℃에서만 자라는 푸른곰팡이도 있다.

### 2) 무좀곰팡이 백선균

무좀은 곰팡이의 일종인 적색 백선균 또는 피부사상균 때문에 발생하는데, 수포성 물집, 가려운 증상 및 하얀 각질의 증상이 나타난다. 최근의 외용약은 수일만 치료해도 증상이 호전되지만, 균의 포자가 남아있어 완치가 어렵다. 무좀 발생의 근본 원인은 곰팡이가 살 수 있는 환경인데, 스트레스로 인한 혈류 장애와 부종이 가장 중요한 원인이다. 그래서 약물 투여로 인한 부작용 없이 치유하려면, 면역을 증강하고 혈류를 개선하는 것이 근원적인 치유방법이라 하겠다.

## (4) 기생충

### 1) 기생충이란?

인체 안팎에 살면서 생존을 위한 먹이를 취해가는 생명체로서, 크기나 위치에 상관없이 인체를 이용해서 살아가며 해를 끼치는 것들은 모두 기생충이라 부른다. 넓은 의미에서 보면 박테리아나 바이러스도 기생충에 속한다고 할 수 있다. 기생충은 소장이나 대장 같은 장에서만 사는 것이 아니라, 간, 뇌, 폐, 몸통, 피부와 근육 사이, 혈액 등에도 살고 있으며, 그 종류는 대략 120여 종류이다. 기생충 중에는 우리의 입속이나 치아 사이에서 사는 것들도 있으며, 또 어떤 기생충은 장으로 내려가서 12cm 크기로 자라기도 하며 인체 여러 부위에서 옮겨 사는 스파르가눔(sparganum)도 있다.

현미경으로만 보이는 작은 기생충은 우리 피부에 달라붙어 혈관을 타고 몸속을 돌아다니다가 장으로 들어가기도 한다. 어떤 기생충은 우리의 몸속에 칭칭 감겨 있어 혈관인지 림프관인지 분간하기가 어려운 경우도 있다.

### 2) 기생충과 박테리오신

유산균 대사산물이란 유산균의 대사활동에서 나오는 대사산물로서 우리 생체에 높은 기능성을 가져다준다. 이 중에서 식물성 유산균이 만들어 내는 천연 항생물질을 일컬어 박테리오신(bacteriocin)이라 한다. 유산균의 유용성은 이 박테리오신에 달려있는데, 이는 박테리오신이 항생제의 무차별성과는 달리 유해균만 선택적으로 사멸시킬 수 있고 또 내성도 없기 때문이다.

평상시에 좋은 유산균, 특히 식물성 유산균을 많이 섭취하면 이들에 의해 생산되는 대사산물에 의해 장 환경이 좋게 되는 것은 1차 적인 효과이다. 나아가 흡수된 대사산물에 의해 만들어진 인체 환경은 박테리아, 곰팡이는 물론이고 각종 기생충이 싫어하는 환경을 만들므로, 자연스럽게 이들은 퇴출되는 것이다. 유산균의 진정한 효능은 바로 여기에 있는 것이다.

# 5. 운동과 숙면

## (1) 유산소 운동과 무산소 운동

누구든지 노화가 진행되면 신체 여러 부위의 근육이 뻣뻣해진다. 젊을 때는 관절을 부드럽게 움직이게 하는 윤활 성분이 많이 나오지만, 나이가 들면서 점점 줄어들기 때문이다. 하지만 적절한 영양소의 섭취와 함께 유연성을 키울 수 있는 스트레칭으로 뻣뻣함을 줄일 수 있다. 이러한 스트레칭은 장소나 시간에 구애되지 않고 할 수 있는 장점이 있으므로 습관화할 필요성이 있는 것이다. 과거에는 심장질환이 있는 사람의 경우 절대 안정이 최고의 치료법이었다. 하지만 특히 유산소 운동이 혈액순환 장애를 개선한 효과가 알려지면서 운동요법의 중요성이 드러나기 시작하였다.

일반적으로 운동은 스트레스 상황에 대처하는 능력뿐만 아니라 단단함과 유연성도 키워준다. 특히 기관과 근육의 결합조직에서 유독하고 유해한 물질을 배출하는 림프계는 신체 모든 부분의 일상적인 움직임에 따라 달라진다. 순환의 원동력인 심장을 가지고 있는 혈액과는 달리, 림프액은 몸 주위를 순환시키는 직접적인 펌프 장치가 없다. 림프계는 호흡 메커니즘과 우리가 그것을 얼마나 잘 사용하는가에 크게 의존한다. 폐의 호흡 작용을 담당하는 근육(횡경막)이 복부로 확장되면 장내 림프관에 큰 압력을 가하여 그 내용물을 짜내어 가슴관과 같은 림프관을 통하여 흐르도록 강제한다. 그러므로 호흡계는 림프계의 간접 펌프 역할을 하므로, 얕은 호흡은 림프 순환에 해로운 영향을 주지만 운동을 통한 림프 기능의 향상은 수많은 질병을 예방하게 한다.

이하에는 유산소 운동과 무산소 운동의 방법과 그 효능을 살펴볼 것이다.

### 1) 유산소 운동

유산소 운동을 하면 몸 안에 최대한 많은 양의 산소를 공급시킴으로써 심장과 폐의 기능을 향상하고 강한 혈관조직을 갖게 하는 효과가 있다. 따라서 장기간에 걸쳐 규칙적으로 실시하면 고혈압, 동맥경화, 고지혈증, 허혈성 심장질환, 당뇨병 등 대사증후군을 예방할 수 있을 뿐만 아니라, 비만 해소와 노화 현상을 지연시킬 수 있다. 조깅(jogging), 수영, 자전거 타기, 에어로빅댄스, 크로스컨트리, 마라톤 등이 여기에 속한다.

유산소 운동이 최대의 효과를 거두려면 운동 강도, 운동 지속시간, 운동 빈도 등이 고려되어야 한다. 운동 강도는 최대 운동능력이 자기 능력의 50% 이상에서 운동하지 않는 것이 가장 좋다. 그 이유는 운동하는 목적이 자신의 능력을 타인에게 증명하기 위한 것이 아니라, 운동을 통해 개인의 이익과 만족을 이끌어내기 위한 것이기 때문이다. 또 피곤하기 전에 30분 동안 뛸 수 있다면 15분 동안만 뛰는 것이 좋은데, 운동 중에 피곤해지면 그 목적을 망치기 때문이다.

근육의 긴장도와 힘을 높이는 가장 좋은 방법은 심장과 근육을 움직여 숨이 헐떡일 정도로 빠르게 끌어올리는 것이고, 이어 활동량이 적은 순간이 뒤따르게 하는 것이다. 운동과 휴식을 1~2분 간격으로 하는 것이 이상적이다. 하루에 10~20분간 이렇게 하는 운동은 몇 시간 동안 격렬한 운동을 하는 것보다 더 많은 이점이 있으며, 근육 긴장도, 폐활량 그리고 심장 건강을 향상시킨다.

운동 빈도는 성인의 경우 최소한 일주일에 3회 정도 운동을 해야 심폐 지구력이 향상된다. 운동 빈도를 주 5회 이상으로 할 경우에는 걷기, 달리기 등 체중 부담을 안고 하는 운동과 수영, 자전거 타기 등 체중 부담이 없는 운동을 번갈아 하는 것이 좋다. 모든 운동은 햇빛 아래에서 낮에 하는 것이 좋은데, 아유르베다 의학에서는 해가 진 후에 운동하는 것을 반대한다. 따라서 저녁에는 몸이 느려지도록 하면서 편안하고 원기가 회복되는 수면을 준비해야 한다. 또 식사 직전이나 식사 후에는 절대 운동을 하지 말아야 하는데, 소화기 계통에 문제를 일으킬 수 있기 때문이다.

## 2) 무산소 운동

무산소 운동은 산소가 충분하지 않거나 없는 상태에서 이루어져서 숨이 차고 힘이 들어 길어야 2, 3분 정도밖에 지속할 수 없는 단시간 운동이다. 무산소 운동에서는 필요 에너지를 얻기 위해서 근육과 간에 저장된 당을 이용하게 된다. 이 당을 이용함에는 에너지 효율이 낮을 뿐만 아니라 젖산 등 노폐물이 근육에 남아서 피로감이 커진다. 무산소 운동의 종류는 단거리 달리기, 점프이며, 일반인들이 접하기 쉬운 것은 웨이트 트레이닝(weight training)이다. 무산소 운동은 근력·뼈와 관절을 강화하며, 신체 대사량을 높여 소화기, 순환계 그리고 내분비계 강화에도 도움을 준다.

무산소 운동에는 이러한 장점이 있지만, 나이와 신체적 여건 등에 맞춰 적절하게 해야 혈관과 관절에 부담을 줄이고 또 다칠 위험성도 적게 할 수 있다. 신체적 여건을 넘어선 격렬한 운동은 지속적인 스트레스만큼 심장에 많은 손상을 줄 수 있다. 격렬한 웨이트 트레이닝도 똑같은 해를 끼칠 수 있는데, 비정상적으로 부풀어 오른 근육 섬유를 만들어 실제로 기능 장애가 되고 부상을 입기도 하며 의도하지 않은 신체 부위에 과도한 근육조직을 많이 만들어 자연스러운 움직임을 방해한다. 무거운 기구를 들어 올리면 혈압을 높일 수 있고 뇌졸중과 동맥류의 위험을 높일 수 있다. 우리 인체는 무거운 기구를 들어 올리는 동안 그것에 가해지는 추가의 중력을 견디도록 만들어지지 않았기 때문이다. 관절, 근육, 힘줄에 잦은 스트레스를 주면 조로가 오거나 몸에 영구적인 손상을 줄 수도 있다.

## (2) 숙면

영하 60℃에서 알을 부화시키는 2달 동안 남극의 수컷 황제펭귄은 잠을 거의 자지 않는다. 또 아프리카의 물소 무리 중 발정기에 몇 주간이나 잠을 자지 않는 종이 있다. 아마 이러한 현상은 유전적인 원인과 관련이 있는 '생명의 리듬'에 의해 지배당하기 때문일 것이다. 하지만 우리 인간은 그렇지 못하다. 11일 동안 잠을 자지 않는 기네스 기록이 있지만, 정상적인 '수면 박탈'은 그 자체가 고문이나 다름이 없다. 나폴레옹은 3시간 수면을 했다고 전해지며 경영자, 연예인, 정치인 등 많은 부류의 사람들이 적은 수면으로 활력을 유지하기도 한다. 그러나 일반인들의 경우 이들의 정신은 본받아도 좋지만, 수면 방식까지 따라했다가는 몸과 마음 모두 피폐해지기 쉬울 것이다.

그래서 우리는 매일 아침, 기분 좋게 일어나기 위해서는 충분하고도 제대로 된 수면시간을 가져 생체 시계를 회복시켜 줘야 한다. 2015년 미국 수면 의학회와 수면 연구소의 전문가들은 18~60세의 경우 하룻밤 '최소' 7시간을 자는 것이 건강에 좋다고 밝혔다. 그리고 나이가 젊어질수록 수면시간은 더 필요하다고 설명하고 있다.[124] 이를 위해서는 정해진 시간에 잠자리에 들도록 노력하는 것이 중요하다. 이러한 이유로 잠자리에 드는 시간은

---

124. [수면 혁명], 아리아나 허핑턴 지음, p.201.

밤 10시 정도가 가장 좋다. 이때부터 새벽 2시 사이는 사람을 젊게 해주는 호르몬이 분비되는 이른바 '골든 타임'이다. 이 시간에 잠이 들면 곧바로 '뇌도 몸도 자는 수면'인 논램수면(non-REM)을 유지하기가 쉽다. '골든 타임' 초반 90분 동안 숙면을 할 수 있다면 이후의 수면 리듬도 제자리를 찾아 자율신경이나 호르몬도 원활하게 기능하므로 다음 날의 일 능률도 오를 수 있다. 전통의학에서도 '간담(肝膽)의 시간'을 밤 11시부터 새벽 3시 사이로 설정하고, 이 시간대에는 '완전히 이완된 상태'로 숙면할 것을 강조한다.

이렇게 숙면인 상태에서 뇌 속의 송과체에서는 세로토닌을 원료로 하여 뇌내 신경전달물질인 멜라토닌이 만들어진다. 멜라토닌은 밤이 되면 자연스럽게 분비되기 시작하여 수면을 유도하는 작용을 한다. 최근의 연구에서는 수면 유도를 위한 물질인 멜라토닌이 면역력을 강화하는 열쇠가 되는 물질이라는 사실이 밝혀졌다. 즉 멜라토닌은 바이러스, 세균, 기생충에 대한 면역 기능을 발휘하는 아주 중요한 물질이라는 사실이 여러 동물 연구를 통해 입증된 것이다. 나아가 멜라토닌은 항산화 물질로서 역할도 한다. 이 경우 멜라토닌은 미토콘드리아에 직접 들어갈 수 있는 매우 드문 항산화 물질로서, 활성산소가 주는 폐해로부터 미토콘드리아를 보호하여 감염으로부터 인체를 보호하는 역할을 하는 것이다.

또 최근의 수면연구에서 주목받는 이론이 바로 글림프 시스템(glymphatic System)이다. 글림프 시스템은 뇌와 척수를 감싸고 있는 뇌척수액이 자는 동안 뇌를 청소한다는 이론이다. 이 이론에 의하면 '논램수면'을 취할 때 치매의 원인이 되는 베타아밀로이드도 제거된다고 하고 있다. 인체의 글림프 시스템도 '골든 타임' 동안에 가동된다는 전제라면, '골든 타임'을 위해서는 잠자는 동안만이 중요한 것이 아니라 잠들기 전의 일상생활도 매우 중요하다. 평상시에 운동량이 부족하거나 특정 음식의 섭취나 과도한 음주 그리고 과로나 스트레스 등은 잠들기 이전 숙면을 방해하는 요인이다. 또 침실의 밝은 빛, 전자기기에서 나오는 블루라이트, 침실의 높은 온도 등은 숙면을 저해하는 중요한 실내 환경이라 하겠다. 그리고 커피나 담배 등도 숙면에 방해가 되는 행동도 자제하는 편이 좋다. 잠들기 직전까지 컴퓨터와 핸드폰 등의 화면을 보는 행위도 깊은 수면을 방해하는 행동에 해당한다. 우리 몸은 빛에 의한 자극을 받으면 눈이 맑아져서 잠들지 못하는 경우가 있기 때문이다.

일반적으로 밤에 잠이 안 오거나 숙면을 이루지 못하는 가장 큰 이유는 뇌가 필요한 에너지가 부족하기 때문이다. 즉 잠을 잘 때도 뇌는 에너지, 즉 포도당과 산소가 필요한데 이것이 부족하면 불면증이 올 수도 있다. 이러한 불면증 해소를 위해서는 혈류 건강, 당 섭취 및 적절한 미네랄 섭취가 필요하다. 잠들기 전 따뜻한 물에 적정량의 천일염과 꿀로 만든 한 잔의 차는 숙면에 많은 도움을 줄 것이다.

# 04
## 인체기관의 구조와 기능

1. 소화계
2. 호흡계
3. 순환계
4. 비뇨생식계
5. 신경계
6. 근골격계
7. 감각기
8. 호르몬계
9. 세포와 에너지 대사

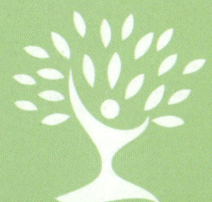

# 제4장 인체 기관의 구조와 기능

## 1. 소화계

### (1) 침샘과 식도

#### 1) 침과 면역

    침(saliva)은 췌장에서 만들어져 귀밑샘에서 분비되는 연(涎)과 신장에서 만들어져 턱밑샘과 혀밑샘에서 분비되는 타(唾)로 나누어진다. 우리 입안에는 세 군데 큰 침샘 외에 작은 침샘이 입술, 혀, 입천장, 볼, 목 점막 등에 600~1,000여 개가 고루 분포되어 있으며 육안으로는 식별할 수가 없을 정도로 작다. 침 성분의 99.4%는 물이며, 나머지는 뮤신(mucin), 각종 소화효소[01]와 나트륨 등 전해질, 각종 면역·항균 물질, 점막 당단백질들, 몇 가지 폴리펩타이드 등으로 구성되어 있다. 침의 산도는 대략 pH 5.75-7.05이며, 혈액에서 거의 실시간으로 침으로 변환된다.

    침의 구성성분 중 주요 항산화 및 항균 효소의 기능을 가지는 것은 다음과 같다.
첫째, 라이소자임(lysozyme)은 용균효소의 역할을 한다.
둘째, 락토페린(lactoferrin)은 초유에 많이 함유된 성분이며 항바이러스, 항균 역할을 한다.
셋째, α 사슬로 구성된 면역글로불린A(IgA)는 혈청 외에 장액, 타액 그리고 기관지 분비물 등에도 존재하는데 점막 면역에 중요한 역할을 하는 항체이다.
넷째, 락토페록시다제(lactoperoxidase)는 살균성 물질로 암 예방에 도움을 준다.
다섯째, 파로틴(parotin)[02]은 뼈나 치아의 조직을 튼튼하게 하고 혈관의 신축성을 높여 세균과 싸우는 백혈구를 증가시키기 때문에 '노화 방지 호르몬'으로 불린다. 또 모발이나 피부의 발육도 좋게 하며, 청소년의 성장을 촉진한다.

---

01. 침 속에 들어있는 소화효소인 아밀아제를 프티알린(ptyalin)이라고 하는데 녹말을 당으로 변화시킨다. 일반적으로 염화이온($Cl^-$) 등 무기 이온에 의해 활성화되는데, 위액에 의하여 강한 산성이 될 때까지 15~20분 정도 소화가 계속된다. 췌장에 있는 아밀라제는 아밀롭신(amylopsin)이다.

02. 17종의 아미노산으로 이루어진 글로불린성 단백질 호르몬으로 조직의 발육시키며 영양을 도모하여 성장과 관계가 있다.

여섯째, 신경성장인자(NGF)가 분비되는데, 신경세포의 수복을 촉진하고 뇌 신경의 기능을 회복시켜 노화를 방지한다.

## 2) '꼭꼭 씹어 먹기'[03]의 다섯 가지 효능

현대인의 식습관 중에서 가장 나쁜 것 중의 하나가 음식물을 제대로 씹지 않고 급히 먹는 것이다. 현미·채식이 아무리 좋더라도 충분히 씹지 않으면 그만큼 위와 장이 할 일이 많아져 속이 불편해진다. 또 음식이 충분하게 침과 섞이지 않기 때문에 살균이 제대로 되지 않아서 음식물 자체가 장내에서 부패할 가능성이 커지는 것이다. 그래서 꼭꼭 씹어 먹기는 건강한 삶의 첫걸음이라 할 수 있다. 충분히 씹는 것의 효능을 구분하면 다음과 같다.

첫째, 치매를 예방하고 지능을 높인다. 씹는 횟수가 많을수록 뇌 혈류가 좋아지고 빈혈도 없어진다. 반대로 씹는 횟수가 적어질수록 치매 인자라 할 수 있는 베타아밀로이드(β-amyloid)가 늘어난다. 또 좌우 고르게 씹으면 삐뚤어진 두개골과 턱 교정까지 가능하다.

둘째, 튼튼한 치아를 만든다. 많이 씹으면 턱 근육이 강화됨으로써 치아가 강화되고, 충치와 치주염을 예방한다.

셋째, 위장을 건강하게 한다. 많이 씹으면 음식의 표면적이 커져 소화효소에 의해 분해되기 훨씬 쉬우므로 위장의 부담이 줄어든다.

넷째, 암이나 대사증후군을 예방할 수 있다. 특히 락토페록시다제는 활성산소를 제거하며, 심근경색, 뇌졸중, 동맥경화 및 당뇨병 등을 예방한다. 그러므로 암 및 대사증후군 등 만성질환을 고치려면 철저하게 씹는 것을 치유의 첫걸음으로 시작해야 한다.

다섯째, 다이어트와 미용에 효과가 크다. 천천히 씹으면 뇌의 만복 중추에 배부름 신호를 보내어 과식을 막아준다. 또 안면근육과 뼈를 자극하여 주름을 예방하고 피부 탄력을 유지하는 데 도움을 준다.

---

03. 음식물을 잘 씹으면 약 2시간 뒤에 소화 활동을 돕는 산성 pH에 의해 자극된 시크리틴(secretin)과 지방산과 아미노산에 의해 자극된 콜레시스토키닌(CCK)이 십이지장의 S 세포에서 분비되어 췌장 효소 분비를 자극하고, 담낭을 수축시키며 또 시상하부에 작용하여 포만감을 형성함으로 음식물의 섭취를 제한한다.

## 3) 잘 씹는 습관 기르기[04]

'꼭꼭 씹어먹기'의 중요성을 주장하며 '한 입 30번 씹기' 전도사로 알려진 니시오카 하지메(西岡一) 교수는 타액의 독성 제거능력을 밝힌 화학물질의 독성 연구 전문가이다. [씹을수록 건강해진다]는 그의 저서에는 '꼭꼭 씹어 먹기'를 구체적으로 실천할 수 있는 다음의 12가지 실천덕목이 나열되어 있다.[05]

① 한 입 먹으면 수저를 내려놓는다.
② 현미밥, 단무지, 딱딱한 빵 등 씹는 맛을 느낄 수 있는 음식을 먹는다.
③ 국수류를 먹을 때에는 적어도 고명은 씹도록 한다.
④ 식사에 시간을 30분 이상 들여 즐겁게 먹는다.
⑤ 가공식품에 의존하지 않도록 한다.
⑥ 잘 씹고 있는지를 항상 신경 쓴다.
⑦ 자연의 혜택에 감사할 수 있는 천연식품을 먹는다.
⑧ 아침에 30분 일찍 일어나 여유 있게 아침밥을 먹는다.
⑨ 아이들에게 씹는 맛을 느낄 수 있는 음식을 주어 씹는 습관을 들인다.
⑩ 학교급식에서 씹는 교육을 한다.
⑪ 식품표시에 관심을 기울여 식품 첨가물에 신경 쓴다.
⑫ 치아를 소중히 여겨 8020운동에 참가한다.

## 4) 식도

식도는 인두와 위 사이의 소화기관으로 다른 부분에 비해 곧으며, 수축과 이완(蠕動)을 통해 음식물을 위 안으로 이동시킨다. 양쪽 끝에는 괄약근이 있는데, 식도를 사용하지 않을 때는 괄약근이 닫히기 때문에 음식과 위산이 위에서 식도를 통해 구강으로 역류하지 않

---

04. 1603년 에도시대의 토대를 닦은 도쿠가와(德川家康)는 76세까지 장수하였는데 '한 입. 48번 씹기'를 건강교훈으로 남겼다. 또 타액의 신비한 힘을 강조한 에도시대의 유학자 가이바라(貝原益軒) 역시 치아 관리 건강법을 실천하여 83세가 되어도 눈이 잘 보였고 치아 28개를 온전히 보전했다고 전해지고 있다.
05. [씹을수록 건강해진다]. 니시오카 하지메 지음. p.274.

는다. 만약 노화가 진행되거나 식도염 등으로 인해 식도의 수축 강도와 괄약근의 압력이 감소해서 위산이 역류하면 음식물을 삼키기가 어려워지거나 흉통 등의 식도 장애가 나타날 수 있다. 특히 위염이나 위산분비 저하 또는 괄약근 문제 등이 원인이 되어 발생하는 역류성 식도염은 가장 대표적인 식도 장애이다.

### (2) 위장

#### 1) 위장과 소화효소

위장의 평균용량은 남자가 대략 1,407cc, 여자가 1,275cc이며, 주로 단백질을 분해하는 pH 1.5~2.5인 위산을 분비한다.[06] 위산은 위의 '벽 세포(parietal cell)'에서 만들어져 '양성자 펌프(proton pump)'를 통로로 해서 위 내부로 분비된다. 이 위산 속에는 염산, 펩시노겐(pepsinogen) 그리고 위벽을 보호하는 뮤신 등이 포함되어 있다. 펩시노겐은 염산의 수소이온에 의해 활성화되어 펩신으로 변한다. 이 펩신이 가수 분해되면 펩톤으로 변하고, 펩톤이 단백질 가수분해 효소인 펩티다아제(peptidase)로 변해서 단백질을 아미노산으로 분해하는 것이다. 위장에서는 약간의 알코올과 탄산만 흡수되고 수분은 거의 흡수되지 않는다.

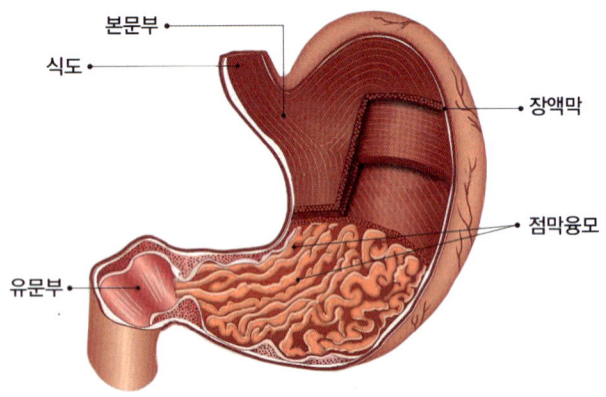

#### 2) 위장과 호르몬

위장에서는 가스트린(gastrin)이라는 호르몬이 분비되는데, 위벽에서 위산의 분비를 촉진하는 기능이 있다.[07] 또 그렐린(ghrelin)은 공복 호르몬으로 식욕을 촉진하며 뇌하수

---

06. 장관의 산도는 위장이 pH2~5, 소장이 pH4~6, 대장이 pH6.5~7 정도이다. 위장 속에 서식하는 헬리코박터 파일로리균(Helicobacter pylori)은 주위에서 요소를 끌어들인다. 그리고 특수한 효소를 붙잡아 요소로부터 알칼리성 암모니아를 만들어내고, 산(酸)을 중화시켜 산의 영향을 피한다.

07. 가스트린은 이 외에도 췌장 액의 생산을 촉진하고, 소장의 일부인 회장(ileum)과 대장의 운동을 촉진한다.

체 전엽에서 성장호르몬 분비를 촉진한다. 그리고 히스타민(histamine) 또한 위산분비를 촉진하는 데 관여하고, 엔도텔린(endothelin)은 위의 평활근 수축과 관련이 있다.

## 3) 위장의 소화 운동과 소화 시간

식도를 통과한 음식물은 위장 속에서 기계적 소화와 화학적 소화를 동시에 겪게 된다. 저작 운동으로 잘게 부수어진 음식물은 위장에서의 연동(蠕動)및 분절(分節) 운동으로 더욱 소화되기 쉬운 상태로 변하며, 이 과정에 위산이 분비됨으로써 화학적 소화가 함께 이루어진다. 음식물이 위에 머무는 시간은 대략 2시간 전후인데, 지방 성분이 많은 육류를 섭취할 때는 대략 4~5시간까지 머물 수 있다.

음식물 별로 위장에 머무는 시간을 구분하면 천차만별이다. 주스 등 음료는 대략 20분, 샐러드는 30분~1시간, 달걀 반숙은 1~2시간, 밥·떡·토스트·우동·달걀 프라이·얇게 썬 소고기 그리고 도미 회는 2~3시간 정도 머문다. 또 소금구이 도미·군고구마 그리고 어묵은 3~4시간 또한 버터 큰 숟가락 5개 분량은 12시간 이상 머무른다. 그래서 되도록 식사 때 위장에 머무는 시간이 길지 않는 담백한 음식을 선택하는 것이 건강한 삶을 위해서는 매우 중요하다.

소화한 영양소는 크게 물에 녹는 성분이냐 아니냐에 따라 수용성 영양소와 지용성 영양소의 2가지 종류로 나눌 수 있다. 수용성 영양소로는 포도당, 아미노산, 수용성 비타민 그리고 무기염류 등이 있는데, 이런 영양소는 소장의 미세융모에서 모세혈관으로 흡수가 되어 간(肝)으로 보내진다. 간에서 포도당은 글리코겐으로 바뀌어 심장으로 보내져 온몸으로 전해지고 나머지는 저장하게 된다. 덩어리가 큰 지용성 영양소는 지방산, 글리세롤, 지용성비타민 등이 있는데, 이는 모세혈관으로 흡수되지 않고 암죽관(lacteal)이라는 곳으로 처음 흡수된다.[08] 암죽관에서 모아진 지용성 영양소는 림프관을 타고 올라가 가슴관, 쇄골하정맥을 지나서 상대정맥을 거친 다음 심장으로 가서 온몸으로 전달된다. 이처럼 우리가 먹는 음식이 소화되는 장소는 입, 위, 장이지만 흡수되는 경로는 다름을 알 수 있다. 최근의 연구에 의하면 유산균이 암죽관을 건강하게 한다는 것이 밝혀졌는데, 건강한 장 환경이 영양소의 흡수에 절대적이라는 사실을 알 수 있다.

---

08. 지방산과 글리세롤은 각각 소장의 융모막을 통과한 후 상피세포에서 소포체의 합성 효소에 의해 지방으로 재합성된다. 그리고 인지질, 콜레스테롤과 합쳐져 구형의 지질 입자가 되는데, 여기에 단백질 피막이 쌓여 이동하게 된다. 이것이 카일로미크론(chylomicron, 乳糜脂粒, 乳糜粒子)이라 한다.

## (3) 간과 쓸개

### 1) 간의 구조와 기능

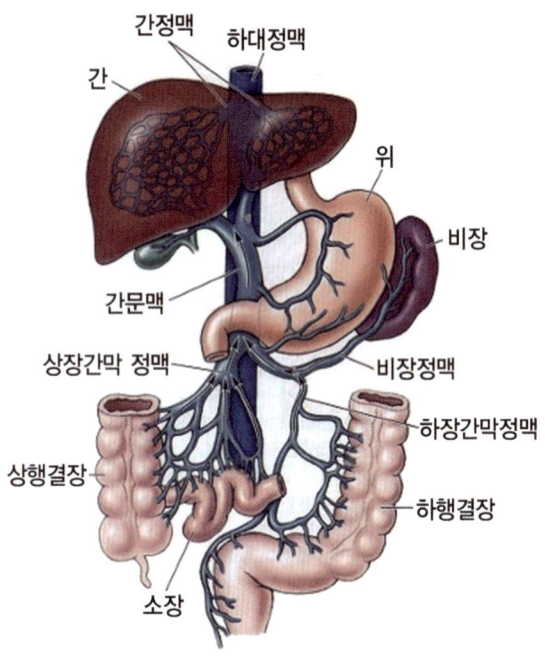

간(liver)은 인체에서 가장 큰 선(腺:gland)으로 무게는 약 1~1.5kg이 되며, 오른쪽 횡격막 아래의 복부에 위치하여 늑골의 보호를 받고 있다. 간세포는 2천억-2천5백억 개나 되며 무수한 기능을 수행한다. 간은 간세포[09], 쿠퍼세포(kupffer cell), 모세혈관, 세 담관, 간내 담관, 간외 담관 및 담낭, 동·정맥, 림프관, 신경 등으로 이루어져 있다. 이처럼 간은 내장기관의 중추로 그 작용이 매우 복잡하며 유해물질과 세균에 접할 기회가 많아 병의 양상도 매우 다양하게 나타난다.

우리 인체의 장기는 동맥을 통해 혈액이 들어가고 정맥을 통해 혈액이 흘러나오는 구조인데, 간에는 두 혈관 외에 문맥(portal circulation)이라는 혈관을 더 가지고 있다. 문맥은 소장 등에서 흡수된 영양소가 이동하는 통로이다. 간은 결국 간동맥과 문맥으로부터 혈액을 공급받는데, 정상인의 경우 75% 정도가 문맥으로, 나머지 25% 정도가 간동맥을 통해 공급받는다. 문맥 혈에는 산소함유량이 매우 높아 간이 필요로 하는 산소 대부분도 문맥에 의하여 공급된다.

간은 우리 몸의 모든 기능에 관여한다고 해도 과언이 아니다. 2천 가지 이상의 효소를 생산해서 우리 몸에서 일어나는 대부분의 화학반응에 관여한다. 간이 정상적인 작용을 하기 위해서는 간 내의 혈액순환이 정상적으로 이루어져 간세포에 충분한 산소와 영양이 공급되어야 한다.

---

09. 간세포는 지름이 약 0.03㎜, 평균수명이 300일 정도이다. 간세포는 미세한 미토콘드리아와 마이크로좀(microsome), 핵으로 구성되어 있는데, 미토콘드리아는 포도당, 지방산을 산화시켜 이산화탄소와 물로 변하게 한 후 에너지를 발생하여 이를 여러 가지 합성반응에 사용한다. 마이크로좀은 아미노산을 결합하여 단백질로 만드는 역할을 한다.

대표적인 간의 역할은 다음과 같다.

① 물질대사

간의 가장 기본적인 역할은 물질대사이다.

첫째 혈당량 조절이 가능하도록 탄수화물대사가 일어나는데, 간은 간문맥을 통해 들어온 포도당이나 근육 운동으로 생긴 유산, 글리세린, 아미노산을 글리코겐 형태로 저장한다. 글리코겐은 필요할 때 포도당으로 다시 전환되어 혈당을 유지하고 이 포도당은 이산화탄소와 물로 분해되면서 생체에 필요한 에너지를 발생시킨다. 이 과정에서 혈당량도 조절되고 인체에 필요한 에너지도 얻을 수 있다.

두 번째로 간은 단백질 대사를 통해 알부민, 혈액 응고 인자 등을 생성한다. 단백질은 소화되어 아미노산의 형태로 간문맥을 통하여 간세포에 도달한 후 효소, 혈청 단백질 등 인체 고유의 단백질로 개조된다.

세 번째가 지방 대사이다. 간은 탄수화물을 과잉 섭취할 경우 지방으로 전환하여 피하에 저장해 두었다가 당분 섭취 부족 시 에너지로 사용할 수 있는 형태로 분해하기도 한다. 그리고 대부분 지단백과 많은 양의 콜레스테롤 및 인지질을 만든다.

네 번째로 핵산 대사를 들 수 있다. 간의 3/4까지 떼어내어 간이식 수술이 가능한 것은 수술 후 대략 4개월 정도가 지나면 간이 원래 크기로 복구되기 때문이다. 원래의 크기가 되기 위해서는 간세포의 재생이 필요하며, 그러기 위해서는 유전 정보를 가지고 있는 새로운 핵산이 먼저 만들어져야 한다.

② 암모니아 대사

아미노산이 에너지 공급원으로 쓰이기 위해서는 완전분해되어 물과 이산화탄소로 되어야 하는데, 이때 질소 원자는 암모니아가 된다. 그런데 암모니아($NH_3$)는 독성을 가지고 있으므로 바로 체외로 배출되거나 독성이 약한 물질인 요소로 전환되어 배출되어야 한다. 이처럼 간에는 암모니아를 요소로 전환하는 화학반응 경로인 오르니틴 회로(ornithine cycle)가 있다. 이는 오르니틴, 시트룰린, 아르지닌의 세 가지 아미노산이 암모니아와 이산화탄소를 결합하여 요소를 만들면서 순환하는 과정이다. 이렇게 간에서 만들어진 요소는 혈액을 따라 신장에 도달하고, 신장에서 걸러져 방광에 저장되었다가 오줌과 함께 배출된다.

③ 알코올 대사

알코올은 주로 위장관 내로 흡수되어 간에서 분해된다. 간에는 알코올을 분해하는데 필요한 효소가 있는데, 80~90%의 알코올은 간이 분해하고 나머지는 땀, 호흡, 소변으로 배출된다.

④ 해독기능

간의 일차적인 해독기능은 암모니아 대사에 의해 이루어지지만, 간에 유입된 세균과 독소, 노폐물 그리고 니코틴, 약물 등 화학물질들이 제대로 제거되지 않으면 인체의 면역시스템에는 큰 혼란이 온다. 이 해독기능에는 모두 효소가 관여하는데 모두 2단계를 거치면서 이루어진다. 1단계는 지용성 독소 물질을 수용화하는 것이며, 2단계는 독소 물질을 다른 물질에 포합(conjugation reaction)하여 해독하는 과정이다. 1단계 해독에 주로 필요한 영양소는 비타민$B_2$, $B_3$, $B_6$, 엽산, $B_{12}$, 글루타치온 및 플라보노이드 등이며, 2단계 해독에 필요한 영양소가 비타민 $B_5$, 엽산, $B_{12}$, 비타민C, 글루타치온, 글루타민, 글리신, 시스테인, 타우린, 메치오닌, 아르지닌 등의 아미노산, 콜린, 철분, 마그네슘, 황 화합물 등이다.

간의 해독과 관련된 효소에는 '시토크롬(cytochrome) P450'라는 효소군이 있는데, 인체에는 약 70종류의 P450이 있다. '시토크롬 P450'은 철을 함유하는 헴단백질로서, 철 이온에는 유해물질이 들어갈 공간이 있는데 이 공간에서 유해물질을 해독시킨다. 특히 약물은 인체에서 '이물질'로 인식되므로 P450이 몸 밖으로 방출되기 쉽도록 변환하여 배출하는 것이다. 하지만 탄 육류에 포함된 헤테로사이클릭아민(Heterocyclic Amine)이나 담배 연기 속의 벤조피렌(Benzopyrene) 등은 P450을 만나면 발암물질이 되기도 한다.

이렇게 독성물질에 대한 해독은 간의 주요 기능 중의 하나이며, 세포를 건강하게 하고 노화를 방지하며 만성피로증후군 개선에도 도움을 준다. 아토피, 각종 알레르기나 원인을 제대로 알 수 없는 질환 대부분은 해독을 관장하는 간 기능의 저하와 크게 관련이 있다.

⑤ 담즙의 생성 및 배설

간에서 일어나는 여러 대사 작용의 결과 생성되는 물질이 바로 담즙(쓸개즙)인데, 매일 1리터가량 생산된다. 이 담즙은 담즙 색소(빌리루빈), 담즙산 그리고 콜레스테롤이 주성분이고 세균, 내인성 독소, 항원-항체 복합체(antigen-antibody complex), 무기질, 각종 호르몬 또는 외인성 약물이나 색소 등도 포함되어 있다. 혈액은 1분당 2 리터 정도 간을 통과하는데, 한번 간을 통과할 때 99%가량의 독소가 제거된다. 담즙은 담낭에 농축되어 있다가, 지질 음식을 소화하기 위해서 십이지장으로 배출되며, 소장과 대장에 있는 식이섬유에 담즙의 독소나 노폐물이 흡수되어 체외로 배설된다. 그런데 장 내에 식이섬유가 부족하면 독소가 장에서 체내로 재흡수되거나 장내세균에 의해 독성이 강화되어 더욱 파괴성 물질로 변한다. 담즙의 주성분인 콜레스테롤은 장에서 대부분 재흡수가 이루어진다.

⑥ 혈액 응고

피브리노겐, 프로트롬빈 등의 혈액응고인자는 간세포에서 생성되어 혈중으로 공급된다.

⑦ 항체 생산

간 문맥을 통해 들어오는 이물질을 포착하여 처리하는 림프구인 쿠퍼세포는 세균과 바이러스에 대한 항체인 감마 글로불린(immunoglobulin)을 생성한다. 이 면역세포는 몸 안의 니코틴, 혈색소 등 각종 독성 노폐물과 병원성 미생물을 직접 먹어 분해하는 역할도 한다.

⑧ 비타민·미네랄 대사

각종 비타민A, C, D, $B_{12}$ 등은 간에 저장되어 있으며, 철분·구리 및 아연 등 미네랄도 풍부하게 저장되어 있다. 예를 들면 철분은 헤모글로빈을 구성하는 중요한 성분인데, 간에는 체내 혈액 전체에 들어있는 것보다 더 많은 양의 철이 페리틴(ferritin)이라는 형태로 저장되어 있다.

⑨ 호르몬 대사

각종 호르몬은 간에서 화학적으로 변화되거나 배출되며, 갑상선호르몬, 에스트로겐, 코르티솔, 알도스테론 등 중요한 호르몬들이 간에서 대사가 이루어진다. 따라서 간 질환이 심하면 호르몬의 불균형을 초래하여 각종 신체기능에 문제가 생기게 된다.

## 2) 쓸개

간이 2,000여 가지 대사를 수행한 결과 생성된 담즙은 쓸개(膽, gall bladder)에 저장되었다가 필요할 때 십이지장으로 흘러 들어가 지방의 소화를 돕는다. 또 이 담즙은 소장의 운동을 활발하게 만들며 세균의 증식을 억제하는 기능이 있다. 소화를 돕기 위해 십이지장으로 배출된 담즙 중 일부는 다시 흡수되어 문맥을 거쳐 간으로 돌아오고 이것이 다시 간세포에서 담즙의 생성 분비를 촉진하는 작용을 한다. 간 기능이 저하되거나 담즙이 흐르는 길(담도)에 문제가 생기면 황달, 염증 질환 또는 암이 생기기도 한다. 또 고형 성분인 콜레스테롤 등이 침전하여 담도 내지 담낭 결석을 만들어 극심한 통증을 일으킬 수 있다. 간의 대사 후 생성되는 담즙은 단순한 노폐물이 아니라 다양한 역할을 체내에서 수행하는데, 그 기능은 다음과 같다.[10]

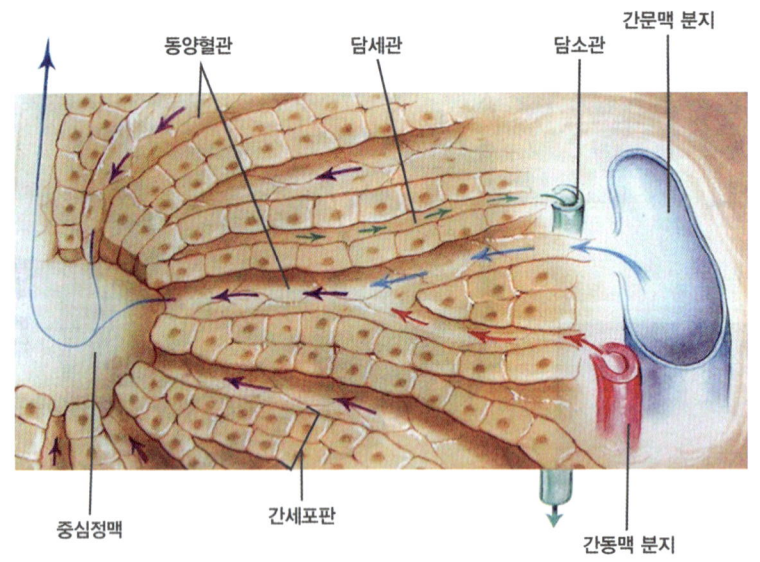

첫째, 담즙은 췌장 효소의 생산을 촉진한다.

둘째, 담즙은 지용성비타민의 소화, 운반 및 흡수에서 핵심적인 역할을 한다. 담즙은 췌장에서 분비되는 리파아제와 함께, 중성지방에서 나온 지용성 영양소의 소화, 운반 및 흡수에 도움을 준다.

셋째, 담즙은 합성화학물질을 포함한 체내 독소를 대사시킨다. 그리고 이 독성물질이 대변과 함께 배출될 수 있도록 준비시킨다.

---

10. [굶지 말고 해독하라], A. 모리츠, pp. 214~215.

넷째, 약알칼리성인 담즙[11]이 췌장 액과 함께 위장에서 분비된 염산과 균형을 이룬다.

다섯째, 콜레스테롤은 담즙 덕분에 소화되어 혈류로 흡수되며, 반대로 간에서 담즙을 생산할 때는 콜레스테롤이 필요하다. 이 콜레스테롤이 소화되기 위해서는 먼저 유화(乳化)되어야 하는데, 담즙은 지방 입자를 아주 작은 입자로 분해한다. 그러면 지방의 표면적이 증가하여 췌장에서 분비된 리파아제가 지방을 대사시키는 일이 더욱 쉽게 되는 것이다.

여섯째, 담즙은 지질을 운반하기도 한다. 담즙이 없다면 대사된 지방산, 콜레스테롤 및 중성지방이 혈류로 운반될 수 없다.

일곱째, 빌리루빈은 간에서 담즙을 통해 배출되는데, 장내세균에 의해 대사되어 일부는 소변으로, 일부는 대변으로 배출된다.

## (4) 췌장

췌장(pancreas)은 간 다음으로 큰 선성(腺性) 기관으로 무게는 대략 70~120g이다. 간 가까이 위치하며 소화액으로서 췌액[12]을 분비하는 외분비 부와 인슐린과 글루카곤 등을 분비하는 내분비 부로 나누어진다. 췌장은 마지막 소화 담당 기관으로 약알칼리성 소화액을 분비[13]하는데 이 소화액은 탄수화물, 단백질 그리고 지방을 모두 소화하는 기능이 있다. 그래서 아밀라아제는 탄수화물을 포도당으로 분해하며, 트립신은 단백질을 아미노산으로 분해하고 또 리파아제는 지방을 지방산과

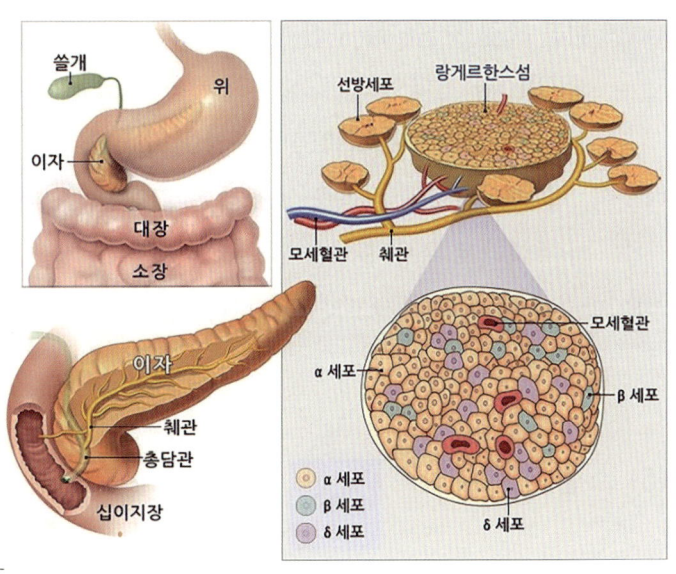

---

11. 담즙 속의 하이드록시 카본 산(hydroxy carbon acid)은 무색의 결정체인데 약산성이다.
12. 췌장 액의 화학 구조식은 $NaHCO_3$로서 이산화탄소와 물 그리고 나트륨 이온($Na^+$)의 결합체이다.
13. 췌액이 십이지장으로 나오는 통로는 2개인데, 하나는 독자적으로(Santorini's duct) 또 하나는 쓸개관과 합류되어 오디괄약근으로 통하는 유두 개구부(Wirsung's duct)이다.

글리세롤로 분해한다. 췌장에는 또 키모트립신(chymotrypsin), 스테압신(steapsin), 카르복시펩티다아제(carboxypeptidase), 엘라스타아제(elastase) 그리고 뉴클레아제(nuclease)와 같은 효소가 만들어진다. 췌장의 내분비 부를 구성하는 세포 중에서 1,000여 개 세포가 섬 모양을 이룬 것이 랑게르한스섬(islets of Langerhans)이고, 췌장에는 100만 개 정도의 섬이 있다.

    이 세포들의 기능은 다음과 같이 구분된다.

첫째, 알파(α) 세포에서는 글루카곤(glucagon)이 생성·분비되어 간에서 글리코겐 분해 및 포도당 신생 합성을 통해 혈당을 높인다. 인슐린과 길항 관계에 있으며 혈당을 정상으로 유지함으로써 인체의 항상성(homeostasis)에 기여한다.

둘째, 베타(β) 세포에서 분비되는 인슐린(insulin)은 포도당을 세포속으로 흡수하게 하고 간과 근육에서의 글리코겐 합성을 촉진함으로써 결과적으로 혈당량을 감소시키는데, 내분비 액의 75~80%를 차지한다.

셋째, 델타(δ) 세포는 알파 세포와 베타 세포의 활동을 억제하는 췌장의 피드백 루프의 한 축이다. 이 세포에서 분비되는 소마토스타틴(somatostatin)은 뇌하수체의 성장호르몬 분비 억제기능과 소화 관련 호르몬 억제기능을 가진다.

넷째, PP세포(F세포)에서 분비되는 폴리펩타이드는 췌장에서 형성되는 다른 호르몬 분비를 조절[14]하는데, 부신피질자극호르몬(ACTH)형 펩타이드, 위산억제폴리펩타이드(GIP)형 펩타이드, 갑상선자극호르몬방출 호르몬(TRH)형 펩타이드 그리고 혈관활성폴리펩타이드(VIP)형 펩타이드가 있다.

다섯째, 엡실론 세포는 식욕을 조절하는 그렐린(ghrelin)을 분비하는데, 공복감을 자극하여 때때로 폭풍 흡입을 일으킨다.

마지막으로 여섯째 D1세포가 존재하나 아직 그 상세한 기능은 밝혀져 있지 않다.


## (5) 소장

    소장의 길이는 대략 7m 내외이며, 십이지장·공장 그리고 회장으로 이루어져 있다. 음식이 7~8시간 머물며 소화와 흡수 그리고 연동 운동이 이루어져 대장으로 이동하게 된다.

---

14. 췌장 폴리펩타이드는 단백질 식사나 금식, 또는 운동을 할 때 췌장 액이 소장으로 분비되는 것을 막는다.

영양물질의 흡수가 이루어지는 소장의 상피세포는 융모(villi)로 구성되어 있는데, 그 길이는 약 1mm 정도로 점막층으로부터 나온 돌기 모형이다. 이 융모는 또 미세융모(microvilli)[15]로 구성되어 있는데, 그 지름은 0.1μm 이하, 길이는 대략 1~6μm 정도로 표면적(대략 400㎡)을 극대로 증가시켜 영양물질의 흡수를 늘리고 있다.[16]

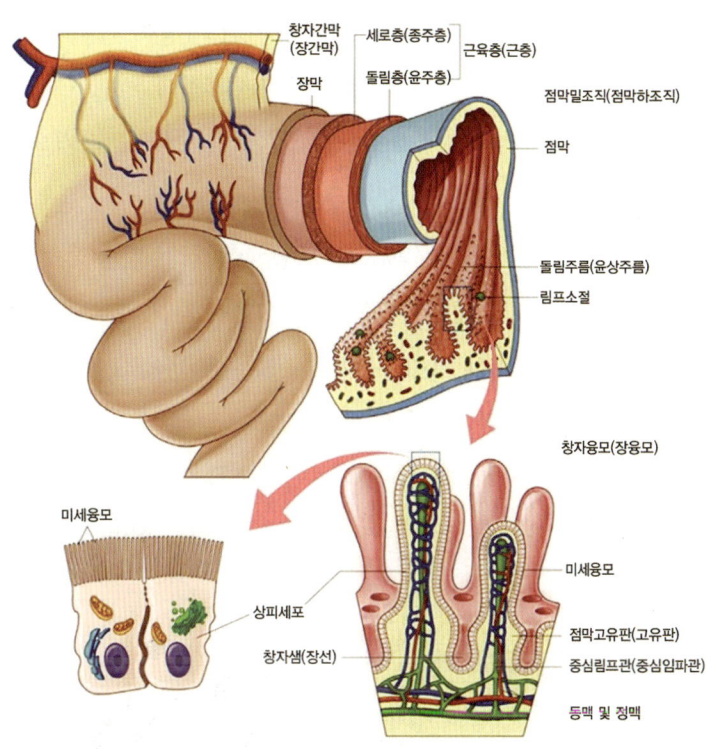

소장의 내벽에는 센서 세포(과립세포)가 있어 음식물의 화학적 성분을 감지하고 또 호르몬을 분비하여 췌장, 간, 쓸개 등에 음식물의 정보를 보내 적절한 운동을 일으킨다. 대략 10종의 센서 세포가 여러 가지 화학 성분에 반응하는 것으로 알려져 있다. 예를 들면 단백질 음식은 췌장의 소화효소를 분비하게 하고, 지방질 음식이 들어오면 쓸개즙이 분비된다. 또 유해 성분이 감지되면 소장 자신이 대량의 장액을 분비하여 몸 밖으로 유해 성분을 내보내는데, 이것이 설사다. 그리고 강산성 위액이 장 안으로 들어오게 되면 췌장이 다량의 물과 췌장 액을 분비하여 중화를 시킨다.

이러한 일들은 장 속에서 자연스럽게 일어나는 일상이며, 소장은 뇌의 지배를 거의 받지 않고 독자적으로 '일'을 처리한다. 그러므로 소장은 '인체의 사령탑' 또는 '제2의 뇌[17]'라고 불려지는 것이다. 위나 간, 신장 등은 장에서 갈라진 장기이기 때문에, 이들은 소장의 명령을 받으며 어떤 때는 소장이 뇌에 명령을 내릴 때도 있다. 그래서 독극물이나 상한 음

---

15. 소장 장벽 세포 하나에 약 1,000개의 미세융모가 있다.

16. 소장에서 만들어지는 효소는 슈크라아제, 말타아제, 이소말타아제(isomaltase), 락타아제, 장 리파아제 그리고 에렙신(erepsin) 등이 있다.

17. 미국의 신경생리학자인 마이클 거슨(Michael Gershon) 박사는 [제2의 뇌(The Second Brain)]에서 행복을 느끼는 신경전달물질인 세로토닌의 95%가 장에서 만들어진다고 하였다.

식이 장으로 들어오면 장은 구토중추(vomiting center)를 자극하여 그것을 뱉어내게 한다. 이처럼 소장은 생명과 직결되는 엄청난 일을 하고 있다.

소장은 또 우리 몸에서 가장 큰 면역기능을 담당하고 있으며, 특히 파이엘판(Peyer's patch)이 그 역할을 담당한다. 여러 가지 이유로 소장의 소화·흡수 기전에 장애가 발생하면 장협착, 복통, 복부 창만, 설사, 소변의 이상이 나타나기도 한다. 이 소화 및 흡수 기전의 장애 현상 중의 하나가 바로 장누수증후군(Leaky Gut Syndrome)이다. 원래 소장의 융모세포는 아주 치밀한 조직으로 되어 있어서 그 각각의 결합 부위를 '치밀 조직(tight junction)'이라 부른다. 이곳에는 여러 종류의 단백질들이 마치 박음질을 하듯이 각 세포가 굳게 결합되어 있고 점액으로 코팅되어 있어 각종 영양소는 통과시키는데 이물질은 철저히 차단하고 있다. 하지만 스트레스, 자극적인 치료나 화학 약물, 잘못된 식습관, 기생충과 같은 미생물, 위산 저하증, 변비, 또는 유전적 요인 등에 의해 장이 손상되면 거기에 미세한 틈이 생기게 된다. 이 틈으로 소화가 덜 된 음식물, 죽은 균이 만들어 내는 독소, 세균 등이 혈액으로 유입되면 인체가 면역반응을 일으킨다. 이처럼 많은 양의 장 독소가 혈액으로 들어가서, 과도한 알레르기 반응 및 간 해독 작용의 과부하가 걸리면서 각종 질병이 시작되는 것이다.

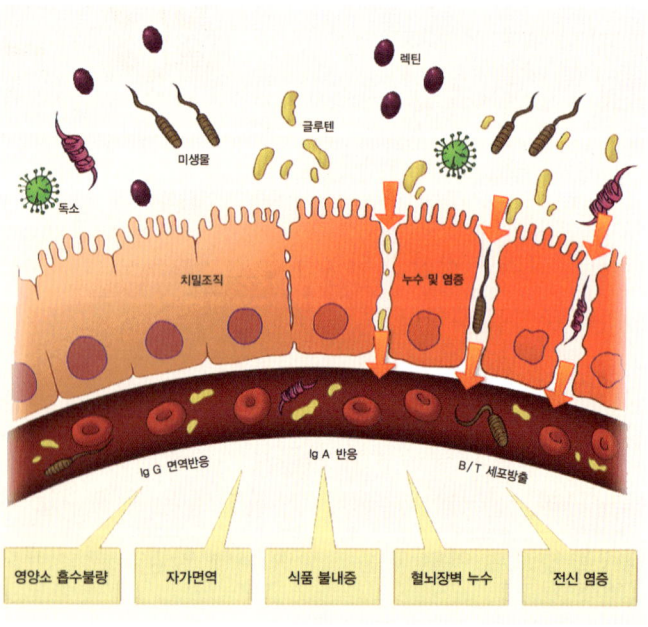

최근 의학계의 보고를 보면 우리 국민의 10% 이상이 장누수증후군을 앓고 있다. 장누수증후군이 진행되는 과정에는 각종 결합 조직의 염증 반응, 과민성장증후군, 영양결핍 현상, 다양한 알레르기 현상은 물론이고 면역기능의 저하까지 일어나게 될 뿐만 아니라 관련 질환은 수없이 많다. 대표적인 질환을 나열한다면 만성피로, 간 기능 장애, 불면증, 근육통, 조울증, 편두통, 과잉행동 장애, 정신분열증, 만성 소화불량, 뇌졸중, 다발성 경화증, 관절염, 크론씨병, 궤양성 대장염 등이다. 그러므로 장누수증후군은 이른바 제2의 대사증후군으로 평가받고 있다.

이러한 상태에 있는 장을 건강하게 회복시키는 방법으로는 우선 장 내부에 서식하는 병원성 세균, 곰팡이, 바이러스와 기생충을 제거하는 것이다. 다음으로는 소화와 흡수에 도움을 주고 장 환경의 개선에 도움을 주는 유산균과 발효식품 등의 섭취를 늘려야 한다. 특히 식물성 유산균은 유해균의 증식을 억제하고 섬유소를 발효시켜 점막의 보존과 재생에 필요한 영양소를 공급하는 기능이 있다. 셋째, 장 점막 세포의 구성성분인 단백질, 오메가 3 지방산 및 각종 미네랄을 충분히 섭취하여 소장의 벽을 치밀하게 재생해야 한다. 그리고 장기적인 관점에서는 무엇보다도 올바른 식습관 및 생활습관을 가지는 것이 장 건강에는 가장 중요하다 하겠다.

### (6) 대장

대장은 길이가 대략 150cm인 관 모양의 장기이며, 소장의 회맹판(ileocecal valve)을 경계로 하여 맹장, 충수, 결장, 직장 및 항문으로 구성된다. 이 회맹판은 자율신경계에 의해 반응하는데, 자율신경계에 문제가 생기면 대장의 유해 세균 및 독성물질들이 소장으로 역류하여 어깨나 허리 등에 통증 현상, 감기 증상, 두통 등의 증상이 나타날 수 있다. 이것을 회맹판 증후군(ileocecal valve syndrome)이라 한다.

보통 대장은 세균에 의해 분해된 가스로 차 있으며, 수분을 흡수하고 소화되지 않는 음식물을 저장, 배설하는 역할을 한다. 또 대장의 수분 흡수는 나트륨이온($Na^+$)에 의해 이루어지기 때문에 무른 변 또는 설사는 소금 섭취량이 부족하기 때문이다. 대장에 사는 정상 세균총에서는 특정 비타민이 생산되어 흡수되기도 하며, 발효와 분해과정에서 생성된 탄산가스와 산성 종말 산물, 수소, 메탄 및 독성 아민 등으로 대변이 만들어진다.

소장과 마찬가지로 대장 건강도 올바른 식습관과 직결되어 있는데, 육식을 많이 하는 서구식 식단은 대장의 건강에는 치명적이다. 우리나라가 대장암 발병률 세계 1위라는 슬픈 현실을 직시한다면 평상시 변비에 좋은 채소와 과일은 물론 유산균과 식이섬유의 섭취량을 늘려야 할 것이다.

## 2. 호흡계

### (1) 코

사람의 코안 점막에는 장액이나 점액이 분비될 뿐만 아니라 수많은 섬모로 덮여 있는데, 이 상피의 섬모는 1분간에 250회의 섬모운동을 함으로써 흡입된 먼지나 세균을 인두로 보낸다. 또 코 주위의 뼈 내부에는 부비동(副鼻洞)이 있는데, 상악동, 접형동, 사골동 그리고 전두동이 코를 중심으로 쌍으로 존재한다.[18]

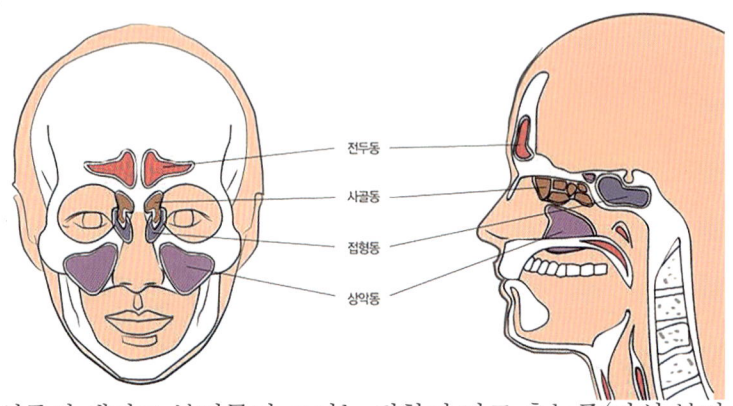

이 부비동은 외부 공기가 들어오면 인체에 맞게 온도와 습도를 조절하고, 이물질을 걸러내며, 목소리의 공명, 뇌의 과열 방지 그리고 눈과 뇌를 보호하는 역할을 한다. 이 부비동으로 연결되는 통로가 막혀 염증이 생기고 분비물이 고이는 질환이 바로 축농증(만성 부비동염)이다. 이처럼 공기는 코로 들어와야 하지만 많은 사람은 입으로 숨을 들어 마신다. 특히 어려서부터 구강호흡이 습관화된 사람은 본인도 모르게 평상시 또는 말을 하면서 숨을 입으로 들어 마신다. 구강호흡을 장기간 하게 되면 아랫입술이 돌출하고 이가 앞으로 돌출된다. 나아가 입을 통해 각종 세균이나 바이러스와 여러 부유물질이 바로 장으로 들어오게 되어 심각한 만성질환의 원인이 될 수 있다. 특히 비염이나 축농증이 있는 경우 더욱 심각한데, 그런 의미에서 '콧병이 만병의 근원'이라고 하는 것이다.

### (2) 기관지

인체의 기도(air duct)는 크게 상기도와 하기도로 나뉘며, 상기도는 코, 구강, 인두, 후두로 이루어지며, 하기도는 기관, 기관지, 세기관지, 폐포 등으로 나뉜다. 이 기관으로부터

---
18. 전두동은 기억력과 사고력을 관장하는 전두엽 건강과 관련이 있고, 사골동과 상악동은 눈 건강과 또 접형동은 뇌하수체 건강과 관련이 있다.

폐포에 이르기까지 23번의 분지(分枝)가 있다. 기관지는 호흡 시 외부로부터 폐포까지, 폐포로부터 외부로 공기가 이동하는 통로이다. 또 기관지에 들어오는 이물질이 있으면 바깥으로 이동시켜 제거하는 역할과 외부에서 침입한 균에 대한 면역작용도 수행하며, 이물질은 기관지 점막의 점액과 섬모운동에 의해 제거된다.

### (3) 폐와 호흡

코를 통해서 들어온 공기의 실질적인 교환이 이루어지는 곳이 바로 폐인데, 폐는 약 6억 개의 폐포로 구성되어 있으며 그 폐포의 크기는 0.1~0.2㎜ 정도이다. 이 폐포는 수많은 모세혈관으로 덮여 있는 탄력 있고 얇은 한 층의 점막으로 되어 있다. 테니스 코트의 반쯤 되는 넓이(100㎡)의 점막에서 이산화탄소가 나가고 산소가 녹아 들어가는 것이 바로 인체의 호흡 현상[19]이다.

이 호흡 현상은 분압차에 의해 확산으로 일어나는 것인데, 분압은 혼합기체 중 어느 한 기체가 차지하는 압력이다. 이 분압이 높은 쪽에서 낮은 쪽으로 기체는 확산한다. 예컨대 호흡으로 공기가 폐 속으로 들어오면 폐포 쪽의 산소분압이 높아지지만, 폐포 모세혈관의 산소분압은 낮다. 그러므로 산소 확산으로 폐포에서 모세혈관으로 산소가 이동되니, 이산화탄소의 경우는 모세혈관 쪽의 분압이 높으므로 모세혈관에서 폐포 쪽으로 이산화탄소가 확산하는 것이다.[20] 호흡에 필요한 산소는 대부분 적혈구 속의 헤모글로빈과 결합하여 운반되며 일부만이 혈장에 녹아 운반된다.[21] 이 산소와 헤모글로빈 간의 반응에는 이산화탄소의 농도, pH 그리고 체온 등이 영향을 미치는데, 혈액의 이산화탄소 분압이 낮거나 pH가 높거나 체온이 낮아지면 산소와 헤모글로빈의 결합이 촉진된다.

또 세포 호흡의 결과로 생긴 이산화탄소의 이동에는 적혈구와 혈장이 모두 관여한다. 우선 물에 잘 녹는 70% 정도는 적혈구 속의 탄산무수화효소에 의해 탄산($H_2CO_3$)이 된다. 이

---

19. 인간의 폐 속에는 늘 3 리터의 공기가 잔류한다. 일반적으로 포유류의 폐 속 공기의 교체율이 10~15% 정도인데 고래는 90%에 이른다.

20. 대기 중의 산소와 이산화탄소의 분압은 158mmHg와 0.3mmHg이며, 폐포 속의 산소와 이산화탄소의 분압은 100mmHg와 40mmHg, 정맥혈 속의 산소와 이산화탄소의 분압은 40mmHg와 46mmHg, 동맥혈 속의 산소와 이산화탄소의 분압은 95mmHg와 40mmHg 그리고 조직 속의 산소와 이산화탄소의 분압은 40mmHg 이상 및 46mmHg 이하이다.

21. 일반적으로 물에는 5ml/L의 산소가 녹아 있는데, 헤모글로빈 덕분에 혈액에는 200ml/L의 산소가 녹아 있다.

탄산은 수소 이온($H^+$)과 탄산수소이온($HCO3$)으로 해리(dissociation)된 뒤, 대부분 탄산수소이온은 $Na^+$과 결합하여 탄산수소나트륨이 되어 폐까지 이동하고 나머지는 탄산수소이온 형태로 폐로 운반된다. 그리고 적혈구 속에 남아있는 25% 정도의 이산화탄소는 헤모글로빈과 직접 결합하여 이산화탄소헤모글로빈($HbCO2$)의 상태로 폐까지 이동한다.[22]

인체 내에는 이산화탄소 만이 아니라 신진대사 과정에서 발생하는 수많은 각종 노폐물 제거 시스템이 있다. 림프계는 유해 미생물, 대사 노폐물, 세포 파편, 낡은 세포, 질병으로 손상된 세포를 중화시킨다. 직장은 배변 물질을 고체화하고 장 비우기를 촉진한다. 신장은 소변을 방광에 전달하여 배뇨 활동을 일으킨다. 피부는 이때 표면화되기 시작하는 노폐물을 받아들이는데, 아침에 씻거나 샤워하는 것이 중요하다. 이처럼 몸 전체가 쓸데없는 노폐물을 배출하는 시간대는 주로 오전이며, 노폐물의 약 70%는 폐를 통해, 20%는 피부를 통해, 7%는 소변을 통해 그리고 3%는 대변을 통해 제거된다.[23]

### (4) 좋은 공기 마시기

건강을 결정하는 요인들은 너무나 많다. 여러 요인 중에 호흡을 통하여 체내로 들어오는 공기의 질은 이 중에서 가장 중요한 요인이라 할 만하다. 우리가 하루 마시는 물의 양이 대략 2리터인데, 하루 동안 호흡하는 공기의 양은 12,000리터에 달한다. 이 공기 속에는 질소, 산소를 위시하여 아르곤, 이산화탄소, 네온, 헬륨 그리고 수소 등 수많은 물질이 포함되어 있는데, 모든 것이 인체의 신진대사에 없어서는 안 되는 것들이다. 하지만 오염된 외부 공기, 주변의 오염 물질, 환기 부족, 실내 흡연 및 연소 기구의 사용 등으로 끊임없이 우리들의 호흡기는 손상되고 있다. 특히 대부분 현대인이 바깥 공기보다 5~10배 이상 오염된 실내 공기를 마시면서 일상생활을 영위하고 있으니 건강 적신호가 늘 켜져 있다고 해도 과언이 아니다.[24]

실내 공기에는 중금속, 석면, 라돈, 포름알데히드, $NO2$, $SO2$, VOCs 등의 화학물질만

---

22. [죽음을 부르는 활성산소], 고기환 지음, pp.110~114.
23. [건강과 치유의 비밀], 안드레아스 모리츠 지음, p.230.
24. 미국 환경보호청(EPA)에 따르면, 실내 공기 오염도는 실외보다 보통 2~5배 높고, 겨울에는 실내 공기차단 등으로 인해 10배 이상의 차이를 보인다.

이 아니라 집 먼지, 진드기, 꽃가루, 곰팡이, 세균, 바이러스, 비듬, 피부 조각 등의 생활 속의 오염 물질로 그득하다. 또 섬유, 화장품, 연소 가스 등에서 발생하는 많은 미세먼지 또는 초미세먼지[25]의 위협으로부터 자유로운 사람은 많지 않다. 이 미세먼지 및 초미세먼지는 일차적으로 호흡기 중 폐포를 파괴하여 폐기종이나 만성폐쇄성폐질환을 일으킨다. 그리고 순환기, 소화계, 면역계와 눈 등 우리 몸 구석구석에 치명적인 상처를 내는 은밀한 살인자이다.

이러한 오염 물질들은 평균 20시간 이상 실내생활을 하는 우리에게는 너무나 위협적이다. 그리고 몸의 재건과 세포조직의 재생이 일어나는 밤에도 많은 오염 물질에 노출되는 것이 사실이다. 오염 물질로부터 우리 몸을 지키는 효율적인 방법은 우선 비타민과 식이섬유가 풍부한 음식을 먹는 것이다. 다음은 품질 좋은 공기청정기로 초미세먼지 등 오염물질을 직접 없애는 것이다. 공기청정기가 필요한 직접적인 이유는 청소나 실내 환기로 이들을 제거하기에는 역부족이기 때문이다.

그래서 많은 사람이 공기청정기를 이용하게 되는데, 품질 좋은 공기청정기를 선택하는 몇 가지 기준을 제시하면 다음과 같다.

첫째, 실내 공기 속에 있는 미세 오염 물질과 불쾌한 악취를 정화할 수 있는 능력이 뛰어나야 한다. 독감, 홍역 등을 일으키는 바이러스와 라돈 부산물, 석면, 집먼지진드기와 그 잔해, 애완동물의 표피와 같은 미세물질들을 효율적으로 제거하는 최고등급(H14)의 초정밀 헤파필터를 사용하는 공기청정기이면 안심해도 좋다. 또 새집증후군 유발물질, 포름알데히드, 다이옥신, 이산화질소, TVOC 그리고 오존과 같은 악취를 최대한 효율적으로 탈취하는 기능을 함께 갖추어야 한다.[26] 특히 공기청정기 자체가 오존을 발생시키지 않는지 또는 가습기 살균제와 같은 독성물질인 CMIT와 유사한 물질들이 항균 필터를 만들 때 사용되지 않았는지 꼼꼼하게 살펴봐야 한다.

---

25. 미세먼지는 지름이 10㎛ 이하, 초미세먼지는 지름이 2.5㎛ 이하이다. 미세먼지보다 작은 입자는 폐포는 물론 인체 내부까지 침투해 각종 질환의 직·간접적 원인이 된다. 이 미세먼지 및 초미세먼지는 황산염, 질산염, 암모니아 등의 이온 성분과 금속 및 탄소화합물 등 유해물질로 이루어져 있으며, 주로 자동차 배기가스에서 발생한다. WHO에서는 미세먼지를 석면과 함께 1급 발암물질로 분류해 놓고 있다.

26. 산업혁명의 선두 주자였던 영국은 공기 오염의 폐해를 혹독하게 겪었던 국가였다. 예를 들면 1909년 글래스고와 에든버러에서만 스모그(smog)로 1,000명 이상의 사상자가 발생하였다. 이러한 배경하에 탄생한 영국 알레르기 재단(Allergy UK)은 알레르기 및 화학물질에 대한 안전성을 테스트 및 인증하는 유럽에서 가장 권위 있는 인증기관 중 하나이다. 이런 이유로 영국 알레르기 재단으로부터 다양한 알레르기 유발물질의 감소 및 제거능력을 인증받은 공기청정기는 객관적인 검증을 거친 제품으로 믿을만하다.

둘째, 적절한 표준면적 안에서 계속 만들어지는 실내 오염 물질을 빠르게 정화할 수 있어야 한다. 공기청정기의 CADR(맑은 공기 공급률) 수치가 높을수록 오염 물질을 제거하는 속도가 빠르므로 넓은 방을 효율적으로 정화할 수 있다. 국내에서 생산되는 많은 공기청정기가 이러한 기준조차 없는 경우가 많아 꼼꼼하게 따져보는 것은 소비자들의 몫인 것 같다.

셋째, 공기청정기는 대부분 하루 24시간 늘 가동되어야 하므로 소음이 적어야 하는데, 그런 이유로 공기를 흡입·배출시키는 팬이 고성능이어야 한다. 제조회사의 객관적인 기술력 또한 공기청정기를 선택하는 기준이 되어야 한다.

넷째, 필터 교환비나 전기료 등 유지비가 적어야 한다. 그래서 공인된 에너지 절약 인증(CA마크, AHAM, ENERGY STAR 인증)을 받은 제품이면 더욱 좋을 것이다.

다섯째, 공기청정기의 사용 및 관리가 편리해야 한다. 센서를 가진 자동 작동 기능이있으며, 필터의 교환이나 오염 물질의 제거를 위한 청소 또한 간편하게 할 수 있어야 한다.

## 3. 순환계

### (1) 혈액순환계

#### 1) 혈액

인체의 혈액은 혈장과 혈당, 적혈구, 백혈구, 혈소판과 같은 각종 세포로 이루어져 있다. 혈장(plasma)은 혈액을 구성하는 액체 성분인데, 단백질을 비롯하여 다양한 유기물이나 무기물이 녹아 있다. 혈액은 pH 7.35~7.45의 약알칼리성을 나타내는데, 스트레스나 혈액 내 점도의 증가, 혈관 경화 등으로 인해 적혈구가 서로 엉겨 붙어 혈액이 끈적끈적해지면 pH 7.35 아래로 내려가려는 성질이 있어 각종 질환의 원인이 된다.

① 혈당 : 혈액 속에 있는 당을 혈당이라 하며, 거의 모두가 포도당이다. 이것은 혈구

막을 자유로이 통과하므로 혈장과 혈구 내에 균일하게 분포되어 있다. 농도는 공복 시에는 약 100mg/dL이고 식후에는 일시적으로 150mg/dL 이상 높아지지만 대략 70~130mg/dL의 범위 내로 유지된다.

② 혈장 : 혈액의 액상 성분인 혈장은 물 91%, 단백질 7%, 지방 1%, 당질 0.1%, 기타 무기질이온 0.9%로 이루어져 있다. 혈장의 단백질은 약 7g/dL이고, 알부민과 글로불린 성분이 주를 이룬다. 알부민은 전 혈장 단백질의 약 55%를 차지하며, 주로 단백질의 공급과 콜로이드 삼투압의 유지에 중요하다. 글로불린은 전 혈장 단백질의 약 38%를 차지한다. 글로불린 중 α-글로불린은 지단백질(lipoprotein)과 당단백질을 함유하고 비타민·호르몬 등의 운반에 쓰인다. β-글로불린은 프로트롬빈·혈장 트롬보플라스틴·철·구리 등의 운반을 한다. γ-글로불린에는 주로 면역항체가 포함된다. 또 섬유소원(fibrin)은 혈액 응고의 역할을 맡고 있다.

③ 적혈구 : 적혈구는 상하 양면의 중앙부가 푹 꺼진 원판형을 하고 있어 표면적이 크므로 산소 출입의 효율성이 좋다. 지름이 약 7㎛, 두께는 약 2㎛인 적혈구(세포)는 인체 세포의 25%를 차지하며, 혈액의 40~45%에 해당하는 양이다. 모세혈관의 지름보다 크기가 작은 적혈구는 탄력성이 좋아 형태를 바꾸어 잘 통과할 수 있다. 적혈구는 평상시에는 주로 장(腸)에서 만들어지는데[27] 생성의 초기에는 핵이 있으나 말초혈액으로 나오기 전에 핵이 없어지며, 수명은 120일 정도이다. 그리고 간과 비장에서 파괴되어 포착·제거되며, 매일 파괴되는 적혈구 수만큼 다시 만들어진다. 적혈구가 부족하면 혈액의 산소량이 감소하고, 산소 부족이 자극되어 신장에서 에리트로포이에틴(erythropoietin)이라는 물질이 분비되어 골수에서의 조혈을 촉진하여 혈액 속으로 방출을 증가시킨다.

④ 혈색소 : 혈액이나 적혈구 속에 존재하는 혈색소는 철과 포르피린(porphyrin)으로 이루어진 색소(heme)와 글로불린의 복합체로 헤모글로빈이라 불린다. 혈색소는 쉽게 산소와 결합하고 혈액이 산소를 운반하는 데 없어서는 안 되는 물질이다. 혈색소가 산소를 가

---

27. 기초의학의 세계적인 권위자 일본의 모리시타 게이치 박사는 골수에서 만들어지는 피는 일시적이며, 대부분 피는 장(腸)에서 만들어진다고 하였다. 그에 의하면 '소화된 음식물(모넬라 monella: 세포는 아니지만, 세포로 발전할 수 있는 상태 즉 미성숙한 세포)'이 장 융모의 상피세포로 자연히 이행하고, 융모 상피세포는 안쪽으로 밀려 들어가 적혈구 모세포로 변해간다. 이 적혈구 모세포 안에 있던 내용물인 적혈구가 바로 모세혈관으로 보내진다고 하는 이른바 장 조혈설은 자연 의학자들의 공감을 얻고 있다([자연 의학의 기초], 모리시타 게이치(森下敬一) 지음, 제3장 참조.).

지고 있으면 빨갛고, 산소를 잃으면 약간 푸르게 된다. 따라서 동맥혈은 밝은 적색이고 정맥혈은 청색을 띠게 된다.

⑤ 백혈구 : 혈액 1㎣에는 평균 7,000개 정도의 백혈구가 있다. 백혈구에는 여러 형태가 있어 적당히 염색하면 현미경으로 쉽게 구별할 수 있다. 핵의 모양과 세포의 크기, 과립의 염색성 등으로 호중구, 호산구, 호염구 그리고 림프구 등으로 나눈다. 호중구는 전 백혈구의 약 60%, 림프구는 30%, 나머지는 극히 숫자가 적다. 백혈구가 세균이나 이물질을 세포 내로 끌어들여 소화하는 작용을 탐식 작용이라고 말하는데, 호중구와 단구가 가장 탐식 기능이 강하다. 호염구의 과립은 헤파린(heparin)으로 혈액이 혈관 내에서 응고되는 것을 막는 작용을 하며, 또 림프구는 항체를 많이 가지고 있다. 백혈구의 수명은 대략 7~10일이다.

⑥ 혈소판 : 혈소판은 완전한 세포가 아니고 지름 2㎛ 정도의 세포질의 작은 조각이다. 그러나 이 속에 혈액을 응고시키는데 중요한 물질이 들어있으며, 혈관이 손상된 곳에 모여 돌기를 내면서 서로 연결되고, 이것들이 중심이 되어 혈액 응고가 시작된다. 또 파괴된 혈소판에서 나온 세로토닌은 혈관을 수축시켜 출혈을 멈추도록 한다.

## 2) 혈관

① 동맥 : 심장으로부터 혈액을 몸의 각 부분으로 수송하는 혈관으로 혈관 벽이 두껍고 탄력성이 크다. 두꺼운 민무늬근으로 된 동맥벽의 강한 탄력성 때문에 심실의 수축기에 혈액이 밀려 나오면 혈압이 높아지며, 심실의 이완기에는 혈압이 낮아진다. 동맥이 팽창할 때 혈액이 동맥벽을 치면 맥박을 느끼게 된다.

② 정맥 : 심장으로 혈액이 들어오는 혈관으로 민무늬근으로 된 혈관 벽은 동맥보다 얇고, 혈압도 아주 낮다. 혈액의 역류를 막기 위해 군

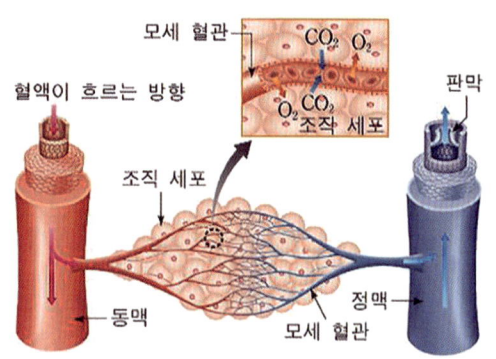

데군데 판막이 있으며 근육 운동으로 혈관을 압박하여 혈액이 이동된다. 이 판막의 기능이 저하되면 혈행이 더디게 되고 또 적혈구가 머뭇거리게 되는데, 이것이 하지정맥류다.

③ 모세혈관 : 조직에서 소동맥과 소정맥을 연결하는 매우 가는 혈관으로 한 층의 상피 세포로 이루어져 있다. 조직 세포와 혈액 사이의 가스, 양분, 노폐물 등이 압력 차이에 의한 확산으로 교환이 이루어지는 곳이다. 모세혈관의 지름은 대략 4~5µm인데, 적혈구가 신축성을 가져야만 모세혈관을 잘 통과할 수 있다. 그렇지 않으면 혈행이 더디게 되고, 신진대사에 문제가 생기게 된다.[28]

④ 글로뮈 : 글로뮈(glomu)는 1708년 프랑스의 해부학자 레알리스(Lealie Lealis)에 의해 처음 발견되었는데, 모세혈관 및 심장과 함께 혈액 순환의 중요 협동체이다. 모세혈관 중 세 소동맥에서 모세혈관으로 가기 직전에 동맥에서 정맥으로 바로 들어가는 지름길의 혈관 하나가 있는데, 이것이 모세 동정맥 통로(capillary arteriovenous channel) 즉 글로뮈다. 이 글로뮈는 끊임없는 연동 운동으로 혈액을 순환시키는데, 혈압 상승은 이 글로뮈가 막혀도 발생한다. 또 글로뮈가 제 기능을 하지 못하면 혈액은 미세한 모세혈관벽에 부딪혀 모세혈관을 파괴하거나 피하출혈을 일으키게 되는데 뇌출혈과 내출혈이 되기도 한다.

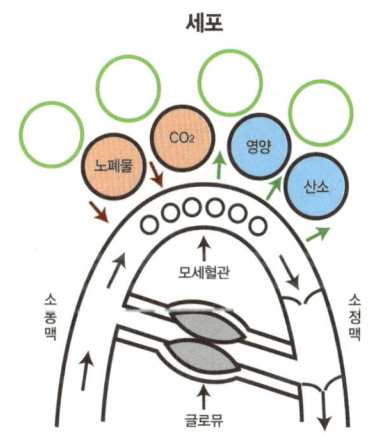

모세혈관에는 영양소와 노폐물의 교환이 있는 구멍이 있지만 글로뮈에는 구멍이 없다. 그래서 유해 물질이 혈액 속에 있으면 모세혈관은 구멍을 닫고 혈액이 모세혈관 속을 통과하여 글로뮈에 많은 부담이 갈 수 있다. 그러므로 평상시 글로뮈가 활성화되도록 혈액 및 혈관 건강법에 관심을 가져야 한다.

---

28. 40세가 되면 혈관의 길이가 1/2로 감소하고, 대사 기능은 1/16 감소하는데 적혈구 숫자는 16배 증가한다.

## 3) 심장

온도가 42℃까지 올라가는 심장은 온몸에 영양을 공급하는 뜨거운 장부이다. 심장은 좌우 반으로 나누어져 있고, 각각 상부와 하부로 다시 나뉘어 전체 4개의 방이 있다. 2개의 위쪽 방은 심방이라 하며, 심장으로 돌아오는 혈액을 받아 아래쪽의 2개의 방인 심실로 전달하는 역할을 한다. 심장에서 시작되는 혈액순환은 체순환과 폐순환으로 나누어진다. 우선 체순환에서 돌아오는 혈액은 대정맥을 통해 우심방으로 들어오며, 우심방으로 들어오는 혈액은 산소가 부족하며 이산화탄소가 증가되어 있다. 이 혈액은 우심방에서 우심실로 이동되고 우심실은 폐동맥을 통해 산소가 부족한 혈액을 폐로 보낸다. 따라서 심장 우측은 체순환으로부터 혈액을 받아들이고 폐순환으로 혈액을 내보낸다. 태아일 때 심장의 두 방 사이(심방중격)에는 난원공(卵圓孔; forame ovale)이라는 혈액 이동 통로가 있어서 혈액이 흐르고 있으며, 폐순환 혈액은 최소에 머무른다. 엄마의 태반에서 오는 산소가 성장에 충분하므로 폐의 역할은 제한적인데, 출생 이후 폐 호흡을 시작하는 순간부터 난원공은 서서히 닫히면서 혈액의 폐순환이 시작되는 것이다.

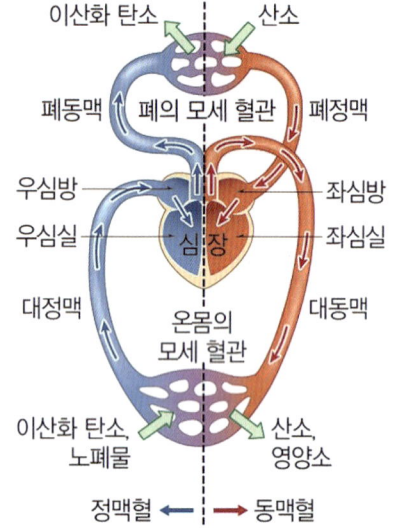

폐로 이동한 혈액은 폐포에서 이산화탄소와 산소를 맞바꾼 후 폐정맥을 통해 좌심방으로 돌아간다. 이 혈액은 좌심방에서 좌심실로 이동하며, 좌심실에서 혈액은 폐 이외의 다른 신체 기관으로 공급된다. 다시 말하면 심장 좌측은 폐순환에서 혈액을 공급받아 체순환으로 혈액을 내보내는 것이다. 좌심실에서 혈액을 내보내는 큰 동맥은 대동맥이라 하며, 소동맥과 모세혈관을 통해 온몸으로 혈액을 공급하는 것이다.[29]

---

29. 영국 왕실 주치의였던 윌리엄 하비(William Harvey)는 펌프 역할을 하는 심장이 생명의 기본이라는 혈액 순환의 원리를 주장(심장 원동력설, 1628년)하였다. 하지만 니시 가쓰조(西 勝造)는 51억 개의 모세혈관과 글로뮈의 작용이 혈액 순환의 원동력이라고 주장(모세혈관 원동력설)하면서, 모관 운동을 통한 혈관과 글로뮈의 건강을 강조하였다.

## 4) 고혈압의 원인과 치유

① 고혈압의 원인

우리 인간의 '인간됨'을 어디에서 발견할 수 있을까? 그것은 바로 뇌라고 할 수 있다. 인간의 뇌에는 신의 섭리나 진화의 유전자가 고스란히 담겨있기에 그렇다. 수많은 정보의 저장고이자 인체의 지휘사령부인 우리 뇌는 하루 24시간 그리고 평생 멈추지 않는 엔진에 비유될 수 있다. 그리고 이 뇌의 역할 중 가장 중요한 것은 바로 인체 항상성의 유지이며, 이것의 실패는 바로 죽음으로 이어지는 것이다.

대략 1,000억 개의 세포로 구성된 뇌는 우리 몸의 2% 정도 무게지만 에너지원인 포도당과 산소의 20%를 소모할 정도로 중요한 기관이다. 인간의 뇌가 유지하는 항상성 중의 하나가 뇌압인데, 그 압력은 90mmHg이다. 상대적으로 뇌보다 아래에 있는 심장은 90mmHg라는 뇌압을 유지하기 위해 30mmHg를 가압하게 된다. 그래서 20세 이전의 건강한 젊은이의 경우에는 120mmHg 정도의 혈압으로 온몸에 산소와 영양소를 공급할 수 있는 것이다. 인체는 내적·외적 상황의 변화에 맞춰 혈압을 자동으로 조절하는데 그 기준은 언제나 뇌압 90mmHg이다. 뇌압 90mmHg라는 항상성을 맞추기 위해 체내 혈압을 상승시키는 주요 요인으로 첫째는 혈액의 점도 상승이며, 둘째는 혈관의 경화 그리고 셋째는 신장 기능의 저하이다. 이를 좀 더 상세히 살펴보면 다음과 같다.

㉮ 혈액의 점도 상승

혈압 상승의 첫 번째 원인은 혈액이 끈적끈적해지고 탁해지는 것 때문이다. 그 이유는 유·무형의 스트레스로 인한 혈당 상승, 노폐물 증가, 콜레스테롤 상승, 과도한 중성지질 그리고 당화 반응 등으로 혈액의 점도가 올라가기 때문이다. 이렇게 되면 혈행은 더디게 되고 심장은 수축력을 높여야만 정상 뇌압을 유지할 수 있게 된다. 이처럼 혈압 상승에는 반드시 이유가 있는 것이며, 이러한 이유를 무시한 채 혈압 강하제를 통하여 인위적으로 혈압을 낮추면 많은 문제점이 야기될 수 있다. 그래서 부작용 없이 혈액의 점도를 낮추는 일, 즉 혈액을 맑게 하는 일이 선행되어야 할 것이다.

㉯ 혈관의 경화

약 100조 개의 인체 세포는 대략 12만km에 달하는 긴 혈관에서 공급되는 산소와 각종 영양소를 원료로 에너지대사를 하고 또 대사 이후의 찌꺼기를 혈관을 통해 배설하게 된다. 심장으로부터 혈관은 하루 10만 번 이상의 수축과 이완에서 오는 압력도 견디어야 한다. 이 심장과 혈관의 수축·이완에는 끊임없이 비타민과 미네랄이 소모되는데, 이것이 부족하게 되면 혈관이 딱딱해지게 되는 경화현상이 오게 된다. 이런 경화현상은 고혈당 또는 고지혈증에 기인한 혈관 손상에서도 오며, 호모시스테인과 칼슘 등의 석회화도 원인이 될 수 있다.

평소 서구식 식습관을 가지거나 소화·흡수 기능이 저하된 분들 그리고 노령자들은 위의 여러 원인에 쉽게 노출되어 혈관 경화가 심해질 가능성이 크다. 혈관이 경화되게 되면 심장은 더 큰 수축력으로 혈압을 조절해야 하므로 심장 비대나 혈관 파열의 위험에 쉽게 노출된다. 이러한 혈관 경화에 의한 혈압 상승 또한 우리 몸의 자동조절 작용에 의한 것인데, 당연히 혈압 강하제에 의한 인위적인 조절은 아주 특별한 경우에만 예외적으로 처치되어야 한다.

㉰ 신장의 기능 저하

신장(내지 부신)은 호르몬 또는 호르몬에 의한 심장박동을 통해 혈압을 조절하는 일을 담당한다. 그런데 일반적으로 혈액 점도의 상승 또는 혈관 경화라는 혈압 상승요인이 사라지면 당연히 혈압도 정상화되어야 한다. 그런데 이러한 요인이 사라짐에도 불구하고 고혈압 또는 저혈압이 되는 이유는 무엇일까? 결국은 이를 통제하는 시스템인 신장과 부신 기능의 저하가 그 이유인 것이다. 신장의 고유한 역할 중의 하나가 우리 몸의 대사과정에서 생겨난 독소와 노폐물을 거르고 배설하는 것인데, 신장 기능의 저하는 몸속에 그것을 과도하게 축적하게 된다. 과도하게 축적된 독소가 혈액을 탁하게 하고, 또 혈관 경화의 원인이 됨은 물론이다.

또 부신은 뇌하수체의 명령을 받아 우리 몸의 항상성 유지에 필요한 각종 호르몬을 대사를 행하는 기관인데, 과로나 영양소 부족으로 인해 이 기관에 문제가 생기면 혈압통제 기능을 포함하여 전체 호르몬 시스템의 문제가 발생하는 것이다. 특히 이 신장 기능의 저하는 체내 요산 수치와 단백뇨 수치의 상승을 가져와 인체의 2차 면역기능 저하의 원인이 되기도 한다. 특히 여성들이 나빠지기 쉬운 장기인 신장은 한 번 손상이 되면 회복되기가 상당히 어려울 뿐 아니라 회복에는 장시간의 노력이 필요하다.

② 고혈압에 대한 현대의학의 대응

　현대의학에서는 고혈압을 말 그대로 '혈압이 높은 상태'로만 규정한다. 이 혈압의 '높은 상태'는 상대적으로 낮거나 표준 수치의 혈압상태를 가정하고, 낮추어야 할 대상으로 정해지는 것이다. 그리고 혈압을 낮추기 위한 약물요법이 등장하게 된다. 즉, 혈압 상승의 여러 원인은 전혀 고려하지 않은 채, 높은 '결과 수치'에만 초점을 두고 대응하는 것이 바로 현대의학의 고혈압 치료법인 것이다.

　세계보건기구(WHO)는 1987년에 정상혈압의 기준치를 160·95mmHg로 정하였고, 1999년에는 다시 기준치를 140·90mmHg로 낮췄다. 이전에는 수축기 혈압을 자신의 나이에 90~100을 더해 나온 수치를 정상혈압으로 봤다. 세계보건기구의 결정에 대해 58개국 1,000여 명의 전문가가 반대 성명을 제출했으나 그 기준은 바뀌지 않았다. '세계보건기구 혈압 기준 작성위원회'의 위원장을 포함한 18명의 위원 중 17명이 제약회사로부터 고문료나 연구비를 받는 것으로 알려진 것은 나중 일이다.

　이보다 먼저 독일에서는 1900년대 초반에 혈압 기준치가 160·100mmHg로 정해졌다. 이 하나의 기준이 정해짐으로써 약 700만 명 정도의 고혈압 환자가 독일 전역에서 생겨났다. 1970년 '독일 고혈압 퇴치연맹'이 140·90mmHg로 기준을 다시 정하자 하룻밤 사이에 고혈압 환자 수가 3배 증가하였다. 참고로 이 연맹의 회원 중에는 20명의 재정적인 후원자가 있었는데, 모두 제약회사 직원이었다.

　2003년 미국 합동위원회가 정한 130~139·85~89mmHg라는 혈압 기준을 2017년 11월 미국심장학회와 심장병학회는 다시 130·80mmHg로 하향 조정하였다. 이 새로운 기준이 만들어지면서 미국 전역에 증가한 새로운 고혈압 환자는 무려 3100만 명에 달한다. 이렇게 고혈압의 기준에 관한 새로운 기준이 만들어질 때마다 가장 많은 수혜자 집단은 바로 의료관계자와 제약회사라 할 수 있다.

　일본은 1987년에 180·100mmHg로 고혈압 기준이 만들어지면서 230만 명의 고혈압 환자가 생겼다. 또 이 기준은 2004년에 140·90mmHg로 낮추어지면서 1,600만 명의 고혈압 환자가 늘어났고, 또 2008년에는 130·85mmHg로 다시 낮추어지면서 3,700만 명의 고혈압 환자가 생겨났다. 일본도 의과대학과 제약회사의 유착 관계는 자주 사회적인 이슈로 등장하고 있으며, 노바티스사의 고혈압약인 발사르탄(Valsartan)은 2012년에만 1조 8천억의 매출을 올렸다.

우리나라의 경우, 국민건강보험 일반건강검진과 의료급여 생애 전환기 검진에서 정상혈압 판정 기준을 120~80mmHg로 정하였다. 120~139·80~89mmHg는 경계로 분류하며 140·90mmHg 이상이 되면 환자로 의심된다고 한다. 2018년 대한고혈압학회에서는 기존의 고혈압 기준을 세분화하여, 120~129·80mmHg 구간을 '주의 혈압'으로, 130~139·80~89mmHg 구간을 '고혈압 전 단계'로 나누었다. 현재 우리나라에는 대략 1,100만 명 이상의 고혈압 환자가 있으며, 이는 대략 30세 이상의 성인 중 1/3에 해당한다. 2015년 기준으로 고혈압에 사용된 진료비가 무려 2조 6,600억 원을 넘어섰다.

왜 이렇게 많은 고혈압 환자가 있으며, 그 숫자는 매년 또 늘어가고 있을까? 그 일차적인 이유는 치유를 위한 근본 원인에 대한 무관심과 무지라 할 수 있다. 분명하게 혈압 상승의 원인 나아가 근원적인 치유법이 있는데도 불구하고 이는 언제나 부차적이고 무시되는 것이 오늘날의 현실이다. 두 번째의 이유는 국민 건강은 뒷전으로 물린 채 돈벌이에만 집착하고 있는 일부 제약회사, 의사 등 의료수혜자들의 그릇된 욕심 또한 크다는 점이다. 최근 5년 사이 국내 100대 제약회사들의 평균 매출이 매년 8% 정도 늘고 있다. 또 국민건강보험공단이 발표한 '2017년 건강보험 주요통계'를 보면 2017년 진료비가 69조 3,352억원으로 2016년보다 7.4%가 상승한 사실이 이것을 증명하는 하나의 사례가 될 수 있다.

미국의학협회저널(JAMA)에 실린 논문에 따르면 '고혈압 치료는 약물 처방뿐만 아니라 의사에게 방문하는 주요 원인'이다. 의사들은 혈압 강하제를 처방하면서 환자들에게 이렇게 말한다.
"당신의 고혈압은 선천적인 것이다."
"고혈압은 병이 아니다."
"고혈압은 한두 개의 알약으로 조절만 하면 된다."
"혈압 강하제는 평생 빠트리지 말고 먹어야 하며 생활에 큰 지장이 없다."
환자들은 이런 의사의 말을 '신의 계시'처럼 따르는 것이 오늘날 실정이다.

③ 혈압 강하제와 고혈압 합병증
㉮ 혈압 강하제의 작용기전과 부작용

직접 신장, 심장, 혈관에 작용하는 것으로 이뇨제, 말초성 아드레날린 수용체 차단제, 직접 혈관확장제, 칼슘 채널 차단제, 앤지오텐신 전환효소 억제제, 앤지오텐신 2 수용체 차단제가 있고, 콜레스테롤을 포함한 지방질을 낮추는 약[30]으로 스타틴계 약물, 담즙산 결합 레진계 약물, 니코틴산계 약물 그리고 피브린산계 약물 등이 있다.

첫째, 이뇨제는 가장 오래전부터 쓰이고 있으며 가장 값싼 약물이다. 그 작용은 신장의 세뇨관에서의 이온화를 저해함으로써 수분과 나트륨을 배출시키는 것이다. 순환 혈액량이 줄면 심장에서 박출하는 혈액량도 줄어 혈압이 떨어지는 원리에 착안한 것이며, 고혈압의 초기 치료 약물로 권장된다. 부작용은 빈뇨, 어지러움, 피로감, 근육통, 혈당 상승, 대사성질환 합병증 그리고 요산(uric acid)의 혈중 농도를 상승시켜 통풍을 일으킨다.

둘째, 말초성 아드레날린 수용체 차단제는 신경전달물질이 세포에 결합하여 심장과 혈관을 자극하는 것을 차단하는 기전으로, 베타 차단제와 알파 차단제로 나뉜다. 베타 차단제는 1960년대부터 쓰여 왔으며, 세포의 베타 수용체라는 구조를 차단하여 몇몇 신경전달물질(주로 아드레날린)이 심장을 자극하는 것을 차단함으로써 심장박동수를 낮추고 혈압을 떨어뜨린다. 가장 흔한 부작용으로 안구 건조증, HDL 콜레스테롤 감소, 고지질혈증, 울혈성 심부전, 심장근육 이완, 말초혈관질환, 피로감, 우울감, 발기 부전, 숨 가쁨, 불면증, 운동능력 저하 등이 있다. 알파 차단제는 베타 차단제와 작용기전이 비슷하다. 혈관 수축을 일으키는 신경전달물질(주로 노르아드레날린)이 결합하는 부위에 작용하며, 혈중 콜레스테롤이 높은 환자에게 특히 유용하다. 방광을 이완시켜 전립선 비대증으로 소변 보기가 힘든 분들은 효과가 있으나, 여성의 경우 스트레스성 요실금을 일으킬 수 있다. 부작용으로는 기립성저혈압, 가슴 두근거림, 어지러움, 코 막힘, 두통, 갈증 그리고 발기 부전 등이 있다.

셋째, 직접 혈관확장제는 직접 동맥을 확장하는 것으로, 효과가 빨라 고혈압성 응급환자에게 자주 쓰인다. 부작용으로는 두통, 쇠약감, 안면 홍조, 구역질 또는 다모증을 일으킬 수도 있다.

넷째, 칼슘 채널 차단제는 심장과 혈관의 평활근 내부로 칼슘의 이동을 방해함으로써 심장의 수축력을 감소시키고 혈관을 확장한다. 또 이 약물은 심장에서의 신경 흥분을 저하하기 때문에 부정맥에 쓰이기도 한다. 부작용으로는 두통, 부종, 속 쓰림, 서맥 그리고 변비 등이 있다.

---

30. 콜레스테롤 저하제의 작용기전과 부작용에 관해서는 3장에서 이미 기술하였다.

다섯째, 앤지오텐신 전환효소 억제제는 앤지오텐신 전환효소(ACE)를 억제하는 것인데, 신장에서 염분과 물의 재흡수를 방해하는 것이다. 비교적 부작용이 적다고 하나 마른기침, 미각 둔화, 혈관 부종 그리고 신장 기능의 저하를 가져올 염려가 있다.

여섯째, 앤지오텐신 2 수용제 차단제(ARB)는 부작용으로 안면 홍조, 저혈압, 피로, 설사, 고칼륨혈증, 현기증 등이 있다. 특히 임신 초기에 ARB를 투여하면 태아 발달에 문제가 생기거나 낙태까지 할 수 있다.

㉯ 혈압 강하제와 합병증

건강검진 또는 진료 후에 혈압이 정상범위를 벗어났다는 것이 확인되는 순간, 손에는 '혈압 강하제 처방전'과 '고혈압 환자들을 위한 주의사항'이 쥐어진다. 하지만 알고 보면 혈압 강하제만큼 무서운 약이 없다. 혈압 상승의 근본적인 원인과는 상관없이 단순하게 혈압만 낮추는 혈압 강하제는 심장의 근력을 약화시키는 것은 물론 인체 각 기관에 치명적인 손상을 가하면서 인위적으로 혈압을 억지로 낮춘다. 이로부터 부작용과 함께 2차 질병, 즉 합병증이 시작되는 것이다.

혈압 강하제는 인체 내의 칼슘, 마그네슘, 아연, 칼륨, 나트륨, 인, 비타민B$_1$, 비타민B$_6$, 엽산, 비타민C는 물론이고 항산화 효소인 코엔자임Q10까지 결핍되게 한다. 특히 칼슘과 마그네슘 그리고 코엔자임Q10은 심장 건강에 필수적인 요소인데, 이들이 부족하게 되면 혈관이 더욱 딱딱하게 되고 탄력성이 줄어들어 혈압을 상승시키게 된다. 오히려 혈압 강하제를 꾸준하고도 철저하게 복용하던 사람이 뇌출혈이나 뇌졸중으로 쓰러져 사망하였거나 중풍의 후유증으로 고생하고 있는 경우가 너무나도 흔하다. 원인을 제거하지 못하는 혈압 강하제를 평생 먹는 것은 비극 중의 비극이다.[31]

이것은 혈압 강하제가 고혈압을 더욱 심화시킨다는 뜻인데, 그 폐해는 합병증에서 드러난다. 고혈압의 근본적인 원인 파악과 치유를 소홀히 하면서 약물에만 의존하게 되면 5~7년 정도 지나면서 자신도 모르는 사이에 동맥경화와 심각한 합병증이 함께 진행되는 것이다. 뇌졸중과 심근경색은 대표적인 고혈압 합병증이며 이 외에도 협심증, 지주막하출혈, 심장비대증, 신부전증, 대동맥류, 말초순환장애, 안과 질환 그리고 당뇨병 등이 있다.

이처럼 고혈압은 소리 없이 진행되다가 합병증을 일으키고 끝내 우리 몸에 치명상을 가

---

31. [서양의학이 밝혀내지 못한 고혈압의 원인], 선재광 지음, pp.65~67 참조.

져오는 '침묵의 살인자'다. 그런데도 많은 사람은 고혈압 진단을 받거나 혈류에 문제가 있다는 말을 들으면 근원적인 치유보다는 그저 몇 알의 약으로 해결하려 한다. 늘 '어느 날 갑자기 혈압이 치솟아 쓰러지는 건 아닐까?' 하는 두려움을 느끼면서 말이다.

④ 부작용 없는 고혈압 치유책

중증의 고혈압 환자들의 경우에는 즉시 병원에 가서 진료를 받고 또 혈압 강하제를 복용해야 한다. 하지만 그렇지 않은 대부분 환자는 약물에 의존하지 않고 고혈압을 치유할 수 있다. 나아가 중증의 환자도 약물에만 의존할 것이 아니고, 혈행 개선과 혈관을 탄력 있게 하는 치유법을 함께 하면서 결국은 약물을 끊어야 한다.

첫 번째 혈액이 탁한 환자의 경우에는 혈액을 맑게 해야 한다. 체내 독소(노폐물), 과도한 지방과 콜레스테롤, 높은 당화지수 등에 의해 혈액은 끈적끈적하고 탁해진다. 혈액을 맑게 하는 첫 번째 단계는 식생활 습관을 바로 잡는 것인데, 과도한 육식, 설탕·정제된 탄수화물·가공식품을 줄이고 채소와 정제되지 않은 곡식으로 식단을 바꿔야 한다. 천연 성분의 비타민과 미네랄은 물론이고 품질 좋은 오메가3 지방산 등을 섭취하는 식사에도 관심을 기울이고 실천하는 것이 중요하다. 비타민A는 높아진 당화지수 때문에 끈끈해진 혈액을 풀어주며, 비타민C, E와 함께 혈액 내 콜레스테롤의 산화를 막는 중요한 억할을 한다. 또 간 기능을 도와주는 오메가3 지방산은 훌륭한 항염증 성분이자 세포막의 필수 구성성분이다. 그리고 코엔자임Q10은 혈관에 스케일이 끼는 것을 막아줄 뿐만 아니라 혈압강하에도 도움을 주는 영양소이다.

두 번째 혈관을 탄력 있게 하는 것이다. 혈관을 건강하게 하는데 필요한 영양소는 비타민A와 비타민C 그리고 미네랄이다. 특히 칼슘과 마그네슘은 혈관의 탄력, 즉 혈관의 이완과 수축에 없어서 안 되는 중요한 영양소이다. 위산분비가 낮은 분이나 노령자는 비타민C와 유산균을 섭취함으로써 미네랄의 흡수력을 높일 필요가 있다.

세 번째 신장과 부신의 기능을 정상화하는 것이다. 신장 자체가 바로 미세혈관의 덩어리인데, 혈관 속 과다 노폐물 등 염증성 물질이 계속 신장을 통과하게 되면 당연히 신장의 기능을 저하시킨다. 이러한 신장 기능의 저하는 부신 기능의 저하를 불러오게 된다. 우리 몸의 호르몬 대사를 총괄하는 부신은 각종 스트레스에 취약한데, 스트레스 상황에 봉착했을 때 부신은 다량의 비타민C와 미네랄을 소모한다. 그래서 양질의 비타민과 미네랄을 충분히 공급하는 것이 신장 건강에는 필수적이라 하겠다. 또 유산균, 식이섬유의 섭취는 간 기능의 활성화는 물론이고 독소 배출을 도움으로써 간접적으로 신장 건강에 도움을 준다.

⑤ 생활 속의 혈액·혈관 건강법

적정 혈압이나 혈당을 유지하는 것은 건강한 삶의 척도라 해도 과언이 아니다. 건강한 혈관 관리는 일상생활 속에서 이루어져야 하며, 통곡식 및 채식 위주의 식단은 탁한 혈액이나 딱딱한 혈관을 만들지 않는 데 상당히 중요한 역할을 한다. 또 양질의 비타민과 미네랄 섭취는 물론이고 장 건강을 위해 유산균과 식이섬유를 보충할 수 있다면 간과 신장을 보호하는 최고의 방법이라 할 수 있다. 생활 속에서 실천할 수 있는 몇 가지 혈관 건강법을 나열하면 다음과 같다.

첫째, 혈압계를 구비하고, 혈압 관리와 검사를 정기적으로 한다.

둘째, 혈압이 갑자기 상승하는 것을 막고 체온을 유지한다. 혈압이 크게 오르는 오전 6~9시에는 체온을 유지하고, 과격한 운동은 삼가며, 오후에는 잠시 햇볕을 쬐고 평온한 상태를 유지한다. 여름에는 지나친 냉방으로 인한 혈압 상승과 탈수에 주의하고, 겨울에 외출할 때는 목도리·마스크·장갑·배낭을 갖춰 혈관의 수축을 막으며 사전 준비운동을 해서 실내·외 온도 차에 적응한다. 또 목욕은 식사 전에 해야 혈압의 급격한 변화를 피할 수 있으며, 잠자리에 들기 전에 수분을 섭취한다. 그리고 평상시 즐거운 대화, 긍정적 사고로 스트레스를 해소한다.

셋째, 운동과 영양의 밸런스는 적정 혈압을 위해서는 가장 중요한 조치이다. 균형 잡힌 식사와 적절한 운동으로 대사증후군, 비만(특히 내장지방형 비만)에서 벗어난다. 자기 몸에 맞는 유·무산소운동(하루 3-40분, 일주일에 3-4일)을 꾸준히 한다. 그리고 과도한 음주와 흡연은 고혈압의 원인이 되니 하루 적정 알코올 섭취와 금연을 지킨다.

넷째, 혈압 조절에 좋은 영양소와 음식을 섭취한다.[32] 혈압 조절에 좋은 영양소로는 칼슘, 마그네슘, 코엔자임Q10, 칼륨, 식물단백질, 녹차, 식이섬유, 오메가3 지방산 등이다. 또 이들 음식은 통곡식과 채식 그리고 등푸른생선에서도 얻을 수 있으니,

---

32. 가끔 이완기 혈압이 너무 낮은 분들이 있다. 심장은 이완 시에 관상동맥에 혈액을 공급한다. 그래서 이완기 혈압이 낮으면 심장 기능이 약화되므로 마그네슘, 코엔자임Q10 그리고 천일염을 꾸준히 섭취해야 한다.

현미, 감자, 토란, 호박, 당근, 토마토, 시금치, 버섯, 콩 제품, 각종 등푸른생선과 해조류 등이 그것이다.

## (2) 림프계

림프(lymph, 淋巴)액은 알칼리 반응을 하는 무색 또는 옅은 노란색의 액체로, 통상적으로 림프액이 이동하는 림프관으로 림프절이 연결되어 있다. 이 림프액은 흉선, 비장, 골수 그리고 편도에서 생성되는데, 그 양은 하루에 대략 8리터 정도이다. 인체의 림프 시스템은 림프액, 림프관, 림프구, 림프절로 구성된 총 16만 km의 길이로 림프액의 양은 혈액의 3배이다.

모든 림프액은 림프절을 지나면서 각종 이물질을 걸러내게 되어 있는데, 거의 99% 정도의 독소(항원)가 포획된다. 몸 전체에는 500~600개 정도의 림프절이 존재하는데, 전신에서 조직액을 회수하여 정맥으로 돌려보내는 림프관 도중에 위치한다. 이 림프절에는 손상된 세포, 암세포, 감염성 미생물 그리고 기타 이물질들을 포식해 파괴하도록 림프구와 대식세포 등 백혈구가 상주하고 있으면서 우리 몸의 면역기능을 담당하고 있다.[33]

## (3) 면역계

### 1) 백혈구

① 백혈구의 종류와 기능

백혈구에는 과립구, 림프구 및 단핵구가 있다.
첫째, 과립구는 상처, 호흡기, 구강, 피부 등으로 침입하는 덩치가 큰 세균류를 잡아먹는

---

33. 2015년, 버지니아대 신경과학자 조나단 킵니스(Jonathan Kipnis)는 "뇌가 림프관에 둘러싸여 있다"고 하면서, 이 림프절로 연결되는 혈관의 흐름을 개선시키면 아밀로이드 플라크의 축적을 막을 수 있어 결국은 알츠하이머형 치매의 치유가 가능하다고 보았다.

다. 일반적으로 백혈구라 하면 과립구 중 가장 많은 수를 차지하는 호중성 과립구를 가리키며, 다른 과립구는 수가 매우 적다. 이 호중성 과립구는 인체의 감염 등 신호를 받으면 30분 이내에 혈관을 떠나 감염이 발생한 곳에 도착하여 항원을 공격한다. 즉 미생물 등을 활성산소를 쏘아 파괴하거나 아니면 직접 잡아먹거나 덫을 놓는 등 다양한 탐식 작용을 하며, 또 대식세포를 자극하는 물질을 분비하기도 한다.

둘째, 림프구는 골수와 흉선에서 일차 면역력을 획득한 후 성숙한다. 이후 림프구는 림프절, 지라, 소화관 및 호흡기 등의 림프조직과 말초혈액에 분포하면서 면역기능을 행사한다. 림프구는 NK세포, NKT세포, B세포 그리고 T세포로 나누어진다. 림프구 중 NK세포는 선천적인 면역을 담당하는 백혈구인데, 바이러스에 감염된 세포나 암세포를 직접 공격해 없애는 것이 주 기능이다. 바이러스에 감염된 세포나 암세포를 공격할 때는 이들 세포막에 구멍을 내고 그 속으로 염분과 단백질 가수분해 효소인 그랜자임(granzyme)을 집어넣어 이 세포들을 사멸시킨다. 이밖에 다른 면역세포의 증식을 유도하는 등의 역할을 하는 면역반응을 일으키는 물질인 케모카인(chemokine)과 사이토카인(cytokine)을 분비하기도 한다. 그리고 NKT세포는 T림프구 중에 이상세포 또는 침입한 세포(세균) 등을 직접 공격하여 죽이며 각종 염증 세포에도 작용한다. 또 B세포는 비장이나 림프절과 같은 말초 림프계 조직 중에 존재하는 림프구의 하나로 항체 생산의 전구세포이다. 흉선(thymus)의 상피세포에서 분화한 것이 T세포인데, Killer T세포(KT세포), Helper T세포(HT세포), Regulatory T세포(RT세포) 그리고 Memory T세포로 나뉜다. 외부에서 세균이 침입했을 때 HT세포가 사이토카인을 분비하여 KT세포와 Bursa 세포(B세포)를 활성화하는데, KT세포는 병원체에 감염된 세포들을 죽이며, B세포는 항체를 분비하여 항원의 활성을 저해한다. 이때 RT세포는 면역 활동의 조절에 관여한다. 그리고 B세포는 항체 글로불린의 생성에 관여하고, MT세포는 면역에서의 기억능력 및 항원에 오염된 세포를 파괴하는 능력이 있으며 또 B세포에 정보를 제공하여 항체 생성을 돕기도 한다.

셋째, 선천적 면역을 담당하는 단핵구는 수지상 세포나 대식세포로 분화한다. 이 중 대부분 대식세포(macrophage)는 정착성을 가지는데 쿠퍼세포와 랑게르한스 세포 등이 대표적이다. 이들은 몸 전체에 분포하면서 항원을 제거하며 림프구에 항원을 전달, 면역반응을 일으킨다. 혈중에 있는 단핵구는 상처를 통해 세균 등이 침입하면 호중구와 같이 혈관 밖으로 나가 대식세포로 분화되어 이들을 제거한다.

② 백혈구의 자율신경 지배 원칙

우리 인체의 모든 시스템은 자율신경에 의해서 조정되는데, 이때 관여하는 것이 교감신경과 부교감신경이다. 이 교감신경이 우위를 점하는 동안은 스트레스를 받는 시간대이며 주로 낮 시간대이다. 이 시간대에는 아드레날린이라는 신경전달물질이 분비되어서 과립구의 숫자가 늘어나고 활성화된다. 그러면 이 과립구는 커다란 세균의 제거나 상처 치유에 반응한다. 또 부교감신경이 우위일 때는 식사나 휴식을 취하는 동안이다. 이때에는 아세틸콜린이 뿜어지면서 림프구가 반응하여 활성화되어, 분해된 이종단백질이나 바이러스 같은 이물질을 처리하게 되는 것이다. 특히 야간은 몸 안의 세포 교체가 활발해지는 시간인데, 낮 동안에 생긴 손상된 세포, 노화 세포, 암세포나 감염 세포를 림프구가 대식세포와 함께 제거한다.

이처럼 교감신경과 부교감신경이 균형 잡힌 상태로 작동하고 있을 때를 건강상태라 하는데, 이때 백혈구 중 과립구는 60%, 림프구는 35% 그리고 대식세포는 5%의 비율로 균형을 이루고 있다. 이렇게 자율신경과 백혈구의 협력하에 우리 인간은 환경의 변화에 순응하고 목숨을 존속시키기 위한 최선의 체내환경을 만들어 온 것이다. 이러한 시스템이 후쿠다-아보 이론에서의 핵심인 '백혈구의 자율신경 지배 원칙'이다.

하지만 일상적 스트레스, 일과 삶의 불균형, 영양의 불균형, 과도한 위해 화학물질, 부족한 운동과 불면증 등은 현대인이 늘 긴장 상태에 머물도록 하고 있다. 이런 삶의 환경은 교감신경과 부교감신경의 균형을 깨트림으로써 만성질환의 큰 원인이 되는 것이다. 그러므로 교감신경의 긴장을 막고 부교감신경이 우위가 되게 해서 혈류를 촉진하여 림프구가 늘어나도록 자율신경의 균형을 회복하는 것이 만성질환 치유의 핵심이라 할 수 있다.

## 2) 편도선

편도(tonsil)는 목 안쪽과 코 뒷부분에 있으면서 외부로부터 유입되는 세균 등의 물질로부터 일차적으로 우리 몸을 방어하는 조직이다. 편도에는 인두 편도(adenoids), 귀인두관 편도, 구개 편도, 혀 편도 등이 있다. 편도는 대개 5세 전후까지 점점 커지다가 그 이후에는 작아진다. 편도선은 입과 코를 통해 들어와 병을 일으킬 수 있는 세균 등의 외부 물질을 방어하는 역할을 하며, 이런 세균의 침입은 편도 자체의 감염을 유발하기도 한다. 감기 등을 자주 앓으면 편도가 비정상적으로 커져서 침을 삼키거나 숨쉬기가 어려워지기도 한다.[34]

## 3) 흉선

흉선(thymus)은 가슴뼈의 뒤, 심장과 대동맥으로 이루어진 종격동(mediastinum) 앞부분에 위치한 림프 면역 기관이다. 사춘기에 가장 커졌다가, 그 뒤에는 점점 크기가 작아져 성인이 된 뒤에는 대부분 지방으로 채워진다. 림프구의 전구세포인 흉선세포를 T림프구로 성숙시켜 외부 항원에 대항하는 등 정상 면역계가 발달하는 데 중요한 역할을 한다.

## 4) 비장

비장은 지라라고도 한다. 혈액 중의 노후 혈구나 세균 등 이물질의 트랩 기관이며 항체 생성이나 세포성 면역발현의 주요 기관이라는 점에서는 림프절과 각각 쌍벽을 이루는 복잡하고 중요한 기관이다.

주요 기능은 백혈구를 생산하며 림프를 소독하고 항체를 만든다. 또 엉킨 혈액을 풀어주고 혈액의 찌꺼기를 여과하며, 간접 빌리루빈(indirect bilirubin) 형성에 관여한다. 출혈이나 운동, 정신적 긴장 때에는 비장이 수축하여 혈액을 혈관 속으로 내보낸다. 장티푸스, 말라리아, 백혈병에 걸리거나 반티증후군(Banti's syndrome)[35]때에는 비장이 부어오르는데 이를 비종(脾腫)이라 한다.

---

34. 과거 1988년 무렵, 상업 자본주의 의학 업계는 편도선을 '자연의 이치'로 보지 않고 '돈의 혹'으로 보면서 무절제하게 적출 수술을 하던 때가 있었다.

35. 특발성 문맥압 항진증이라도 부르는데, 이탈리아의 의사 반티(G. Banti, 1852~1925)가 단일질환으로 기록·보고한 원인 불명의 질환이다. 빈혈, 위장장애, 간 기능 장애, 황달이 진행되다가 간 경화, 복수에 이은 대량출혈이 오면서 사망할 수도 있다.

## 4. 비뇨생식계

### (1) 비뇨기계

#### 1) 신장

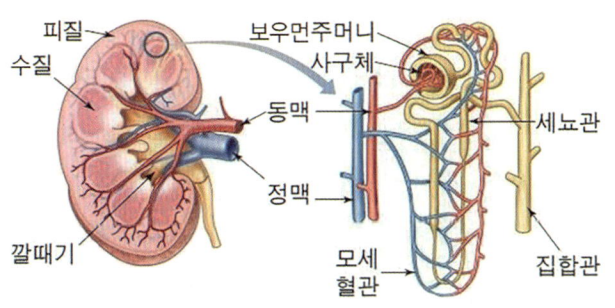

신장(kidney)은 무게는 양쪽 합해서 약 200g 정도이며 우측이 약간 크다. 사구체와 보먼주머니로 구성된 피질과 세뇨관과 집합관으로 구성된 담홍색의 수질 그리고 집합관의 끝인 신우로 이루어져 있다. 신장의 모든 기능 또한 자율신경에 의하여 조절되는데, 이를 위하여 수많은 교감신경과 부교감신경이 분포되어 있다. 신장의 주요 기능은 다음과 같다.

첫째, 신장은 인체의 대사산물, 요산 그리고 요소 등 혈액 속의 불필요한 물질을 걸러서 배설한다.

둘째, 신장은 혈압 또는 혈액 속의 여러 물질 농도가 일정 수준에 달할 때까지 특정물질의 적극적인 흡수와 배설에 관여하는데, 포도당·아미노산·비타민C, $Na^+$, $Cl^-$, $K^+$ 등이 이에 해당된다. 이 흡수·배설 자동조절 시스템을 RAAS(Renin-Angiotensin-Aldosterone system)라고 하는데, 신장의 사구체에서의 여과량을 조절 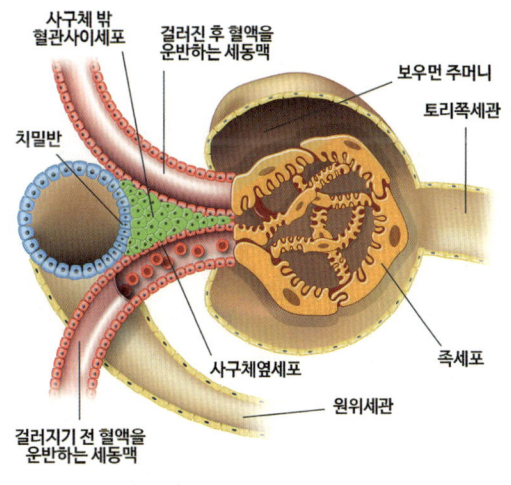 하는 정교한 '피드백 시스템'이다. 신장에는 2개의 혈관과 요세관이 달라붙어 있는

부위에는 '방사구체 세포'가 있다. 혈압이 떨어지거나 혈액 속의 전해질 농도가 낮아지면 '방사구체 세포'에서 레닌(renin)이 분비되는데, 이 레닌은 간에서 생성되는 앤지오텐시노겐(angiotensinogen)이라는 효소를 앤지오텐신Ⅰ(angiotensin Ⅰ)으로 만든다. 앤지오텐신Ⅰ은 폐나 신장에서 만들어진 앤지오텐신 전환효소(ACE)에 의해 앤지오텐신Ⅱ(angiotensinⅡ)가 되며, 이 앤지오텐신Ⅱ가 교감신경을 자극하여 나트륨과 염소의 재흡수량을 늘리고, 칼륨의 배출을 늘리며 또 부신에 작용해서 분비된 알도스테론은 나트륨의 재흡수를 늘려 삼투압을 증가시켜 체액량이 증가함으로써 혈압이 올라가게 되는 것이다. 또 앤지오텐신Ⅱ는 뇌하수체 후엽에서 항이뇨호르몬(ADH)을 분비하게 하여 집합관(collecting duct)에서 수분의 재흡수량을 늘리게 한다.

셋째, 조혈 호르몬인 에리스로포이에틴(erythropoietin)을 만들어 적혈구 생성에 관여한다.

넷째, 칼슘과 인 대사에 중요한 여러 가지 호르몬 생산에 관여하고, 천연 호르몬인 우로디란틴(urodilantin)과 비타민D 등을 생성한다.

다섯째, 인체 내 산·알칼리 평형에 관계하여 혈액 내 수소이온($H^+$)과 수산기이온($OH^-$)의 농도를 조절한다. 이 평형 기전이 어긋나려는 증상이 산독증인 아시도시스(acidosis)와 알칼리중독증인 알칼로시스(alkalosis)인데, 설사와 구토 및 신장 질환과 관련이 있다.

## 2) 부신

부신(adrenal gland)은 바깥쪽을 둘러싸고 있는 부신피질(adrenal cortex)과 중앙부를 형성하는 부신수질(adrenal medulla)로 이루어져 있다. 부신피질은 알도스테론과 디옥시코르티코스테론(DOC) 등을 분비함으로써 혈압, 혈액량이나 전해질 농도 조절에 관여한다. 그리고 하이드로코르티손(hydrocortisone)·코르티솔(cortisol)의 분비를 통해 혈당 조절과 항알레르기 및 항염 기능에도 관여한다. 또 안드로겐과 테스토스테론과 같은 성호르몬도 분비한다. 부신수질에서는 아드레날린과 노르아드레날린이 분비되는데, 이는 말초혈관의 수축과 혈압 유지를 통하여 각종 스트레스에 반응하는 것이다.

3) 방광

　　방광은 남성의 경우 직장 앞에, 여성은 자궁과 질 윗부분 앞에 위치한다. 그 용량은 성인 남자의 경우 약 500~600mℓ 인데 여성은 남성의 5/6 정도이다. 보통 소변량이 200~300mℓ 정도 차면 변의를 느끼게 되는데, 소변을 참는 행위는 건강에 바람직하지 않다. 남성의 경우, 전립선 비대증이 심할 경우 소변의 역류와 압력으로 인해 방광이나 신장의 파열로 이어질 수도 있다. 또 해부학적으로 요도가 짧은 여성들은 방광염에 자주 노출될 가능성이 큰데, 소홀히 하면 요실금 또는 신우염으로 발전할 가능성이 있다.

(2) 생식계

1) 난소

　　난소(ovary)는 자궁의 좌우에 각각 1개씩 존재하는 여성의 성선으로, 난자를 보관하고 여포를 성숙시키며 배란이 이루어지는 곳이다. 1개의 난자에는 약 20만 개의 난모세포가 존대하며, 배란된 난자는 난관을 통해 자궁으로 이동하게 되고 배란이 이루어진 여포는 황체로 변한다. 여포 및 황체에서는 에스트로겐, 프로게스테론, 테스토스테론 등의 성호르몬이 분비되며, 이러한 호르몬의 분비는 뇌의 시상하부 및 뇌하수체의 분비 호르몬들과의 상호작용으로 이루어진다.

2) 자궁

　　자궁은 수정란이 착상한 후 태아가 성장하는 장소인데, 출생할 때까지 태아를 보호하며 영양분을 모체로부터 공급해 주는 기관이다. 자궁내막증, 자궁근종 또는 자궁선종 등이 발생하는 곳으로, 모두 신장 건강과 관련이 있는 것으로 젊거나 미혼일 경우 가임력과 관계되기 때문에 빠른 치료를 받아야 한다.

### 3) 유방

유방은 기능적으로 여성의 생식기관인데, 모유를 생산하고, 분비하는 유선과 유선을 유두와 연결시키는 관 그리고 지방조직으로 이루어져 있다. 사춘기 때 성호르몬의 분비가 증가하면 유방 내의 선 조직들이 확대되며 발달하고 폐경 후에는 위축된다. 유방에는 많은 감각신경이 분포하며 내분비계와 연결되어 있어 옥시토신(oxytocin)의 생산에 영향을 준다.

### 4) 전립선

밤알 크기로 무게 약 20g의 전립선(prostate gland)은 방광 바로 아래에 위치하며, 중년 이후 가장 흔한 전립선질환의 발생처가 되는 곳이다. 전립선액은 정자에 영양을 공급하고 적절한 이온 농도와 산성을 유지하게 하며, 아연 성분이 있어 세균 감염을 방지하는 역할을 한다. 전립선염 내지 전립선 비대증 등 환자는 힘주어 소변을 보게 되면 방광과 신장이 손상될 가능성이 크다.

## 5. 신경계

### (1) 뇌

성인의 뇌 무게는 남자가 1,400g, 여자가 1,250g 정도이다. 뇌의 무게는 몸무게의 2% 정도밖에 안 되지만 뇌에 흐르는 혈액량은 전체 혈액의 15%에 이르며, 신경세포는 보내오는 산소와 포도당을 사용한다. 뇌의 신경세포 활동에 필요한 단백질이나 지질은 신경세포 자체가 포도당으로부터 합성하기

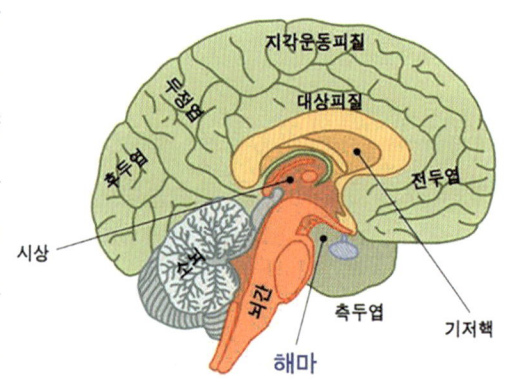

때문에, 화학물질이나 약 등으로 뇌의 작용을 좋게 하는 방법은 없다. 뇌의 기능은 다음의 3가지 계통에 의해 이루어지는데, 뇌간-척수계는 생명현상을 관장하고 있으며, 대뇌변연계는 개체유지와 종족보존의 동적인 생명 활동과 관계가 있다. 또 신 피질계는 현실에 적응하는 행동과 창조적 행위와 관련되어 있다.

## (2) 척수

척수는 척추 내에 위치하는 중추 신경의 일부분으로 감각신경과 운동신경 모두를 포함한다. 척수는 뇌와 말초신경의 중간 다리 역할을 하는 신경계로 운동, 감각신경들이 모두 모여 있는 곳이다.

## (3) 신경과 말초신경

인간의 신경은 신경세포들의 그물망으로 구성되어 있으며, 인체의 외부 자극을 감각신경계를 통해 받아들여 척수를 거쳐 뇌로 전달한다. 말초신경계의 기본적인 기능은 자극을 감지하여 신경 충동을 형성하여 이를 중추신경계로 전달하는 역할이다. 이 자극 전달물질이 아세틸콜린(acetylcholine)인데, 독일의 뢰뷔(Otto Loewi; 1873~1961)는 이에 관한 연구로 노벨상을 수상하였다. 이러한 신경계 중 연수(延髓, medulla oblongata)에서 나와 심장, 폐, 위, 장 등에 분포하는 미주신경(迷走神經, vagus nerve)이 있는데, 휴식, 소화 그리고 도피에 반응하는 부교감신경계에 속한다. 이 미주신경의 부교감 신경섬유는 심장의 박동, 창자의 연동 운동 그리고 땀 분비 조절에 관여하는데, 부교감신경이 항진되면 일시적으로 뇌 혈류가 감소해서 실신이 오거나 또 삼킴장애(dysphagia)와 위 마비(gastroparesis)가 올 수도 있다.

## 6. 근골격계

### (1) 근육

근육은 근육세포 다발로 구성되어 있는데 움직이는 힘을 내면서 뼈, 관절, 내장 등 신체 기관을 보호하는 역할을 하며, 호르몬을 분비하기도 한다. 이러한 근육은 수의근과 불수의근으로 구분되는데, 골격근은 수의근에 속하며 팔, 다리, 몸통, 목, 얼굴 등 전신에 분포되어 있다. 그리고 자율신경계에 속한 심장근육, 소화기 근육, 생식기 근육 및 혈관 벽 근육은 불수의근이다. 또 근육의 모양에 따라 횡문근과 평활근으로 나누어지는데, 횡문근(striated muscle)은 근섬유 사이에 함유된 혈액과 글리코겐을 순간적으로 사용할 수 있어서 폭발적이고 순발력 있는 에너지 동원이 가능하다. 그러나 평활근(smooth muscle)은 에너지 조달에 시간이 걸리지만, 근육에 걸리는 부하가 적어서 지속성이 강하다. 전자는 무산소 운동에 그리고 후자는 유산소 운동에 적합한 근육이며, 심장근육의 경우는 횡문근이면서도 쉽게 지치지 않는 특별한 구조로 되어 있다.

### (2) 골격계

#### 1) 뼈

다량의 골질로 이루어진 뼈(bone)는 교원섬유를 포함하는 유기질 성분이 35%, 칼슘 등의 무기질 성분이 45% 그리고 수분 20%로 구성된다. 뼈는 칼슘이나 인산염, 기타 이온들의 저장고로서 체액의 이온 조절에 관여한다. 또 뼈를 이루는 세포는 조혈모세포, 골모 세포, 뼈세포, 파골세포 그리고 뼈 표면 세포로 이루어져 있다. 뼈의 단단함 정도는 무기질 함량에 의해 결정되며, 뼈 무게의 2/3를 차지하는 무기질 성분에는 칼슘과 인이 가장 많이 포함되어 있다. 체내 칼슘의 99%, 인의 90%가 뼈에 존재하며, 소량의 마그네슘, 나트륨, 수산화 탄산, 불소 등도 존재한다. 뼈는 그 형태에 따라 장골, 단골, 편평골 그리고 종자뼈로 나누어진다.

## 2) 연골

연골은 연골세포와 연골 기질로 구성된 조직이다. 탄력성이 높아서 주어진 힘에 대해 완충작용을 하고 마찰이 거의 없는 상태에서 관절이 움직이도록 도움을 준다. 연골의 종류는 유리 연골, 탄성 연골 그리고 섬유 연골로 나눠진다.

## 3) 인대와 힘줄

인대는 뼈와 뼈 사이를 연결해주는 섬유성 조직으로 혈관의 수가 비교적 적으며, 혈관은 보통 인대 부착 부위에서 들어온다. 인대는 신경 조직이 없는 것으로 알려져 있었으나, 최근의 연구결과에 의하면 특수한 신경이 존재하는 것이 밝혀졌다. 근육이 뼈에 붙을 때는 대부분 섬유성 조직인 힘줄(tendon)을 통해서 붙게 되는데, 힘줄은 세포 실질보다 결합조직의 함량이 높아서 매우 강하고 유연하지만, 탄력성은 크게 없다. 이 힘줄이 근육을 뼈와 연결하는 데는 신경이 많이 분포되어 있어 길이가 늘어나는 것을 민감하게 감지하기도 한다.

## (3) 관절

관절(joint)은 뼈와 뼈가 연결되는 부분인데 관절 안에는 윤활액으로 가득 차 있는 윤활 관절이다. 윤활 관절에서 양쪽의 뼈는 관절 연골로 덮여 있고 그 둘레는 관절 주머니로 둘러싸여 있다. 윤활액은 95%가 수분이며, 윤활액의 점성을 결정짓는 인자인 히알루론산(hyalurinic acid)과 루브리신(lubricin) 단백질이 포함되어 있다. 윤활액 단백질의 교체는 대략 1시간마다 이루어지고 윤활액의 히알루론산 교체는 이보다 더 긴 것으로 알려져 있다.

# 7. 감각기

## (1) 피부

피부는 외부를 덮고 있는 기관으로 바깥쪽에서부터 표피, 진피 및 피하지방층의 독특한 세 개의 층으로 구성되어 있다. 특히 콜라겐 섬유와 탄력 섬유와 같은 기질 단백질로 이루어진 진피는 표피 아래에 위치하며 혈관, 신경, 땀샘 등이 있다. 피부는 수분과 전해질의 외부 유출을 방지하며, 체온을 조절하고 자극 등에 대한 감각기능을 수행한다. 그리고 면역기능은 물론 비타민D의 합성과 내부 장기의 이상을 표현하며, 약물투입의 통로로 기능도 한다.

## (2) 모발

인체에는 손바닥, 발바닥, 점막과 피부의 경계부위 등을 제외한 피부 어디에나 모발이 존재한다. 케라틴(keratin)이라는 단백질로 구성된 모발은 생명과 직접적인 관련은 없지만, 외부로부터 우리의 몸을 보호하는 기능 이외에 마찰 감소, 성적 매력을 제공하는 등의 역할을 한다.

## (3) 점막

점막은 주로 분비와 흡수 기능을 담당하는데, 많은 경우 점액이라는 끈적끈적한 액체를 분비한다. 점액은 병원균들을 움직이지 못하게 함으로써 표피를 보호하며 구강, 위 등 소화기관에서는 음식물의 흡수를 돕는다. 위 점막에는 위액이 그리고 장 점막에는 장액이 분비되며, 장 점막에 있는 융모는 표면적을 넓혀서 음식물이 잘 흡수되도록 돕는다.

## 8. 호르몬계

인간을 포함하여 모든 생물은 유전자의 설계대로 만들어진다. 그리고 이 인간의 삶이 영위되는 모든 곳에는 호르몬(hormone)이 작동하고 있다. '자극하다·일깨우다'는 뜻을 가진 호르몬은 정신과 신체의 균형 즉, 항상성을 유지하기 위해 신체의 구석구석에 정보를 전달하고 자극하는 화학물질이다. 이렇게 호르몬은 건강과 질병을 포함하여 아름다움의 유지 및 높은 의식 활동 등 모든 생명현상에 광범위하게 작용하고 있다. 인간이 인간으로 존재하는 데 없어서는 안 되는 것이 바로 이 호르몬인 것이다.

우리 체내에는 약 80종 정도의 호르몬이 있다고 알려져 있는데, 부신, 소화관, 성기 등 내분비선이라고 불리는 7개의 장기에서 주로 분비된다. 그 밖에 혈관이나 세포로부터도 많이 분비되고 있지만 모든 호르본은 인체의 항상성을 유지하여 심신을 최고의 컨디션으로 지킨다는 호르몬의 법칙에 따라 작동하고 있다. 대부분 호르몬은 아미노산이나 그것을 원료로 해서 만들어진 단백계 호르몬인데 뇌하수체, 부신수질, 췌장 그리고 갑상선에서 만들어진 것이다. 이 단백계 호르몬에는 많은 양의 정보를 저장할 수 있는 특징이 있다. 그 밖에 콜레스테롤을 원료로 한 것은 스테로이드호르몬이라고 불리는데, 부신피질, 난소 및 정소 등에서 만들어지는 것이다.

과거에는 이 호르몬계와 신경계 및 면역계 등이 각기 독립적으로 활동한다고 알려졌다. 하지만 최근의 연구에서는 인체의 항상성을 위한 정보전달을 위해서 모두가 협력한다는 의미에서 신경계의 신경전달물질과 면역계의 사이토카인도 호르몬으로 다루어야 한다는 견해가 유력하다. 호르몬은 세포 내 또는 막단백질에 위치한 수용체와 결합하여 세포의 반응을 유도한다. 한 세포가 같은 호르몬에 대한 여러 종류의 수용체 각각에 다른 세포 반응을 유도하는 경우도 있으며, 반대로 한 세포에서 다른 종류의 호르몬들이 같은 세포 반응을 만들어내기도 한다.

이러한 호르몬의 주요 역할은 첫째, 인체의 성장과 발육에 관여하며 둘째, 남녀의 성 차이를 만들고 성행위의 본능을 갖게 하며 또 여성의 경우 출산과 아름다움을 유지하도록 하고 셋째, 외부의 영향에 대응하여 육체의 다양한 기능을 조정하여 항상성을 유지하게 하며 넷째, 식욕을 불러와 음식물을 섭취하게 하여 체내 에너지를 생산하고 저장하게 하며 다섯째, 기억이나 감정, 창조력과 같은 지성을 만들고 또 심신에 휴식과 활동의 리듬을 부여한다.[36]

이하에서는 인체의 기관이나 선(gland), 세포, 혈관 등에서 만들어지는 원래 의미의 내

---

36. [생명의 신비 호르몬], 데무라 히로시 지음, pp.36~41 참조.

분비계 호르몬의 종류와 그 작용에 관해 살펴보고자 한다.

## (1) 시상하부

시상하부(視床下部; hypothalamus)에는 신경세포 군의 핵으로 많은 신경세포와 신경 섬유들이 존재하며, 주로 자율신경 조절 등 항상성의 유지에 관여한다. 또 뇌하수체 조절, 체온조절, 음식물 섭취와 수분조절 및 정서와 행동에 관여한다.[37] 여기에 문제가 생기면, 비만과 쇠약증, 고체온증과 저체온증, 요붕증, 수면 질환과 함께 정신질환이 올 수 있다. 분비되는 호르몬은 도파민(DPM), 부신피질자극호르몬방출호르몬(CRH), 성장호르몬방출호르몬(GHRH), 갑상선자극호르몬방출호르몬(TRH) 그리고 프로락틴방출호르몬(PRH) 등이다.

## (2) 뇌하수체

뇌하수체(腦下垂體; pituitary gland 또는 hypophysis)는 0.5 g 정도 되는 완두콩 크기의 내분비기관으로, 시상하부의 아래쪽에 튀어나온 모양을 하고 있다. 뇌하수체 전엽과 뇌하수체 후엽으로 나누어지며[38], 각종 호르몬이 분비되고 있다.

### 1) 뇌하수체 전엽

① 유즙분비자극호르몬(PRL) : 프로락틴(prolactin)으로 임신을 했을 때 유방에서 젖을 만들도록 도와주고 성적 욕구를 감소시킨다.
② 성장호르몬(GH) : 성장 및 세포 분열을 촉진하며, 간에서 인슐린 유사 성장인자 1(IGF-1)의 분비를 촉진한다.

---

37. 과거에는 뇌하수체가 자극 호르몬을 분비하여 말초 호르몬계의 기능을 조절하고 뇌하수체가 호르몬 분비를 조절한다고 보았는데, 지금은 뇌하수체가 시상하부에 의해 조절된다는 사실이 밝혀졌다.
38. 뇌하수체 전엽과 뇌하수체 후엽 사이에는 멜라닌세포자극호르몬(melanocyte stimulating hormone, MSH)을 분비하는 뇌하수체 중엽이 있다. 이 호르몬은 멜라닌 세포에 작용해 피부색을 검게 만드는 역할을 하는 하는데, 인간에게는 중엽이 없고 어류나 양서류에게만 존재한다.

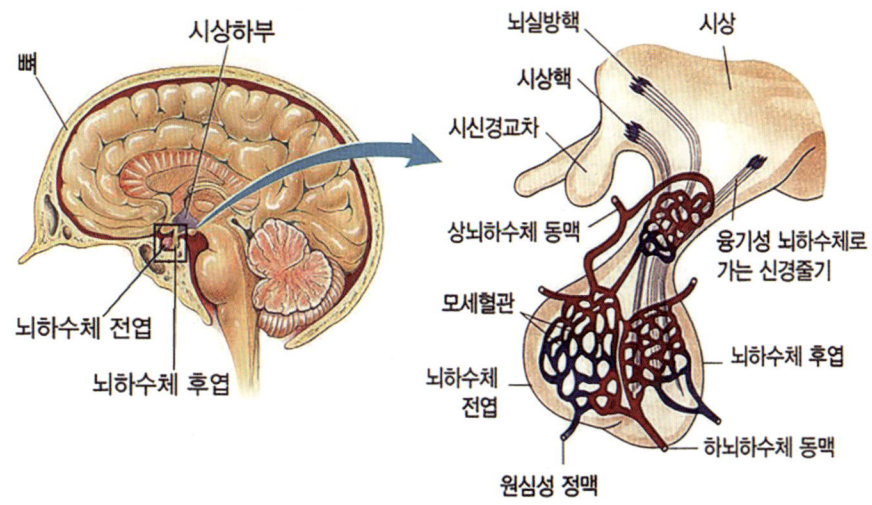

③ 갑상선자극호르몬(TSH) : 티록신(T4)과 트리 요오드 티로닌(T3)의 분비를 촉진한다.

④ 부신피질자극호르몬(ACTH): 스트레스나 자극에 대한 우리 몸의 대사와 면역반응을 조절하는 호르몬인 당질코르티코이드(glucocorticoid)를 만들도록 자극한다.

⑤ 여포자극 호르몬(FSH) : 여성은 난소에서 그라프여포(Graafian follicle)가 성숙되도록 하며, 남성은 정자형성, 정소의 세르톨리세포(Sertoli cells)에서 안드로겐 결합 단백질 생성을 촉진한다.

⑥ 황체형성호르몬(LH) : 여성은 배란을 촉진하고, 남성은 라이디히 세포(Leydig cell)의 정자세포 생산을 촉진한다. 소변에서 LH 농도를 검사하면 배란 확인이 가능하다.

⑦ 리포트로핀(LPH) : 지방 분해와 스테로이드 합성에 관여하며, 멜라닌 세포가 멜라닌을 생산하도록 자극한다.


2) 뇌하수체 후엽

① 항이뇨호르몬(ADH): 시상하부에서 만들어져 뇌하수체에 저장하는 바소프레신(vasopressin)으로, 신장에서 수분의 재흡수를 촉진하고 혈관을 수축시키며 뇌하수체 전엽에서 부신피질자극호르몬(ACTH)의 분비를 촉진한다.

② 자궁수축호르몬(OT): 옥시토신(oxytocin)으로 자궁을 수축하게 하여 여성의 분만 과정을 쉽게 하고 모유의 생산을 돕는 호르몬이다.

## (3) 송과선

송과선은 시상하부에 있는 시신경 교차상핵의 지배를 받아 멜라토닌을 만들고 분비한다. 멜라토닌(melatonin)은 빛에 노출되면 분비가 억제되기 때문에 낮에는 적게 분비되고 밤에는 많이 분비되는데, 사람의 생체 리듬 유지에 중요한 역할을 한다. 멜라토닌은 기상 후 15시간 이후에 분비되며, 또 항산화 작용이 있어 몸의 노화를 방지한다.

## (4) 갑상선

목 앞에 나비 모양의 갑상선(thyroid gland)은 티록신(T4), 트리요오드티로닌(T3)과 칼시토닌(CT)을 만들고 분비한다. 인체에 존재하는 요오드의 60% 정도는 갑상선 속에 있다. 분비된 갑상선호르몬 중 90%는 티록신(T4)인데, 대부분 티록신결합단백질(TBP)[39]의 형태로 존재하며 아주 일부만 유리형(遊離型, Free)으로 활성화된다. 혈액 내에서 T4의 경우는 0.03%, T3는 0.3% 정도가 유리형 호르몬으로 존재한다. 또 활성화율이 높은 T3는 T4에서 셀레늄, 아연, 마그네슘 등 기타 미네랄이 존재하면 말초조직에서 그 전환이 이루어진다.

갑상선호르몬은 세포 내 미토콘드리아에서 체온 유지와 신체 대사의 균형을 유지하는 데 중요한 역할을 담당하고, 칼시토닌은 뼈와 신장에 작용하여 혈중 칼슘 수치를 낮추어주는 역할을 한다. 또 갑상선호르몬의 20% 정도는 장관 내부에서 활성 여부가 결정된다. 이 20%가 제대로 기능하기 위해서는 장내에 염증이 없어야 한다. 그러므로 갑상선 기능의 활성화를 위해서는 장누수증후군은 물론이고 혈중에도 독소가 없어야 한다. 그렇지 않으면 체온 감소, 비만과 피로 등이 유발된다.

---

39. 갑상선 호르몬은 지용성이므로 단백질과 결합하여 이동하게 된다. 혈중에서 대부분 티록신결합글로불린(TBG), 티록신결합프레알부민(TBPA) 및 알부민과 결합하여 운반된다. 티록신(T4)은 70~75%가 TBG에, 15~20%는 TBPA에, 그리고 5~10%는 알부민에 결합하며, 트리요오드티록신(T3)은 70~75%가 TBG에, 나머지는 알부민에 결합한다.

## (5) 부갑상선

갑상선 뒤쪽에는 4개의 부갑상선(parathyroid gland)이 부착되어 있는데, 주요 기능은 칼슘과 인의 대사에 관여하는 호르몬인 파라토르몬(parathormone; PHT)을 분비한다. 혈중 칼슘 농도의 증가를 위하여 파골세포를 자극하고, 신장에서 칼슘이온의 재흡수를 촉진한다. 또 인의 농도를 감소시키기 위하여 신장에서 인의 재흡수를 억제하고, 뼈에서 인을 방출시키며 또 비타민D를 활성화시킨다.

## (6) 부신

부신(adrenal glands)은 뇌하수체의 자극을 받아 코르티솔(cortisol, glucocorticoid), 알도스테론 및 안드로겐 등의 스테로이드호르몬과 아드레날린과 노르아드레날린 등 소위 카테콜아민(catecholamine)들을 만든다. 부신피질(Adrenal Cortex)에서 만들어지는 코르티솔은 당 합성을 촉진하며, 근육과 지방조직에서 포도당을 흡수하고 지방의 분해를 촉진하며 염증을 완화하고 면역계를 억제한다.

부신수질(Adrenal Medulla)에서 만들어지는 아드레날린(epinephrine, EPI)과 노르아드레날린(NRE)은 스트레스 상황에서 뇌와 근육에 산소 및 포도당의 공급을 촉진하며, 동공을 확대시키고 소화 작용과 면역계를 억제한다. 부신은 인체에서 가장 중요한 호르몬 분비기관 중의 하나로 신진대사, 성장·발육 및 생식 등에 모두 관여하며 대사증후군과 밀접한 관련성이 있다.

## (7) 흉선

흉선(thymus)은 호르몬 기관으로서 보다는 T세포 생성과 성장을 촉진하는 면역기능이 더 크다. 면역기능이 절대적으로 필요한 신생아부터 청소년까지 계속 커지다가 성인이 되면 점차 작아지는데, 이때쯤이면 T세포의 면역력이 어느 정도 완성되었기 때문이다.

## (8) 생식선

생식선(sexual gland)은 남성의 경우 정소 또는 고환, 여성은 난소를 의미한다. 정소에서의 각 세포는 정자형성에 중요한 역할을 하며 2차 성징과 관계된 남성 호르몬(androgen)을 분비한다. 또 항뮐러리안호르몬(AMH)은 세르톨리세포에서 분비되는데, 뇌하수체전엽호르몬 중 갑상선 자극 호르몬 방출 호르몬(TRH)과 프로락틴의 분비를 억제한다. 여성의 난소 기능은 난자의 보관 및 난포의 성숙과 함께 황체를 형성하는 것과, 에스트로겐과 프로게스테론과 같은 여성 호르몬[40]을 만드는 것이다. 또 테스토스테론 등의 남성 호르몬도 함께 만든다.

---

40. 호르몬 대체요법(HRT)으로 합성제제를 복용하는 여성들은 CRP 수치가 엄청나게 증가한다. 또 다리에 혈전이 많이 생기며 담낭 질환의 위험도 크다.

## ●내분비 호르몬과 주요 기능●

| 내분비선 | | | 주요 호르몬 | 주요 기능 | 결핍증/과다증 |
|---|---|---|---|---|---|
| 시상하부 | | | 도파민 등 | 자율신경계와 관련 | |
| 뇌하수체 | 전엽 | | 성장 호르몬 | 몸의 성장 촉진 | (+) 난쟁이<br>(−) 거인증 |
| | | | 갑상선 자극 호르몬 | 갑상선 발육과<br>티록신 분비 촉진 | (−) 갑상선 기능 저하 |
| | | | 부신피질 자극 호르몬 | 부신피질 호르몬 분비 촉진 | (−) 부신 기능 저하 |
| | | | 황체 형성 호르몬 | 황체 형성 및<br>성호르몬 분비 촉진 | (−) 생식기 퇴화 |
| | | | 여포 자극 호르몬 | 여포의 성숙,<br>정자의 형성 촉진 | (−) 생식 기능 저하 |
| | | | 유즙 분비 자극 호르몬 | 젖샘의 젖 분비 자극 | |
| | 중엽 | | 멜라닌 세포 자극 호르몬 | 멜라닌 색소 확산 촉진, 체색의 변화 | |
| | 후엽 | | 자궁 수축호르몬 | 자궁근육 수축, 분만 촉진 | (−) 난산 |
| | | | 항이뇨 호르몬 | 세뇨관의 수분 재흡수 촉진, 혈압 상승 | (−) 요붕증 |
| 갑상선 | | | 티록신 | 세포의 에너지대사 | (−) 크레틴병<br>(+) 바제도병 |
| | | | 칼시토닌 | 체액 내 칼슘 대사 | |
| 부갑상선 | | | 파라토르몬 | 체액 내 칼슘 농도 상승<br>인 대사 조절 | (−) 테타니병 |
| 췌장 | | | 인슐린 | 혈당량 감소 | (−) 당뇨병 |
| | | | 글루카곤 | 혈당량 증가 | (+) 당뇨병 |
| 부신 | 피질 | | 당질 코르티코이드 | 혈당량 증가,<br>염증 억제 | (−) 에디슨병<br>(+) 쿠싱증후군 |
| | | | 무기질 코르티코이드 | 체액의 미네랄 대사 | |
| | 수질 | | 아드레날린 | 혈당량 증가, 혈압 상승 | (+) 당뇨병 |
| | | | 노르아드레날린 | 교감신경의 기능 강화 | |
| 생식선 | 정소 | | 남성 호르몬 | 제2차 성징 발현,<br>생식기 발현 촉진 | |
| | 난소 | 여포 | 여포 호르몬 | 제2차 성징 발현,<br>배란 촉진, 성 주기 촉진 | |
| | | 황체 | 황체 호르몬 | 배란 억제, 임신 유지,<br>젖샘 발육 | |
| 위 | | | 가스트린 | 위산 생성과 분비,<br>위의 운동 촉진 | |
| 흉선 | | | T세포 생성·성장 촉진, 면역기능 | | |
| 송과선 | | | 송과선 호르몬 | 멜라토닌 분비 | |

# 9. 세포와 에너지대사

## (1) 세포

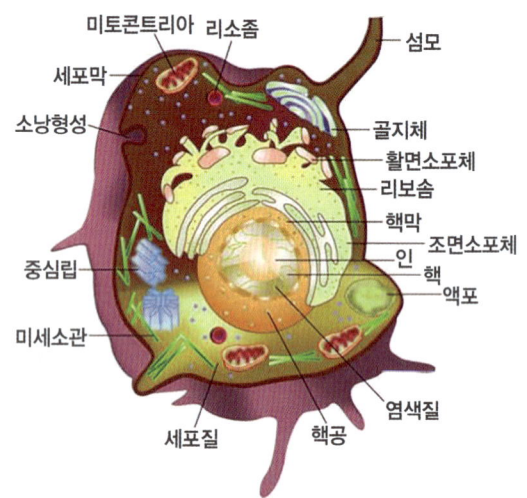

1665년 훅(Robert Hooke)이 현미경으로 처음 관찰하였던 세포(cell)는 '수도승이 살던 작은 방'을 뜻하는 '켈라(cella)'에서 유래한다. 인체의 세포는 그 자체가 완전체로서, 영양소를 흡수하여 성장 및 에너지대사를 하며 또 분열을 통하여 번식하기도 한다. 약 270종, 100조 개의 세포로 이루어진 인체의 각 세포 안에는 80억 개의 단백질이 있다. 세포는 하루에 2~3%가 교체되는데 일부 기억세포를 제외하고는 3개월이면 전부 교체된다. 우리가 먹은 영양소들이 소화·흡수된 이후의 최종 정착지는 바로 세포이다. 이때 세포는 산소의 도움 없이 수소이온을 생성하는 과정인 해당 과정과 산소와 당의 분해가 일어나는 미토콘드리아에서의 크렙스 회로(Krebs cycle)[41]를 통해 세포를 동작시킬 에너지(ATP, adenine triphosphate)[42]를 얻어 생명을 유지한다. 또 생명체로서의 세포는 성장하고 또 자손을 만들어가는데, 이를 위하여 세포 분열을 통해 세포의 수를 늘린다.

이처럼 세포의 에너지대사, 성장 및 분열에는 수많은 영양물질과 산소가 관여하고 있다. 이러한 영양물질과 산소의 공급이 제대로 되지 못하거나 체내에서의 신진대사에 문제가 생기게 되면 대사증후군 등 만성질환에 시달리게 된다. 인체는 결국 세포의 결집체이기 때문에 당연히 개개 세포의 건강도가 바로 인체의 건강을 결정한다. 그래서 세포 단위에서의 신진대사에 주목하여 흐트러진 점을 바로 잡는다면 건강할 삶을 위한 큰 토대를 마련하는 것이라 하겠다.

---

41. 크렙스 회로는 산소를 이용한 세포 호흡의 두 번째 과정인 TCA 회로(tricarboxylic acid cycle)를 뜻하는데, 해당 과정을 통해 만들어진 대사산물을 산화시켜 그 에너지의 일부는 ATP에 저장하고, 나머지는 전자전달계로 전달하는 일련의 과정이다. 3대 영양소인 탄수화물, 지방, 단백질 대사의 모든 과정이 이 회로 안에서 이루어진다. 1937년 크렙스(Hans Adolf Krebs, 1900~1981)가 이 구조를 처음으로 도식화하였으며, 시트르산 회로, 구연산 회로라고도 불린다.

42. 리보스(ribose)와 아데닌(adenine)에 삼인산(triphosphate)으로 구성된 분자 단위의 '에너지 화폐'로서 생명체를 유지하는데 필요한 에너지를 제공한다. 세포는 자신의 몸무게만큼 ATP를 생성한다.

## (2) 미토콘드리아

일찍이 독일의 조직학자 리하르트 알트만(Richard Altman, 1852~1900)의 "생명의 본체는 미토콘드리아에 있다"는 말에서 보듯이, '세포의 발전소'라고 불러 지는 미토콘드리아(mitochondria)[43]는 DNA를 가지고 있으면서, 대사과정을 통해 ATP라는 에너지를 만들어서 살아가는 독자적인 생명체이다. 또 세포의 에너지요구에 반응하여 DNA를 복제하고 분열하는데, 세포의 에너지요구량이 많아지면 미토콘드리아는 분열하고 에너지요구량이 적어지면 미토콘드리아는 불활성화 상태가 된다. 미토콘드리아는 크기가 세균과 비슷해 몸 길이는 1~4마이크로미터, 두께는 0.5마이크로미터 정도다. 세포마다 대략 300~400개 정도 존재하는데, 물질대사

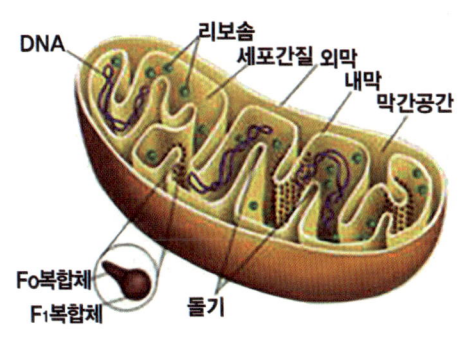

를 얼마나 많이 해야 하는가에 따라 숫자가 정해진다. 미토콘드리아는 적혈구와 피부세포에는 아주 적거나 아예 없으나, 간세포에는 1,000~2,000개, 정자에는 보통 100개 이하, 난자 세포에는 대략 10만 개의 미토콘드리아가 들어있다. 우리 몸무게의 대략 10% 정도가 미토콘드리아 무게이다.

미토콘드리아는 이중막으로 둘러싸여 있는데, 외막은 매끈하고 하나로 이어져 있으나 내막은 심하게 구불구불하다. 이 복잡한 내막을 크리스테(criste)라고 한다. 미토콘드리아는 한곳에 가만히 있지 않고 때때로 활기차게 세포 속을 돌아다니며 필요한 장소로 이동하기도 한다. 세균처럼 완전히 독립된 두 미토콘드리아로 분열하기도 하며 거대한 네트워크를 형성해 서로 융합하기도 한다. 공 모양, 막대 모양, 용수철 모양의 미토콘드리아가 광학현미경에서 발견되었을 때는 그 정체에 대해 논란이 많았지만, 알트만은 이 작은 알갱이가 생명을 이루는 진정한 기본임을 주장하면서 바이오블라스트(bioblast)라고 이름을 붙였다.[44]

---

43. 1897년 칼 벤다(Carl Benda)는 미토콘드리아가 세포에 실제로 존재한다는 사실을 증명하였는데, 그는 미토콘드리아를 '공 모양이나 막대 모양, 용수철 모양이고 거의 모든 세포질에 존재하며······ 산이나 지질 용매에 의해 파괴된다.'고 정의하였다. 칼 벤다는 실을 뜻하는 그리스어 미토스(mitos)와 작은 알갱이를 뜻하는 콘드린(chondrin)을 합성해 미토콘드리아라는 용어를 만들었다. 오늘날 미토콘드리아라는 이름 하나만 남았지만, 원래 이름이 30개가 넘었으며 그 중 일부를 살펴보면 콘드리오솜(chondriosome), 크로미디아(chromidia), 콘드리오콘트(chondriokont), 에클렉토솜(eclectosome), 히스토메어(histomere), 미크로솜(microsome), 플라스토좀(plastosome), 폴리오플라즈마(polioplasma), 비브리오덴(vbrioden) 등이 있다.

44. [미토콘드리아], 닉 레인 지음, p.29.

'세포 속에서 살아있는 성분'으로서의 미토콘드리아 기능이 원활하지 못하면 에너지대사가 위축되어 비만과 심혈관계 질환, 당뇨병, 고혈압 등 대사증후군이 생길 확률이 높아진다. 에너지원 섭취가 부족하던 과거에는 거의 볼 수 없었던 만성질환의 급증은 영양 과잉 또는 불균형에서 오는 '미토콘드리아 대사'의 문제가 그 원인인 경우가 대부분이다.

## (3) 세포의 에너지대사

우리 인체는 세포 속의 미토콘드리아가 산소를 받아들여 영양소를 산화시킴으로써 에너지를 얻으면서 생명 활동을 영위한다. 세포가 에너지대사에 이용하기 위하여 산소를 받아들이고 이산화탄소를 배출하는 과정에서의 호흡을 내호흡이라 하는데, 이 과정은 해당 과정, TCA회로 그리고 전자전달계의 세 과정으로 구분된다.

첫째 해당 과정은 포도당을 분해하는 과정이다. 세포 내로 들어온 포도당은 더 작게 분해되는데, 해당 과정은 포도당을 반으로 잘라 2개의 피루브산(pyruvic acid)으로 만드는 과정이며 이것은 세포질에서 일어난다. 이 과정에 10개의 효소가 작용한다. 이 해당 과정을 통하여 2개의 ATP와 NADH2라는 물질이 각각 생성된다. 둘째 TCA회로는 해당 과정에서 만들어진 피루브산 1분자가 투입되면 이산화탄소 3분자가 생성되고, 4개의 NADH2와 1개의 FADH2, 1개의 ATP가 함께 생성되는 과정이다. 이 과정은 미토콘드리아에서 일어난다. 그리고 전자전달계는 NADH2와 FADH2로부터 ATP를 추가적으로 만들어내는 곳이며, 이때 전자운반체로서 산소가 필요하며 코엔자임Q10도 필요하다. 이 과정은 미토콘드리아 내막에서 일어나는데, NADH2와 FADH2는 각각 3개, 2개씩 ATP를 만든다.

이처럼 세포의 에너지 대사과정, 즉 해당 과정, TCA회로 그리고 전자전달계에서 만들어지는 ATP는 각각 2개, 2개 그리고 34개가 만들어져 총합이 38개이다. 그러나 실제로 전자전달계 과정에서 소모되는 2개가 있으므로 모두 36개의 ATP가 만들어지는 것이다. 이렇게 생성된 ATP는 인체의 생명 활동에 필요한 에너지를 공급하게 된다. 또 ATP는 하나의 인산이 분리되면서 ADP가 되는데, 이 과정에서 발생한 에너지를 생명 활동에 사용한다.

## (4) 활성산소와 항산화 영양소

활성산소는 세포가 산소를 매개로 해서 신진대사를 진행하는 과정에 자연스럽게 생기는 산소 찌꺼기이다. 이 신진대사 과정이 바로 미토콘드리아에 의해서 일어나는 호흡이다. 미토콘드리아의 전자전달계(electron transport chain)는 섭취한 유기물로부터 유래된 전자를 산소로 전달하여 에너지를 생성하고, 전자를 받은 산소는 수소이온과 함께 물이 되면서 안정화된다. 그런데 이 호흡 과정에서 산소의 0.2%~1%는 전자만 받아있는 라디칼(radical) 상태가 되는데, 이것이 활성산소(superoxide)[45]이다. 이 활성산소는 불안정하고 높은 에너지를 갖고 있어서 인체의 다른 분자들과 쉽게 산화 반응을 일으키거나 세포와 조직을 손상시킨다.

이러한 산화적 손상이 혈중의 콜레스테롤에서 일어나면 동맥경화나 심장질환, 뇌졸중의 원인이 되기도 한다. 활성산소가 세포막이나 염색체 그리고 단백질까지 손상하며 검버섯 등 피부 노화를 촉진시킨다. 원래 세포 속 미토콘드리아에는 노화 억제 유전자인 시르투인(sirtuin)[46]이 있지만 과다한 활성산소는 시르투인의 발현을 억제한다. 또 눈의 수정체에 달라붙어 막을 형성하면 백내장의 원인이 되기도 한다. 최근에는 알츠하이머병이나 파킨슨병, 하지정맥류와 같은 질환이나 암도 활성산소가 원인이라는 연구 보고도 있다.

인체 건강의 악동인 활성산소가 발생하는 이유는 다음과 같다.

첫째, 숨을 쉬는 것 자체가 활성산소가 발생하는 근본적인 이유이다.

둘째, 백혈구가 세균을 사멸시킬 때는 활성산소를 무기로 이용하는데, 체내에 세균이 많아질수록 활성산소 또한 많아진다.

셋째, 격렬한 운동을 하면 호흡량이 늘어나는 만큼 활성산소도 늘어난다.

넷째, 심한 스트레스를 받으면 역시 호흡량이 늘어나고 활성산소도 증가한다.

다섯째, 약물, 환경호르몬, 각종 식품 첨가물 등 화학물질이 체내로 들어올 때 활성산소가 늘어난다.

---

[45]. 활성산소는 일반적으로 산소호흡을 통하여 미토콘드리아에서 가장 먼저 만들어지는 Superoxide($O_2^-$), 가장 파괴력이 강한 프리 라디칼인 Hydroxyl Radicals($^*OH$), 노후 세포나 조직에 존재하는 유리 철 분자나 구리분자와 반응하는 Hydrogen Peroxide(과산화수소, $H_2O_2$), 활성산소가 세포막의 지방산을 공격할 때 만들어지는 Lipid Peroxy Radical(지질 과산화 라디칼, $OO^n$) 그리고 자외선을 받으면 피부에 반응하는 Single Oxygen(일중항산소, $^1O_2$)으로 구분할 수 있다.

[46]. 2004년 하버드 의과대학 하임 코언 박사는 굶을 때 시르투인 유전자가 자극을 많이 받으며 또 적포도주와 땅콩에 있는 레스베라트롤(resveratrol)이 시르투인 생산을 증가시킨다는 것을 발견하였다.

여섯째, 수술이나 큰 상처를 입었을 때 그리고 심근경색이나 뇌경색 환자들을 치료하는 과정에서 혈류가 갑자기 늘어날 때도 역시 활성산소가 많이 생성된다.

일곱째, 방사선, 미세먼지나 초미세먼지, 전자파, 자외선 등에 과다한 노출 역시 활성산소를 생성시킨다. 특히 방사선은 가장 위험한 활성산소의 유발 요인이다.

여덟째, 과식이나 폭식, 야식, 음주나 흡연 또한 체내 활성산소의 양을 늘린다. 특히 담배 연기에는 니코틴, 일산화탄소와 같은 산화성이 높고 독성인 물질이 많다.

아홉째, 오존($O_3$)이 분해되어 산소($O_2$)가 되는 과정에서 '발생기산소($O-$)' 즉, 활성산소가 생성된다. 가정에서 사용하는 산소계 표백제는 물에서 분해되며 발생기산소를 생성하고 그 발생기산소의 산화력으로 표백을 한다. 가정에서 사용하는 합성 계면활성제나 샴푸, 치약, 바디 제품이나 화장품도 활성산소를 일으키는 원인이 된다.

우리가 살아가면서 생성될 수밖에 없는 활성산소는 인체의 건강시스템에는 필요악적인 존재이다. 사실 활성산소는 티록신 등 호르몬 생산에 필요하며, 체내에 감염된 세균과 바이러스 등을 파괴할 때 생성되며 또 정상적인 세포의 기능과 암호 전달에 필요한 존재이다. 그야말로 '산소 패러독스'다. 문제는 과도하게 만들어진 활성산소가 건강에 치명적이라는 것이며, 이 치명적인 요인을 줄이기 위한 항산화 시스템 또한 우리 인체는 평소에 가동하고 있다. 즉 인체는 SOD[47], 코엔자임Q10, 글루타치온 페록시다아제, 카탈라아제[48] 그리고 알파리포산이라는 항산화 효소를 생성하여 활성산소의 폐해로부터 인체를 지킨다.

하지만 인체가 스스로 생성한 항산화 효소의 작용만으로는 활성산소에 의한 손상을 모두 막을 수 없다. 그러므로 외부에서 항산화 영양소를 섭취해야 하는데, 대표적인 항산화 영양소는 셀레늄, 아연 등 각종 미네랄, 비타민A, C, E, 베타카로틴, 폴리페놀, 플라보노이드, 안토시아닌, 라이코펜, 제아산틴, 알리신 그리고 수많은 식물 내재 영양소이다. 특히 체내에서 생성되는 항산화 효소 또한 우리가 항산화 영양소를 얼마나 섭취하는가와 밀접한 관련[49]이 있다. 나아가 인체 내에서 만들어지는 글루타치온, 코엔자임Q10, 알파리포산은 비타민C, 비타민E와 함께 '항산화 네트워크'를 형성하여 서로가 돕고 상생하며 활성산소와 자유기를 조절할 뿐만 아니라 각각은 인체 내의 고유한 대사과정에 참여해서 독립된

---

47. 1초에 약 10만 개의 활성산소를 제거하는 SOD(superoxide dismutase)는 산소호흡을 하는 모든 생명체의 세포에서 중요한 항산화 역할을 하며, 활성산소의 독성으로부터 보호 작용을 한다. 3종류의 SOD가 있는데, SOD1은 세포질, SOD2는 미토콘드리아 그리고 SOD3는 세포 외에 존재한다.

48. 카탈라아제(catalase)는 SOD가 분해한 활성산소 부산물인 과산화수소를 물과 산소로 분해하는 효소이다.

49. SOD는 구리, 아연, 셀레늄 및 망간에 의해 활성화되며, 글루타치온 페록시다아제는 셀레늄이 그리고 카탈라아제는 간, 적혈구 및 신장에서 많이 활성화되는데 철분, 아연 그리고 망간이 도움을 준다.

기능을 수행한다.

비타민C와 비타민E는 인간이 만들어내지 못하고 글루타치온, 코엔자임Q10, 알파리포산은 인체에서 만들어진다. 비타민C와 글루타치온이 수용성으로 세포질 내에 존재하며 항산화 작용을 하지만, 비타민E와 코엔자임Q10은 지용성으로 세포막에 존재하면서 항산화 작용을 한다. 이들은 유해 산소와 자유기의 공격으로부터 세포막을 안전하게 지켜내는 역할을 한다. 알파리포산은 물과 지방질에 모두 녹는 항산화제인데 생체 내에서는 항산화제의 역할보다 산화된 글루타치온의 재생과 대사 조절 물질로서의 기능이 더 강하게 나타난다.[50]

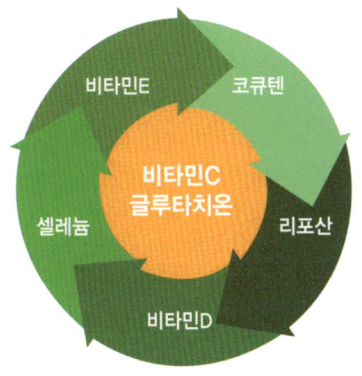

특히 비타민C와 글루타치온은 '항산화 오행 네트워크' 중에서도 중요한 두 주연이다. 세포 내 농도도 다른 항산화제에 비해 월등히 높아서, 항산화 네트워크의 상생을 이들이 힘을 합치는 것으로부터 시작한다고 해도 과언이 아니다.

이들 각각의 항산화제들이 가지는 공통된 기능은 몸속에서 발생하는 유해 물질에 전자를 내어주고 스스로 산화되어 인체를 산화 손상으로부터 방어하는 작용이다. 반면 서로 차별화되는 고유의 기능은 인체 내 정상적인 대사과정에 참여하여 여러 물질에 전자를 전달하며 만들어 내는 대사 조절 작용이다. 이 두 기능은 둘 다 전자를 쉽게 내주고 스스로 산화하면서 상대방을 환원시키는 환원제로서의 모습으로부터 나온다. 그러면서 전자를 잃은 후 다시 전자를 받아들여 자신의 모습을 되찾는 '음양 전환과 순환'의 모습은 이들이 인체 내에서 다양한 기능을 수행하는 원동력이 된다. 여기서 우리는 '항산화 네트워크'가 웰빙 의학과 치료의학으로서의 모습 둘 다가 존재함을 확인할 수 있다.[51] 그러므로 평상시에 긍정적인 생각, 적절한 운동, 금연, 소식 습관과 함께 고품질 항산화 영양소의 섭취[52]를 늘리는 식습관은 인체 항산화제의 두 기능을 적절하게 이용하여 건강을 도모하여 '최적의 건강'을 유지하는 기반이 될 것이다.

---

50. 알파리포산(alpha lipoic acid)은 세포의 미토콘드리아에서 에너지를 생산하는 데 필요하다. 유해 산화물과 중금속을 체외로 배출시키며 글루타치온 수치를 증가시키는 등 다양한 기능을 하는 강력한 항산화제이다. 또 비타민C, E의 작용을 활성화하고 산화질소의 생산에도 참여하여 혈액 순환을 좋게 하는데, 나이가 들면 생산량이 줄어든다.

51. [비타민C 항노화의 비밀], 하병근 지음, pp.73~85 참조.

52. ORAC(Oxygen Radical Absorbance Capacity)은 다양한 식품 및 화학물질의 항산화 능력, 즉 활성산소를 제거하는 능력을 측정하여 그 값을 표기한 것이다. 일반적으로 ORAC값이 높은 식품이 낮은 식품보다 항산화 기능이 더 큰데, ORAC 분석 기법을 개발한 화학자 카오(Guohua H. Cao) 박사는 "식품에서 발견되는 복합적 영양소가 각각의 영양소를 단독으로 섭취하는 것보다 더 큰 효과를 가질 수 있다."고 하였다.

# 05
# 음양오행과 장부학

1. 음양오행이란?

2. 음양오행과 오장육부

3. 장부학

4. 기, 경락과 관련 질환

# 제5장 음양오행과 장부학

## 1. 음양오행이란?

### (1) 음양과 자연 그리고 인간

음양(陰陽)의 사전적 의미는 '그늘과 빛'이지만, 우주를 가득 채우고 있는 삼라만상이 모두 음양으로 나뉘어 있으니 개념 정의가 그렇게 간단한 것은 아니다. 땅, 달, 밤, 낮은 것, 작은 것, 여자, 짝수는 음이고 하늘, 해, 낮, 높은 것, 큰 것, 남자, 홀수는 양이다. 이처럼 천지의 모든 현상과 모든 사물은 음양으로 구분된다. 좀 더 부연하면, 음양의 성질은 일차적으로 그늘진 것과 밝은 것을 의미하지만, 방위로 말하면 아래와 위, 기온으로 말하면 차가운 것과 더운 것, 도덕률로 말하면 악과 선으로 표현할 수도 있다. 또 소극적, 정적, 온순, 내면적, 하향적, 나약함, 어두움, 혈, 억제, 유형, 그윽한 것, 원한, 비탄, 침울, 비겁, 사념적인 것을 음이라 한다면 적극적, 동적, 활발, 외향적, 상승적, 굳셈, 밝음, 기, 흥분, 무형, 표면적인 것, 분노, 환희, 경쾌, 용감, 야욕적인 것을 양이라고 한다.

이처럼 동양에서는 만물과 그 현상을 음과 양 어느 한쪽에 속해 있는 것으로 파악하였다. 음양의 배합으로 모든 것이 이루어지고, 음양의 흐름으로 모든 것이 변화하고 생성된다는 것이다. 이처럼 음양의 법칙은 고정되거나 정체하지 않으며, 부단히 흐르고 바뀐다. 밤과 낮이 바뀌고, 춘하추동의 사계절이 바뀜은 음양의 변전으로 말미암는다. [주역(周易)]의 철학에는 '만물과 그 현상은 궁극에 도달하면 변화가 생기고, 변화가 생기면 새로운 국면이 전개되어 새로 시작한다'는 내용이 담겨있다. 이렇게 항상 흐르고 바뀌면서 서로 작용하여 한순간의 상황이 다른 장시간의 상황을 낳는 것이 음양인 것이다. 동양의학의 고서인 [황제내경(黃帝內經)]은 이를 좀 더 세분하고 있다. 즉 밤은 음이고 낮을 양으로 구분하지만, 자정 이전은 음 중의 음으로, 자정 이후는 음 중의 양으로, 또 정오 이전은 양 중의 양, 정오 이후는 양 중의 음으로 구분하는 것 등이다.

인간도 천지간에 움직이는 만물 현상 속의 한 존재이므로, 인간은 나약한 동시에 천지간에 유동하는 원리와 법칙에 지배당하는 존재에 불과하다. 그렇지만 [주역]에는 인간을 이 '천지자연의 원리와 법칙을 스스로 사용하는 주체가 될 수 있다'고 본다. 그러므로 운명이라는 것 또한 인간 자신이 개척할 수 있다고 해석한다. 불운한 상황 속에 처해 있을 때는 머지않아 반드시 돌아올 행운의 날이 있음을 믿어야 하며, 그 내일의 행운을 맞이하기 위해 준비를 하면서 기다려야 한다고 [주역]에서의 '음양론'은 가르치고 있다.

### (2) 음양과 인체

생리적인 면에서 인체의 모든 기관은 영양물질의 도움이 없고서는 그 기능을 제대로 할 수가 없다. 물질이 없으면 기능이 발생하지 않는다는 말이다. 그리고 생리 활동을 함으로써 인체는 끊임없이 물질의 신진대사를 촉진한다. 그래서 [황제내경 소문]에서는 '음과 양이 분리되면 생명 활동은 정지된다'고 했다. 여기서 음은 영양물질이며, 양은 기능이자 생리 활동이다.

우리 인체와 음양을 관련시키면 음은 인체의 하부, 몸 안쪽, 배, 사지의 안쪽이고 양은 인체의 상부, 몸 바깥, 등, 사지의 바깥쪽이다. 그래서 음양이 잘 조화되어야만 평상 상태의 건강한 몸을 유지할 수 있고, 음양이 조화되지 않아 생리적 조절의 균형이 깨지면 거기서 병적 현상이 생긴다. 음이 이기면 양이 병드는데, 인체에 열이 나기 시작해서 그것이 너무 심하게 되면 오히려 한기가 드는 것은 이런 의미이다. 또 양이 이기면 음이 병드는데, 인체에 한기가 스며들어 그것이 너무 심하게 되면 오히려 열이 나는 것도 이런 의미이다.

그러므로 지나친 것도 병이요, 부족한 것도 병이다. 즉 체온이 39°C나 40°C로 올라간 것도 병이고 35°C나 34°C로 내려간 것도 병이며, 맥박이 1분에 90~100번으로 많이 뛰는 것도 병이요 40~50번으로 적게 뛰어도 병이다. 즉 양이 실하면 음이 허하고 음이 실하면 양이 허한 것이 자연의 법칙인데, 여기서 실증(實症; 항진)과 허증(虛症; 저하) 모두가 질병 상태를 말하는 것이다. 인체의 질병 상태는 음양의 실·허 상태, 인체의 화학적 성분, 전기적 전위 그리고 계절과 밤낮을 기준으로 판단하기도 하는데, 다음과 같다.

첫째, 양이 실하고 음이 허한 경우도 질병이다. '체온이 높다, 서늘한 것을 좋아한다, 맥박이 강하고 빠르다, 내쉬는 숨이 강하다, 감정의 활동이 극렬하다, 육체적으로 차분히 있지 못하다, 물을 많이 마시고 특히 냉수를 좋아한다, 담백하고 시원한 음식을 좋아한다, 소화가 잘 되고 식욕이 왕성하다, 얼굴에 붉은 빛이 돈다, 변비에 잘 걸린다. 소변 색이 붉고 분량이 적고 누는 횟수가 적다, 추운 계절을 좋아 한다'등도 모두 질병 상태이다.

둘째, 음이 실하고 양이 허한 경우도 질병이다. '체온이 낮다, 따뜻한 것을 좋아한다, 맥박이 약하고 늦다, 들이쉬는 숨이 강하다, 조용히 있기를 좋아한다, 갈증을 별로 느끼지 못하고 더운 물을 좋아한다, 더운 음식과 양념이 있는 음식을 좋아한다, 얼굴에 검은 빛이 돈다, 설사하기 쉽다(때로 소변이 한없이 잦고 변비가 되는 일도 있다), 소변이 맑고 분량이 많고 자주 눈다, 따뜻한 계절을 좋아 한다'등도 질병 상태를 의미한다.

셋째, 음양은 화학적으로 산성과 염기성과 같다. 산성과 염기성은 화학반응 상 상대적 존재다. 이 둘은 상반되는 성질을 가지고 있으나, 그것이 화합하여 둘 중 어느 편의 성질도 가지지 않은 중성의 물질이 된다. 인간의 생활 현상, 곧 생명현상 중에서 음양은 늘 상대적이다. 인체는 음양 두 기가 교차되어 성립되지만, 그렇다고 인체는 사실 음도 아니며 양도 아니다. 그러므로 완전한 건강체는 음양이 평형을 이루어 양의 현상도 음의 현상도 나타나지 않는 몸을 말한다.

넷째, 전기적 전위차를 기준으로 질병 여부를 판단할 때, 인체에 질병이 생기면 병이 난 곳에 음성 전위가 높아지고 그 반대쪽에는 양성 전위가 높아진다. 가령 내장에 질병이 있을 때 그 내장에는 음성 전위가 높아지고 그 반대쪽은 인체의 표면에 위치하여 양성 전위가 높아지는 것이다.

다섯째, 계절의 음양과 인체의 건강과의 관련성이다. 춘분 이후 추분까지는 양이 왕성해지고, 추분 이후 춘분까지는 음이 왕성해지는 계절이다. 봄에는 생리적 활동이 너무 왕성해지는 것을 감당하지 못하여 피로해서 생기는 병이 많은데, 신경쇠약 등이 그것이다. 여름에는 몸에 열이 지나치게 많아서 생기는 병이 많은데, 폐병이나 조울증이 그것이다. 가을에는 생리적 활동의 위축에 기인하는 병이 많은데 소화기 병이 특히 많이 발생한다. 겨울철에는 몸에 열이 부족하거나 한기에 상해서 병이 나는데, 감기나 신진대사 저하로 인한 질병이 많다.

마지막으로 하루의 음양과 인체의 건강도 관련성을 가지고 있다. 낮은 양이고, 밤은 음이다. 맑은 날은 양이고, 비가 오거나 흐린 날은 음이다. 양증의 질병을 가진 사람은 해가 뜬 뒤에 더 피곤하고 해가 진 뒤에는 몸이 더 편하고 기분이 상쾌하다. 그리고 구름이 잔뜩 끼거나 비가 내릴 때 몸이 편하고 전등을 켜는 것을 싫어하며 오후 3시 무렵에 가장 힘들어진다. 음증의 질병을 가진 사람은 해가 뜨면 기분이 상쾌해지고 몸이 편안해지는데, 해가 지고 나면 병에 더 지치고 기운이 없어진다. 그리고 활짝 갠 날에 몸이 편하고 환한 불빛을 좋아하며 오전 5시 무렵에 가장 힘들어진다.

## 2. 음양오행과 오장육부

음양오행은 동양적 우주관의 근원에 위치한다. 음양오행 사상은 음과 양의 소멸·성장·변화, 그리고 음양에서 파생된 오행 즉, 목·화·토·금·수의 움직임으로 우주와 인간 생활의 모든 현상과 생성소멸을 해석하는 사상이다. '자연과 인간은 하나다'라는 말은 바로 음양오행론에서 나온 것이며, 양·음이나 목·화·토·금·수는 단순하게 독립된 요소가 아니라 서로 영향을 주고받으며 하나로 이어진다. 그러므로 인체는 거대한 자연 안에 존재하는 또 하나의 완벽한 자연이다. 그래서 음양오행의 원리에 따라 경락과 오장육부의 기운이 함께 움직인다는 원리를 알면 질병의 원인과 치료원리도 이해할 수 있다.

### (1) 오행과 장부

인체의 장부를 음양오행으로 구분하면, 간·심장·비장·폐·신장·심포의 6장은 음이고, 담·소장·위·대장·방광·삼초의 6부는 양에 속한다. 이때 6장은 정기(精氣)를 저장하여 몸 바깥으로 배설되지 않게 하고, 6부는 물질을 이동하고 소화하지만 저장하지는 않는다. 6장 중 심장과 심포(心包)를 합하여 심이라고 하는데, 그러면 5장이 된다. 삼초(三焦)는 상초·중초·하초를 합해서 이르는 말로, 상초는 호흡·순환계, 중초는 소화계, 하초는 비뇨·배설계와 관련이 있다. 이렇게 기능적인 입장에서 인체의 장부 관계를 이해하게 되면 서양의 해부학적 입장과는 일정 부분에서 차이가 있다.

## (2) 오행의 상생·상극과 상승·상모

오행에서의 상생(相生)은 서로 도와주는 관계, 즉 일방적 도움이 아니라 서로 협력하여 돕는다는 의미이다. 목 → 화 → 토 → 금 → 수 → 목, 이것은 오행이 상생하며 순환하는 방향이다. 또 오행에서의 상극(相剋)은 서로 간에 존재하는 억제나 조절의 관계로서, 상대성에 의한 반대 운동으로 생명력을 유지한다고 볼 수 있다. 목 → 토 → 수 → 화 → 금 → 목, 이것은 오행이 상극의 원리에 따라 움직이는 방향이다. 그리고 오행에서의 변화를 설명하는데, 상극의 균형이 무너진 것을 상승과 상모의 개념으로 설명한다. 여기서 상승(相乘)이란 강한 것이 약한 것을 지나치게 억제하는 현상을 말하며, 상모(相侮)는 상극관계가 뒤집힌 반극(反克)과 같은 의미로 사용된다. 또 상승과 상모는 동시에 발생하기도 한다.

이처럼 천지자연의 변화만이 아니라 인간사의 모든 현상도 이 오행의 상생·상극과 상승·상모의 원리로 움직인다는 것이다. 특히 음양이나 오행의 상생·상극과 상승·상모 운동은 시간의 움직임에 따라서 번갈아 일어나는 변화이며 중복되어 발생하여 부딪치는 현상이 아니다. 이러한 변화에 대한 이해는 사물 또는 현상 간의 상호관계를 설명하는 데 도움을 주며, 나아가 건강과 질병 간의 관계를 이해하는 데도 도움이 될 수 있다.

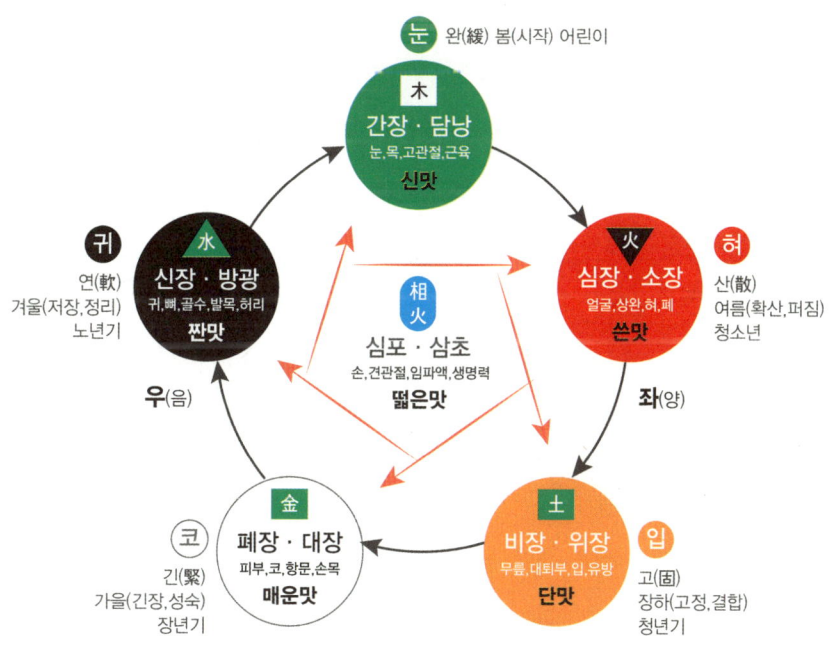

## ● 오장육부와 체내외(體內外) 관계 ●

| 구분 \ 오행 | 목(木) | 화(火) 군(君) | 화(火) 상(相) | 토(土) | 금(金) | 수(水) |
|---|---|---|---|---|---|---|
| 1. 육장 | 간 | 심장 | 심포 | 비장 | 폐 | 신장 |
| 2. 육부 | 담 | 소장 | 삼초 | 위장 | 대장 | 방광 |
| 3. 오체 | 근 | 혈맥 | | 육 | 피부 | 골 |
| 4. 오관 | 눈 | 혀 | | 입 | 코 | 귀 |
| 5. 오지 | 화냄 | 기쁨 | | 근심 | 슬픔 | 두려움 |
| 6. 오미 | 신맛 | 쓴맛 | | 단맛 | 매운맛 | 짠맛 |
| 7. 오영 | 손톱 | 혈색 | | 입술 | 털 | 모발 |
| 8. 오색 | 청 | 적 | | 황 | 백 | 흑 |
| 9. 오성 | 부르짖음 | 웃음 | | 노래 | 슬픈 소리 | 신음 |
| 10. 오기 | 바람 | 뜨거움 | | 습함 | 건조함 | 차가움 |
| 11. 오계 | 춘 | 하 | | 장하 | 추 | 동 |
| 12. 병증 | 힘줄 | 오장 | | 혀끝 | 어깨 | 뼈마디 |
| 13. 오취 | 누린 냄새 | 불 냄새 | | 향 냄새 | 비린 냄새 | 썩은 냄새 |
| 14. 오액 | 눈물 | 땀 | | 침 | 콧물 | 침 |
| 15. 변동 | 웅크림 | 근심 | | 구토 | 기침 | 두려움 |
| 16. 천간 | 갑, 을 | 병, 정 | | 무, 기 | 경, 신 | 임, 계 |
| 17. 지지 | 인, 묘 | 사, 오 | | 진, 미, 술, 축 | 신, 유 | 해, 자 |
| 18. 방향 | 동 | 남 | | 중앙 | 서 | 북 |
| 19. 오상 | 인 | 예 | | 신 | 의 | 지 |

## 3. 장부학

인체의 5장 6부는 서로 별개의 장기가 아니라 상호 유기적인 협조체제를 가지고 생명 활동에 기여하고 있다. 현대의학에서는 유기적인 협조체제에 대해서는 거의 무시하고 기계론적으로 인체의 건강과 질병에 관하여 진단 또는 치료를 해 온 것이 사실이다.

하지만 장부학에서는 인체의 상호 유기적 관련성을 인정하고, 그 바탕 위에 인간의 건강과 질병 상태를 파악한다. 그리고 인간의 건강한 삶이란 결국 자연의 질서에 순응할 때 보장되는 것이지 그렇지 않을 때는 반드시 무너지고 반(半) 건강 또는 질병의 상태로 내몰린다는 것을 상정하고 있다. 즉 5장 6부의 조화로운 상태가 건강을 의미한다면, 건강한 장부는 인체의 자연적

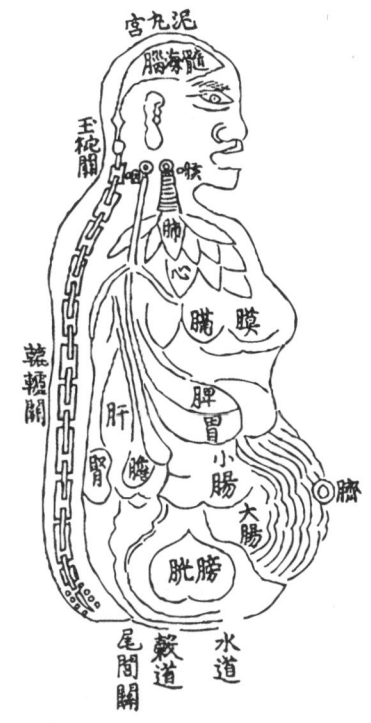

질서를 흐트리는 부조화의 상태가 발생하였을 때 늘 이를 바로 잡아 균형과 질서를 유지할 수 있다. 때문에 장부학에서는 질병의 치유만이 아니라 예방을 강조하며, 무엇보다 질병이 아니라 건강에 더 관심을 가진다. 그렇게 본다면 장부학 자체가 바로 자연치유를 강조하는 자연의학과 서로 통하는 점이 많다 하겠다.

또 장부학은 우리 인체를 정신과 생명을 머금은 신(腎)과 살과 뼈 등 육체를 포함하는 비(脾)로 양분하여 설명한다. 우리 인체는 '비'에 '신'이 깃든 존재, 즉 인체의 정신적 면과 육체적 면을 모두 강조하고 있다. 이것은 육체적인 면만을 강조하는 해부학 중심의 서양의학과는 완전히 구별되는 것이다. 서양의학의 해부학을 기준으로 본다면 인간에게는 단순히 육체만이 존재할 뿐이며, 정신적인 측면은 철학과 종교의 영역으로 넘겨버린다. 물론 신경 정신 의학이나 최근의 양자의학과 기능 의학[01]의 등장으로 이러한 경계선이 무너지고 있지만, 특정 병인론에 근거하여 육체적인 질병의 치유에 몰두하는 서양의학의 특성은 쉽

---

01. 기능 의학(functional medicine)이란 인체 질환의 근본적인 원인을 찾아 스스로 본연의 치유 능력을 회복하도록 생리적 균형을 유도하는 것을 목적으로 하는 의학의 한 영역이다. 서양의학이 증상이나 환부 중심으로 전자현미경을 통해 미세한 부분에 집중한다면, 기능 의학은 근거 중심으로 과학적인 검사를 통해 질환의 뿌리를 제거하고자 한다. 예컨대 환자가 가지고 있는 나쁜 습관 등을 찾아 정상화함으로써 손상된 몸의 기능을 되살리는 치료법 등이다.

게 변화하지 않을 것 같다.

장부학은 또 우리 인체를 '간(肝)'의 영역과 '신(腎)'의 영역으로 나눈다. 그래서 '간'이 관장하는 영역은 근육, 인대, 정맥, 신경, 관절, 고관절, 눈, 손톱, 쓸개가 해당하며 또 '신'이 관장하는 영역으로는 신장, 부신, 방광, 발목, 유선, 난소, 자궁, 갑상선, 전립선, 정소, 귀, 뼈, 골수, 뇌하수체, 신경, 각종 신경전달 물질, 치아, 머리카락, 동공, 요도를 포함한 외 생식기와 항문 등이 이에 속한다.

이하에서는 장부학의 관점에서 5장 6부의 기능과 질병 증상에 관하여 상술할 것이다.

## (1) 간과 담

### 1) 간·담과 그 기능

- 간은 투쟁의 원동력과 계책을 만드는 기관이며, 혼(魂)을 저장한다.
- 인체를 수호하는 방패의 역할을 하는 장기(將軍之官)이다.
- 간은 혈액의 저장을 주관하며 또 혈액의 양을 조절하는 기능이 있다.
- 간은 인체 전신의 기, 혈, 진액 등을 소통시키고 발산시켜 원활하게 흐르도록 하는 작용을 한다.
- 간은 근막(筋膜)을 주관하고 그 정화(精華)는 손발톱에 나타난다. 간의 기능이 나빠지면 사지가 저리고 굴신이 자유롭지 못한 증상이 나타난다. 또 간 기능이 좋으면 손발톱이 강하고 윤기가 흐르며, 그렇지 못하면 손발톱이 얇고 연약해진다.
- 간의 정기는 눈으로 통한다. 간 기능이 좋으면 눈으로 사물을 뚜렷하게 볼 수 있지만, 그렇지 못하면 눈이 건조하고 껄끄러우며 사물이 뚜렷하게 보이지 않고 밤눈이 어둡다. 간에 열이 있으면 눈이 충혈되어 붓고 아프며, 간 기능이 항진되면 머리와 눈이 어지럽고, 사시(斜視) 혹은 눈을 위로 치켜뜨는 증상이 나타난다.
- 담낭은 담즙을 저장, 배출하는 작용을 하는데, 담즙은 간에서 나와 장 속으로 주입되어 음식물의 소화를 촉진한다.
- 담즙은 황색을 띠는데, 담 기능이 항진되면 입이 쓰고 신물이 넘어온다. 또 얼굴과 눈 및 전신이 황색을 띠며, 목이 건조하고 어지러우며 옆구리가 아픈 증상이 나타난다.

- 담에서 결단이 나오는데, 담의 기능이 약하면 잘 놀라고 두려워하며 잠을 깊게 자지 못하고 꿈을 많이 꾼다.[02]

## 2) 간·담병의 증상

- 간·담의 기능이 저하되면 늘 피곤하며 기운이 없고, 야위며, 얼굴빛이 푸르게 되고, 닭살 피부 또는 피부질환이 많다. 손·발톱이 메마르며, 손·발톱에 세로로 검은 줄이 생기고, 손·발톱이 흰색 또는 푸른색을 띠면 치료가 힘들다.
- 입이 쓰고 백태가 끼며 늘 목이 컬컬하고 목소리가 쉽게 쉰다. 입과 혀에서 피가 자주 나고 구역질과 구토를 자주 하며 늘 모래알을 씹는 느낌이 있다. 쉽게 잠들지 못하며, 이갈이를 많이 하고 꿈과 잠꼬대가 많으며 또 엎어져 잔다.
- 눈이 시리며, 눈물이 자주 나거나 나지 않으며, 눈의 흰자위가 충혈되고, 시력이 나빠지고 또 사시 증상이 온다. 근육 기능이 저하되어 경련이 오거나, 근육통이 심하며, 수전증이 오고, 전후 굴신이 힘들며, 편히 눕지도 못한다.
- 허리 디스크, 목 디스크, 척추측만증, 무지외반증, 역류성 식도염, 십이지장궤양, 요실금, 치질, 탈장, 고관절염, 팔자걸음 등은 근육의 기능이 저하된 것인데 역시 간·담의 건강 여부와 관련이 있다.
- 간의 단백질 대사에 문제가 오면 복수가 차고, 부종이 오며, 쉽게 복막염도 올 수 있고 심한 경우 간성혼수의 위험이 있다. 또 담의 빌리루빈 대사에 장애가 오면 황달이 온다.
- 남성의 성욕이 감퇴하거나 유방이 커지며, 여성의 경우 월경불순이 오는 것 또한 간 기능 저하와 관련이 있다. 급성 간염이 만성화 과정을 거쳐 간 경변과 간암이 되면 치유가 어렵게 되고, 담석증 또한 간·담 기능을 좋게 하면 자연치유 된다.
- 간·담 기능이 저하되면, 정신적 증상으로 늘 두려워하고, 결벽증이 있으며, 쉽게 화를 내며, 한숨을 잘 쉬고, 바람을 싫어한다. 또 욕과 폭언을 하고, 심술과 변덕이 심하고, 비꼬고 무시하며, 너무 쉽게 결단을 내린다. 봄과 새벽에 증상이 심하며, 신 것과 고소한 것을 좋아하고, 몸에서 신 냄새와 노린 냄새가 난다.

---

02. 피가 부족하면 '혼'이 간에 숨을 곳이 없다 [金匱要略].

## (2) 심장과 소장

### 1) 심장·소장과 그 기능

- 심장은 모든 생명 활동의 주재자로서 정신이 존재하는 곳이다. 심장의 건강함은 얼굴색에 반영되며, 생리적 변화는 혀에 나타난다.
- [황제외경]에서는 인간의 영감과 기억력은 뇌에 있는 것이지만 심장은 신(神)이 들어서 정신 의식과 사유 활동을 주재하므로 뇌의 기능을 심장에 예속시켰다.
- 심장은 혈액을 운행하는 동력이 되고, 전신에 영양을 공급한다.
- 심장은 즐거움의 장기인데, 그 즐거움은 인체에 좋은 자극이며 건강에 유익하다. 그러나 갑자기 지나치게 즐거워하고 기뻐하면 심신이 손상될 수도 있다.
- 심장은 정신을 주관하는데, 이는 정신과 사유, 의식 활동이 모두 심장에 의해 지배받고 있음을 의미한다.
- 심장의 액은 땀이다. 그래서 심장이 손상되면 땀이 나지 않거나 지나치게 땀을 흘리게 된다.
- 심장의 건강함은 혀를 통해서도 알 수 있다. 심장의 기능이 저하되면 혀가 옅은 백색을 띠고, 항진되면 혀가 진홍색 또는 적색을 띠게 된다. 또 심한 경우 어두운 보라색이 되거나 반상출혈이 나타날 수 있으며, 혀가 뻣뻣하게 굳어 언어 구사가 순조롭지 않게 된다.
- 소장에서 흡수된 영양분이 간을 거쳐 심장으로 가므로, 소장은 심장과 밀접한 관계가 있다.
- 소장에서 소화·흡수 과정을 거친 음식물은 청탁 분별을 거쳐 액체는 방광으로 들어가고 찌꺼기는 대장으로 이동한다.
- 소장의 기능이 저하되면 소화·흡수에 장애가 발생하여 복통, 복부 창만, 설사, 소변에 이상이 나타난다.
- 심장에 열이 있어 소장으로 전이된 경우는 소변의 양이 적고 붉은색을 띤다. 또 배뇨 시에 따끔거리면서 아프고 또 소변에 뜨거운 느낌이 온다.

## 2) 심장·소장 병의 증상

- 심장과 소장의 기능이 저하되면 약간의 피로에도 얼굴이 붉어지며, 몸이 무겁고 입이 마르며 잘 웃는다. 손·발바닥에 열이 나고 수전증이 있다. 배꼽 위를 만지면 딴딴하고 아프다. 가슴, 등, 어깨와 양팔의 안쪽이 아프며 사지가 부자유스럽다. 딸꾹질이 잦으며, 심장이 자주 두근거리며, 잠을 잘 이루지 못하고, 꿈을 많이 꾼다.[03]
- 심장 기능이 항진되면 눈의 안쪽이 충혈되어 있고, 숨이 차고 얼굴이 부으며 땀이 많다. 혀가 자주 헐며, 입이 쓰고, 혀 짧은소리를 하고 여드름과 혓바늘이 자주 나며 말을 더듬는다. 고혈압, 심근경색, 부정맥 그리고 협심증 등의 질환에 시달린다.[04]
- 마음이 답답하며, 기쁨과 슬픔이 반복하고 간혹 어지러워 쓰러지는 증상이 나타난다. 지나치게 웃고, 화를 잘 내며, 잘 놀라고, 버릇이 없으며, 말에 두서가 없고, 제멋대로 행동하며 신경질적이다.
- 매사에 성질이 급하고, 사생결단식이고 교만하며 사치를 좋아하고 또 존칭을 잘 쓰지 않는다. 증상이 오전과 여름에 심하고 쓴맛과 단맛 나는 것을 좋아하며 몸에서 쓴 냄새와 탄 냄새가 난다.

## (3) 비장과 위장

### 1) 비장·위장과 그 기능

- 비장은 소화·흡수를 주관하며 인체의 모든 기관에 영양분을 공급한다.
- 비장은 피를 만들어 통괄하며, 육체의 모든 살과 사지를 주관한다.
- 비장의 기운은 입으로 이어져 있으므로 그 정화는 입술에 나타난다. 비장의 기능이 정상적이면 음식물의 맛을 제대로 알 수 있으며 입술 또한 붉고 광택이 있다.
- 비장은 맑은 기운을 상승시키는데, 음식에서 취한 에너지를 폐로 보낸다.
- 비장은 건조한 것을 좋아하고 습한 것을 싫어한다.
- 위장은 식도를 통해 들어오는 음식물을 받아들이고, 소화하여 미즙 상태로 만든다.
- 위장은 음식물 중에서 탁한 것을 소장으로 내려보내, 온몸에 영양을 공급하게 한다.

---

03. 항생제 처방으로 기능 장애가 온 장이 산소를 지나치게 많이 소비하면 숨이 가빠진다. [클린 거트]. 알레한드로 융거 지음. p.121.

04. 심장 기능이 항진되면 피가 폐로 역류한다. 이어 폐에 물이 차며, 간에 울혈이 생기고 다리 부종이 올 수 있다. 이것이 울혈성 심부전이다.

- 위장이 건강하지 못하면 만병이 생기는데, 위장병에는 약이 없다. 다만 따스하게 하며, 비어있고 또 건조하게 하면 서서히 치유된다.[05]

### 2) 비장·위장병의 증상
- 비장·위장의 기능이 저하된 사람은 얼굴이 누렇고, 배가 더부룩하고 트림을 자주 한다. 배꼽 부위를 만지면 딴딴하고 아픈 느낌이 있으며, 몸이 무겁고 관절이 아프며, 게을러져 눕기를 좋아하고, 사지를 잘 움직이지 못한다.
- 속 쓰림이 잦으며, 위가 무력하거나 위하수증이 있다. 또 구취가 심하며, 음식의 맛을 잘 모르고 식욕의 이상 항진이 있다. 뱃속에서 소리가 들리며, 설사가 잦고, 전신의 살이 아프고 멍이 잘 든다.
- 이마가 검고 주름이 있으며, 개기름이 흐르고 전두통이 심하다. 몸 전체에 열이 자주 나며, 와들와들 떨림이 온다. 무릎이 차고 아프며, 발뒤꿈치가 갈라지며, 좌우 유방이 불균형이다.
- 상치통이 있으며, 구안와사가 온다. 습기를 싫어하며, 머리와 손·발에 땀이 많다. 위염, 위궤양, 췌장염 그리고 당뇨와 비만 등은 비·위병이다.
- 비·위의 기능이 저하되면 호언장담을 하고 쓸데없는 생각이 깊으며, 사람을 잘 의심하고 망상이 심하다. 게으르고 또 실내에 칩거하기를 좋아한다. 비·위병의 증상은 정오와 늦여름에 심하고, 단 것을 좋아하며 몸에서 단 냄새와 썩은 냄새가 난다.


## (4) 폐와 대장

### 1) 폐·대장과 그 기능
- 폐는 생기를 주관하여 인체 여러 장기의 기운을 운행시키며, 모든 장기의 으뜸이다. 호흡을 통하여 맑은 기운을 흡입하고 탁한 기운을 배출한다.
- 폐는 인체 내부에서 수액이 운행되는 통로를 주관하여 인체의 항상성에 관여한다.
- 폐는 피부와 모발을 주관하며, 영양을 공급한다.
- 폐의 기운은 코로 통하며, 그 액이 콧물이다.

---

05. 50대부터 신(腎) 기운이 비위 기운으로 전환되면서 식탐이 커진다.

- 폐는 소리의 발성을 주관하는데, 그 기운이 충분하면 음성이 크고 맑지만, 그렇지 못하면 음성이 미약하거나 소리를 내지 못한다.
- 폐는 민감한 장기로서 감염에 약하며, 오한과 발열을 못 견딘다. 그래서 몸을 차게 하거나 차가운 음식을 먹으면 손상을 입게 된다.
- 대장은 소장으로부터 내용물을 받아서 수분 등을 흡수하고 나머지는 배설한다. 특히 대장은 폐와 기능적으로 짝을 이루어 그 역할을 한다.
- 폐의 기능 항진이 있으면 대변이 굳고, 그렇지 않으면 대변이 묽다.

## 2) 폐·대장 병의 증상

- 폐·대장의 기능이 저하되면, 입안이 건조하고, 기침을 하며 가슴이 아프다. 식은땀을 자주 흘리고, 얼굴이 창백해지며, 피부에 통증이 심하다. 숨을 계속 쉬지 못하고, 오한과 발열이 반복된다. 엉덩이와 다리, 무릎, 넓적다리, 종아리, 발 등이 모두 아프다.
- 장이 끊어질 듯 아프고, 배꼽이 아파서 오래 서 있지 못하며, 장명(腸鳴)이 발생하고 설사를 한다. 머리의 비듬은 폐, 대장의 열로 인해 발생한다. 또 살이 빠지고 가슴이 답답하며, 걸쭉하면서 누런 가래를 뱉으며, 가래에 간혹 피가 섞여 나오고 갑자기 목이 쉰다.
- 체모가 적거나 아니면 아예 없을 수도 있고, 가슴에 팽만감을 느낄 때가 많다. 비염, 축농증, 기관지천식, 폐렴 등 폐 질환과 알레르기, 아토피 등 피부질환 그리고 치질, 변비, 대장암 등 대장질환이 여기에 속한다. 또 엄지손가락의 이상, 하치통, 손목관절통도 폐·대장의 기능 저하와 관계가 있다.
- 폐·대장의 기운이 떨어진 사람은 권태감이 심하여 말하기 싫어하고, 비관적이며 우울해하고, 눈물이 많으며 자주 운다. 동정심이 지나칠 수도 있고 또 염세적이며 독재적이다. 폐·대장의 증상은 저녁과 가을에 심하며, 매운 것과 비린 것을 좋아하고 또 몸에서 비린 냄새가 난다.

## (5) 신장과 방광

### 1) 신장·방광과 그 기능

- 신장은 정신이 머무는 곳이며 오장육부, 조직, 기관의 기능이 원활하도록 작용하고 따뜻하게 해 주는 역할(신양)을 한다. 신장 기능이 좋으면 뇌의 정신·사유 활동 또한 왕성하다.
- 신장은 수기(水氣)를 주관하여 인체의 수액 대사를 유지하고 조절하는 기능이 있다.
- 신장은 폐에서 흡인한 기를 아래로 끌어내려 호흡이 얕아지는 것을 방지한다. 호흡을 주관하고 날숨과 들숨을 교환하는 폐의 기능이 제대로 작동하기 위해서는 촉진제 역할을 하는 신장의 기운이 필요하다. 따라서 신기(腎氣)가 충만한 사람은 들숨을 받아들이는 신장의 기능이 원활해지고 기도가 잘 통하게 되어 호흡이 조화롭고 편안해지며 깊어진다. 호흡운동, 즉 기체 교환의 과정에서 신장과 폐의 기능이 조화로우면 호흡 기능이 정상적으로 작동하고, 오장육부도 산소를 충분히 공급받아 몸 상태가 좋아지고 원기가 왕성해지며 생기가 넘치게 되는 것이다.
- 신장은 뼈를 주관하여 골수·뇌수·척수의 생장을 돕는 작용이 있다. 치아와 잇몸의 건강상태도 신장 건강과 관계가 있다.
- 신장의 정화는 머리카락에 나타나며, 기운은 귀로 이어져 있다.
- 신장은 배뇨와 생식기능 그리고 대변의 배설 기능에 관여한다.
- 신장의 액은 타이다. 부족하면 침, 눈물, 각종 분비물이 적고 여성의 경우 질이 건조해진다.
- 신장 기능이 저하되면 보고 듣고 생각하는 힘이 없어지고 치매·기억력상실 등 뇌 기능이 저하된다.
- 신장병은 급성 신염 내지 방광염에서 시작되며, 이후 만성 신염으로 발전하고 신부전에 이르게 된다. 새벽 1~3시에 잠을 자주 깨거나 자면서 근육이 움찔움찔하며, 아침에 잘 못 일어나고 저녁부터 생생해진다.
- 방광은 몸의 진액이 저장되고 배출되는 곳이다. 기능이 저하되면 수액이 대장으로 역류하므로 설사를 하거나 종기가 발생한다.
- 방광경은 온몸의 절반 정도 또는 등 쪽의 대부분을 차지하여 모든 양(陽) 경락을 통제한다.

## 2) 신장·방광 병의 증상

- 신장·방광 기능이 저하되면 얼굴이 검고 겁이 많으며 기지개를 자주 켜고 하품이 잦다. 생명의 근원이 약해져서 자궁, 난소, 정소에 문제가 온다. 그래서 여성은 자궁출혈, 생리불순, 폐경 증상이 심해지며 출산, 임신도 힘들어진다. 남성은 발기 부전, 조루 증상이 오는 등 정력이 약해진다.
- 갑상선 기능 저하증이나 항진증도 신장 기능의 저하증이다. 백내장이 오고, 손톱이 변형되며 손·발과 아랫배가 차가워지고, 더위와 추위를 많이 타며, 식사 시 땀을 많이 흘리게 된다. 새끼발가락에 이상이 오고 발바닥의 신경이 무뎌지며 또 발목을 자주 삔다.
- 신장의 기운이 허하면 들숨을 받아들이는 신장의 기능이 저하되어 신기가 위로 역행하고 폐에 영향을 미치게 된다. 그러면 폐기가 맑은 공기를 깊이 들이마실 수 없게 되어 숨이 차고 가슴이 답답하고 기침이 난다.
- 신장이 건강하면 머리카락에 윤기가 있고 검은색을 띠지만 신장의 정기가 부족하면 머리카락이 희고 거칠며 윤기가 없으며 잘 빠진다. 머리카락이 가늘어지거나 정수리 탈모는 신장 기능의 저하 때문이다.
- 가는 귀가 먹고, 중이염, 메니에르병, 이명 현상은 신장 기능의 저하가 원인이다. 발뒤꿈치가 갈라지고, 부종 현상이 와서 복숭아뼈가 안 보이며, 새끼발가락 가장자리와 정강이 및 발꿈치가 화끈거린다.
- 눈 가장자리에 흑테가 끼이고, 동공의 수축·이완 기능이 잘 안 된다. 요통과 종아리에 통증이 오고, 등·머리와 눈이 시리다. 두려움이 생기며, 오금이 저리고, 다리 힘이 없다. 야뇨증, 소변 실금, 새벽 설사, 대변 실금 또한 신장 기능의 저하 증상이다. 골수염, 신석증, 신부전증, 백내장, 녹내장, 방광염 그리고 신장성 고혈압 등도 신장 기능의 저하와 관련된 질환이다.
- 신장·방광 기능이 저하되면, 정신적인 활기가 없고 무기력한 증상을 보인다. 또 부정적이며 '될 것과 안 될 것'을 반대로 생각하고, 짜증이 많고 또 주변 환경에 잘 적응하지 못한다. 핑계를 대고 책임을 전가하며, 놀고먹고자 하는 심리가 있으며, 마음이 즐겁지 않고 초조해지고 또 자주 두려워한다. 몸이 무거우며, 엄살이 심하고, 잠을 잘 때 땀이 나며 바람을 싫어한다. 증상은 밤과 겨울에 심하고, 짠 것을 좋아한다.

## 4. 기, 경락과 관련 질환

### (1) 기와 경락

　서양철학에서는 오랫동안 정신과 물질 또는 영혼과 육체를 구분하는 이분법이 주류를 이루어왔으며, 이러한 철학적 사유는 지금도 여전히 계속되는 것 같다. 하지만 동양 고대 철학의 근본 개념을 들여다보면 정신과 물질을 구분하고 있지 않으며, 이 양자를 모두 포괄하는 용어로 기(氣)라는 개념을 사용한다. '기'는 복합적인 의미를 담고 있어 한마디로 정의를 내릴 수 없지만, 일상의 용어로 풀이한다면 생명체 안에 내재되어 있는 생명력·정기 또는 생체에너지 등의 뜻으로 봐도 무방할 것 같다.

　또 동양의 한의학에서는 이러한 '기'가 다니는 통로를 상정하여 경락(經絡)과 경혈(經穴)의 개념을 도출해 내었다. 인체에 있어서 경락은 안으로 5장 6부와 연관되어 있고 밖으로 사지, 근육, 피부 등의 각 조직, 기관과 연결되어 하나의 통일된 유기체 구성에 관여한다. 이 중 12 경맥은 본체로서 각각의 '장' 혹은 '부'와 연결되어 있으며, 나머지 기경팔맥·15 락맥·12 경근·12 피부와 조응하고 있다. 이처럼 경락시스템은 인체의 모든 신진대사가 이루어지는 기관인데, 각 부위 어느 곳에나 그물처럼 연결되어 생사를 주관하고 있다.

　경락을 흐르고 있는 에너지를 기혈(氣血) 또는 경수(經水)라고 한다. 기혈이라는 것은 인간의 생명을 유지하기 위하여 코를 통하여 체내로 받아들이는 에너지이며, 혈액과 결합되어 장부의 에너지가 된다. 이 기혈의 순환경로가 경락이다. 기는 경외(經外)를 돌고, 혈은 경내(經內)를 돈다. 이러한 기혈 즉 인체의 에너지원이 정상으로 순행하면 5장 6부는 건강해지고 인체도 건강해질 수 있다. 이처럼 기가 정상으로 순행하는 정도를 넘어서 인체의 일정한 기능이 항진된 현상을 실증이라 하고, 정기가 부족하여 쇠약해진 병증을 허증이라 한다.

## (2) 경맥과 관련 질환

### 1) 폐 경맥

폐 경맥(手太陰肺經)의 흐름은 위장에서 시작하여 아래로 내려가 배꼽에서 대장으로 연결되고, 다시 위로 올라가 위장 부위를 순행한 후 횡경막을 통과하여 폐 속으로 들어간다. 그리고 다시 폐에서 기관지와 후두를 돌고 후두부에서 옆으로 횡행하여 어깨 쪽(중부혈)으로 나와 위 팔 안쪽인 겨드랑이와 위팔 안쪽을 따라 하행하여 팔꿈치 안쪽에 이르러 아래 팔 안쪽의 가장자리 선을 따라 내려가 손목에서 두 갈래로 갈린다. 첫 번째 갈래는 엄지손가락 안쪽 끝(소상혈)으로, 나머지 갈래는 손목관절 뒤쪽에서 갈라져 둘째손가락 끝 부분(상양혈)로 나가서 대장 경맥과 이어진다.

폐는 대장과 음양 관계를 이루는데, 인체에서 호흡하는 기운과 음식물에서 얻은 곡기를 합하여 대장과 연락하고 다시 식도, 기관지, 위장, 폐를 따라 호흡기계통을 돌아 폐 경락을 이룬다. 폐 경맥과 관련 있는 질환은 감기, 기침, 편도선염, 기관지염, 천식, 폐렴, 폐결핵 등이다.

### 2) 대장 경맥

대장 경맥(手陽明大腸經)은 둘째손가락 손톱 끝(상양혈)에서 시작하여 엄지손가락 안쪽 따라 올라가 팔목을 거쳐 팔 바깥 가장자리에서 팔꿈치, 위팔, 어깨 위를 거쳐 쇄골 위의 오목한 곳을 지나 가슴속으로 해서 폐로 내려간다. 지맥은 쇄골 오목한 곳에서 갈라져 나간 가지가 목과 뺨을 지나 아랫니의 잇몸을 지나서 입을 돌아 코와 입술의 중앙으로 빠진다. 좌·우 쪽으로 가서 콧망울 옆(영향혈)에서 위 경맥과 이어진다.

대장 경맥의 기혈이 막히게 되면 십이지장의 기능 이상이 일어나며, 간 기능의 항진과 아울러 울혈과 신경과민 현상이 일어나고 심하면 심장질환까지 오게 된다. 대장 경맥과 관련이 있는 질환은 입술 마름, 가래, 축농증, 안면신경 마비, 견비통, 피부병, 변비와 설사 등이다.

## 3) 위경맥

위 경맥(足陽明胃經)은 코볼 양쪽(영향혈)에서 이어받아 코 옆에서 좌우 양 눈에 교차하고(승읍혈), 양 눈 안쪽에서 윗입술 안으로 해서 아랫입술 한가운데서 다시 교차된다. 턱에서 두 갈래로 갈라져 한 갈래는 이마로 다른 한 갈래는 쇄골 오목한 곳에서 다시 갈라져 복부와 위장, 비장을 돈다. 이어 서혜부를 거쳐 다시 대퇴부로 내려가 몇 갈래로 갈라지면서 무릎뼈 바깥을 지나 둘째 발가락 끝까지 간다. 하나의 지맥은 코 옆에서 시작하여 코를 끼고 올라가 콧등을 지나 눈 안쪽(방광 경맥)과 이어지며, 또 하나의 지맥은 목구멍을 지나 뒤로 제7 경추 돌기에 도달한 뒤 다시 앞으로 돌아와 인체 내로 들어가 아래로 횡경막을 뚫고 비장에 닿는다.

위 경맥의 기혈은 오장육부의 전신에 모두 펼쳐지지만, 큰 기운이 얼굴과 몸 전면에 펼쳐지고 있어 얼굴의 모든 병은 위 경맥에 속한다. 또 위의 기혈이 좋으면 팔다리를 움직이는 것이 민첩하고, 나쁘면 사지의 권태감과 각종 병이 일어나게 된다. 위 경맥과 관련 있는 질환은 두통, 눈병, 치통, 구토, 안면신경통, 위경련, 위확장, 복통, 설사, 관절염 등이다.

## 4) 비 경맥

비 경맥(足太陰脾經)은 엄지발가락 안쪽 끝에서 시작하여 발목 안쪽을 지나 정강이뼈 안쪽을 따라 무릎관절 넓적다리 안쪽으로 순행하며 복부로 들어가 비와 위를 연결하고 위로 횡경막을 지나며 식도를 끼고 올라가 혀 밑에서 끝난다. 그 지맥은 위에서 갈라져 위로 횡경막을 뚫고 올라가 심장으로 들어가 심 경맥과 이어진다.

비 경맥의 기혈은 입 주변에서 흐르니, 그 허실은 입술의 두텁고 얇음과 입술의 색으로 판단할 수 있다. 또 허약함과 비만 그리고 팔다리 사지의 활발함과 그렇지 못함 또한 비 경맥의 허실과 관계있는 질환이다. 비 경맥과 관련 있는 질병으로는 위경련, 소화불량, 늑막염, 황달, 변비, 설사, 당뇨, 생리불순, 불임 등이다.

## 5) 심경맥

심 경맥(手少陰心經)은 심중으로부터 일어나서 위로 올라가 심계에 속하고 아래로 내려와 소장에 연결되니 그 지맥이 심계로부터 위로 인후를 거쳐 눈으로 간다. 그 지맥은 다시 심계를 따라 폐에 올라 겨드랑이 밑으로 나가고 아래로 새끼손가락 안쪽 끝으로 나가서 소장 경맥으로 들어간다. 심 경맥의 기혈은 얼굴에 나타나 심장이 튼튼하면 얼굴에 윤택이 있고 색이 좋으며, 심장이 나쁘면 얼굴빛이 일그러져 보기에 흉해진다. 또 심장은 인체의 임금 역할을 하는 곳인데 심장이 약하면 다른 장기까지 나빠진다.

심장이 건강하면 머리가 맑고 정신이 깨끗해져 모든 사리를 잘 분별하나 심장에 병이 있는 사람은 정신이 혼탁하여 마음이 어두워진다. 심 경맥과 관련 있는 질병으로는 협심증, 신경통, 심근경색, 류머티즘 관절염, 두통, 관절염, 뇌졸중, 혈압 이상 등이다.

### 6) 소장 경맥

소장 경맥(手太陽小腸經)은 새끼손가락 끝에서 시작하여 손의 외측에서 순행하여 손목관절로 상행하고 팔꿈치 관절로 상행하여 어깨관절로 간다. 여기서 흉중으로 들어가 심장에 이어지며, 한 지맥은 목으로 들어가서 횡경막을 지나 위장 부근에서 다시 소장에 소속된다. 또 한 지맥은 위로 올라가 목과 뺨을 지나 귀로 들어가며, 또 다른 하나의 지맥은 뺨에서 시작하여 방광 경맥(정명혈)에 가서 끝난다.

소장 경맥과 관련이 있는 질환으로는 어지럼증, 이명, 목 신경통, 견비통, 오십견 그리고 하복통 등이다.

### 7) 방광 경맥

방광 경맥(足太陽膀胱經)은 눈의 가장자리에서 시작하여 정수리(통천혈)를 지나 곧은 지맥은 뇌에 가서 독맥과 연계되며, 다른 지맥은 목·목덜미를 하행하여 가슴·견갑부를 나와 척추 양옆을 지나 허리·엉덩이·다리 뒷면을 지나 오금으로 간다. 오금을 지난 경맥은 장단지, 복사뼈 그리고 새끼발가락 바깥 끝에서 끝나며, 신 경맥(용천혈)으로 연결된다. 또 허리에서 갈라진 한 지맥은 신장에 이르고 방광으로 귀속된다.

방광 경맥의 기혈 흐름으로 보면 눈병, 전두통, 콧병 그리고 후두통과 정신병 등은 방광 경맥과 관련이 있는 질환이다. 또 요통, 신장염, 좌골신경통, 시력 저하, 치질, 만성위염도 관련 질환이다.

## 8) 신 경맥

신 경맥(足少陰腎經)은 새끼발가락의 아래 외측 끝에서 일어나 발바닥에서 시작하여 안쪽 복사뼈를 지나 아킬레스건을 따라 무릎관절 쪽으로 가다가 비 경맥, 간 경맥과 만난다. 여기서 갈라져 위로 올라가 무릎관절 내측을 거쳐 대퇴내 측면 뒤쪽을 지나 하복부를 통하여 배꼽의 양측에서 신장에 소속되며, 임맥을 따라 방광에 연결된다. 한 지맥은 폐에 들어갔다 다시 나와서 기관을 따라 올라가 혀에 가서 끝나고 폐에서 생겨나온 지맥은 심포경의 출발점에서 연결된다.

인체의 모든 기능과 신진대사의 문제는 신장 기능과 관련이 있으며, 신장·생식기·방광·자궁·난소 계통의 병은 모두 신장의 허·실증을 원인으로 하는 것이다. 신 경맥과 관련 있는 질환으로는 만성피로, 무기력, 불면증, 신경염, 호흡곤란, 갑상선, 자궁냉증·염증, 월경불순, 월경통, 불임증, 전립선질환, 조루증, 불감증, 변비 등이다.

## 9) 심포 경맥

심포 경맥(手厥陰心包經)은 흉중에서 시작하여 심포에 속하고 횡경막을 지나서 심포에 속한다. 지맥은 심포에서 생겨 옆구리를 지나 겨드랑이 아래로 나가 위로 올라갔다가 위팔 안쪽을 돌아 팔굽 관절 안쪽과 손바닥을 지나 중지 끝으로 간다. 다른 한 가지 맥은 손바닥에서 갈라져서 넷째 손가락에 가서 삼초 경맥으로 연결된다.

심포 경맥의 기혈 운행에 문제가 생기면 손바닥에 열이 나고 팔이 가늘어지며 겨드랑이가 붓고 가슴과 옆구리가 아프며 그득한 감이 있다. 또 얼굴이 붉고 눈이 노랗게 되며 이유 없이 웃기도 하며 정신장애 증상이 나타난다. 심포 경맥과 관련이 있는 질환은 뇌졸중, 구강염, 인후염, 흉통, 심장병, 위염, 손목 관절염 등이다.

## 10) 삼초 경맥

삼초 경맥(手少陽三焦經)은 넷째 손가락 끝에서 시작하여 손등을 지나 손목의 배측면 중앙선을 거쳐 주관절을 통하고 상완의 배측면 중앙선을 지나 어깨를 거쳐 단중 부위에서 심포에 연결되고 아래로 내려가 위의 분문에서 상초에 속하고 중완 부위에서 중초에 속하고 배꼽 아래에서 하초에 속한다. 단중 부위에서 발생된 지맥은 위로 올라가 목을 지나 뒷면으로 나가 귀의 뒤쪽으로 올라가 이마를 지나 소장 경맥(관료혈)에서 끝난다. 또 다른 지맥은 귀 뒤쪽에서 시작되어 귀 앞쪽을 지나서 소장 경맥과 교차하고 담 경맥을 거쳐 간다.

삼초 경맥의 기혈 운행에 문제가 생기면 몸 전체에 병이 온다. 특히 귀가 잘 들리지 않고 편도가 붓고 아프며, 또 땀이 나며 볼, 귀 뒤, 어깨, 팔 바깥쪽이 모두 아프고 넷째 손가락을 잘 쓰지 못한다. 척추가 경직되고 요통이 심하며, 자궁병, 하지 무력증, 뒷목이 뻣뻣한 것 등 많은 질환이 나타난다. 당뇨, 두통, 이명, 결막염, 멀미, 언어장애, 치통, 늑막염, 수전증 등은 삼초 경맥과 관련이 있는 질환이다.

## 11) 담 경맥

담 경맥(足少陽膽經)은 눈의 가장자리에서 시작하여 한 가지는 얼굴 옆면을 앞, 뒤로 오가며 귀 위쪽을 지나 목 옆으로 내려가 어깨를 지나 갈비뼈에서 엉덩이까지 지그재그로 연결된다. 다른 가지는 뺨 안쪽으로 들어가 간과 쓸개로 들어가서 아래로 흘러 엉덩이에서 다른 가지와 만나 허벅지를 타고 발목에 이른다. 여기서 한 가지는 발등을 지나 네 번째 발가락에 닿고 다른 가지는 발등을 지나 엄지발가락에서 간 경락과 만난다.

담 경맥의 기혈이 막히면, 입이 쓰며 오한 발열·다한·편두통이 있고 겨드랑이, 옆구리, 대퇴 관절, 엉덩이뼈 부위 등 그 경로를 따라 병이 생긴다. 또 담 경맥은 모든 관절을 주관하기 때문에 관절에 병이 있으면 반드시 담 경맥을 살펴야 한다. 만성 위장병, 간질환, 담석증, 좌골신경통, 고관절염 등이 담경맥과 관련이 있는 질환이다.

## 12) 간 경맥

간 경맥(足厥陰肝經)은 엄지발가락의 내측에서 시작하여 안쪽 복사뼈의 앞 굵은 정강이뼈의 앞면을 지나 비 경맥과 신 경맥 사이를 지나서 외생식기 부위를 돌고 배속으로 들어간다. 배 속에서 위를 돌아 올라가 간에 속하고 담에 내려온 다음 횡경막을 지나 기관, 목구멍, 아래턱을 지나 안구를 지나 이마로 나와 정수리로 가서 독맥에 연결된다. 또한 지맥은 눈 부위에서 나와 뺨을 지나 입술로 가며 가슴속에서 갈라져 폐에 가서 폐 경맥과 연결된다.

간은 오장육부를 통솔하고 지휘하는 곳이자 혼 또는 기가 머무는 곳이기에 정신병과 히스테리, 신경성병 등은 간과 폐가 관련된 질병이다. 간경맥과 관련이 있는 질환은 각종 간 질환,

담낭염, 황달, 복수, 경련성 질환, 관절염 및 생리불순 등이다.

## 13) 임맥

임맥(任脈)은 배꼽 아랫배에서 시작하여 회음부로 내려와서 음모부를 향해 올라서 배 속을 지나 몸의 앞 정중선을 따라 곧바로 목구멍에까지 올라가서 다시 상행하여 입술로 들어가 한 바퀴를 돌고 뺨을 지나 눈으로 들어가 위 경맥(승읍혈)과 만난다.

임맥에 병이 들면 위장질환, 장 질환, 비뇨생식기질환, 생리불순, 자궁출혈, 불임증, 유산과 정신질환 등이 나타난다.

## 14) 독맥

독맥(督脈)은 배꼽 아랫배에서 시작하여 회음부로 내려와서 척추 안쪽을 따라 올라간다. 척추 안쪽에서 목 뒤로 올라가 뇌 안으로 들어가 정수리(백회혈)로 올라가 앞이마를 따라 코로 내려간다. 독맥은 척추의 중앙 둔부 밑에서부터 머리 위로 올라가게 되는데, 인체의 자율신경계와 척추신경에 관여하므로 인체의 모든 기능 조절과 관련이 있는 중요한 경락이다. 또 독맥은 임맥과 같이 발생되는 데 여자의 자궁, 남자의 생식기 그리고 항문으로 통하여 신체의 척추로 그리고 뒷목 위 얼굴로 가는 것이다.

그러므로 독맥의 기혈이 막히면 요통, 생식기병, 변비·설사 등 대장의 이상 또는 정신병 등의 질환이 온다.

사람의 모든 병은 인체의 수기(水氣) 즉 혈의 작용과 화기(火氣), 즉 기의 작용이 서로 교류되지 않아서 일어나는 것이다. 원래 심장의 화기는 임맥을 타고 아래로 내려가고, 신장의 수기는 독맥을 타고 위로 올라가게 되어 있다. 인체의 열과 새벽 설사는 결국 인체의 상하와 음양의 교류가 잘되지 않아서 생기는 것이다. 그러므로 인체 하복부 아래의 음기와 흉복부 위의 양기가 잘 교류를 해야만 우리는 건강을 유지할 수 있으니 이것이 '수승화강의 원리'이다.

## 15) 충맥

충맥(衝脈)은 임맥 및 독맥과 함께 아랫배의 생식기와 자궁에서 시작하여 회음부로 내려갔다가 사타구니로 나와 척추 안을 향하여 위로 올라간다. 다른 한 지맥은 신 경맥과 만나고 배의 양측을 따라 위로 올라가 흉부에 들어가서 흩어진 다음 계속 위로 올라가 목구멍을 따라 입술을 돈 다음 안면에 분포하고 있다.

충맥은 모든 경락을 도와서 기와 살을 따뜻하게 하는 '피의 바다(血海)'라고 하는데, 이 경맥의 기혈이 잘 통해야 월경이 시작되고 자녀를 생산하게 되며 또 생식기능이나 내분비계통이 건강하게 된다.

### 16) 대맥

대맥(帶脈)은 인체의 허리주위를 옆으로 한 바퀴 도는 경맥이며, 복부 측면에서 담 경맥과 만난다. 대맥의 기혈이 막히면 허리 부분의 군살이 찌는 것을 제어할 수가 없게 된다.

# ●경락·경혈도●

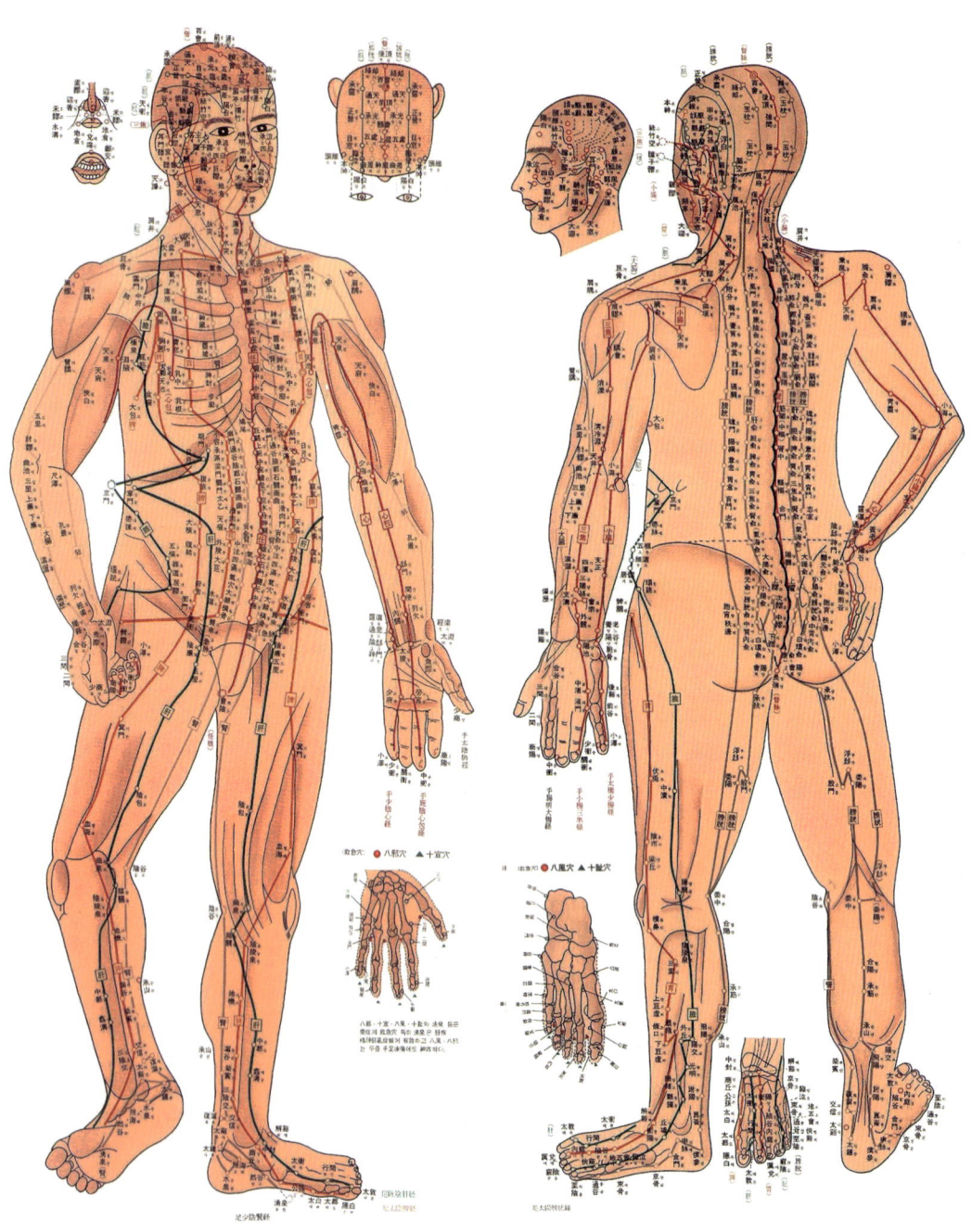

# 06
## 양자의학과 건강프로그램

1. 양자의학과 양자분석
2. 양자분석기와 분석 내용해제
3. 양자분석과 건강 프로그램

# 제6장 양자의학과 건강프로그램

## 1. 양자의학과 양자분석

### (1) 양자와 파동이론

1672년 뉴턴(Isaac Newton, 1642~1727)이 '빛은 입자'라는 입자설을 주장하였는데 반하여 네덜란드의 호이겐스(Christian Huygens)는 '빛은 파동'이라는 파동설을 주창하였지만 크게 주목받지 못하였다. 또 토마스 영(Thomas Young, 1773~1829)은 광자의 이중슬릿실험을 통하여 '빛은 파동'이라는 설에 가세하였다. 이처럼 과학의 역사에서 '빛이 파동인가 아니면 입자인가에 관한 논의'는 여러 학자에 의하여 19세기 말까지 지속되었다. 20세기 초엽 독일의 플랑크(Max Planck, 1858~1947)는 빛이 가지고 있는 에너지를 설명하면서 양자(quantum)라는 개념을 도입하였다. 이 양자의 의미는 길이, 에너지, 운동량 등 어떤 물리량을 표현할 때 사용하는 최소 단위의 양을 의미한다. 그러므로 원자핵 속에 존재하는 양자(proton)와는 구별되어야 한다. 1905년 아인슈타인(Albert Einstein, 1879~1955)은 "빛은 연속적인 파동이 아니라 광양자(light quantum) 에너지의 흐름"이라고 주장하였는데, 이는 1923년 '콤퍼턴의 실험[01]'에 의해 실체가 증명되었다. 이후 빛의 입자설과 파동설의 대립은 심해졌고 개념상 양립할 수 없는 것처럼 보였다.[02]

하지만 1927년 하이젠베르크(Werner K. Heisenberg, 1901~1976)는 불확정성원리를 말하면서 "입자와 파동이 실제로 존재하고 있는 양립성을 받아들여야 한다."고 했다. 그리고 닐스보어(Henrik D. Niels Bohr, 1885~1962)는 "상호 간에 배타적·대립적인 것은 상보적으로 사용될 때 체계를 온전하게 해준다."는 상보성원리를 주창하였다. 양자에 대한 하이젠베르크와 닐스 보어의 해석을 통하여 물질의 '파동과 입자의 이중성'이 자연의 근본 현상이자 양자역학(quantum mechanics)의 핵심 내용으로 자리하게 되었다. 이들은 이 원리가 물리학만이 아니라 철학, 윤리학 등 모든 이론에 적용시킬 수 있다고 하였다. 이

---

01. 콤프턴 효과(Compton effect) 또는 콤프턴 산란 (Compton scattering)으로 불려지는 이 실험은 1923년 미국의 실험물리학자인 콤프턴(Arthur H. Compton)이 발견한 것으로, 전자에 X선(빛)을 쪼였을 때 전자가 튀어나오는 현상이다. 콤프턴은 이 현상을 X선 광양자와 전자의 충돌이라는 입자설의 관점에서 설명하였으며, 1927년 노벨 물리학상을 수상하였다.
02. 1925년 당시에는 전자가 입자라는 증거는 발견되었지만, 파동이라는 증거는 없었다. 1920년대 양자물리학의 개척시대에 프랑스의 드 브로이(Louis V. P. R. de Broglie, 1892~1987)는 물질파의 개념을 주창하여 양자물리학에서의 입자-파동 이중성 개념에 결정적인 영향을 주었다.

처럼 양자물리학의 이론적 전개에서 형이상학적 개념이 등장하면서 동양의 고전철학과 상통하는 접점이 발생하게 된 것도 이 무렵이다.

물리학에서 파동(wave)이란 운동이나 에너지가 전달되는 현상이다. 이때 에너지는 시간이 지나면 공간상으로 퍼져나가지만, 파동을 일으킨 매질 자체는 운동을 매개할 뿐 이동하지 않는다. 하지만 빛은 매질이 없어도 전달되는데, 그 이유는 공간에 가득 찬 빛 자체가 바로 매개 물질이기 때문에 그렇다고 할 수 있다. 양자역학에

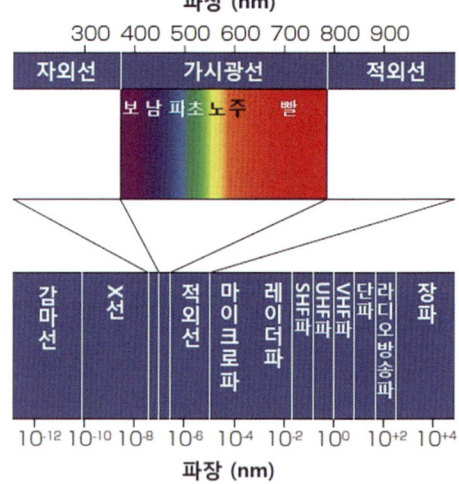

의하면 모든 물질은 파동성과 입자성을 모두 갖고 있는데, 이 파동에는 자연계의 모든 생명 현상에 대한 정보를 갖고 있으며 생명체 간에는 그 정보를 주고받는다. 하지만 이러한 생명 현상에 관하여 우리가 가진 직관이 늘 옳은 게 아니다. 다만 우리가 이해할 수 없을 뿐이다. 진동하는 에너지, 즉 파동에 우주 만물의 정보가 담겨있다는 파동이론을 인체에 적용하면[03], 인체에서 발생하는 파동에는 인체에 관한 정보가 담겨있다는 것을 뜻한다. 다시 말하면 인체의 건강과 질병 상태에 관한 정보를 알 수 있다는 파동 의학 또는 양자 의학의 세계는 이러한 양자역학에 이론적 근거를 두고 있다.

## (2) 양자의학과 미병혁명

양자 의학(quantum medicine)은 양자역학에 이론적인 기반을 둔 의학으로, 인체가 방출하는 파동 에너지(wave energy)[04]를 측정한 후 그 분석을 통하여 건강과 질병상태를 진단하고 치료하는 의학을 의미한다. 양자 의학의 시각에 의하면, 이 파동 에너지는 전자가

---

03. 1984년 노벨상 수상자인 카를로 루비아(Carlo Rubbia, 1934~ )는 인체가 대부분 에너지로 이루어져 있고, 물질이 차지하는 부분은 아주 적다고 하였다. 그는 인체도 10억 분의 1만 물질로 구성되어 있고 나머지는 모두 파동 에너지이며, 또 물질의 각 입자에는 9억 7,460만 개의 에너지(photon)가 있다고 보았다.

04. 봄(David J. Bohm)은 양자 이론에서 인체를 구성하는 장기, 조직, 세포 및 분자의 파동적 구조를 양자 포텐셜(quantum potential)이라 불렀으며, 강길전 박사는 양자 파동장(quantum wave field)라고 표현하고 있는데, 이 책에서는 파동 에너지라는 용어를 사용한다([양자의학], 강길전 외, p.112. 참조).

원자핵을 둘러싸고 회전함에 따라 탄생하며, 이 인체에서 방출되는 파동 에너지에는 건강 또는 질병과 연관된 정보를 가지고 있다. 나아가 인체의 원자, 분자, 세포 그리고 조직과 기관도 역시 각자의 고유한 파동 에너지를 가지고 있으며, 이를 기준으로 장부를 포함한 조직·기관의 정상과 비정상 상태, 즉 건강상태와 질병 상태를 판단할 수 있다.

양자의학적으로 건강상태란 양자의 파동 에너지가 정상인 동시에 구조적 조직 및 해부학적으로도 정상인 상태를 말한다. 또 질병 상태란 양자의 파동 에너지가 교란된 상태이며 구조적으로도 변형된 상태를 말한다. 그런데 많은 현대인은 건강상태와 질병 상태의 어느 영역에도 포함되지 않은 영역, 즉 '반 건강상태'에 놓여 있는 경우가 많다. 반 건강상태는 양자의학적인 관점에서 보면 양자의 파동 에너지는 교란 상태인데 구조적으로 정상상태인 경우이다. 이른바 '아 건강 상태(sub-health)', '건강의 회색지대', '질병 전 단계(predisease state)[05]' 내지 '미병상태'를 의미하는데, 세계보건기구에서도 전 세계 인구의 약 80%가 이러한 미병 상태에 있다고 발표한 바 있다.

2010년 국민건강보험공단의 통계자료에 의하면 우리나라 성인 중 피로, 통증, 수면장애, 소화불량, 우울감, 분노, 불안감 등에 시달리는 미병상태에 있는 비율이 61.8%에 달하며 해마다 증가 추세에 있다. 이처럼 질병은 아니지만 신체적, 정신적, 사회적 이상 증상으로 인해 일상생활의 불편함을 겪거나 검사상 경계영역의 이상소견이 있는 상태가 바로 미병상태이다. 이 미병상태에서는 파동 에너지의 교란 때문에 조직 및 장기의 기능에 문제가 있어 환자는 고통을 호소한다. 그렇지만 현대

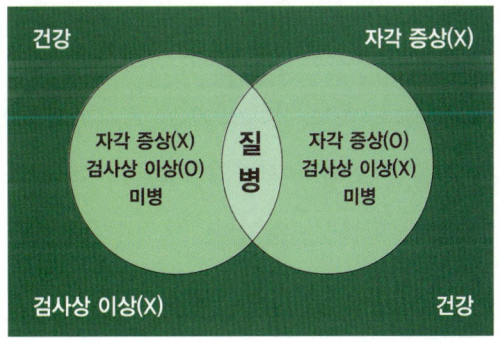

적인 의료 장비로 검사를 해보면 아무런 구조적 문제가 없기에 병원에서는 질병이라고 진단을 내리지 않는다.

미병(未病)이라는 용어는 의학 고전인 [황제내경]에 '병이 되기 전에 미리 치료한다(治未病)'라는 언급에서 유래한다. 질병이 되기 전에 치료할 것을 강조하는 전통의학의 성격을 잘 대변하고 있다. 일본은 1990년대 이래 '미병의 체계화'를 추진해 왔으며, 일본미병시스템학회(JMSA)가 출범하면서 본격적으로 미병의학에 관한 연구와 제도화를 위한 노

---

05. [더 커넥션], 에머런 메이어 지음. p.306.

력이 이루어지고 있다.[06] 또 중국에서는 2008년부터 국가적 차원에서 미병에 대한 개념 정립과 소위 '미병건강프로젝트(治未病工程)'를 추진하기 시작하였다. 우리나라 경우에도 2008년 이래 미병에 연구 논문들이 발표되기 시작하였고, 2012년 이래 한국한의학연구원에서 '미병 연구단'이 출범하고 이 연구단을 중심으로 미병에 관한 연구 및 데이터 축적이 이루어지고 있다.

특정병인론에 기반을 둔 현대의학은 질병 상태가 아니면 치료의 대상으로 삼지 않고 있다. 그래서 첨단 진단 장비로 질병을 찾아내기 위한 탐색의 노력을 게을리하지 않는다. 하지만 장부의 기능 저하나 특정할 수 없는 개인적 병증에 대해서는 거의 대처가 불가능하다. 그러나 양자의학의 입장에서는 질병 상태까지 가지 않은 미병 상태에 대한 분석이 가능하므로 피분석자의 미병 상태를 확인하면 즉시 그 상태를 교정하여 건강상태로 회복시킬 기회가 존재한다. 여기에 양자 의학이 가지고 있는 효용성이 큼을 확인할 수 있다.

현대인이 직면하고 있는 대부분의 미병 상태는 오랜 기간의 과로와 스트레스, 영양의 불균형 그리고 화학물질에의 노출 등에 그 원인이 있으므로 한꺼번에 치료한다는 것 자체가 불가능한 일이다. 때문에 '오염된 삶' 자체를 바꾸기 위한 노력과 미병 상태의 개선 노력이 병행되어야만 효과를 얻을 수 있을 것이다. 미병 상태를 치유하여 더 큰 질병으로 진행되는 것을 사전에 방지할 수 있다면 육체적·정신적 고통은 물론이고 경제적 부담도 크게 줄일 수 있다. 미병 상태의 개선, 즉 '미병 혁명'은 고령화 시대에 만성 질병을 예방하면서 건강한 삶을 오래 유지하기를 바라는 희망과 밀접하게 연결되어 있어서 양자의학의 중요성이 더욱 부각되는 것이다.[07] 그 이유는 100세를 넘어 120세 장수를 꿈꾸는 모든 현대인은 단순하게 육체적 질병이 없는 상태가 아니라, 정신적·사회적 건강 나아가 영적인 안녕까지 포괄하는 건강한 삶을 꿈꾸기 때문이다. 이러한 목표에 부합하는 또 하나의 예방의학 영역이 바로 양자의학이라 할 수 있다.

---

06. 일본 미병 시스템학회는 '자각 증상은 없으나 검사상 이상이 있는 상태와 자각 증상은 있으나 검사상 이상이 없는 상태' 모두를 미병 상태로 개념 규정을 하고 있다.

07. [미병혁명(未病革命)]의 저자인 타니 미치오(谷美智士) 박사는 특별한 원인을 알 수 없는 알러지성 질환과 자가면역 질환 등의 난치병과 암과 에이즈 등까지도 자연의학적 치료와 식생활 개선으로 증상을 호전시킬 뿐 아니라 치유까지 가능하다고 한다.

## 2. 양자분석기와 분석 내용 해제

### (1) 인체의 분석방법과 양자분석기

인체의 건강과 질병 상태를 검사하는 방법은 다양하다. 전통의학에서는 시진(視診), 문진(問診), 절진(切診), 경락진(經絡診) 또는 역진(易診)의 방법으로 인체의 건강 유·무를 진단해 왔다. 과학적 진보에 바탕을 두고 있는 현대의학은 여러 가지 방법으로 인체를 진단하고 있다. 즉 물리적 진단에는 청진기와 내시경, 혈압계가 이용되며, 화학적 진단은 혈액검사와 소변검사 등을 통해서 한다. 그리고 컴퓨터 단층촬영(CT), 자기공명영상법(MRI), 양전자 방출 컴퓨터 단층촬영기(PET-CT), 초음파기 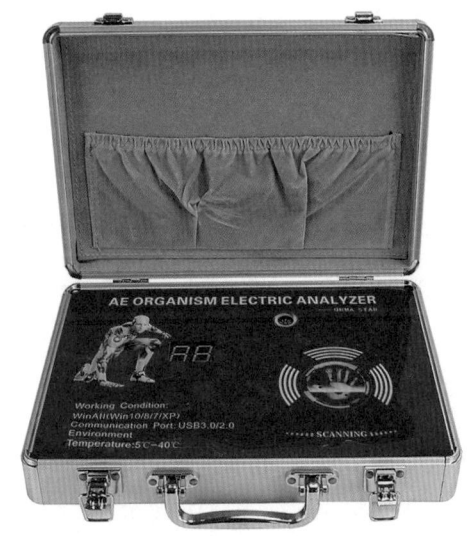 및 유전자검사 등도 거의 보편화된 현대적 진단법이다. 모발검사는 간단하게 머리카락을 채취하여 몸속의 중금속과 미네랄 등의 분석을 통해 건강 및 질병 상태를 확인하여 질병 예방과 식생활 개선에 이용할 수 있는 또 하나의 과학적 방법이다.

양자분석기(quantum analyzer)는 인체에서 방출되는 미세한 파동 에너지를 측정할 수 있는 기계적인 장치이다. 이 파동 에너지를 검사하여 정상 파동과 비정상 파동으로 분류한 후, 이 자료를 가지고 인체의 건강과 질병 상태를 분석하는 데 매우 유용하다. 양자 의학에 의하면, 우리 인체의 특정 부위에서 흐르는 파동 에너지의 정체 현상은 혈액 순환 문제, 백혈구와 항체의 생성 그리고 세균의 침입 등과 상관관계가 있다. 또 만성피로와 대사증후군, 스트레스 정도와 미세염증 수치는 물론 소화와 수면장애를 포함하여 불안, 슬픔 및 우울증 등 정신적인 질환 또한 파동 에너지의 정체 현상과 관련이 있다.

나아가 인체의 항상성 유지는 파동 에너지의 정상화와 관련이 있으며, 인체의 항상성이 무너지게 되면 인체도 질병 상태나 미병 상태에 빠진다. 양자분석기는 파동 에너지의 정상 또는 교란 현상을 포착하여 특히 항상성 유지 여부와 관련지어 우리 인체의 상태를 분석할 수 있다. 이 항상성의 유지 상태를 그 정도에 따라 상, 중, 하로 분석·구분하고 각각의 정도에 맞게 사전에 맞춤형 치유도 가능하다. 또 양자분석기의 원리를 이용한 파동 발생기기는 인체의 비정상 파동을 바로 잡음으로써 치료의 목적에 이용되기도 한다.

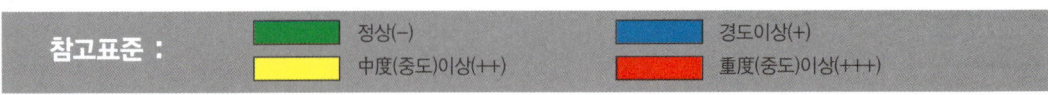

## (2) 양자분석기의 원리

인체는 100조 개의 세포로 이루어진 집합체이다. 각각의 세포는 하나의 독립적인 생명체로서 끊임없이 성장, 발육, 분화, 재생 그리고 사멸을 반복하고 있다. 점막 세포의 수명은 대략 3~5일, 피부세포는 2~4주, 소장의 영양흡수 세포는 24시간, 백혈구는 3~20일, 적혈구는 120일, 간은 4~5개월 그리고 일반적인 체세포는 대략 30일 정도의 수명을 가진다고 알려져 있다. 인체는 성인 기준으로 평균 1초당 대략 2,500만 개의 세포가 분열하고 있으며, 초당 대략 1억 개의 세포가 갱신된다. 이 세포의 분열과 갱신 시에는 물론이고, 평상시에도 생명체로서 세포의 기본적인 단위인 원자의 원자핵과 전자 등은 끊임없이 고속으로 운동할 뿐만 아니라 외부에 전자기파(파동 에너지)를 발생시킨다.

5장 6부를 포함한 인체의 장기와 조직은 서로 다른 파동 에너지를 방출하고 있으며, 동일 장기라 하더라도 건강의 정도에 따라 다르게 방출되는 파동 에너지를 측정할 수 있는 것이 양자분석기이다.[08] 이 양자분석기의 자료를 정확히 분석한 후 아건강 상태를 일으키는 결핍 영양소의 보충이나 식생활 습관의 교정 등을 포함한 삶의 전반에 대하여 '개인 맞춤형 예방적 조치'를 취할 수 있다면 건강한 삶을 위한 큰 축복이라 하겠다.

---

08. 양자분석기를 효율적으로 사용하기 위해서 지켜야 할 사항은 다음과 같다. 첫째, 식사 후 대략 2시간 정도 지난 후에 측정하는 것이 좋다. 아침 기상 시, 공복 상태에서 측정하는 것이 가장 정확하다. 둘째, 피측정자료의 입력 시 비고란은 상세히 입력해야 한다. 특히 수술 여부 등 병력, 약물 복용, 건강기능식품 섭취 여부, 식습관 및 현재의 상태를 정확히 적시해야 한다. 셋째, 귀걸이, 반지, 팔찌 등 귀금속을 부착하지 말아야 하며, 보정용 속옷도 마찬가지이다. 넷째, 운동 후에는 호흡이 안정되었을 때 측정하는 것이 좋다. 다섯째, 왼손에 봉을 잡고 측정하는 것이 좋다. 여섯째, 가정에서 측정할 때는 누워서 하는 것이 좋다. 일곱째, 측정하는 동안 대화를 하면 부정확할 수 있다. 여덟째, 예민한 사람은 측정 당시 미세한 파동을 느낄 수 있다. 아홉째, 동일인이 동일 기기로 7일 이내에 측정해서는 안 되며, 가급적 최소 2~3개월을 주기로 측정하면 좋다. 재측정 시 동일한 조건과 시간대에 측정해야 정확도를 높일 수 있다.

## (3) 양자분석의 내용 해제

### 1) 혈류순환계 분석

**실제 검사측정 결과**

| 검사측정항목 | 정상적 범위 | 실제 측정치 | 검사측정 결과 |
|---|---|---|---|
| 혈액점도 | 48.264 – 65.371 | 64.521 | |
| 콜레스테롤 | 56.749 – 67.522 | 71.55 | |
| 혈액지질 | 0.481 – 1.043 | 1.104 | |
| 혈관저항력 | 0.327 – 0.937 | 1.176 | |
| 혈관탄성 | 1.672 – 1.978 | 1.568 | |
| 심근 혈액 소요량 | 0.192 – 0.412 | 0.48 | |
| 심근 혈액 관류량 | 4.832 – 5.147 | 4.696 | |
| 심근 산소 소모량 | 3.321 – 4.244 | 5.187 | |
| 1회 박출량 | 1.338 – 1.672 | 0.814 | |
| 좌심실 혈류저항 | 0.669 – 1.544 | 2.066 | |
| 좌심실 유효 펌프력 | 1.554 – 1.988 | 1.664 | |
| 관상동맥 탄성 | 1.553 – 2.187 | 1.744 | |
| 관상동맥 관류압 | 11.719 – 18.418 | 15.713 | |
| 뇌혈관 탄성 | 0.708 – 1.942 | 0.384 | |
| 뇌조직 혈액공급상태 | 6.138 – 21.396 | 12.7 | |

① 혈액 점도 : 혈액 변이의 기본 지표로서 혈액의 구성 분자 간의 마찰을 뜻한다. 높으면 고혈압·뇌졸중이나 심근경색의 위험이 크며 또 신장 기능의 저하와 관련이 있고 혈액이 산성화되었다는 뜻(염증 혹은 발암 가능성 증대)이며, 물 이외에 다른 음료를 많이 마시는 경우가 많다. 낮으면 허혈성 심장 질환 등의 위험이 있다.

② 콜레스테롤 : 혈중의 콜레스테롤 함량을 의미한다. 높으면 고콜레스테롤혈증, 동맥경화, 흉통, 심장판막, 협심증, 심근경색 등 심혈관 질환의 위험이 크고 낮으면 면역력 저하, 영양실조, 흉통, 심장 혈액공급 부족 등 심장질환의 위험과 소화 기능이 저하될 수 있다. 특히 콜레스테롤 수치가 높다면 그 원인을 파악해야 하며, 콜레스테롤이 산화되지 않도록 하는 방법을 알고 실천하는 것이 중요하다.[09]

③ 혈액 지질 : 혈중의 중성지방 상태를 뜻한다. 높으면 고지방혈증, 지방간, 당뇨병, 갑상선 기능 저하, 신부전, 내장비만 등을 의미하고 낮으면 면역력 저하, 심장마비, 빈

---
09. 실제로 심혈관 건강을 해치는 원인으로는 공복 시 인슐린 수치, 과도한 중성지방 그리고 hs–CRP 항목 검사가 더 중요하다.

혈, 뇌 질환 등의 위험이 있다.

④ 혈관 저항력 : 높으면 고혈압, 불면증의 가능성이 크고 낮으면 저혈압, 불면증, 가슴 통증이 올 수 있다.

⑤ 혈관 탄성 : 심장 수축 시 동맥 혈관의 확장 정도를 의미한다. 높으면 불면증의 가능성이 크고 낮으면 동맥경화, 관상동맥 질환, 흉통의 증상이 나타날 수 있다. 혈관의 탄력 저하는 단백질과 비타민C 그리고 칼슘과 마그네슘의 부족과 관련이 깊다.

⑥ 심근 혈액 소요량 : 관상동맥을 흐르는 1분당 혈액 요구량을 의미한다. 많으면 심장 기능이 항진된 상태이며 낮으면 심장 기능이 저하된 상태로 스트레스와 관련이 크다. 또 심장 건강에 필수적인 CoQ10이 결핍일 가능성이 크다.

⑦ 심근 혈액 관류량 : 관상동맥을 흐르는 1분당 실제 혈액량이다. 많으면 심장 기능이 항진된 상태이며 낮으면 심장 기능이 저하된 상태로 스트레스와 관련이 크다.

⑧ 심근 산소 소모량 : 심장이 소모하는 분당 산소량(ml)을 의미한다. 많으면 심장 기능이 항진된 상태이며 낮으면 심장 기능이 저하된 상태로 스트레스와 관련이 크다.

⑨ 1회 박출량[10] : 심장이 1회 박동 시 뿜어지는 혈액량을 의미한다. 높으면 말초혈관 저항력이 높아 심장 기능의 항진 또는 고혈압의 가능성이 크고 낮으면 심근경색의 위험이 있다.

⑩ 좌심실 혈류저항 : 좌심실 혈액 유출 경로의 저항력을 의미한다. 높으면 주동맥판 협착증의 위험이 있고 낮으면 저혈압, 허혈성 심혈관 질환의 가능성이 크다.

⑪ 좌심실 유효 펌프력: 좌심실이 혈액을 뿜어내는 강도를 의미한다. 높으면 심근 확장, 수축력 감소 등 심장 기능의 항진 위험이 있고 낮으면 심근염, 심근세포 손상, 심근 탄성 저하, 심근 산소 부족 등으로 인한 심근경색의 위험이 크다.

⑫ 관상동맥 탄성 : 심장에 혈액을 공급하는 동맥(자가 공급 시스템)이다. 높으면 고혈압 등 심장 기능 항진의 위험이 있고 낮으면 심장 혈액공급 부족, 관상동맥 경화, 과다 지방, 고지혈, 당뇨병, 고혈압, 비만, 신경과민 등의 위험이 크다.

⑬ 관상동맥 관류압 : 관상동맥에 혈액을 공급할 때의 압력인데, 확장기 혈압과 좌심방 압력의 영향을 받는다. 높으면 고혈압 등 심장 기능의 항진이 예견되며 낮으면 심근경색의 위험이 크다.

⑭ 뇌혈관 탄성 : 높으면 뇌혈관 기능의 이상 항진이 있으며 낮으면 뇌혈관 경화, 뇌혈전

---

10. 혈액 박출량은 좌심실 총 용량의 60%~70%(약 125ml) 정도이다.

위험, 뇌출혈 위험, 뇌색전증, 지주 막하 출혈, 뇌혈관 질환성 치매, 뇌내 스틸 증후군 (intracerebral steal syndrome), 파킨슨병 등의 위험이 있다.

⑮ 뇌 조직 혈액공급 상태: 뇌 동맥 또는 뇌 경동맥의 기능을 의미한다. 높으면 뇌혈관 기능의 이상 항진이 있을 수 있고 낮으면 허혈성 뇌혈관 질환, 뇌동맥 경화, 뇌 조직 손상, 뇌 혈액순환 장애, 인사불성의 위험이 있다.

## 2) 위장, 소장, 대장 기능 분석

### 실제 검사측정 결과

| 검사측정항목 | 정상적 범위 | 실제 측정치 | 검사측정 결과 |
|---|---|---|---|
| 위장 효소 분비 계수 | 59.847 – 65.234 | 65.138 | |
| 위장 연동기능 계수 | 58.425 – 65.213 | 59.032 | |
| 위장 흡수기능 계수 | 34.387 – 35.642 | 30.622 | |
| 소장 연동기능 계수 | 133.437 – 140.476 | 134.053 | |
| 소장 흡수기능 계수 | 3.572 – 6.483 | 2.967 | |

① 위장 효소 분비 계수 : 높으면 위산과다증이고 낮으면 위산 저하증, 위의 냉기, 노폐물 축적 및 소화불량을 뜻한다. 특히 위산분비가 적으면 역류성 식도염의 가능성이 크며 또 중금속 흡수가 잘 된다.

② 위장 연동 기능 계수 : 특히 낮은 상태가 문제가 되는데 자율신경, 위장 근육 기능, 미네랄 대사, 지·단백 음식물 섭취 여부, 담적[11], 더부룩함, 위 냉기, 노폐물, 통증과 관련이 있다.

③ 위장 흡수기능 계수 : 특히 낮은 상태가 문제인데 위 점막 손상 여부, 위염, 위궤양 등, 냉기, 위하수증, 소화불량, 노폐물 축적, 독소 증가, 영양결핍 등과 관련이 있다.

④ 소장 연동 기능 계수 : 특히 낮은 경우가 문제인데 자율신경, 소장 근육 기능(심장, 혈액, 림프액 순환), 미네랄 대사와 관련이 있다.

⑤ 소장 흡수기능 계수 : 주로 낮은 경우가 문제인데 자율신경, 장내세균, 궤양, 장 협착,

---

11. 담적(痰積)이란 과식이나 폭식, 급하게 먹는 습관으로 음식물이 위장관 내에서 다 분해되지 않고 노폐물(미즙)이 항상 남아 만들어진 독소가 위와 장의 점막을 손상하면서 투과해 외벽 '미들 존(middle zone)'에 쌓이면 서서히 붓고 딱딱하게 굳어지는 현상이다. 담적은 위와 장의 운동성을 방해하는 것은 물론 온몸으로 퍼져 여러 가지 질병을 일으킨다. 위장 외벽의 문제로 인해 발생하는 병을 위장에 담이 걸려 굳어졌다는 뜻에서 '담적병'이라 칭하였으며, 담적병은 그동안 내시경에 나타나지 않아 원인을 몰랐던 신경성, 기능성 위장질환의 실체임이 밝혀졌다.

장누수증후군, 식욕 저하, 복통, 영양결핍 등과 관련이 있다. 특히 비타민C, 아미노산 (L-글루타민), 오메가3 지방산 그리고 아연이 장 건강 회복에 중요한 역할을 한다.

⑥ 대장 연동 기능 계수 : 특히 낮은 경우가 문제가 되는데 자율신경, 대장 근육 기능, 변비, 설사, 복통, 경련, 잔변감, 장 협착 등과 관련이 있다.

⑦ 대장 흡수 계수 : 특히 낮은 경우가 문제인데 장내세균 균형, 과민성대장증후군, 궤양성 대장염, 숙변 과다, 게실염 등이 있을 수 있다.

**실제 검사측정 결과**

| 검사측정항목 | 정상적 범위 | 실제 측정치 | 검사측정 결과 |
|---|---|---|---|
| 대장 연동기능 계수 | 4.572 – 6.483 | 4.207 | |
| 대장 흡수 계수 | 2.946 – 3.815 | 3.129 | |
| 장내 세균 계수 | 1.734 – 2.621 | 1.188 | |
| 장내 압력 계수 | 1.173 – 2.297 | 3.403 | |

⑧ 장내 세균 계수 : 장내세균의 균형을 의미한다. 높으면 균형을 이룬 상태이며 낮으면 불균형을 의미하여 장 냉증, 변비, 설사, 소화불량성 궤양, 간 경변 등과 관련이 있다.

⑨ 장내 압력 계수 : 장내세균의 이상 발효를 뜻하는데 높으면 장내세균의 균형이 무너져 이상 발효가 되는 경우인데 가스 과다로 복부팽만이 온다. 밀가루 등 음식으로 인한 일시적인 현상일 수도 있다.

## 3) 간 기능 분석

**실제 검사측정 결과**

| 검사측정항목 | 정상적 범위 | 실제 측정치 | 검사측정 결과 |
|---|---|---|---|
| 단백질 대사기능 | 116.34 – 220.621 | 131.775 | |
| 에너지 생산기능 | 0.713 – 0.992 | 0.838 | |
| 해독기능 | 0.202 – 0.991 | 0.889 | |
| 담즙 분비기능 | 0.432 – 0.826 | 0.702 | |
| 지방간 함량 | 0.097 – 0.419 | 0.594 | |

① 단백질 대사 기능 : 아미노산 합성이나 단백질 분해 등의 기능을 의미한다. 낮으면 아미노산 합성(근육 생성) 저하, 단백질 분해·변환과 배설 기능 저하, 빈혈, 피부질환,

탈모, 순환장애, 피로, 우울증, 습관성 유산, 생식기 장애, 성욕 감퇴 등의 문제가 생긴다.

② 에너지 생산기능 : 탄수화물 및 지방의 에너지 대사 기능을 뜻한다. 낮으면 대사증후군이 오거나 CoQ10 부족 등으로 무기력해질 수 있다.

③ 해독기능 : 체내 발생 노폐물이나 약물, 알코올 등의 독소를 해독하는 능력을 의미한다. 낮으면 간 기능 저하, 탁혈, 피로, 알레르기, 간염, 간경화가 발생할 위험이 있다.

④ 담즙 분비기능 : 숙면을 못 하거나 취침 시간이 늦어지면 기능이 낮아진다. 낮으면 소화장애, 소장·대장의 기능 저하, 식욕부진, 담석, 대장암의 문제까지 발생할 수 있다.

⑤ 지방간 함량 : 높으면 간 내 지방 변성, 간 기능 저하, 식욕부진, 무기력, 구토, 구역질, 설사, 간 부위 및 왼쪽 어깨가 시리고 아픔, 황달, 거미 모반(spider nevus) 증상, 그리고 중성지방이 높아진다. 지방간→ 간염→ 간경화→ 간암으로 진행될 가능성이 크다.

## 4) 쓸개 기능 분석

### 실제 검사측정 결과

| 검사측정항목 | 정상적 범위 | 실제 측정치 | 검사측정 결과 |
|---|---|---|---|
| 혈청 구상 단백질(A/G) | 126 – 159 | 131.824 | |
| 총 빌리루빈(TBIL) | 0.232 – 0.686 | 0.673 | |
| 알칼리성 인산지질 효소(ALP) | 0.082 – 0.342 | 0.213 | |
| 혈청 중 담즙산(TBA) | 0.317 – 0.695 | 0.758 | |
| 빌리루빈(DBIL) | 0.218 – 0.549 | 0.488 | |

① 혈청 구상 단백질(A/G) : 알부민(albumin)과 글로불린(globulin)은 세포 형성의 기초 물질이다. 알부민과 글로불린에 속하는 프로트롬빈[12]의 과다는 간의 합성능력을 의미한다. 높으면 면역 항진, 간 경화, 간염 증상이 의심되고 또 탈수나 영양 과다일 가능성이 있다. 또 낮으면 간 조직의 심한 파괴, 문맥의 고혈압, 신장 질환, 단백질 소실에 따른 창자 병증, 만성 염증질환, 흡수 불량에 따른 영양실조 등의 원인으로 간·담이 약간 불편해질 수 있다.

---

12. 프로트롬빈(protrombin)은 혈액 응고에 관여하는 효소로 트롬보겐(trombogen)이라고도 하는데, 간에서 비타민K의 작용으로 합성된다. 혈소판과 칼슘이온 등의 작용으로 트롬빈(trombin)이 되어, 다시 피브리노겐(fibrinogen)에 작용하여 피브린을 만들어 혈액 응고가 이루어진다.

② 총 빌리루빈(TBIL) : 빌리루빈 수치는 간의 배설 능력을 의미한다. 높으면 출혈성 황달 증상이 생기고 낮으면 면역력 저하, 소구성·저색소성(철 결핍성) 빈혈 등 간담 질환의 가능성이 크다.

③ 알칼리성 인산 지질 효소(Allcaline Lipid Phosphate; ALP) : 알칼리성 인산 지질(가수분해) 효소는 우리 몸의 대부분 조직에 있는 효소이다. 높으면 폐쇄성 쓸개즙 정체, 혈청 빌리루빈의 증가, 간 질환(간 경변, 간세포 암, 만성간염), 담도계 질환, 뼈 질환(Paget's disease), 림프절 종양, 임신, 약물의 과다복용, 부갑상선 기능 항진의 가능성이 크고 낮으면 선천성 갑상선 기능 저하, 악성 빈혈, 간염 그리고 면역력 저하가 온다.

④ 혈청 중 담즙산(TBA) : 담즙산은 극히 폐쇄적인 장간(腸肝)순환 때문에 혈청 중에는 원래 그 양이 적은 것이 정상이다. 높으면 간 경변, 간염, 폐색성 황달이 오고 낮으면 장의 흡수 기능 저하, 회맹부 질환, 간담 질환의 가능성이 크다.

⑤ 직접 빌리루빈(DBIL) : 비장에서 만들어진 간접 빌리루빈을 알부민이라는 운반차로 간에 흡수되는데, 이 간접 빌리루빈에 글루쿠론산(glucuronic aicd)이 붙여져 물에 녹기 쉽게 된다. 이것을 글루쿠론산 결합(glucuronic acid conjugation)이라고 하며, 이 때 생성된 것을 직접 빌리루빈 혹은 결합 빌리루빈[13]이라고 한다. 높으면 폐색성 황달과 간 세포성 황달, 담즙울체, 용혈성 빈혈 그리고 듀빈-존슨 증후군(Dubin-Johnson syndrome; 고빌리루빈혈증)이 오고, 낮으면 출혈성 황달, 황달의 위험성이 크다.

## 5) 췌장 기능 분석

### 실제 검사측정 결과

| 검사측정항목 | 정상적 범위 | 실제 측정치 | 검사측정 결과 |
|---|---|---|---|
| 인슐린 | 2.845 – 4.017 | 3.332 | |
| 췌장 폴리펩타이드(PP) | 3.210 – 6.584 | 5.712 | |
| 혈당상승성 글리코겐 분해인자(HGF) | 2.412–2.974 | 2.605 | |

① 인슐린 : 췌장이 인슐린을 얼마나 잘 생산하느냐를 의미한다. 높으면 췌장이 항진된 상태이고 낮으면 췌장의 인슐린 생산 능력에 문제가 있다는 의미로서 1형 당뇨병의 가능성이 크다.

---

13. 수명이 다 된 적혈구가 비장의 대식세포에 의해 탐식되면 헤모글로빈(hemoglobin)은 Heme과 Globin으로 분해되고, Heme는 철(Fe)과 빌리베르딘(biliverdin), 일산화탄소로 분해된다. 여기서 빌리베르딘이 다시 간접 빌리루빈이 된다. 이 간접 빌리루빈은 물에 녹기 힘든 성질을 가지고 있으며 비결합형 빌리루빈 (unconjugated bilirubin)이라고도 불린다.

② 췌장 폴리펩타이드(PP) : 췌장에서 만들어지는 펩타이드 형태의 소화효소와 신진대사에 도움을 주는 호르몬으로 신진대사에 관여한다. 높으면 당뇨병, 급성췌장염, 췌장 세포 종양, 간경화, 만성 신장병, 십이지장궤양, 기력이 쇠진될 가능성이 있고 낮으면 비만증, 만성 췌장염의 위험이 있다.

③ 혈당 상승성 글리코겐 분해 인자(Hyperglycemic Glycogenolytic Factor; HGF) : 간에 저장된 글리코겐을 분해하는 글루카곤(glucagon)의 생산 능력을 의미한다. 높으면 스트레스, 과식, 저혈당 또는 당뇨병, 종양 증상의 가능성이 크고 낮으면 세포의 당 결핍증 증상일 가능성이 크다.

## 6) 신장 기능 분석

### 실제 검사측정 결과

| 검사측정항목 | 정상적 범위 | 실제 측정치 | 검사측정 결과 |
|---|---|---|---|
| 우로빌리노겐 지수 | 2.762 – 5.424 | 5.565 | |
| 요산 지수 | 1.435 – 1.987 | 2.74 | |
| 혈중 요소 질소(BUN)지수 | 4.725 – 8.631 | 8.377 | |
| 단백뇨 지수 | 1.571 – 4.079 | 5.577 | |

① 우로빌리노겐[14] 지수 : 높으면 급성간염, 만성간염, 간 경변이나 용혈성 황달, 폐색성 황달, 과로·음주·격렬한 운동 후 일시적 상승, 식이섬유가 부족일 가능성이 크며 낮으면 담도의 완전 폐색, 항생물질의 장기 복용이 원인이다.

② 요산 지수 : 단백질 대사 과정에서 핵산 염기가 분해된 것이 요산인데 체내에 대략 1,300mg 정도 저장되어 있다. 요산은 비타민C와 길항 관계에 있으며 비타민C보다 100배 이상의 항산화 능력이 있다. 그래서 염증이 있는 곳에서 항생제 역할을 하지만 환원되면서 결석이 되는데 수치가 높으면 통풍, 신장 결석, 신부전, 고혈압, 심장 질환 혹은 만성 신장 질환의 위험이 커진다.[15]

---

14. 적혈구가 파괴되면 적혈구 속의 혈색소(헤모글로빈은 heme 4분자와 globin 사슬 1분자의 결합 형태)는 빌리루빈이라는 담즙의 색소로 되어 장내로 배설된다. 이 빌리루빈이 장내세균에 의해 분해된 것이 우로빌리노겐(urobilinogen)인데, 우로빌리노겐은 정상 소변에서도 볼 수 있는 무색물질이다. 우로빌리노겐은 대변과 함께 배설되는데, 대부분(약85%) 우로빌리노겐은 장에서 혈류 내로 재흡수되어 간에 의해 분해된 후 신장을 통해 배설된다.

15. 동물은 요산을 무독한 요소로 분해해서 배출하지만, 사람은 요산 형태 그대로 배출한다. 혈중 요산농도가 보통 남자의 경우 3.5~7.0mg/dL, 여자는 2.5~5.7mg/dL가 정상 수치인데, 핵산 식사에 의해 혈중 요산 수치가 상승하지 않는다는 것이 실험 결과이다. 그러므로 요산 과다는 신장 기능의 저하와 직접적 관련이 있다.

③ 혈중 요소 질소(BUN)[16] 지수 : 높으면 신장염, 신장 결석, 신우신염, 요독증, 요로결석, 요로종양, 전립선 비대증 등 신장 기능 저하, 울혈성 심부전, 심장마비나 심한 화상으로 신장으로 가는 혈류 감소, 쇼크, 탈수, 스트레스, 위장관 출혈 가능성이 있으며 또 체내 염분 함량이 낮은 증거이기도 하다. 낮으면 심한 간 질환, 저 단백질 식습관, 영양실조 등의 가능성이 크다.

④ 단백뇨 지수 : 소변에 포함된 단백질의 양이다. 신장에서 단백질을 재흡수하는 과정을 보면, 단백질은 음전하를 띄고 신장의 여과 장치도 음전하를 띈다. 그런데 신장 기능이 저하되어 여과 장치의 음전하가 낮아지게 되면 단백질을 재흡수율이 떨어져 요단백 수치가 올라가게 된다. 그래서 요단백 수치가 높다는 것은 당뇨병, 당뇨병성 신증, 고혈압, 사구체신염 등 신장 질환 증세가 있음을 의미한다. 장기간 서서 일하거나 격렬한 운동 후, 요로감염, 과도한 육류 섭취 또는 추위에 노출될 경우에도 수치가 일시적으로 올라갈 수 있다.

## 7) 폐 기능 분석

**실제 검사측정 결과**

| 검사측정항목 | 정상적 범위 | 실제 측정치 | 검사측정 결과 |
|---|---|---|---|
| 폐활량(VC) | 3348 – 3529 | 3340.581 | |
| 폐총량(TLC) | 4301 – 4782 | 4817.022 | |
| 기도(氣道)저항력(RAM) | 1.374 – 1.709 | 1.521 | |
| 동맥혈액 산소함량(PaO2) | 17.903 – 21.012 | 19 | |

① 폐활량(VC) : 폐총량에서 잔기량을 뺀 양으로 최대로 들이마신 다음에 최대로 내뿜을 수 있는 공기의 양을 의미한다. 높으면 상기도 감염, 만성 기관지염, 각종 기침 현상 등의 증상이 있다. 또 낮으면 경도의 만성 기관지염, 만성 폐쇄성 폐질환 및 기침 등의 증상이 생기는데 운동 부족, 자세 불량, 수돗물 속의 염산에 의한 점막 손상이 원인일 수 있다.

② 폐총량(TLC) : 일 회 호흡량(안정기 호흡량), 흡기 예비량, 호기 예비량 그리고 잔기량

---

16. 혈액 중의 요소에 포함된 질소 성분(blood urea nitrogen)으로 90% 정도는 신장을 통해 배설된다. 하지만 40~70%는 배설과정에 다시 재흡수된다.

을 모두 합친 폐 용적이다.[17] 높으면 호흡의 원활, 폐포의 확장 그리고 각종 폐 팽창 등 경도의 폐기종 증상이 있으며 낮으면 만성 기관지염과 상기도 감염 등 폐 조직의 병리 변화 증상이 있다는 뜻이다.

③ 기도 저항력(RAM) : 기도 내에서 받는 마찰 저항으로 높으면 만성 폐쇄성 폐질환, 만성 기관지염, 기관지 천식 및 여러 가지 이유로 폐가 팽창하는 것을 말한다. 또 낮으면 경도 상기도 감염 및 경도 폐렴, 좌심부전, 폐 섬유종 및 각종 기침 등의 증상이 생긴다.

④ 동맥 혈액 산소함량(PaO2)[18] : 높으면 염증 과다, 면역력 저하, 폐 허약 등의 증상이 있다는 뜻이며 낮으면 뇌 혈류량 증가, 뇌부종, 의식 소실, 전신 혈관 확장, 혈압 감소, 우심실에 대한 압박(palmonary heart disease), 일 회 호흡량과 호흡수 증가, 우심실의 비대, 간 중심소엽세포(centrilobular cells)의 섬유화, 신장의 '적혈구 생성 인자(erythropoietin)'의 합성 촉진, '이차적 적혈구 증가증(secondary erythropoiesis)', 대사성 산증, 각종 기관지 천식 및 폐 팽창, 만성 폐쇄성 폐기종, 폐 고혈압증 등의 증상이 있으며 장기적으로는 발암 또는 암 전이의 원인이 된다.

## 8) 뇌신경 분석

① 뇌 조직 혈액 공급상태 : 내경동맥은 뇌에 혈액을 공급하고 외경동맥은 얼굴과 나머지 부위에 혈액을 공급하는 혈관이다. 낮으면 저혈압, 고혈압, 선천성 뇌혈관 파열, 뇌경색, 뇌동맥 경화 그리고 혈액순환 장애와 관련이 있다.

② 뇌동맥 경화 : 뇌의 동맥 혈액 흐름과 저항력 그리고 뇌동맥 경화 정도를 말한다. 높으면 두통, 현기증, 마비, 언어장애, 뇌졸중 등의 위험이 있다.

③ 뇌 신경 기능상태 : 계산력, 이해력, 분별력, 위치 측정력, 방향 측정력 그리고 치매 정도 등을 반영한다. 낮으면 어지럼증, 기억력 감소, 집중력 부족, 피로와 권태, 중풍,

---

17. 건강한 남자의 경우, 안정 시 호흡량은 500cc, 잔기량은 1,200cc, 호기 예비량은 1,100cc, 흡기 예비량은 3,000cc, 폐활량은 4,600cc, 폐 총량은 5,800cc 정도이다.
18. 동맥 혈액의 산소분압이라고도 하며, 폐에서의 산소 흡수가 얼마나 효율적인가를 의미한다. 동맥 혈액 100ml에 존재하는 산소 총량을 측정하는데, 혈색소와 결합되어 있는 양과 혈장에 녹아 있는 양을 합친 것이다. 호흡의 조절은 자율신경계의 영역인데, 일반적으로 저산소증(Hypoxia)은 흡입 공기 중의 산소 농도 감소, 기도폐쇄나 호흡근 마비 등에 의한 폐포 환기 감소나 폐 내 션트(shunt) 증가, 환기-관류율 감소, 심박출량 감소, 혈관 수축, 저혈압, 동맥폐쇄, 혈색소 저하, 비정상 혈색소, 일산화탄소 중독, 철분 산화에 의한 메트헤모글로빈혈증(Methemoglobinemio), 갑상선 기능 항진증, 악성고열증(Malignant Hyperthermia), Cyanide 중독에 의한 미토콘드리아의 산소 이용률 저하 등이 그 원인이다.

스트레스, 뇌졸중 등의 원인이 된다.

④ 정서지수 : 뇌세포 손상 정도를 말하는데 초조감, 원한, 냉담, 심장병, 고혈압, 궤양병, 당뇨병, 종양 등과 관련이 있다. 세로토닌의 90%는 장에서 합성되는데, 정서 문제는 장 환경 악화와 관련이 있다.

⑤ 기억지수 : 기억력을 반영하는데 기억력 강약, 뇌동맥 경화, 뇌 위축증, 해마세포 기능 감퇴, 기억감퇴 및 교란 등과 관련이 있다.

### 9) 뼈 질환 분석

① 요추 섬유 배향도(degree of orientation) : 요추 뼈 내지 신경(nucleus pulposus)의 돌출 현상으로 신경을 압박하는 경우인데 통증이 심하며, 방향성이 없을 때가 정상이다.

② 어깨 근육 접합도 : 어깨 부위의 염증 정도를 나타내는데 낮을수록 양호하다.

③ 사지순환 한계성 : 사지 혈액순환의 상태를 나타낸다. (+) 수가 적을수록 체내 질병 인자가 적다.

④ 인체 노후도 : 높을수록 인체의 질병 가능성 및 노화와 면역력에 문제가 많으며 스트레스 지수도 높다.

### 10) 뼈 밀도 분석

① 파골세포 계수 : 높으면 골다공증의 위험이 크다.

② 칼슘 유실량 : 높으면 부갑상선 기능과 산성 음식 섭취로 인해 골절, 골다공증의 문제 나아가 동맥경화 및 신장 결석이 발생할 가능성이 크다. 특히 체내 중금속이 많이 축적될수록 칼슘 유실량, 골질 증생도 및 골질 투기도가 늘어난다.

③ 골질 증생도 : 항체의 공격, 파골세포와 조골세포의 균형이 깨지는 등 여러 가지 이유로 골단(骨端)이 이상 성장을 하게 되는 것이다. 높으면 류머티즘 관절염이 오기 쉬우며, 무릎·척추 등의 신경을 압박하여 통증이 커진다. 또 사지 감각 이상과 운동 이상을 초래할 수 있다.

④ 골질 투기도 : 높으면 골질이 감소한다는 의미로서 골다공증 위험이 커진다.

⑤ 뼈 밀도 : 골격의 강도와 관련이 있는데 낮으면 골다공증과 골절의 위험이 크다.


## 11) 골병증(류머티즘) 분석

① 경추 칼슘화도 : 목 부위 골질 증생 침적률의 크기를 나타내며, 높으면 거북목이 되고 경추 연골의 칼슘화도가 심하다는 의미이다.
② 요추 칼슘화도 : 허리 부위 골질 증생 침적률의 크기를 나타내며 높으면 디스크 탈골이 될 가능성이 크다.
③ 골질 증생 계수 : 높으면 신경 압박의 정도가 심하고 사지 감각에 이상이 발생하며 류머티스 관절염이 오기 쉽다.
④ 골질 다공 계수 : 신체 전신의 골질이 감소하는 현상을 뜻하며 높으면 뼈 내 기질의 함량이 줄어들어 골다공증의 위험이 초래된다.
⑤ 풍습(風濕)계수 : 관절과 연골 주변에 문제가 생기거나 염증성 질환으로 심장(판막)과 관절이 피로한 경우를 의미한다. 높으면 각종 관절염(류머티즘 관절염, 퇴행성 관절염, 통풍성 관절염의 동시 진행)이나 심장판막증의 위험이 있다.


## 12) 뼈 성장 분석

### 실제 검사측정 결과

| 검사측정항목 | 정상적 범위 | 실제 측정치 | 검사측정 결과 |
|---|---|---|---|
| 골알칼리성 인산분해효소 | 0.433 – 0.796 | 0.395 | |
| 오스테오칼신(BGP) | 0.525 – 0.817 | 0.337 | |
| 장골치유상태 | 0.713 – 0.992 | 0.767 | |
| 단골의 연골 치유상태 | 0.202 – 0.991 | 0.202 | |
| 성장판 | 0.432 – 0.826 | 0.442 | |

① 골알칼리성 인산 분해효소[19] : 뼈에서 분비되는 인산을 분해하는 효소로 낮으면 칼슘 부족으로 뼈 성장이 저하되며 골다공증이 진행된다.

---

[19] 새로운 뼈 결정을 형성하는 과정에서 필요한 효소로 마그네슘이 있어야 활성화된다. 또 비타민D는 마그네슘을 이용해 가장 활성화 형태로 전환된다.

② 오스테오칼신(Osteocalcin, BGP: Bone Gamma Protein)[20] : 뼈, 치아의 상아질에 존재하는 비콜라겐성 단백질 호르몬으로 낮으면 골다공증이 진행된다. 비타민K는 오스테오칼신의 합성에 필요하다. 운동할 때 근육세포에서 분비되는 호르몬의 일종인 '인터루킨6'(IL-6)은 조골세포에서 오스테오칼신을 분비하도록 유도하는데 뇌로 전달된 오스테오칼신은 해마 안에서 기억 향상에 도움을 준다.
③ 장골치유상태 : 장골의 손상 시 복원되는 능력을 의미하며 칼슘과 콜라겐이 중요한 역할을 한다. 낮은 쪽이면 키가 줄어든다.
④ 단골의 연골 치유상태 : 연골의 손상 시 복원되는 능력을 의미하며 칼슘과 콜라겐이 중요한 역할을 한다.
⑤ 성장판 : 성장호르몬과 성호르몬은 길항 관계이므로 성호르몬의 분비가 늘어나면 성장판이 얇아져서 성장이 더디게 된다. 25세 전후부터 뇌하수체 전엽에서 분비되는 성장호르몬은 근육과 인대의 강화 및 소실 방지, 자연치유력 향상, 지방을 분해하여 비만을 예방하고, 혈당 조절에 관여한다. 부족하면 근육 감소, 골다공증 진행, 피부 노화, 성 기능 저하, 퇴행성 관절염이 오게 된다.

## 13) 혈당 분석

### 실제 검사측정 결과

| 검사측정항목 | 정상적 범위 | 실제 측정치 | 검사측정 결과 |
|---|---|---|---|
| 인슐린 분비계수 | 2.967 – 3.528 | 2.87 | |
| 혈당계수 | 2.163 – 7.321 | 5.276 | |
| 요당계수 | 2.204 – 2.819 | 2.195 | |

① 인슐린 분비계수 : 췌장에서 인슐린이 분비되는 정도를 뜻하는데 세포 건강도와 직결되어 있다. 높으면 식후 2시간이 지나지 않은 경우일 수 있으며, 상습적으로 높다면 인슐린 저항성 및 비만의 원인이 된다. 또 낮으면 인슐린 대사에 관여하는 미네랄과 비타민 등이 부족한 경우로서 고혈당에 이어 당뇨병, 심혈관계, 신장 및 신경계 질환, 화농성 감염 및 폐결핵 등의 합병증이 올 수 있다.
② 혈당 계수 : 혈당이 상승하는 경우는 식후 1~2시간 내, 혈당 상승 호르몬의 분비 증

---

20. 조골세포에서 만들어지며, 인슐린 생산과 인슐린 민감성에 관여하기도 한다.

가 그리고 갑상선의 기능이 항진되는 경우이다. 높으면 인슐린 분비 부족, 중추성 질환, 갑상선 기능 항진증, 구토, 설사, 고혈압이 올 수 있고, 낮으면 저혈당으로 인한 무기력증, 짜증, 떨림, 심장박동수 증가, 식은 땀, 갑상선 기능 저하증이 온다.

③ 요당 계수 : 당뇨 증상을 나타내는데 높으면 산성 음식(당류) 섭취, 신장 기능의 감퇴, 임신 그리고 갑상선 기능 항진 등일 수 있다. 당뇨가 아닌데도 요당이 높게 나오는 경우는 ㉠신기능 저하, ㉡쿠싱 증후군, 그레이브스병, 말단비대증, 갈색 세포종(크롬친화성 세포종) 등 내분비 질환, ㉢ 간이나 췌장 질환 그리고 ㉣스트레스 등이 원인이다. 비타민C, 아스피린, 레보도파(levodopa) 복용 시 요당이 낮게 나올 수 있다. 다음, 다식, 다뇨의 가능성이 있고, 얼굴이 수척해지며 피부가 거칠어진다.

## 14) 미량원소(미네랄) 분석

① 칼슘(Ca)[21] : 낮으면 골연화증, 골다공증, 구루병, 근육경련, 만성피로 등의 문제가 생긴다.

② 철(Fe) : 낮으면 철 결핍성 빈혈로 인해 피부가 창백해지고, 피로, 허약, 호흡곤란, 식욕부진, 성장 장애를 겪게 된다.

③ 아연(Zn) : 낮으면 성장지연, 왜소증. 상처 회복 지연, 식욕부진, 미각·후각 감퇴, 피부염 및 남성 성 기능 저하 등의 위험이 온다.

④ 셀레늄(Se) : 낮으면 근육 약화, 성장 장애, 심근 장애, 심장 기능 저하 그리고 발암의 가능성이 커진다.

⑤ 인(P) : 낮으면 식욕부진, 근육 약화, 뼈의 약화 및 통증, 구루병의 위험이 생기며, 높으면 골절 현상, 신경 쇠약, 체내 칼슘대사의 불균형이 오게 된다.

⑥ 포타슘(칼륨, K) : 낮으면 구토, 변비, 설사, 식욕감퇴, 근육경련, 어지러움, 무감각, 부정맥의 위험이 있다. 나트륨 과다섭취자로서 짜게 먹는 식습관을 가진 경우가 많다.

⑦ 마그네슘(Mg) : 낮으면 신경성 근육경련, 근육통, 우울증, 흥분 등의 위험이 있으며, 높으면 허약, 구역질, 호흡이 느림, 혼수상태, 신장 장애가 생길 수 있다.

⑧ 구리(Cu) : 낮으면 빈혈증, 뼈 질환, 류머티즘 관절염, 성장 장애, 심장 질환 등의 위험이 있다.

---

21. 혈액 1dL 속에 이온 칼슘이 5mg(50%), 푸로틴 칼슘은 4.1mg(41%) 그리고 기타 칼슘이 0.9mg(0.9%)의 양으로 항상성을 유지하고 있다.

⑨ 코발트(Co) : 조혈 기능이 있는데, 낮으면 빈혈증이 온다.
⑩ 망간(Mn) : 낮으면 체중감소, 성장 장애, 지질·당 대사 이상, 기억력 저하, 만성피로, 골다공증, 신경과민증이 오게 된다.
⑪ 요오드(I)[22] : 낮으면 성장지연, 갑상선 선종, 갑상선 저하증, 기형아, 정신 박약, 왜소증 등의 위험이 있다.
⑫ 니켈(Ni) : 낮으면 빈혈증, 발육부진, 신장 질환, 심장 질환 그리고 간 질환(지방간) 등의 문제가 발생할 수 있다.
⑬ 불소(F) : 낮으면 충치, 골다공증이 생길 수 있으며 높으면 치아 변색, 골격변형 및 성장지연이 유발된다.
⑭ 몰리브덴(Mo) : 낮으면 부종, 혼수 동반, 체중감소 등이 온다.
⑮ 바나듐(V) : 낮으면 심장 질환, 신장 질환, 생식기 질환, 당뇨(크롬과 함께) 등의 위험이 있다.
⑯ 주석(Sn) : 낮으면 성장발달이 지연되어 왜소증이 올 수 있다.
⑰ 규소(Si) : 낮으면 심장 질환, 알츠하이머병, 골다공증, 면역 저하, 노화의 위험이 있다.
⑱ 스트론튬(Sr) : 낮으면 성장 질환, 골다공증, 대사 장애, 허약, 발한증의 위험이 있다.
⑲ 붕소(B) : 낮으면 성장 저하, 골다공증 등 뼈 질환이 온다.


## 15) 비타민 분석

① 비타민A : 낮으면 야맹증, 안구 건조, 피부 이상, 성장부진, 면역약화, 성기능 장애 등이 온다.
② 비타민B1 : 낮으면 각기병, 허약, 피로, 다리 감각상실, 부종, 심부전증 등의 위험이 있다.
③ 비타민B2 : 낮으면 구내염, 구각염, 설염, 구순염, 눈부심 등이 있다.
④ 비타민B3 : 낮으면 심한 피부염, 설사 그리고 공황장애 등 정신질환이 온다.
⑤ 비타민B6 : 낮으면 단백질 대사과정과 신경계전달물질의 합성에 문제가 생기며, 비타민B군 중에서 가장 중요하다.
⑥ 비타민B12 : 낮으면 거대적아구성 빈혈이 오거나 신경계가 손상된다.

---

22. 몸속의 요오드 양은 15~20mg 정도인데, 75%가 갑상선에 존재한다. 또 소변 100~199mcg/L의 양이 정상이다.

⑦ 비타민C : 낮으면 괴혈병, 피로, 식욕감퇴, 상처 치유 지연, 출혈, 체중감소가 온다.
⑧ 비타민D3 : 칼슘의 농도를 조절하며 뼈의 재형성에 관여하는데, 낮으면 구루병, 골연화증, 골다공증의 위험이 있다.
⑨ 비타민E : 낮으면 용혈성 빈혈과 신경 파괴 등이 온다.
⑩ 비타민K : 낮으면 혈액 응고에 문제가 생겨 상처가 잘 아물지 않거나 출혈이 온다. 특히 뇌출혈을 조심해야 하며, 오스테오칼신 합성에 관여하여 뼈를 튼튼하게 한다.

## 16) 아미노산 유실량 분석

① 라이신(lysine) : 높으면 위산 저하증, 식욕부진, 영양성 빈혈, 중추신경계 파괴, 호르몬계에 문제, 세포의 퇴행, 체내 영양 상태의 균형을 잃게 된다.
② 트립토판(tryptophan) : 높으면 위액, 이자액의 생산, 뇌 신경 전달물질에의 작용 및 수면시간의 유지(숙면)에 문제가 발생한다. 또 비타민 $B_3$ 와 글루타치온이 저하된다.
③ 페닐알라닌(phenylalanine) : 높으면 신장 및 방광 기능에 문제가 생긴다.
④ 메티오닌(methionine) : 높으면 비장, 췌장, 림프 기능에 문제가 오며, 의욕 상실, 성장지연, 체중 증가, 신장 비대, 간에 철분 축적, 간염, 간 괴사 및 섬유화가 발생할 수 있다.
⑤ 트레오닌(threonine) : 높으면 피부 수분 유지와 세포막 보호 그리고 지방간 감소에 문제가 온다.
⑥ 이소류신(isoleucine) : 높으면 흉선, 비장, 뇌하수체 조절 및 신경계에 문제가 온다.
⑦ 류 신(leucine) : 높으면 이소류신의 불균형, 아동 고혈당, 현기증 등의 위험이 올 수 있다.
⑧ 발 린(valine) : 높으면 여성 호르몬, 중추신경계, 간 대사, 상처 회복에 문제가 발생할 수 있다.
⑨ 히스티딘(histidine) : 높으면 신진대사에, 철 흡수, 빈혈, 수술 후 통증, 임신 중 구토, 위장관 궤양, 천식, 협심증, 신부전이 생길 수 있다(10세 미만 소아는 합성이 안 된다).
⑩ 아르기닌(argnine) : 높으면 상처 치유, 정자 형성, 간 대사에 문제가 올 수 있다.

## 17) 코엔자임 분석

### 실제 검사측정 결과

| 검사측정항목 | 정상적 범위 | 실제 측정치 | 검사측정 결과 |
|---|---|---|---|
| 니코틴아미드 | 2.094 – 3.309 | 2.374 | |
| 비오틴 | 1.833 – 2.979 | 2.127 | |
| 판토텐산 | 1.116 – 2.101 | 0.459 | |
| 엽산 | 1.449 – 2.246 | 1.688 | |
| 코엔자임Q10 | 0.831 – 1.588 | 0.662 | |
| 글루타치온 | 0.726 – 1.281 | 0.582 | |

① 니코틴아미드 : 비타민B3의 활성화 형태로 산화 과정에 수소 전달자 역할을 하며, 각종 효소 활성화 및 핵산·단백질·당 대사에 관여한다. 글루타치온 그리고 트립토판 유실량과 관련이 있다.

② 비오틴(B7) : 비타민C 합성과 지·단백 대사에 필요하며, 혈중 당 농도 조절에 관여한다. 또 탈모, 손톱 및 피부 건강을 돕는다.

③ 판토텐산(B5) : 에너지 생성, 지방 대사, 뇌와 신경에 관여하며, 항스트레스 호르몬 분비[23]에 도움을 주고 체내 염증을 방지하며 요산의 생산을 억제한다.

④ 엽산 : 당과 아미노산 대사에 관여하며 세포 성장 및 생식에 필요한 영양소다. 부족하면 빈혈, 백혈구 감소, 허약, 과민, 식욕부진, 신경질환 증상, 동맥경화의 위험이 있다.

⑤ 코엔자임Q10 : 지용성으로 세포의 에너지 생성에 관여하며, 면역력 향상과 항산화 및 항노화 작용을 한다. 낮으면 염증이 많을 수 있다.

⑥ 글루타치온[24] : 글루탐산, 시스테인, 글리신의 펩타이드 결합 형태인데 면역력 향상, 항산화 기능, 활성산소 제거 그리고 노폐물 제거를 통해 건강 증진에 도움을 준다.


## 18) 내분비계(호르몬계) 분석

① 갑상선H 분비 지수 : 에너지 생성, 성장 발육, 체온조절에 관여한다.
② 부갑상선H 분비 지수[25] : 칼슘과 인의 대사 작용에 관여한다.

---

23. 낮은 경우 스트레스가 극심하다는 뜻이다.

24. 글루타치온, 철분, 아연, 구리, 망간, 비타민A, C, E가 부족하면 체내 염증이 많다.

25. 갑상선에서 분비되는 칼시토닌(calcitonin)과 부갑상선에서 분비되는 파라토르몬(parathyroid hormone)은 길항 관계이다.

③ 부신H 지수 : 뇌하수체의 지배와 교감신경계에 의해 조절되는 항스트레스 호르몬을 분비한다. 낮으면 스트레스가 심하다는 뜻이다.
④ 뇌하수체H 분비 지수 : 신진대사, 성장, 발달 및 생식 등에 관여하는 호르몬을 분비한다.
⑤ 송과선H 분비 지수 : 멜라토닌을 분비하여 수면, 각성, 시상하부 및 뇌하수체와 관련이 있으며 성선계 기능과 관련이 있다.
⑥ 흉선H 분비 지수 : 면역에 관계하며, 사춘기 이후에는 축소되고 지방으로 채워진다.
⑦ 생식선H 분비 지수 : 남성 및 여성 호르몬의 분비와 관련이 있다.

## 19) 면역기능 분석(항진과 저하)

① 림프절 지수 : 세균이 침입할 때 항체를 생성하며 또 외래 물질이 유입되면 반응을 함으로써 질병의 유발을 경고하는 장치(인체의 면역시스템)이다.
② 편도 면역 지수 : 인두의 가장 큰 면역기관으로 세균과 바이러스의 확산을 막고 중화시키는 역할을 한다.
③ 골수 지수 : 적혈구, 백혈구 및 혈소판을 생성하는 등 중요한 면역기관이다.
④ 비장 지수 : 림프 기관, 혈액을 여과하며 저장하는 최대의 림프 기관 중 하나이다.
⑤ 가슴샘 지수 : 면역에 관계하며, 사춘기 이후에는 축소되고 지방으로 채워진다.
⑥ 면역 글로불린 지수 : 혈장, 체액, 조직 및 일부 분비액에 존재하는 항체 활성 단백질이며, 대부분 감마글로불린($\gamma$-globulin)으로 존재한다.
⑦ 호흡기 면역 지수 : 코에서 기관지, 폐포 사이의 점막에 존재하는 면역 조직이다.
⑧ 위장관 면역 지수 : 입에서 직장까지의 점막에 존재하는 면역 조직이다.
⑨ 점막 면역 지수 : 인체 전체의 점막에 존재하는 면역체계이다.

## 20) 인체 독소 분석

① 자극성 음료 : 당류(사카린, 아스파탐, 수크랄로스 등), 인공색소 및 탄산음료 등을 얼마나 많이 섭취하느냐와 관련이 있는데 높으면 위장 장애 등을 유발할 수 있다.
② 전자기파 복사 : 위해성 전자기파에 노출된 정도를 의미하며 높으면 두통, 현기증, 기

억력 감퇴, 주의력 산만, 우울증, 불안·초조증, 여성 생리불순, 유방암, 피부 노화, 호흡곤란, 허리통증, 백혈병, 뇌종양 등의 위험이 있다.

③ 알칼로이드(alkaloid)[26] : 체내에 니코틴, 타르, 카페인 그리고 코카인 등이 축척된 정도를 의미하며 높으면 심혈관 및 호흡기 계통에 문제가 생긴다.

④ 농약 유독 잔류물 : 농약 잔류물은 우리 인체의 지방에 침전되는데 특히 방부제, 제초제, 살충제 등은 에스트로겐 활동을 증가시켜 호르몬계 질환의 원인이 된다. 높으면 호르몬계의 불균형, 남성의 정자 감소, 헤모글로빈의 산소운송 능력이 저하되는 등 건강에 치명적인 문제가 생기게 된다.

## 21) 중금속 분석[27]

### 실제 검사측정 결과

| 검사측정항목 | 정상적 범위 | 실제 측정치 | 검사측정 결과 |
|---|---|---|---|
| 납 | 0.052 – 0.643 | 1.518 | |
| 수은 | 0.013 – 0.336 | 0.456 | |
| 카드뮴 | 0.527 – 1.523 | 1.456 | |
| 크롬 | 0.176 – 1.183 | 0.749 | |
| 비소 | 0.153 – 0.621 | 1.078 | |
| 안티몬 | 0.162 – 0.412 | 0.175 | |
| 탈륨 | 0.182 – 0.542 | 0.367 | |
| 알루미늄 | 0.192 – 0.412 | 0.598 | |

① 납(Pb) : 체내에 납 성분은 전혀 없어야 한다. 높으면 적혈구 감소에 따른 빈혈, 피로, 두통, 복통, 경련통, 청각장애, 성장지연, 구토, 혼수, 불면증, 기억과 집중 장애, 불임, 신장 손상, 고혈압, 유산, 태아의 신경발달 장애 등이 오게 된다. 칼슘이 부족한 사람은 단맛이 나는 납이 과다 축적될 수 있으므로 칼슘과 비타민C를 섭취함으로써 납을 배출시켜야 한다.

② 수은(Hg) : 수은 중독은 만성적으로 진행되며 높으면 정신 및 신경계 질환, 치은염

---

26. 식물계에 존재하는 함질소 염기성 화합물로서 피리딘 알칼로이드(담배의 니코틴), 폴리아세틸 알칼로이드(미나리과, 독 당근에 함유된 코니인), 트로핀 알칼로이드(코카의 히그린), 아이노 퀴놀린 알칼로이드(양귀비의 페로틴) 그리고 인돌 알칼로이드($\alpha$-축합, $\beta$-축합) 등이 있다.

27. 위산 분비가 적으면 중금속이 잘 흡수된다([물, 치료의 핵심이다], F.뱃맨겔리지, p.284.).

(gingivitis), 떨림 증상, 신장 질환, 소화계 질환 및 폐 질환 등의 위험이 크다(치과의 아말감 치료, 백신 주사). 수은에 중독되면 몸속의 셀레늄이 빠져나가서 갑상선에 문제가 올 수 있다.

③ 카드뮴(Cd) : 특히 호흡기 질환을 유발하는 환경오염 물질로 높으면 호흡기 반점, 후각 질환, 신장 질환, 잇몸 질환, 골다공증, 골연화증, 구토, 설사, 경련 증상, 적혈구 세포의 활성이 저하되는 증상 등이 오게 된다(이따이이따이병, 심하면 모발검사로 확인이 필요하다). 아연과 칼슘이 부족할 경우 카드뮴이 축적될 수 있고, 갑상선호르몬(T3) 기능 저하가 올 수 있다.

④ 크롬(Cr)[28] : 인체 대사에 필요한 미네랄이지만 과도하면 주로 간, 신장, 폐 그리고 호르몬계에 쉽게 축적되며 비염, 인후염, 후두염, 기관지염, 폐암 등의 위험이 있다(6가 크롬).

⑤ 비소(As) : 납 정도로 위험하며 수은보다는 덜 위험하다. 높으면 성장부진, 저혈압, 출혈성 장염(설사), 심장 및 골격근 섬유질 장애, 임신 장애, 기형아 출산, 신경계 손상 또는 피부와 점막 손상 등의 질환에 걸릴 수 있다.

⑥ 안티몬(Sb) : 높으면 심장 및 간 손상, 구토, 두통, 호흡 장애 등의 문제를 유발한다.

⑦ 탈륨(Ti) : 신경계 독성물질로서 높으면 간과 신장에 손상을 주며 급성중독 증세를 유발한다.

⑧ 알루미늄(Al) : 칼슘 손실과 관련이 있으며 높으면 알츠하이머성 치매를 유발시킨다.

## 22) 기본체질 분석

**실제 검사측정 결과**

| 검사측정항목 | 정상적 범위 | 실제 측정치 | 검사측정 결과 |
|---|---|---|---|
| 반응력 | 59.786 - 65.424 | 58.449 | |
| 뇌력 | 58.715 - 63.213 | 62.453 | |
| 수분결핍 | 33.967 - 37.642 | 35.552 | |
| 산소결핍 | 133.642 - 141.476 | 139.581 | |
| pH수치 | 3.156 - 3.694 | 2.706 | |

① 반응력 : 호르몬계와 신경계의 기능을 나타내는데 신장 기능과 관련이 있다. 낮으면 부신호르몬 분비가 적고 정서가 불안정하며, 반응이 둔해진다.

---
28. 혈중 크롬이 3.0μg/dL 미만, 요중 크롬이 50μg/dL 미만일 때 정상이다.

② 뇌력 : 뇌 기능과 생명력을 나타낸다. 낮으면 뇌 기능이 약하고 정서가 불안정하며, 불면증이 오고 사고력과 기억력이 감퇴한다.
③ 수분 결핍 : 체내 수분 함량의 정도를 나타낸다. 낮으면 갈증, 노화, 피부 건조, 체내 염분 부족 및 폐·신장 기능의 저하와 관련이 있다.
④ 산소결핍 : 체내 세포의 산소 함유량을 뜻하며 낮으면 호흡기 이상, 빈혈, 운동량 부족, 세포 퇴화, 기억력 감퇴, 소화불량 및 면역력 저하가 온다.
⑤ pH수치 : pH(potential of hydrogen)는 체액의 산도를 나타낸다. 높으면 알칼리성 체질로 체내에 중금속 성분이 많거나 낮은 이산화탄소에 기인하는 과호흡증후군[29] 또는 정신적인 스트레스가 많거나 알칼리수를 음용하고 있다는 뜻이며, 쉽게 통증을 느낀다. 낮으면 산성 체질로 혈액이 탁하며 수분섭취가 적고 또 스트레스[30]가 심할 뿐 아니라 칼슘 등 미네랄 섭취가 부족하다. 그리고 피로, 숨 가쁨, 늦잠, 면역력 저하, 대사성 질환 및 피부 주름과 탄력이 감소하게 된다.

## 23) 알레르기 분석

① 약물 알레르기 지수 : 화학 약물에 대해 반응하는 알레르기이다. 높으면 피부 붉어짐, 가려움, 심장 두근거림, 피부 발진, 호흡곤란 등이 나타날 수 있다.
② 알코올 알레르기 지수 : 알코올을 분해하는 아세트알데히드 분해효소(ALDH)가 부족해서 나타나는 알레르기로서 간의 글루타치온 함량과 관련이 있다. 높으면 숙취가 심하고 간 기능이 저하될 수 있다.
③ 꽃가루 알레르기 지수 : 꽃가루의 특정 단백질에 반응하는 알레르기이다. 높으면 재채기, 콧물, 눈물, 눈과 귀가 가렵고 심하면 기관지염, 기관지성 천식, 폐·대장·심장 질환 등이 올 수도 있다.
④ 주사 알레르기 지수 : 약물 알레르기와 관련이 있다. 높으면 페니실린 주사나 스트렙토마이신 주사 등을 사용할 때 알레르기 검사를 먼저 해야 한다.

---

29. 과호흡증후군의 원인은 정신적인 스트레스, 폐·심장 질환, 대사성 산증의 경우 산-염기 평형을 위해, 갑상선 기능항진, 발열, 약물(소염제, 테오필린, 프로게스테론, 베타항진제 등) 섭취, 통증 또는 임신 등을 들 수 있다. 과호흡으로 이산화탄소의 농도가 낮아지면서 칼슘이온도 함께 줄어들어 감각과 운동신경이 자극을 받는다. 그래서 손가락과 얼굴 부분에 마비가 오고 호흡이 급해지며 또 어지럼증을 느끼거나 기절하기도 한다.
30. 쿠스말(Kussmaul breathing) 증후군도 혈액 산증의 한 종류이며, 당뇨 환자나 요독증 환자가 혼수상태에 빠졌을 때 이상할 정도의 깊고 긴 호흡을 하게 되는데, 이때 아세톤 냄새나 과일 냄새가 날 수 있다.

⑤ 화학제품 알레르기 지수 : 특히 고분자 화합물의 미세 분자에 의한 알레르기이다. 높으면 알레르기 피부염이나 가려움, 통증, 부종, 물집 등이 나타난다.
⑥ 페인트 알레르기 지수 : 높으면 콧물, 재채기, 피부염, 붉은 반점, 염증, 가려움 등이 발생한다.
⑦ 먼지 알레르기 지수 : 과도한 먼지의 흡입으로 나타나는 알레르기이다. 높으면 코, 피부, 눈의 가려움, 기침 그리고 천식 등의 증상이 온다.
⑧ 연기 알레르기 지수 : 연기 흡입할 때 나타나는 알레르기이다. 높으면 알레르기 피부염, 가려움증, 통증, 부종, 물집 등의 반응이 온다.
⑨ 염색약 알레르기 지수 : 염색약을 사용할 때 나타나는 알레르기이다. 높으면 접촉성 피부염, 두피 부종, 가려움, 작열감, 두피, 목, 얼굴 부종, 물집, 화농성 감염 등이 나타난다.
⑩ 동물 털 알레르기 지수 : 동물 털과 접촉 후 나타나는 알레르기이다. 높으면 코, 피부, 눈의 가려움, 기침 등의 반응이 나타난다.
⑪ 금속 장신구 알레르기 지수 : 니켈, 구리, 크롬과 같은 미량의 알레르기 유발 물질이 함유된 금속에 접촉하였을 때 나타나는 알레르기이다. 높으면 피부 알레르기와 염증 등이 발생한다.
⑫ 해산물 알레르기 지수 : 해산물에 있는 이종단백질이 화학반응을 일으키는 알레르기이다. 높으면 설사, 복통, 피부 염증 반응 등이 온다.
⑬ 우유 알레르기 지수 : 우유 단백질이 일으키는 알레르기 반응으로 동양인들에게 자주 일어난다. 높으면 구토, 설사 혹은 복통 및 기타 증상이 나타난다.

## 24) 피부 분석[31]

① 피부 활성산소 지수 : 인체의 산화 반응의 결과물을 의미한다. 높으면 단백질과 DNA 손상, 세포 손상, 피부에 주름 및 건조 증상 등이 온다.
② 피부 콜라겐 지수 : 콜라겐은 피부 및 조직·기관의 형태 및 구조를 유지하기 위한 주요 요소로서 비타민C와 단백질의 결합체이다. 낮으면 피부 탄력이 저하하고 주름이 생긴다.
③ 피부 지방 지수 : 피지선 분비에 의한 유분량을 나타낸다. 높으면 여드름, 뾰루지가

---

31. 피부의 기능은 폐, 대장 그리고 신장 기능과 관련이 있다.

쉽게 생기며, 주름은 잘 생기지 않으나 화장이 오래 가지 않는다.

④ 피부 면역 지수 : 몸 전체의 면역과 관련이 있는데, 혈액과 피부에 1%가량 존재하는 칼슘(미네랄)의 역할이 중요하다. 낮으면 바이러스, 세균, 곰팡이 등 미생물로 인한 피부 알레르기 문제가 발생할 수 있다.

⑤ 피부 수분 지수 : 피부의 수분을 많이 증발시키면 건조한 피부가 된다. 높으면 건성 피부로서 탄력을 잃게 되는데 피부노화, 피지부족, 온도저하, 수면부족, 콜라겐부족, 호르몬변화, 무리한 체중감소와 영양의 불균형 등이 그 원인이 된다.

⑥ 피부 수분 유실량 : 피부 세포의 수분 함량이 급격히 감소되는 것을 의미한다. 높으면 공기의 건조 내지 심한 일교차 그리고 피지선과 땀샘의 분비가 감소하고 있음을 나타낸다.

⑦ 피부 적혈 지수 : 피부의 모세혈관이 확장하고 있다는 것을 뜻한다. 높으면 붉은 반점과 선형 띠가 생기며 작열감과 자극이 생기는데, 속 열이 있다는 뜻으로 심장 기능의 항진을 뜻한다.

⑧ 피부 탄성 지수 : 피부의 탄력 정도를 의미한다. 낮으면 피부 각질, 피부 노화, 피부 손상 그리고 피부 건조를 의미하며 콜라겐 함량과 관계가 크다.

⑨ 피부 멜라닌 지수 : 피부, 점막, 망막 등에서 발견되는 흑갈색의 색소이다. 높거나 낮으면 기미, 색소 침착 또는 백반증 등 피부색의 변화가 초래된다.

⑩ 피부 각질 지수 : 피부 세포의 연속적인 재생의 최종 산물이다. 높으면 각질, 주름, 투명도가 떨어지며 여드름 등이 생기며 비타민B군의 부족은 각화주기를 늦춘다.


### 25) 눈 분석

① 눈꺼풀 처짐 : 아래 눈꺼풀의 상태를 의미한다. 높으면 피하 조직, 근육, 안구 결막이 느슨해지고 눈 주변의 지방이 비대해진다.

② 눈주름 콜라겐 : 낮으면 눈 주변에 탄력이 떨어지고 주름이 생긴다.[32]

③ 다크 서클 : 눈 주변에 색소가 침착되는 정도를 의미한다. 높으면 밤샘, 감정 불안, 눈의 피로, 노화, 정맥혈의 흐름이 느림, 눈 주변 피부의 적혈구 내 산소 부족 또는 이산화탄소 과다, 신진대사 후에 발생 된 노폐물의 축적, 만성 저산소증을 의미한다.

---

32. ② ~ ⑥은 백내장 및 녹내장의 진행과 관련이 있다.

④ 림프관 폐쇄 : 높으면 염증, 암, 방사선 치료 후의 손상이 있다는 뜻이다.

⑤ 늘어짐 : 눈 주변의 피부 탄력성 여부를 뜻한다. 높으면 피부 탄력성이 떨어지며 피부가 많이 늘어진다.

⑥ 부종 : 눈 주변의 피부에 과다 수분으로 부종이 온 상태이다. 높으면 혈액순환 장애, 과도하게 노폐물이 축적되었다는 것을 의미한다.

⑦ 눈 세포 활성도 : 눈 세포의 생리적 상태와 기능을 뜻한다. 낮으면 체온이 내려가서 세포의 신진대사가 느리다.

⑧ 시각 피로 : 눈의 과도한 사용으로 인한 피로 현상을 뜻한다. 높으면 시야가 흐리거나, 안구 건조, 어지러움, 통증, 심한 메스꺼움이나 구토가 일어나기도 한다.[33]

## 26) 부인과 분석

### 실제 검사측정 결과

| 검사측정항목 | 정상적 범위 | 실제 측정치 | 검사측정 결과 |
|---|---|---|---|
| 여성호르몬 | 3.296 – 8.840 | 5.621 | |
| 성선자극호르몬 | 4.886 – 8.931 | 7.172 | |
| 프로락틴 | 3.142 – 7.849 | 2.603 | |
| 프로게스틴 | 6.818 – 16.743 | 11.813 | |
| 질염계수 | 2.204 – 2.819 | 2.59 | |
| 골반염증성질환계수 | 1.348 – 3.529 | 3.77 | |
| 부속기염계수 | 2.301 – 4.782 | 4.352 | |
| 자궁경부염계수 | 2.845 – 4.017 | 5.044 | |
| 난소낭종계수 | 2.012 – 4.892 | 7.144 | |

① 여성 호르몬 : 난포와 황체가 분비하는 호르몬이다. 낮으면 여성의 생식기, 수정란, 자궁 등의 발육과 성장이 더디고, 여성의 체내 대사 기능이 떨어진다.

② 성선자극호르몬 : 난소를 자극하여 여성 호르몬을 생산하게 하는 뇌하수체 호르몬이다. 낮으면 성 기관의 발육 불량 또는 저하가 일어난다.

---

33. 눈 건강에 필요한 영양소는 오메가3 지방산, 비타민C, 빌베리, 카로티노이드와 루테인 등 항산화 영양소 그리고 간 건강과 관련이 있는 밀크씨슬 등이다.

③ 프로락틴(prolactin) : 뇌하수체 전엽의 산호성 세포에서 분비되는 유즙분비자극호르몬으로 유선의 발육, 유즙 분비, 황체 자극, 전립선과 정낭의 발육을 촉진하는 역할을 한다. 낮으면 여성 호르몬의 분비 감소와 함께 질의 건조로 인한 성교 곤란, 성교 불편이나 통증을 일으킨다.

④ 프로게스틴(progesterone) : 황체에서 분비되는 호르몬이다. 낮으면 임신 후 태반에서의 임신 호르몬 분비, 수정란의 자궁 내 착상 등 안정된 임신에 문제가 생길 수 있다.

⑤ 질염 계수 : 감염에 대한 방어 능력인데 어린 소녀나 폐경기 이후 여성들이 취약하다. 높으면 질의 상피세포가 얇아지고 pH가 높아지면서 저항력이 약해진다(피임이 하나의 원인이 될 수 있다).

⑥ 골반 염증성 질환 계수 : 여성의 자궁, 나팔관, 난소 등의 염증 여부를 의미한다. 높으면 하복부의 팽창과 통증이 있으며, 허리 및 정강이뼈 부분이 쑤시고 성교 및 월경 시에 심해진다. 또 자궁내막염, 난관 염, 난소염, 골반 복막염 등의 위험이 있다.

⑦ 부속기염 계수 : 난관 등 자궁 부속기의 염증 여부를 의미한다(여성의 루프 시술). 높으면 난관 염, 난소염, 골반강 복막염 등이 동시에 발생한다.

⑧ 자궁경부염 계수 : 많은 경우 만성으로 오는 자궁경부의 염증이다. 높으면 급성 자궁혈관 내막염이나 급성 질염이 같이 올 수 있다.

⑨ 난소 낭종 계수 : 난소에 생긴 물혹으로 작고 양성이며 암은 아니다. 높으면 하복부 통증, 노란색의 분비물이 증가하고 월경이 비정상적이며 하복부에 딱딱한 종양이 나타난다. 또 성교 시 통증이 오며 또 호르몬 생성에 영향을 주거나 출혈이 발생할 수도 있다.[34]

## 27) 유방 분석

① 유선 증식증 계수 : 유선의 상피 및 섬유조직이 과다하게 형성되는 것을 의미한다. 높으면 유방 조직 등의 퇴행성 변화, 결합조직의 진행성 성장 등이 오게 되는데 모두 호르몬계 질환이다.

② 급성 유방염 계수 : 박테리아에 의한 급성 감염이나 림프관 침습으로 인한 농양 형성을 의미하는데 특히 분만 중인 여성에게 올 수 있다. 높으면 유선조직이 파괴되고 유

---

34. ⑤ ~ ⑨의 경우 환경호르몬의 축적과 밀접한 관련성이 있다. 인체의 지방이 남성의 경우는 대략 12~15%, 여성은 대략 21%를 차지하기 때문에, 여성들이 환경호르몬에 노출될 가능성이 크다.

방이 찌그러지게 되며 수유에도 영향을 줄 수 있다.

③ 만성 유방염 계수 : 체내 독소나 림프 오염으로 인하여 만성적으로 오게 되는 염증이다. 높으면 만져질 정도로 딱딱한 종양이 될 수도 있고, 통증이 있으며 피부 유착이나 고름이 형성되어 잘 사라지지 않는다. 서서히 진행되며 보통 열이 나고 무력증으로 떨림이 올 수도 있다.

④ 내분비 질환 계수 : 각종 호르몬 분비 또는 신진대사 균형 여부를 뜻한다. 높으면 항진증이고 낮으면 대사 저하증인데 모든 경우 호르몬계 질환이 발생한다.

⑤ 유방 섬유선종 계수 : 주로 호르몬계 이상 등으로 유선의 소엽에서 발생되는 섬유선종이다. 높으면 경계가 분명하고 딱딱한 고무 같은 멍울이 만져지며, 유방 내에서 잘 움직이고, 대개 통증은 없으며 월경 주기에 따라 그 크기가 커졌다 작아졌다 하기도 한다. 또 사춘기나 임신 기간, 폐경기 때는 다소 빨리 커질 수도 있으며 여러 개가 생길 수도 있다.

## 28) 전립선 분석

### 실제 검사측정 결과

| 검사측정항목 | 정상적 범위 | 실제 측정치 | 검사측정 결과 |
|---|---|---|---|
| 전립선 증생도 | 1.023 – 3.230 | 3.307 | |
| 전립선 칼슘화도 | 1.471 – 6.079 | 9.602 | |
| 전립선 염증 | 2.213 – 2.717 | 6.727 | |

① 전립선 증생도[35] : 일명 전립선 비대증으로 노년 남성의 만성질환이다. 높으면 성 기능 장애나 배뇨 장애가 오고, 심하면 소변이 역류해서 방광과 신장이 손상되기도 한다.

② 전립선 칼슘화도 : 전립선의 칼슘화 내지 섬유화 정도를 의미한다. 높으면 전립선 결석과 성 기능 장애가 올 수 있다.

③ 전립선 염증 : 남성 비뇨기질환의 30% 정도를 차지하는 염증성 질환으로 세균에 의해 감염되는 경우가 많다. 높으면 소변 마려움, 소변 통증, 요도 뜨거움, 허리 또는 회음부 통증이 발생하며 심하면 발기 부전, 성 기능 감퇴, 성욕 감퇴까지 오게 된다.

---

35. 전립선의 비대는 5α –reductase에 의한 DHT의 증가와 SHBG의 감소가 주요 원인인데, 모두 인슐린 저항성과 관련이 있다. 특히 두 번째의 경우 체내 인슐린의 양이 증가하면 아로마타제(aromatase)가 활발히 움직이게 되고, 이로 인하여 남성 호르몬이 여성 호르몬으로의 전환이 가속화된다. 그리하여 많아진 여성 호르몬이 전립선의 수용체와 결합함으로써 전립선이 비대하기 시작한다.

## 29) 남성 성 스캔 분석

① 테스토스테론 : 남성의 생식기와 주요 기관에 중요한 호르몬이다. 낮으면 신진대사 기능이 좋지 않다는 것이며 질병에 노출될 가능성도 크다.

② 성선 자극 호르몬 : 고환을 자극하여 남성 호르몬을 생산하게 하는 뇌하수체 호르몬이다. 낮으면 정자 생성에 문제가 오거나 성 기관 발육 불량과 성 발육 지연이 초래된다.

③ 발기 전달물질 : 성 흥분 시 대뇌 혹은 척추신경에서 발기정보를 전달하는 물질이다. 낮으면 음경 해면체의 동맥 확장과 혈압 상승이 되지 않아 발기 부전이 된다.

## 30) 비만증 분석

① 지질대사 이상 : 유전, 신경, 체액, 호르몬, 효소, 간 기능과 관련된 지질대사의 이상이다. 높으면 고리포단백혈증, 지질 저장 질환, 비만, 또는 지방간 등이 오게 된다.

② 갈색지방조직 이상 : 목덜미, 어깨뼈 주변 등에 분포하는 갈색 지방은 에너지를 연소하는 미토콘드리아가 매우 많이 분포해 있어 열을 내서 체온을 조절하며 지방을 연소시킨다. 또 혈관이 발달하고 조직이 조밀한데, 혈관의 수가 감소하면 백색지방[36]이 되어 비만의 원인이 된다. 낮으면 비만이 오게 되는데, 그 원인은 주로 고탄수화물 및 고단백질의 과식이다.

③ 고인슐린혈증 : 혈중의 인슐린 농도가 높다는 의미이다. 높으면 비만이 오는데, 이런 경우는 보통사람보다 인슐린이 3배 정도 많이 분비될 때이다.

④ 시상하부 세포핵 이상 : 시상하부는 자율신경계를 조절하는 중요한 기능을 하는데, 만복 중추인 내측핵(VMH)은 렙틴(leptin)[37]의 분비 그리고 공복 중추인 외측핵(LHA)은 그렐린(ghrelin)[38]의 분비에 관여한다. 이 부분이 손상되면 과식을 하거나 인슐린 생산이 계속 증가하며 지방의 축적이 많아져 비만이 된다. 높으면 비만이 오며 또 뇌수막염 등 염증성 질환이나 뇌종양이 있을 수 있다.

⑤ 트리글리세리드(중성지방) 이상 : 필요한 대사량 이상의 칼로리를 섭취하면 간과 근

---

36. 백색 지방세포는 아랫배, 엉덩이, 허벅지, 위팔, 내장 주변에 주로 분포하는데, 지름이 대략 0.08mm이며 그 숫자는 300억 개 정도이다. 태아기, 유아기 그리고 사춘기에 급격히 숫자가 늘어나는데, 과도한 칼로리 섭취 시 800억 개까지 숫자가 늘어나면서 지름이 평균보다 20배 정도까지 커진다.

37. 지방이 몸에 많이 축적되면 지방에서 렙틴을 분비해서 뇌에 메시지를 보낸다.

38. 밤 10시 ~ 새벽 2시까지 분비량이 증가하는데, 밤 1시 정도 최고치에 이른다.

육에 글리코겐으로 저장하는 이외에는 모두 체지방으로 저장되어 비만이 된다. 높으면 비만이 촉진되는데, 중성지방 또는 탄수화물의 과도한 섭취가 주원인이다.

## 31) 맥박과 뇌혈관 분석

① 뇌혈관 장애(중풍 지수) : 높으면 뇌졸중과 같은 뇌혈관 관련 질환의 위험이 있다.
② 1회 박출량(맥박량) : 높으면 고혈압이나 대동맥판 폐쇄부전증이 있고 낮으면 심근이 약하거나 동맥경화 또는 대동맥판 협착증의 위험이 있다.
③ 심장 말초혈관 저항 : 높으면 말초혈관의 혈액공급에 문제가 있다는 뜻이다.
④ 혈관 저항력 : 높으면 심장 전체 혈관의 혈액공급에 문제가 있다는 뜻이다.
⑤ 혈관 탄성도 : 낮으면 심장 전체 혈관의 탄성에 문제가 있어서 혈액공급이 어렵게 된다.
⑥ 맥박파(pulse wave) 전도계수 : 높거나 낮으면 부정맥 등 심장 질환이 있다는 뜻이다.
⑦ 뇌혈관 산소포화도 : 높으면 뇌 혈액이 실제로 산소 운반을 잘한다는 뜻이며 낮으면 뇌졸중, 뇌혈관 질환의 위험이 있다.
⑧ 뇌혈관 산소량 : 낮으면 뇌혈관 속에 산소량이 부족하다는 뜻인데 85% 이하면 뇌졸중, 심장마비가 올 수 있다.
⑨ 뇌혈관 산소 분압 : 뇌혈관 속 산수의 압력을 의미한다. 높으면 산소함량이 많고 활기차고 면역력이 강하다는 뜻이다.

## 32) 갑상선 호르몬 분석

**실제 검사측정 결과**

| 검사측정항목 | 정상적 범위 | 실제 측정치 | 검사측정 결과 |
|---|---|---|---|
| 유리 티록신(free T4) | 0.103 – 0.316 | 0.332 | |
| 티로 글로불린 | 0.114 – 0.202 | 0.133 | |
| 안티 티로 글로불린 항체 | 0.421 – 0.734 | 0.532 | |
| 트리 요오드 티로닌(T3) | 0.161 – 0.308 | 0.229 | |

① 유리 티록신(free T4) : 인체 내에서 단백질에 영향을 받지 않고 일정하게 유지되기에 갑상선 기능을 평가하는데 가장 이상적인 지표이다. 갑상선 기능 저하가 있을 시 감

소, 갑상선 기능 항진[39]이 있을 시 증가 또는 정상 수치를 보인다.

② 티로글로불린(thyroglobulin) : 셀로 글로불린(celloglobulin)이라고도 하며 갑상선의 여포에서 생성, 저장되는 요오드를 포함한 당단백질로 분해되면 T4, T3가 된다. 높으면 갑상선 기능 항진, 갑상선 염, 갑상선 선종 및 갑상선 암 등의 위험이 있다.

③ 항 티로글로불린 항체(anti-thyroglobulin antibody) : 높으면 만성 갑상선염(하시모토병)과 그레이브스(graves)병이 발생할 수 있다.

④ 트리요오드티로닌(T3) : 가장 강력한 갑상선호르몬(T4보다 4배 강력)으로 체온이나 심장 박동수 등에 관여하는데 갑상선 기능 항진증이 있을 시 증가하게 된다. T4가 활성형 T3로 전환[40]하는 데는 셀레늄, 아연, 구리, 마그네슘 등 미네랄과 비타민A, C, E, $B_2$, $B_3$, $B_6$ 등이 필요하다.

## 33) 콜라겐[41] 분석(부족증)

10만 종류에 해당하는 인체의 단백질 중에서 30%를 차지하는 콜라겐은 비타민C, 라이신, 프롤린 그리고 글리신을 주성분으로 하여 각종 미네랄이 결합되어 구성된다. 그러므로 이들 중 어느 하나라도 부족하면 콜라겐 형성이 제대로 되지 않아 인체에 여러 문제를 일으키게 된다.

① 눈 : 낮으면 안구 건조, 피로 현상 및 눈물, 백내장의 가능성이 있다.

② 치아 : 낮으면 잇몸병, 치통 등 각종 치아 질환이 오거나 심하면 치아를 잃을 수 있다.

③ 체모 및 피부 : 낮으면 모발 건조, 모발 손상, 탈모, 비듬, 주름 증가, 피부·뺨·턱 및 눈 처짐 현상 등이 생긴다.

④ 내분비기관 : 낮으면 스트레스가 심하다는 뜻이다. 월경불순, 생리 장애, 조기 폐경 등이 오고, 유방 처짐, 유방암, 발기 부전 및 조루 현상이 생긴다.

---

39. 갑상선 기능 항진증의 경우 관상동맥의 석회화나 심장질환의 가능성이 커진다. 최근 연구결과에 의하면 요오드 자리에 세슘(Cs), 염소, 불소, 브롬 또는 환경호르몬 등으로 대치되면 갑상선호르몬이 많이 만들어진다.

40. 윌슨 체온 증후군(Wilson's Temperature Syndrome) 환자들은 이 변환에 문제가 생기면서 T3가 아닌 리버스 T3(reverse T3)로 변환된다. 리버스 T3는 T3와 아주 유사한 구조지만 요오드가 붙어 있는 위치가 조금 다르다. 그런데 이 작은 차이로 인해 갑상선호르몬의 기능이 비정상적으로 작용하게 된다. 혈액검사에서 T3, T4 수치가 정상이지만, 조직에서는 기능이 약해지는 상태가 되는 것이다. 인체에서 오랫동안 영양소가 부족하게 되거나 큰 수술 또는 출산과 같은 육체적 스트레스가 심하면 이런 상황이 일어나게 된다.

41. 인체는 대략 10만 종류의 단백질로 이루어져 있는데, 그중 30% 정도가 콜라겐이다. 피부에 40%, 뼈와 연골에 20% 그리고 혈관, 힘줄 및 장기에 분포되어 있다.

⑤ 순환기관 : 낮으면 혈관 탄성 저하(동맥경화), 혈액 점도 증가, 지방간, 고지혈증, 심뇌혈관 질환, 어지럼증, 건망증, 치매 및 불면증 등이 온다.

⑥ 소화기관 : 낮으면 장기가 처지거나, 위하수, 심장박동 저하, 허리·복부 처짐, 악성 빈혈, 당뇨, 조혈 기능 저하, 에너지 흡수력 저하 등이 발생한다.

⑦ 면역기관 : 낮으면 느린 림프순환으로 인한 면역 저하, 감염 또는 근육통이 온다.

⑧ 운동기관 : 낮으면 관절 통증, 관절의 유연성 저하, 류머티즘 관절염, 근육 위축, 뼈 변형, 손발 차가움, 팔다리 저림 현상, 활동 장애, 뼈 재생능력 저하, 칼슘 부족 현상, 인대에 부담, 엉덩이 처짐·변형, 지방축적으로 개구리 다리 현상 등이 발생한다.[42]

⑨ 근육조직 : 낮으면 지방량 증가, 경추 근육 경화, 허리통증, 어깨 결림, 신경계의 젖산 축적현상, 근육 수축, 피로감 등이 발생한다.

⑩ 지방 대사 : 낮으면 신진대사 저하, 지방축적, 신체 산성화, 피로감, 음주 후 숙취, 당뇨, 고혈압, 간·신장 기능 저하 등이 발생한다.

⑪ 해독 및 신진대사 : 낮으면 누런색 피부, 거친 피부, 변비, 비만, 신체 장기 퇴화, 신장염, 피부 부종, 가려움증, 통증, 여드름, 각종 피부병, 내부 장기손상, 피부암 등이 발생할 수 있다.

⑫ 생식기관 : 낮으면 요실금, 난소 위축, 여성질 이완, 생식기 건조증, 여성 불임증, 생리장애, 낙태 위험성, 남성 발기 부전, 성욕 장애, 복부 비만, 면역력 저하 등이 발생한다.

⑬ 신경계 : 낮으면 반사작용 및 유연성 감소 등이 온다.

⑭ 비뇨기관: 낮으면 생식 및 요로 계통의 비뇨기계 질환이 올 수 있다.


## 34) 경락 분석

① 수태음폐경 : 낮으면 감기, 기침, 편도선염, 기관지염, 천식, 폐렴, 폐결핵 등이 올 수 있다.

② 수양명대장경 : 낮으면 입술 마름, 가래, 축농증, 안면 신경마비, 견비통, 설사, 피부 질환 등이 올 수 있다.

---

42. 연골의 주요 성분은 프로테오글리칸, 히알루론산, 글루코사민 그리고 콘드로이친이다. 여기서 히알루론산(hyaluronic acid)은 동물의 피부에 많이 존재하는 생체합성 물질로 수산화기(-OH)가 많으므로 친수성 물질이다.

③ 족양명위경 : 낮으면 두통, 눈병, 치통, 구토, 안면신경통, 위경련, 위확장, 복통, 설사 등이 올 수 있다.

④ 족태음비경 : 낮으면 위경련, 소화불량, 당뇨병, 늑막염, 황달, 생리불순, 불임, 설사 그리고 변비 등이 올 수 있다.

⑤ 수소음심경 : 낮으면 두통, 히스테리, 심장마비, 협심증, 늑간신경통, 팔꿈치 관절염, 중풍 등이 올 수 있다.

⑥ 수태양소장경 : 낮으면 어지럼증, 이명, 코막힘, 목 신경통, 견비통, 오십견, 하복통 등이 올 수 있다.

⑦ 족태양방광경 : 낮으면 두통, 시력 저하, 만성위염, 요통, 신우염, 좌골신경통, 치질 등이 올 수 있다.

⑧ 족소음신경 : 낮으면 신경염, 불면증, 호흡곤란, 갑상선 질환, 생리불순, 변비 등이 올 수 있다.

⑨ 수궐음심포경 : 낮으면 중풍, 구강염, 인후염, 심장 질환, 흉통, 위염, 손목관절염 등이 올 수 있다.

⑩ 수소양삼초경 : 낮으면 당뇨, 두통, 결막염, 이명, 멀미, 언어장애, 치통, 늑막염, 수전증 등이 올 수 있다.

⑪ 족소양담경 : 낮으면 두통, 편두통, 간 질환, 담석증, 만성 위장병, 충수염, 좌골신경통 등이 올 수 있다.

⑫ 족궐음간경 : 낮으면 간 질환, 담낭 염, 황달, 복수, 경련성 질환, 관절염, 생리불순 등이 올 수 있다.

⑬ 임맥 : 낮으면 위장질환, 장 질환, 비뇨생식기질환, 생리불순, 자궁출혈, 불임증, 유산과 정신질환 등이 올 수 있다.

⑭ 독맥 : 낮으면 요통, 생식기병, 변비·설사 등 대장 이상 또는 정신병 등이 올 수 있다.

⑮ 충맥 : 낮으면 월경불순, 생식기능의 저하나 호르몬계 질환이 온다.

⑯ 대맥 : 낮으면 허리 부분에 군살이 찐다.


## 35) 혈액 지질 분석

① 혈액의 점도 : 높으면 혈액성 고혈압, 산소 운반 어려움, 죽상(atheroma)이나 혈전이

많이 생길 수 있다.
② 총콜레스테롤 : 높으면 동맥경화, 심장병 등 순환기 질환이 올 수 있다.
③ 고중성지방 : 높으면 고지혈증(TG)으로 대사증후군이 온다.
④ 고밀도 지질 단백질(HDL) : 낮으면 혈중 LDL콜레스테롤이 많아지며, 높으면 혈중 콜레스테롤의 균형이 이루어진다.
⑤ 저밀도 지질 단백질(LDL) : 낮은 것이 좋으며, 항산화 기능이 떨어지면 산화 콜레스테롤이 되어 동맥경화가 올 수 있다.
⑥ 중성지방 : 낮은 것이 좋으며, 중성지방(TG)은 LDL을 높이고 HDL은 낮추는 작용을 한다.
⑦ 순환기 면역복합물 : 높으면 순환계의 면역기능이 높아져 방어, 정화, 재생 그리고 항체 생산 능력이 높아진다.

## 36) 지방산 분석

① 리놀레산(linoleic acid) : 콩기름, 면실유 등 식물유에 많이 함유되어있는 필수지방산으로 체내에서 오메가6 지방산인 아라키돈산으로 변환되기도 한다. 부족하면 탈모, 습진, 여드름 피부, 어린이 성장 장애, 면역기능 저하, 담석, 자율신경 실조, 심혈관 질환, 신장 기능이나 전립선 장애가 생긴다.

② $\alpha$-리놀렌산(linolenic acid) : 체내에서 EPA와 DHA로 전환되는 오메가3 지방산으로 콜레스테롤을 저하시키고 염증 물질을 감소시켜 심혈관 질환 예방에 효과적이다. 등푸른 생선이나 해조류 그리고 아마씨, 들깨, 호두 등에 많이 들어있다. 부족하면 건망증, 만성피로 및 시력 손상, 동맥경화 등 심뇌혈관 질환의 위험이 있다.

③ $\gamma$-리놀렌산 : 달맞이꽃, 블랙 커런트 씨 그리고 보라지꽃 등에 함유된 오메가6 지방산으로 프로스타글란딘(prostaglandin) 합성의 전구물질이다. 충분하면 콜레스테롤 저하, 혈당 강하, 항염증, 신경성 피부염, 항암, 체중감소, 골다공증, 류머티즘 관절염, 월경전증후군 등의 치유에 효과가 있다.

④ 아라키돈산 : 오메가6 지방산의 하나로 세포막의 구성성분이며 특히 뇌 및 시신경에 중요한 물질이다. 너무 과잉되면 동맥경화나 혈전 그리고 염증 질환이 생긴다. 또 소화·흡수력이 떨어져 부족해지면 신경세포가 감소하여 기억력 감퇴나 치매가 올 수 있다.

## 37) 월경 주기 분석

① 베타 호르몬 : 태반 세포에서 만들어진 호르몬으로 임신 유지에 필요한 호르몬이다. 낮으면 임신 초기에 임신 유지 능력이 부족해진다.
② 단백질 반응 : 반응성 단백질(CRP)을 의미하는데 높으면 골 관절염, 종양, 감기나 감염성 질환 또는 체내 조직의 괴사 증상이 있다는 뜻이다.
③ 당단백질 : 혈액 내의 당단백질 성분 차이는 각종 염증 및 암 유발과 관계가 있다. 임산부의 혈액 내 당단백질은 질병은 물론 기형아 여부를 판단하는 데 도움을 준다. 높거나 낮아도 모두 건강하지 못한 것이다.
④ 적혈구 침강속도(ESR; erythrocyte sedimentation rate) : 체내에 염증 정도를 간접적으로 측정하는 방법으로, 단백질의 혈중 농도가 증가하면 적혈구를 더 빨리 침강하게 된다. 높으면 급·만성 염증 질환, 종양, 괴사 또는 빈혈, 임신 중독, 신장염, 폐렴, 류머티즘 관절염 등의 위험이 있고 낮으면 울혈성 심부전, 저 섬유소 혈증, 적혈구 증가증 등이 있다.


## 38) 정자와 정액 분석

① 정액 량 : 낮으면 비뇨기계 질환이 의심된다.
② 액화 시간 : 높으면 정액이 체외로 나온 후 1시간이 지나도록 액화하지 않는다는 의미(정액 불액화증)이며, 염증이나 결석 또는 종양 등의 위험이 있다.
③ 정자 수량 : 낮으면 정액 량 과소라고 하는데, 정낭선 및 전립선에 염증이 있을 수 있다.
④ 정자 활동 : 낮으면 전립선에 염증이 있거나 면역력이 저하되었다는 뜻이다.

## 39) 어린이 ADHD 분석

### 실제 검사측정 결과

| 검사측정항목 | 정상적 범위 | 실제 측정치 | 검사측정 결과 |
|---|---|---|---|
| 산소-히드록시 페닐 에탄올 | 1.163 – 2.206 | 1.223 | |
| GE의 신경전달 물질 | 0.753 – 0.972 | 0.859 | |
| 바닐로이드 | 0.232 – 0.981 | 0.227 | |
| 크레아틴 키나제 | 0.150 – 0.240 | 0.167 | |

① 산소-하이드록시 페닐 에탄올(Hydroxy phenyl ethanol) : 화장품, 모발, 미백 등을 위해 사용되는 화학물질로서, 2차 성징 전(취학 전) 아동기에 장기간 노출되면 ADHD 발병율이 높다. 특히 태아에게 직접 영향을 주므로 임신 전·후 산모가 사용한 화장품, 샴푸, 세안제를 사용할 때 신중해야 한다. 또 아동기에 페인트, 플라스틱 장난감 등에 장기간 노출해서는 안 된다. 기준치보다 높을 때 발병 가능성이 커진다.

② GE의 신경전달물질(GE_Neurotransmitter) : 신경세포 간 신호를 전달하는 화학물질로서, 각종 시냅스 신호를 인체에 전달하여 반응하도록 한다. 도파민, 세로토닌, 가바(GABA), 아세틸콜린 등을 의미하며 이들의 생성에 각종 아미노산과 비타민$B_6$, $B_9$, $B_{12}$ 등이 필요하다. 임신 전·후 산모의 흡연, 음주, 영양 결핍 또는 환경적 요인 등이 태아의 신경세포 생성에 영향을 미친다. 수치가 낮으면 생장 발달이 저하되거나 신경계 질환, ADHD 발병을 의심해 볼 수 있다.

③ 바닐로이드(Vanilloid) : 캡사이신(capsaicin)과 같은 알칼로이드 물질로서 유해 자극 전달물질이다. 매운 음식, 인스턴트 음식 그리고 탄산음료의 과다섭취와 관련이 있다. 수치가 높으면 과도한 신경 자극으로 인해 ADHD나 간질 등이 발행할 수 있다.

④ 크레아틴 키나제(Creatine kinase) : 포스포크레아틴(phosphocreatine)으로부터 ADP로 인산염을 전달하여 크레아틴과 ATP를 형성하게 하는 효소로서, 근육의 수축과 이완 및 뇌에서 중요한 역할을 한다. 수치가 높으면 뇌 조직 손상 또는 근육세포 파괴, ADHD 가능성이 크다.

## 3. 양자 분석과 건강프로그램

### (1) 자연치유를 위한 건강프로그램

인간은 누구나 건강한 삶을 영위할 권리가 있다. 하지만 삶을 영위하는 과정에 생래적이건 후천적이건 또는 복합적인 이유로 인하여 질병 상태에 빠지거나 아니면 미병 상태로 살아가게 된다. 장기적인 관점에서 그 원인을 관찰해보면, 바로 자연적 질서를 어기는 삶이 계속되면 인체의 항상성이 무너지게 되고, 결국 질병 또는 미병 상태에 빠지게 된다는 점이다. 그런 의미에서 자연 의학이 추구하는 자연치유 건강법은 정상인에게는 더 나은 삶을, 질병 또는 미병 상태에 있는 사람들에게는 건강 상태로 이행하게 하는 큰 원칙을 추구하고 있다. 그러므로 건강한 삶을 원한다면 자신의 현재 정신적 또는 육체적 상태 등을 제대로 파악해야 한다. 또 수년 동안 견지해 온 식습관과 생활습관 전반에 관한 정확한 검토도 필요하다.

예를 들어 혈압이 높은 분들의 경우에는 자신의 '혈압 수치'가 얼마인지 파악해야 한다. 또 이 수치로 인하여 몸이 느끼는 반응도 정확히 분석하여 혈압 상승과 직·간접적으로 관계가 있는지도 알아야 한다. 그런 후에 양자분석기 등을 통하여 높은 혈압상태를 유발한 근본 원인이 혈액의 점도 문제인지, 혈관의 경화 문제인지 내지 장부 문제인지도 분석해야 한다. 나아가 높은 혈압을 일으킨 식습관이나 생활환경 전반에 관하여 검토를 한 후 적절한 조치, 즉 인체의 항상성을 회복하는 조치를 해야 한다. 그러므로 특정 부위의 아건강 상태를 건강상태로 바꾸기 위한 노력에 집중해야 한다. 그 이유는 혈압이 높다고 해서 단순하게 혈압의 수치를 낮추기 위하여 혈압강하제만 복용하게 되면 혈압 수치는 조절이 되지만, 혈압강하제의 장기적 복용으로 여러 부작용이 초래될 가능성이 많기 때문이다.

물론 심한 고혈압 환자의 경우에는 병원에서 처방한 약물의 도움이 필요하지만, 그것 또한 한시적으로만 사용해야 한다. 장기적인 약물의 복용은 인체에 치명적인 독작용을 하므로 반드시 그렇게 해야 한다. 양자분석기가 제공하는 인체 분석 자료의 최대 장점은 건강 또는 아건강 상태에 있는 우리 인체 장부 및 조직의 상태를 편리하게 또 상세히 항목별로 알 수 있다는 것이다. 또 피분석자와 건강에 대한 정보와 치유 방법을 공유하면서 개인 맞춤형 치유를 진행할 수 있으니 이른바 '개인 맞춤형 건강프로그램'이다.

이 건강프로그램은 질병 상태에서 아건강 상태로, 또는 아건강 상태에서 건강 상태로의 이행을 도와주는 것이다. 그 주요 내용은 기본적으로 영양의 균형을 찾아주는 것이고 보조 요법으로는 운동, 온열요법 및 숙면 등의 치유 요법들이다. 우리 인체를 이루고 있는 모든 세포는 재생주기가 있는데, 이 주기에 맞춰 최적의 영양소를 공급하게 되면 건강한 세포로의 재생이 이루어질 수 있다. 건강한 세포로의 재생은 건강한 조직과 기관으로의 재생을 의미하는 것이고, 질병 또는 아건강 상태에서 건강 상태로 나아감을 의미한다.

'개인 맞춤형 건강프로그램'에서 강조하는 영양요법의 핵심은 비타민과 미네랄 등 영양소들을 하루 권장량의 최소 2~3배 이상을 메가로 섭취(고용량 섭취)하는 것이다. 개인적으로 흡수력이 저하되어 있거나 평상시 육체적인 활동량이 많아 비타민 소모가 많을 때는 평시 섭취량의 2~3배를 섭취하면 되지만, 대사증후군을 포함한 중증의 만성질환자에게는 일시적으로 하루 10배 이상도 섭취하게 하는 것이 초고용량섭취이다.

나아가 '개인 맞춤형 건강프로그램'은 이러한 영양섭취와 함께 평상시 왜곡된 식생활을 바로 잡아 원래 우리 인체에 내재된 자연치유력을 높이고자 시도한다. 이 경우 건강분석 상담자는 심도 있는 지식과 임상적 경험을 가지고 종합적인 판단을 내려야 한다. 특히 초고용량으로 섭취할 경우 나타날 수 있는 호전 반응에 관해서 건강프로그램 대상자에게 충분히 설명하여 건강 지식을 공유해야 한다.

건강분석 피상담자에게 최적의 영양소를 선택하여 섭취하게 하는데, 이 영양소는 기본 영양소와 기능성 영양소로 나눌 수 있다. 이들 영양소는 모두 인체의 파동 에너지를 정상화함으로써 항상성 회복에 도움을 준다. 건강프로그램을 위한 '기본 영양소'는 피상담자의 건강을 회복하는데 가장 기본이 되는 영양소로서 탄수화물·단백질·지방의 3대 영양소, 미네랄, 비타민, 코엔자임Q10, 식이섬유, 오메가3 지방산, 레시틴, 유산균 등을 들 수 있다.

또 '기능성 영양소'란 기능적으로 취약한 특정 장부나 조직·기관에 대하여 영양 상태를 조절하거나 생리학적 작용 등에 유용한 효과를 가진 영양소를 말한다. 좀 더 구체적으로 이야기한다면 기능성 영양소는 질병의 발생 또는 건강상태의 위험감소와 관련한 기능, 인체의 생리활성을 통한 건강 유지 및·개선 기능 그리고 인체를 정상화시키는 영양소로서 기능한다는 뜻이다.[43] 만약 위장관의 고유기능인 소화·흡수력이 제대로 작동하고 있을 때는 종

---

43. '국가건강정보포털'에 의하면, "건강기능식품은 일상 식사에서 결핍되기 쉬운 영양소나 인체에 유용한 기능을 가진 원료나 성분을 사용하여 제조한 식품으로 건강을 유지하는 데 도움을 주는 식품이다. 식약처는 동물실험, 인체 적용시험 등 과학적 근거를 평가하여 기능성을 인정하고 있으며 이런 기능성 원료로 만든 제품이 '건강기능식품'이다" 라고 적고 있다. 2016년 12월 식약처장이 고시한 '건강기능식품 기능성 원료 인정현황'에 의하면 28종의 영양소, 67종의 기능성 원료가 그 기능성을 인정받고 있으며, 별도로 인정한 원료 또는 성분이 263종에 달한다.

합영양소를 반드시 포함하여야 한다. 그 이유는 많은 건강프로그램 대상자는 스트레스, 불규칙한 식사습관, 과도한 약물 복용, 환경오염, 음주와 흡연, 신진대사의 약화 등으로 영양의 불균형이 심각하기 때문이다.

이때 '품질 좋은' 종합영양소, 각종 기초영양소 및 기능성 영양소 제품을 선택하여야 하는데 그 최선의 선택기준은 다음과 같다. 이들 중 어느 하나의 기준이라도 흠결이 생기면 좋은 영양소가 될 수 없음을 알아야 한다. 이것은 '최적의 건강'을 위해서 절대로 양보해야 할 부분이 아니다.[44)]

첫째, 모든 영양소는 천연의 원료로 만들어져야 한다. 이 천연의 원료로 영양소를 만들기 위해서는 원료의 재배지가 필요하다. 하지만 유수의 건강식품 제조회사라 하더라도 여러 가지 이유로 자사 보유의 농작물 재배지 등 가지고 있지 못한 것이 현실이다. 결국 영양소의 원료를 타 회사에서 공급받아야 하는데, 이 경우 선택기준 2번째의 조건을 과연 충족시킬 수 있을지 의문이 든다.

둘째, 모든 영양소는 무농약, 무비료 그리고 non-GMO 제품이어야 한다. 그러기 위해서는 원료가 되는 씨앗의 관리부터 재배 그리고 포장에 이르는 일련의 공정에 친환경적인 시스템하에서 생산되어야 한다. 그래서 세계보건기구가 제정한 'GMP의 규칙을 준수하는가?'는 매우 중요한 객관적인 품질조건이라 하겠다.

셋째, 신진대사에 핵심 역할을 하는 5종류 이상의 비타민B군을 포함해야 한다. 그 이유는 인체의 세포 대사에서 매우 중요한 역할을 하는 비타민B군은 여러 종류가 복합적으로 있어야만 시너지효과를 수행하기 때문이다.

넷째, 식물 내재영양소(phytofactors)가 반드시 포함되어 있어야 한다. 비타민이나 미네랄이 인체의 대사 작용에 필수적 요소이기는 하지만 여러 가지가 함께 있어야 시너지 효과를 발휘한다. 나아가 식물 내재영양소의 효과도 자체의 긍정적인 작용이 있지만, 비타민 및 미네랄과 함께 인체의 생리작용을 도우므로 여러 가지 성분들이 함께 영양소 속에 있어야 한다. 2009년 한국식품과학회 학술대회에서 서영준 교수(서울대)가 "산화 스트레스에 의해 유도되는 심장병, 퇴행성 뇌질환, 암과 같은 각종 만성질환에 대하여 과일이나 야채에 많이 들어있는 식물 내재영양소는 그 발병률을 감소시킨다."고 말한 것은 식물 내재영양소의 효용성이 질병의 치유에까지

---

44. 캐나다의 생화학자인 맥윌리엄(Lyle Macwilliam) 박사는 미국과 캐나다에서 시판되는 1,500개의 제품을 통하여 18개의 평가 기준을 만들었는데 주요 내용은 ① 얼마나 천연에 가까운가? ② 순도가 어느 정도인가? ③ 파이토케미컬이 있는가? ④ 효과의 증거(ORAC)는 있는가? ⑤ 전문가 그룹에서 처방하는 영양소인가? 등이다.

관여함을 의미한다.

다섯째, 철분과 비타민A의 함량이 적절하게 들어 있어야 한다. 아무리 인체에 좋은 영양소라도 무분별하게 많이 섭취하는 것은 인체의 항상성을 무너뜨리는 중요 요인으로 작용한다. 철분의 과잉섭취는 소화불량, 동맥경화, 기형아 출산이나 발암의 요인으로 작용할 수 있다. 그리고 비타민A는 지용성이기 때문에 과잉섭취하게 되면 복통, 만성두통, 췌장 비대, 태아 기형 그리고 각종 염증의 원인이 될 수 있다. 이러한 이유로 각 개인의 평상시 식습관을 고려한 영양소의 섭취가 이루어져야 한다. 또 여기서 한 걸음 더 나아가 한국인의 체질, 식습관 및 영양 상태를 감안하여 영양소가 만들어지면 더욱 좋을 것이다.

여섯째, 인체에 해로운 보존제, 착색제, 인공감미료 및 인공 향 등의 합성 첨가제가 없어야 한다. 식품이나 영양소의 원료가 천연에 가까울수록 그것으로 만든 영양소의 보존 기간이 짧거나 고유의 특별한 맛이 있을 수밖에 없다. 이러한 이유로 각종 화학 합성물질을 첨가하여 보존 기간을 늘리거나 입맛에 맞게 제조해서는 안 될 것이다.

일곱째, 천연의 원료 속에 들어있는 중금속 등 유해 물질을 제대로 제거하고 있는가의 부분도 영양소의 까다로운 선택기준에 반드시 포함되어야 한다. 또 천연의 원료를 추출하기 위해서 화학물질을 첨가하는 공정이 많이 이루어지는데 이러한 사실에 관해서 관심을 가지고 또 알아야만 건강을 지킬 수가 있을 것이다.

건강프로그램 대상자는 이러한 영양소의 고용량 섭취 외에도 부가적인 건강요법도 함께 실천해야 하는데, 천일염 먹기, 좋은 물 먹기, 1일 2식, 꼭꼭 씹어 먹기, 온열요법, 유·무산소 운동 및 숙면 취하기 등이 그것이다. 건강프로그램이 성공하기 위해서는 영양의 불균형을 정상화하는 것도 중요하지만, 이러한 부가적인 건강요법도 반드시 실천해야 효과가 배가된다는 점을 명심해야 한다.

## (2) 건강프로그램별 필요 영양소

'개인 맞춤형 건강프로그램'에는 아건강 상태에 있는 장부나 조직·기관을 치유하고 재생시키는데 필요한 기초 또는 기능성 영양소를 적절한 방법으로 섭취하게 할 수 있는 영양요법이 가장 기본에 놓여 있다. 이 프로그램에서는 앞에서 언급한 대로 최적의 영양소를 선택하여 개인 맞춤형으로 진행하는 것인데, 위장관 건강이 저하된 대상자를 제외하고는 모두 기본 영양소가 포함되면 굉장한 치유 효과를 확인할 수 있을 것이다.

또 위장관 건강프로그램 대상자도 위장관의 상태를 정상으로 개선한 다음에는 당연히 종합영양소를 포함한 기본 영양소를 섭취해서 인체의 자연치유력을 높이는 데 주력해야 한다. 그러므로 이 건강프로그램은 대상자의 나이, 성별, 체중, 장부의 상태 또는 재정적인 여건까지 고려하여 종합적인 판단을 기준으로 짜야 할 것이다.

이하는 인체의 장부와 기관의 미병 상태를 개선하고 자연치유력을 높이기 위한 '개인 맞춤형 건강프로그램'에 필요한 영양소들을 나열한 것이다.

① 위장관 건강프로그램 : 종합영양제, 단백질, 마그네슘, 셀레늄, 아연, 칼슘, 비타민B군, 비타민C, 비타민E, 유산균, 식이섬유, 밀크씨슬, 빌베리, 알리신, 카로티노이드, 포도씨 추출물

② 심혈관 건강프로그램 : 종합영양제, 단백질, 오메가3, 마그네슘, 셀레늄, 철분, 칼슘, 비타민B군, 비타민C, 비타민D, 비타민E, 감마리놀렌산, 레시틴, 밀크씨슬, 알리신, 징코, 카로티노이드, 코엔자임Q10, 키토산, 포도씨 추출물

③ 간담 건강프로그램 : 단백질, 오메가3, 셀레늄, 칼슘, 비타민B군, 비타민C, 비타민E, 유산균, 식이섬유, 감마리놀렌산, 감초, 강황, 레시틴, 밀크씨슬, 식이 유황, 알리신, 옥타코사놀, 카로티노이드, 키토산

④ 혈당 건강프로그램 : 단백질, 오메가3, 마그네슘, 셀레늄, 아연, 칼슘, 크롬, 비타민B군, 비타민C, 비타민D, 비타민E, 유산균, 식이섬유, 감마리놀렌산, 빌베리, CLA, 알리신, 징코, 카로티노이드, 키토산

⑤ 신장 건강프로그램 : 단백질, 오메가3, 마그네슘, 셀레늄, 아연, 요오드, 칼슘, 비타민B군, 비타민C, 비타민D, 비타민E, 유산균, 식이섬유, 감마리놀렌산, 밀크씨슬, 빌베리, 알리신, 카로티노이드, 케르세틴, 키토산, 크린베리, 포도씨 추출물

⑥ 폐 건강프로그램 : 단백질, 오메가3, 마그네슘, 셀레늄, 아연, 칼슘, 비타민E, 유산균, 식이섬유, 감마리놀렌산, 레시틴, 밀크씨슬, 알리신, 징코, 케르세틴

⑦ 뇌 건강프로그램 : 단백질, 오메가3, 마그네슘, 셀레늄, 칼슘, 크롬, 비타민C, 비타민D, 비타민E, 유산균, 식이섬유, 감마리놀렌산, 레시틴, 밀크씨슬, 빌베리, 알리신, 옥타코사놀, 징코, 카로티노이드, 케르세틴

⑧ 뼈 건강프로그램 : 단백질, 오메가3, 마그네슘, 붕소, 셀레늄, 칼슘, 비타민C, 비타민D, 비타민E, 유산균, 식이섬유, 알리신, 카로티노이드

⑨ 관절 건강프로그램 : 단백질, 오메가3, 마그네슘, 셀레늄, 칼슘, 비타민C, 비타민D, 비타민E, 감마리놀렌산, 강황, 글루코사민, 보스웰리아, 생강, 식이 유황, 알리신, 옥타코사놀, 카로티노이드, 케르세틴

⑩ 여성 건강프로그램 : 단백질, 오메가3, 마그네슘, 셀레늄, 아연, 칼륨, 칼슘, 비타민B군, 비타민C, 비타민E, 감마리놀렌산, 스피룰리나, 징코, 카로티노이드, 포도씨 추출물

⑪ 남성 건강프로그램 : 단백질, 오메가3, 마그네슘, 셀레늄, 아연, 칼슘, 비타민C, 비타민D, 비타민E, 감마리놀렌산, 밀크씨슬, 쏘팔메토, 알리신, 옥타코사놀

⑫ 면역 프로그램 : 단백질, 셀레늄, 아연, 비타민B군, 비타민C, 비타민E, 유산균, 식이섬유, 알리신, 카로티노이드

⑬ 피부 건강프로그램 : 단백질, 오메가3, 셀레늄, 아연, 크롬, 비타민A, 비타민B군, 비타민C, 비타민D, 비타민E, 유산균, 식이섬유, 감마리놀렌산, 밀크씨슬, 알리신, 카로티노이드, 키토산

⑭ 비만 프로그램 : 단백질, 오메가3, 칼슘, 비타민C, 감마리놀렌산, 글루타치온, CLA, HCA, 카테킨, 키토산

⑮ 임신 프로그램 : 단백질, 오메가3, 셀레늄, 아연, 비타민B군, 비타민C, 감마리놀렌산, 밀크씨슬, 인삼, 카로티노이드, 코엔자임Q10

⑯ 탈모 프로그램 : 단백질, 오메가3, 칼슘, 마그네슘, 구리, 셀레늄, 아연, 비타민B군, 비타민C, 감마리놀렌산, 밀크씨슬, 빌베리, 천연 샴푸 등 두피 건강 제품

⑰ 수험생 건강프로그램 : 오메가3, 마그네슘, 칼슘, 비타민C, 유산균, 식이섬유, 레시틴, 빌베리, 옥타코사놀, 카로티노이드

⑱ 어린이/청소년 건강프로그램 : 단백질, 마그네슘, 칼슘, 비타민B군, 비타민C, 비타민D, 유산균, 식이섬유, 밀크씨슬, 빌베리, 카로티노이드

⑲ 불면증 프로그램 : 단백질, 마그네슘, 칼슘, 비타민B군, 비타민C, 비타민D, 유산균, 식이섬유, 알리신, 키토산

⑳ 머슬 케어 프로그램 : 단백질, 칼슘, 마그네슘, 셀레늄, 비타민C, 비타민D, 비타민E, 알리신, 옥타코사놀, 코엔자임Q10

㉑ 잇몸 건강프로그램 : 단백질, 셀레늄, 아연, 칼슘, 비타민A, 비타민B군, 비타민C, 유산균, 식이섬유, 카로티노이드, 케르세틴, 코엔자임Q10, 포도씨 추출물

㉒ 대사증후군 프로그램 : 종합영양소, 단백질, 오메가3, 마그네슘, 셀레늄, 아연, 칼슘, 비타민B군, 비타민C, 비타민D, 비타민E, 비타민K, 감마리놀렌산, 글루타치온, 밀크씨슬, 스피룰리나, CLA, 징코, 카르티노이드, 케르세틴, 코엔자임Q10, 클로렐라, 포도씨 추출물

### (3) 호전반응

### 1) 호전 반응이란?

인체가 필요로 하는 영양물질을 과량으로 섭취하게 되면 생체 기능이 빠르게 조절되기 시작한다. 이때 왜곡된 건강상태가 바로 잡히면서 체내의 여러 곳이 좋은 방향으로의 반응이 일어나게 된다. 이 반응을 호전반응(好轉反應)이라고 하며, 화학 약물섭취 시 일어나는 부작용과는 다른 개념이다. 이 호전 반응은 천연물질이 인체 내에 작용하여 중추 신경, 자율신경, 신체 면역기능, 호르몬과 소화효소 액의 분비를 촉진, 억제하여 생체조절기구들을 변화시키는 과도기적 반응이다. 또 영양이 고갈된 상태에서는 숨겨져 있던 몸속의 여러 문제가 몸 밖으로 표출되면서 일어나는 반응이기에 명현(瞑眩)반응이라고도 하다.

다시 말하면 몸에 있는 축적된 독소나 나쁜 노폐물이 빠져나갈 때, 나빴던 곳이 좋아질 때 그리고 노폐물로 막힌 피의 흐름이 뚫어졌을 때 잠자고 있던 세포가 되살아나면서 생기는 반응이다. 그러나 호전 반응을 느끼는 증상과 시기는 사람마다 각양각색으로, 심하게 나타나는 사람도 있고 전혀 없는 사람도 있다. 천연 영양소를 고용량 또는 초고용량으로 섭취하면서 건강프로그램을 진행하게 되면, 보통 3~5일 이내 1~2주 늦은 사람은 1~2개월이 지나면서 약 40% 이상이 호전 반응을 겪게 된다. 이 호전 반응은 강할수록 치유 효과는 더욱 높아지므로 꾸준히 영양물질을 섭취해야만 하며, 호전 반응이 끝나가면서 몸 상태는 더욱더 좋아진다.

호전 반응이 나오기 쉬운 병으로는 신장병, 위장병, 알레르기 체질, 아토피성 습진, 두통, 변비, 류머티즘 관절염, 당뇨병, 갱년기 장애 등이다. 체내에 독소가 많거나, 동물성 지

방, 당분, 자극적인 음식을 좋아하는 사람, 식품 첨가물이나 약품 등을 많이 섭취하였던 사람들은 더 혹독한 대가를 치러야만 한다. 다른 시각으로 호전 반응을 본다면, 몸속에서는 호르몬 밸런스, 자율신경 밸런스, 대사계의 영양 밸런스 또는 급격한 에너지 대사의 증대 등이 원인이 되어 일어나는 현상이다. 또 몸 밖에서 온 스트레스, 화학물질, 오염된 공기 또는 운동 부족 등으로 왜곡된 몸을 정상화하기 위한 인체의 항상성 회복과정인 것이다.

## 2) 질병에 따른 호전반응

많은 양의 영양식품이 체내에 들어가게 되면 다양한 형태의 호전 반응이 일어나게 된다. 즉 일시적으로 상황이 악화되는 것처럼 보이는 반응, 질병에 따른 특이한 반응, 처음에는 작게 시작하여 점점 더 증상이 심해지는 반응, 그리고 증상이 없어졌다가 다시 생기는 반응 등의 다양한 반응이 있다.

질환별로 발생하는 호전 반응을 구체적으로 나열하면 다음과 같다.

| 질 환 | 호 전 반 응 |
| --- | --- |
| 산성 체질 | 하루 종일 졸리거나 갈증이 생긴다. 혀끝과 목이 마르면서, 잦은 소변과 방귀가 나올 수 있다. |
| 고혈압 | 머리가 무겁고, 어지러운 상태가 1~2주간 지속될 수 있으며, 눈이 충혈되기도 한다. |
| 혈액 부족 | 체질에 따라 가벼운 코피가 생긴다(여성에게서 많이 나타남). 갈증을 느끼거나 밤에 꿈을 많이 꾸게 된다. 윗배에 불편한 느낌이 올 수 있다. |
| 위가 나쁘거나, 소화 기능이 약함 | 가슴앓이가 생기고 식욕이 떨어진다. 명치끝이 갑갑해지고, 뜨거워지며, 음식을 섭취할 수 없는 상태이거나 아픈 부위의 통증이 생긴다. 갑갑증을 느껴지고, 뱃속이 쾌적하지 못하며 구토 증세가 나타난다. |
| 위궤양 | 아픈 부위가 일시적으로 더 아플 수도 있다. |
| 위하수 | 심한 구토증이 있다. |
| 장이 나쁜 경우 | 설사 증상이 생긴다. |
| 간장 장애 | 나른함, 구역질, 만성피로, 소화불량, 및 구토가 있다. |
| 간 경화 | 혈변이나 식도 출혈의 가능성이 있다. |
| 신장병 | 단백뇨, 혈뇨, 만성피로, 전신 또는 얼굴 부종이 생긴다. |
| 당뇨병 | 일시적으로 소변이 많이 나오거나 손발이 붓는다. 배설하는 당분의 양이 많아지고, 무기력한 상태가 나타난다. |
| 치질 | 일시적인 출혈이 있을 수 있다. |

| | |
|---|---|
| 만성 피로, 잦은 눈 충혈 | 구토, 피부가 간지럽고, 물집이 생기는 경우도 있다. 배변 시에 혈변이 나올 수 있다. |
| 소변이나 생리기능 이상 | 얼굴에 물집이나 여드름이 생길 수 있다. 다리가 경미하게 붓는 증세가 나타날 수 있다. |
| 여드름이 심함 | 초기에는 많아지지만 서서히 없어질 수 있다. |
| 기관지가 약함 | 갈증, 어지러움, 구토, 가래를 쉽게 토해내지 못하는 현상이 있다. |
| 호흡기 이상 | 가래가 많이 생김. 우윳빛 또는 누런색 가래가 나올 수 있다. |
| 정신적 스트레스 | 잠을 쉽게 잘 수 없고, 흥분되는 느낌이 나타날 수 있다. (밤에 음식 먹는 것을 피하는 게 좋다.) |
| 고혈압, 신장염, 신경 장애, 간장 및 내장 장애, 부인병 | 발열 현상이 생긴다. |
| 피부(알레르기, 아토피, 여드름 등 ) | 몇 번에 걸쳐서 반복적으로 나타날 수 있다. |
| 대장의 활동이 약함 | 변비가 생긴다. |
| 위와 비장, 소장 이상 | 설사증세가 온다. |
| 약물 과다복용 | 두드러기, 피부 발진 등의 배설반응이 생긴다. |
| 무좀, 습진 | 더 심해지고, 피부가 벗겨지며 서서히 없어진다. |
| 생리통, 생리불순 | 피곤, 나른함, 배가 아플 수 있다. |
| 혈액순환(고혈압, 저혈압) | 어깨, 머리가 아픔, 발열, 손발이 저린다. |
| 수술 환자 | 수술 부위에 부종이 생긴다. |
| 교통사고 환자 | 환부가 저린 증상, 통증이 있다. |
| 신경통 | 환부의 통증, 팔다리가 저린다. |
| 요산 과다증 | 전신이 아프고, 증상의 정도에 따라 예전과 다른 반응이 온다. |
| 변비 | 변비가 더 심해질 수 있다. |
| 류머티스 관절염 | 환부가 더 아플 수 있다. |
| 축농증 | 콧물의 양이 많고 진해진다. |
| 통풍 | 무력감이나 통증이 올 수 있다. |

## 3) 호전 반응과 부작용의 차이점

호전 반응은 특정 영양소를 고용량으로 섭취하여 나타나는 반응이기 때문에 그 영양소를 먹지 않고 1~2일 정도 지나면 원상태로 돌아온다. 하지만 약이나 화학 물질을 복용하여 혈액 내로 흡수되어 생기는 부작용은 약물을 끊어도 계속 악화되는 현상이 일어난다.

## 4) 호전 반응이 나타날 때 대처방법

첫째, 일상 활동에 큰 지장이 없으면, 호전 반응이 다소 있더라도 영양소를 계속 섭취하는 것이 좋다. 체내 독소가 많거나 인체 기능 저하가 심할수록 혹독한 호전 반응을 겪을 수 있다는 점을 사전에 충분히 인지할 필요가 있다.

둘째, 반응이 1주일 이상 강하게 지속되어 많은 불편을 느끼는 경우 3~7일 정도 중단하거나, 섭취량을 줄이면 심한 호전 반응이 줄어들거나 없어지는 경우가 많다.

셋째, 호전 반응은 나타난 후 대부분 1주일 이내에 사라지나, 2~3개월 지속되는 경우도 있고, 드물게는 1년 이상 반응이 나타났다 사라졌다를 반복하는 경우도 있다. 해당 영양소의 지속적인 섭취와 기타 보조 건강요법을 진행하게 되면 해독능력의 향상과 함께 서서히 호전 반응의 강도도 줄어들게 될 것이다.

넷째, 호전 반응이 일어나기 쉬운 알레르기 체질은 식품이나 여러 가지 생활물질, 환경 변화에 따라 반응하기 쉬운 민감한 몸이다.

다섯째, 단식을 할 때는 무엇보다도 건강해진다는 믿음과 즐겁고 유쾌한 마음을 가지면서 호전 반응을 즐겨야 빠른 효과를 볼 수 있다. 호전 반응이 심할 때는 꿀과 따스한 물 그리고 양질의 천일염을 함께 먹으면 견디기가 훨씬 쉽다.

# 07
## 자연치유 건강법

1. 좋은 소금 먹기

2. 좋은 물 먹기

3. 현미식과 채식

4. 1일 2식 건강법

5. 3일 단식과 기적의 간청소

6. 영양요법

7. 온열요법

# 제7장 자연치유 건강법

## 1. 좋은 소금 먹기

### (1) 생명의 균형, 소금

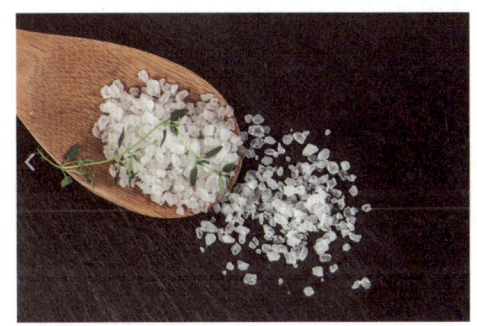

　맑은 공기, 좋은 물, 좋은 먹거리, 적당한 육체적 활동 그리고 긍정적인 사고 등은 우리 인간이 건강한 삶을 유지하게 하는데 필수적인 요소이다. 이 중 '좋은 먹거리' 속에는 반드시 '좋은 소금'이 포함되어 있어야 한다. 하지만 현대의학에서는 '소금이 건강에 해롭다'고 끊임없이 강조하고 있으니, 이런 정보를 믿고 오랜 기간 소금을 적게 먹으면 우리 인체는 다양한 반응으로 소금의 부족을 호소하게 된다. 그러므로 적절한 소금의 섭취는 '좋은 먹거리'의 기준을 정하는 필요충분조건이 되어야 한다. 일반적으로 의사들이 고혈압 진단을 내리면서, 제일 먼저 소금의 섭취량을 줄이라고 한다. 소금이 혈압상승의 주범이라는 것인데, 엄밀하게 말한다면 여기서 소금이란 나트륨(natrium; sodium)을 의미한다. 이 나트륨이 수분을 과다 흡수하여 혈압을 높이기 때문에 많은 사람이 나트륨과 소금을 같이 취급하고 있다.

　사실 소금이 고혈압의 주원인이라는 주장은 처음부터 오류가 있었다. 즉, 1954년 루이스 다알(Lewis K. Dahl) 박사가 '소금을 매일 쥐에게 먹였더니 고혈압이 생겼다'고 하는 연구에서, 소금이 고혈압 원인이라는 믿음이 시작된 것이다. 이 연구의 가장 큰 오류는 쥐에게 먹인 소금의 양이 인간을 기준으로 보면 일일 섭취량의 50배에 해당하는 500g이었으며 또 나트륨만 있는 정제염이었다. 하지만 이 오류 있는 연구 결과가 정설로 받아들여졌다. 그러나 최근에 와서 미국에서는 학회 등을 통해 '소금의 오명'이 많이 벗겨졌지만, 우리는 여전히 그 믿음을 반복 재생산하고 있다. 그러므로 이 소금이 인체에 나쁜 물질이라는 인식에서 하루빨리 탈피해야 한다. 병원에서 환자의 수분 섭취가 쉽지 않거나 심한 탈수 증세가 있을 때는 식염수를 공급한다. 이 식염수에는 0.9%의 염화나트륨이 들어있기 때문에 혈관 내에 직접 들어와도 쇼크 등 부작용이 없다.

소금에 많이 함유된 나트륨은 인간을 포함한 동물들의 정상적인 생명 활동에 필요한 삼투 유지라는 막중한 역할을 하고 있다. 즉, 인체의 항상성 요소 중 '적정 나트륨 농도'가 있는데, 짠 음식을 먹고 혈중 나트륨 농도가 올라가게 되면 자연스럽게 물을 찾게 되는 것은 이러한 이유 때문이다. 당연히 적정 나트륨의 농도를 맞춘 이후 남은 나트륨은 소변의 형태로 배설하게 된다. 나아가 모든 세포에는 인슐린 호르몬이 자극하는 나트륨-칼륨 펌프(Na+/K+ pump)라는 길항 기관이 작동하고 있어서 인체는 또 하나의 항상성인 혈압을 일정하게 유지하고 있다. 이러한 항상성은 자율신경계와도 밀접한 관련이 깊다. 즉 나트륨은 교감신경을 우세하게 하는데, 칼륨, 칼슘 그리고 마그네슘 등의 미네랄은 그와 반대로 부교감신경을 우세하게 만든다.[01] 우리 인체는 외부의 환경에 맞춰 교감신경과 부교감신경이 길항 작용을 하면서 균형을 유지하고 있는데, 여기에 나트륨과 칼륨 등의 미네랄이 가장 핵심적인 기능을 한다.[02]

나트륨의 또 하나의 중요성은 영양소의 흡수와 관계가 있다는 점이다. 특히 인체의 에너지대사에 필수적인 포도당을 세포에 흡수시키는 기제에는 역시 미네랄 농도 차이에 의한 삼투압의 원리가 작동하고 있다. 예컨대 뇌혈관에 충분한 당이 존재해도 반드시 뇌세포로 당이 운반되지 않는다. 그 이유는 뇌 모세혈관은 인체의 다른 조직의 모세혈관과는 달리 혈관 벽을 구성하는 세포 사이의 구멍이 없이 완벽하게 봉합되어 있기 때문이다. 그래서 물이나 수용성 물질의 이동을 위한 별개의 시스템이 필요하다. 작은 물 분자는 인지질 분자 사이나 물의 출입을 조절하는 단백질인 아쿠아포린(aquaporin)을 통과하여 세포에 흡수되며, 포도당은 이른바 '나트륨-포도당 동시 수용체'라는 고도로 선택적인 막-결합 운반체에 의하여 수송된다. 또 뇌세포에 사용될 당[03]을 운반하기 위하여 적당량의 나트륨, 즉 소금이 항상 필요한 것이다.

이러한 소금의 역할은 신장에서 더욱 두드러진다. 신장은 하루 180리터의 혈액을 여과한다. 여과된 혈액 중 99%는 재흡수되는데, 이 중에서 80%는 능동적인 역할을 하는 나트륨에 의해 근위 세뇨관과 헨리 고리(Henle's loop)에서 재흡수되며 나머지 20%는 항이뇨

---

01. [생활 속 면역강화법], 아보 도오루 지음, p.130.
02. 인체의 세포 내(액)에는 나트륨과 칼륨의 비율이 0.9:1의 비율로, 세포 외(액)에는 나트륨과 칼륨의 비율이 30:1의 비율로 존재하면서 미네랄의 항상성을 유지하고 있다. 인체 전체로 본다면 나트륨:칼륨:칼슘:마그네슘은 47:50:2:1의 비율로 존재한다. 정상인의 경우 나트륨 농도가 0.9%, 암 환자는 0.8~0.4%의 농도를 유지하고 있다. 이에 비하여 일반 포유동물의 나트륨 농도는 0.4%이며, 세균과 바이러스의 나트륨 농도는 0.4~0.2%이다.
03. 아미노산의 흡수에도 나트륨이 필요하며, 나트륨이 부족하면 치매에 걸릴 가능성이 크다.

호르몬에 의해서 원위 세뇨관과 집합관에서 재흡수된다.[04] 특히 근위 세뇨관에서는 많은 양의 수분, 포도당, 아미노산, 염소, 요소 등이 재흡수되는데, 이 모든 재흡수는 나트륨에 의해 이루어진다는 사실이다. 그래서 나트륨이 부족하면 포도당과 아미노산의 배설량이 늘어나는 등 다양한 형태의 신부전이 발생하는데, 이들은 당뇨나 단백뇨 등의 전조증이라 할 수 있다.

이처럼 인체의 모든 생화학적 반응에는 수분과 함께 나트륨과 칼륨을 포함한 미네랄, 즉 소금이 관여하고 있다. 나아가 인체의 수분 보유조차 전적으로 소금에 의해 조절되고 있으니, 건강한 삶을 위하여 적절한 소금 섭취의 중요성을 아무리 강조해도 지나치지 않다. 미국 고혈압학회 회장이었던 데이비드 맥캐런(David A. McCarron) 박사는 "소금 섭취는 뇌가 결정할 문제이지 정책적으로 관여할 일이 아니다."고 했으며, 심혈관 전문가인 제임스 디니콜란토니오(James Dinicolantonio)[05]는 그동안 발표된 소금 관련 연구 논문들을 분석하여 다양한 반증 사례를 들고 있다. 특히 그는 소금 섭취가 많은 나라에서 오히려 고혈압, 관상동맥, 심혈관계 질환 발병률이 낮고 그에 따른 사망률도 매우 낮다면서, 미국의 저염식 정책을 강도 높게 비판한다. 소금 제한이 마치 누구에게나 해당되는 건강지침인 것처럼 학계와 정부, 보건 당국이 주장해 왔지만 이는 사실과 전혀 다르며, 죄책감을 버리고 진짜 건강을 위해서는 소금 섭취를 지금보다 늘려야 한다는 것이다. 채수완 전북대 의대 교수는 '나트륨 하루 2g 미만 섭취 제한은 고혈압, 당뇨 환자뿐 아니라 일반인에게도 심혈관계 질환의 사망률을 증가시킬 수 있다'고 하면서 저염식 식단을 재고해야 한다고 강조한다.[06]

물과 소금의 중요성을 설파한 뱃맨겔러지(F. Batmanghelid, M.D.) 박사는 소금의 특별한 기능들을 '놀라운 기적'이라고 하면서 다음과 같이 적고 있다.[07]

① 소금은 강력한 항히스타민제로 천식 완화에 사용할 수 있다.
② 소금은 몸을 위한 강력한 스트레스 저항요소다.
③ 소금은 세포, 특히 뇌세포에 쌓이는 과도한 산성 물질을 추출해낸다. 알츠하이머병에 걸리고 싶지 않으면 소금 섭취를 제한해서는 안 되며 이뇨제의 장기 복용은 삼가야 한다.

---

04. 만약 저염식을 하게 되면 신장에서 끊임없이 나트륨을 재흡수하게 되는데, 이를 설명하는 이론이 레닌-앤지오텐신-알도스테론 기전(RAAS)이다. 저염식으로 RAAS 기전을 계속 작동시키게 되면, 신장, 간, 폐 그리고 부신 기능이 저하되어서 만성질환의 원인이 된다.

05. [소금의진실 (The Salt Fix)]에서 "물이 원하는 대로 소금을 섭취하라"고 하면서, 하루에 15g 이상의 소금을 먹으라고 하고 있다.

06. [짠맛의 힘], 김은숙 외 지음, p.31.

07. [신비한 물 치료 건강법], F. 뱃맨겔러지 지음, pp.290~295 참조.

④ 소금은 신장이 소변을 통해 과도한 산성 물질을 씻어내는 데 핵심적인 역할을 한다. 체내에 염분이 부족하면 몸이 점점 더 산성화된다.

⑤ 소금은 정서장애와 애정 장애 치료에 꼭 필요하다. 우울증 발병을 예방하려면 소금을 약간 섭취해야 한다.

⑥ 소금은 뇌 속의 세로토닌과 멜라토닌 수준 보존에 꼭 필요하다. 수분과 소금이 천연의 항산화 임무를 수행하며 몸속의 독성 폐기물을 몸 밖으로 내보낼 경우, 트립토판이나 티로신 등의 필수아미노산이 화학적인 항산화제로 희생당하지 않아도 된다. 트립토판은 충분한 물과 소금이 있으면 뇌 조직으로 들어가 저장되며, 그곳에서 세로토닌과 멜라토닌, 인돌라민, 트립타민 등 필수적인 항 우울성 신경전달물질의 제조에 사용된다.

⑦ 소금은 암 예방과 치료에도 꼭 필요하다. 암세포는 산소에 의해 살해된다. 암세포는 혐기성 유기체로서 산소가 희박하고 산성이 강한 환경에서 산다. 몸에 적절한 수분과 소금이 있으면 혈액순환 용량이 증대되고, 혈액 속의 산소와 활성화되고 '유도된' 면역세포들이 암 조직까지 이르러 그것을 파괴한다.

⑧ 소금은 불규칙적 심장박동을 안정시키는 데 아주 효과적이다. 소금이 고혈압을 일으킨다는 오해와는 반대로, 실제로 소금은 물과 협력하여 혈압을 조절하는 데 꼭 필요한 요소다.

⑨ 소금은 수면조절에 꼭 필요하다. 소금은 천연 수면제다. 물을 한 잔 가득 마시고 나서 소금 몇 알을 혀에 넣고 가만히 놔두면, 자연스럽게 깊은 잠에 빠진다.

⑩ 소금은 당뇨병 치료에 필수 요소다. 혈액의 당 농도 균형을 잡는 데 도움이 되고, 혈당 수준을 조절하려고 인슐린을 주사해야 하는 사람에게 인슐린의 필요성을 줄여 준다. 물과 소금은 당뇨병과 연관된 2차적 손상 정도를 감소시킨다.

⑪ 소금은 인체의 모든 세포 속에서 수력전기 에너지 생성에 꼭 필요하다. 소금은 세포들이 에너지를 필요로 하는 부위에서의 지역적 전력 생산에 이용된다.

⑫ 소금은 잉태 순간부터 죽음에 이르기까지 뇌세포들이 살아 일하는 평생 신경세포의 의사소통과 정보처리에 꼭 필요하다.

⑬ 소금은 소화관을 통해 음식 입자를 흡수하는 데 꼭 필요하다.

⑭ 소금은 특히 천식, 폐기종, 낭포성 섬유증 환자들이 폐 속의 점액성 충전물과 끈적끈적한 가래를 없애는 데 꼭 필요하다. 소금은 점액 구조의 물리적 상태를 변화시킴으로써 점액을 유동적이고 느슨하게 만든다.

⑮ 혀 위에 소금을 얹으면 그치지 않던 마른기침이 멈춘다.
⑯ 소금은 카타르(catarrh)[08]성 콧물과 만곡부 울혈을 없애는 데 필수적이다.
⑰ 소금은 통풍과 통풍성 관절염을 예방한다.
⑱ 소금은 근육경련 예방에 꼭 필요하다.
⑲ 소금은 수면 중에 침이 입 밖으로 흐를 정도로 과다 생산되지 않게 예방하는 데 필수적이다. 과도한 침을 끊임없이 닦아내야 한다면 소금이 부족하다는 신호다.
⑳ 대부분 골다공증은 소금과 물 부족의 결과다. 인체 염분 보유량의 20% 이상이 긴 뼈(장골)들의 축대에 저장되어 있어 그 뼈에 힘을 준다. 음식에 염분이 부족할 때 뼈에 저장된 염분이 방출되어 혈액 속의 염분 함량 균형을 조절한다.
㉑ 소금은 자신감과 긍정적 자아 이미지 유지에 매우 필요하다. 이것들은 세로토닌과 멜라토닌으로 조절되는 '성격적 산출물'이다.
㉒ 소금은 성적 관심과 성욕 유지에 매우 필요하다.
㉓ 소금은 이중 턱을 줄이는 데 필수적이다. 몸에 염분이 부족하다는 것은 실제로는 몸에 수분이 부족하다는 것을 뜻한다. 침샘은 염분 부족을 감지하고도 어쩔 수 없이 침을 더 많이 생산하게 된다. 씹고 삼키는 작용을 원활하게 해야 할 뿐 아니라, 음식 분해에 필요한 물을 위장에 공급해야 하기 때문이다.
㉔ 소금은 다리와 허벅지의 정맥류와 거미 혈관 예방에 꼭 필요하다.
㉕ 천일염은 인체가 필요로 하는 80여 가지의 미네랄 원소를 함유하고 있다. 이들 미네랄 가운데 일부는 미량 원소다. 시중에서 판매하는 정제된 소금보다 정제하지 않은 천일염이 낫다.
㉖ 정제하지 않은 천일염은 동물에게 진통제와 항암제라는 사실이 입증되고 있다.
㉗ 소금은 근육 상태와 힘을 유지하는 데 필수적이다. 요실금은 방광의 요도 목(bladder neck) 약화를 초래하는 소금 부족의 결과일 수도 있다.

---

08. 소화기와 호흡기의 조직은 파괴되지 않으나, 점막이 헐고 부어오르며 삼출물이 흘러내리는 염증을 의미한다.

## (2) 좋은 소금이란?

미네랄 공급원으로서 소금이 이렇게 중요한데, 왜 인체에 나쁜 것으로 인식되었을까? 그것은 바로 정제염 때문이다. 정제염은 바닷물의 전기분해 및 이온교환 투과 막의 여과 등을 거쳐 염화나트륨(Nacl) 성분을 추출하여 수분을 제거한 인공소금으로, 일본에서 처음 개발된 것이다. 염화나트륨성분이 대략 99% 이상으로 다른 미네랄 함량은 거의 없다. 이 정제염 제조 기술이 개발된 이후 일본에서는 염전에서 채취한 천일염은 비위생적이라 여겨서 거의 모든 염전을 폐쇄하였다. 그러면서 정제염을 생산하는 사람들은 자신들이 만든 소금이 불순물이 모두 걸러진 진짜 소금이라고 주장하였다. 그러나 최근 일본에서 열리는 식품 박람회 등에서 전시되는 소금은 대부분 천일염으로, 정제염은 찾아볼 수 없다.

정제염에 버금가는 제품이 바로 재제염이다. 역시 천일염이 비위생적이라는 인식하에, 천일염을 물에 녹여 씻어낸 후 재결정을 하여 만든 소금으로 흔히 '꽃소금'이라 부른다. 이 재제염의 원료는 호주산이나 멕시코산 소금을 사용하는데 재결정을 거치면 미네랄이 거의 소실되어 버리는 것이다. '순수하고 깨끗한 소금'을 표방하는 이 정제염들은 우리 인체에 흡수와 동화작용에 여러 가지 문제를 일으키는 화학약품이다. 더구나 과다한 나트륨에 의한 수분 흡수나 엉김 방지를 위하여 첨가된 표백제, 요오드, 불소 그리고 규소산 알루미늄[09] 등의 합성화학물질은 인체에 독으로 작용할 뿐이다. 정제염의 생산 과정에서 첨가되는 화학물질은 무시한다 해도 과량의 나트륨이 인체에 들어오게 되면 결국 항상성에 문제가 생긴다. 정제염은 대량 생산이 가능하므로 값이 싸고 또 이러한 이유로 거의 모든 인스턴트 음식에는 정제염이 사용된다. 그래서 현대인의 정제염 섭취량은 늘어날 수밖에 없었고, 이것이 심혈관계 질환을 포함한 만성질환자 증가의 가장 큰 원인이 된 것이다. 그리고 나트륨이 그 주범이었지만 일반인들은 나트륨이 주성분인 정제염을 그냥 소금이란 이름으로 불렀다.

일반인들은 대부분 염분, 정제염, 암염 그리고 천일염 등을 같은 류의 소금으로 인식한다. 나아가 위의 이유로 특히 혈압상승의 주범으로 낙인을 찍어놓고 소금을 금기시한다. 다시 말하면 혈압상승의 주범은 정제염인데도 사람들은 천일염을 그것과 동일시 해왔다는 것이다. 하지만 특히 나트륨 순도 99%의 정제염과 일반 천일염은 반드시 구분해야 한다. 천일염 속에는 나트륨만이 아니고 80종류 이상의 미네랄이 들어있는데, 이들은 우리 인간만이 아니고 모든 동물의 신진대사에 꼭 필요한 영양소들이다. 히말라야의 고지에 사는

---

09. 알미늄은 맛이 쓰기 때문에 쓴맛을 없애기 위해 소금에 포도당(dextrose)을 넣는데 이것이 알레르기의 원인이 되기도 한다.

120세 장수 노인들은 버터 차에 반드시 암염 한 덩어리를 넣어 마시는데, 58세밖에 살지 못하는 (미국) 의사들은 소금이 몸에 나쁘다고 먹지 못하게 한다.

수많은 식품 가운데 인간의 생명을 유지하고 건강을 지켜나가는 데 꼭 필요한 것이 소금이다. 사람의 몸은 세월이 지나면서 낡아지는 의복과는 달리, 신진대사라는 훌륭한 소생능력을 가진 신비한 생명체다. 소금은 물과 함께 자연치유력을 발휘하고 생명 활동을 유지하는 데 중심적 역할을 한다. 좀 더 과학적으로 말한다면 소금은 세포막 사이의 전위차와 농도를 유지하고, 효소 및 에너지 활동을 포함한 모든 생명 활동에 관여할 뿐 아니라, 인간의 유전자 코드를 작동시키는 생명의 사령탑으로서도 기능하기 때문이다.[10]

### (3) 자연의 선물, 천일염

소금이 혈압상승의 주범이라고 할 때는 바로 정제염을 이야기하는 것이다. 염화나트륨은 혈압을 올리는 데 관여하는 앤지오텐신 전환효소(angiotensin converting enzyme)를 활성화하는데, 정제염처럼 99% 이상의 염화나트륨성분일 때에만 그 활성도가 높아지는 것이다. 하지만 천일염에 함유된 마그네슘, 칼슘, 칼륨 등은 혈압을 올리는 데 관여하는 나트륨의 배설을 촉진하기 때문에, 천일염을 섭취하면 오히려 혈압은 낮춰진다는 연구결과가 보고된 바 있다. 인공소금인 정제염이 아니라 자연 소금인 천일염의 섭취가 인체의 항상성 유지에 꼭 필요하다는 의미이다.

또 천일염의 섭취를 줄이고 물을 계속 많이 먹게 되면 우리 인체는 냉증을 겪게 된다. 이 냉증은 모든 병의 출발점으로서, 손발이 차거나 아랫배가 차가워지는 것이 그 대표적 증상이다. 이처럼 냉증인 사람일수록 따스한 음식인 천일염의 섭취량을 늘려야 한다. 그 양은 개개인이 처한 상황이나 환경에 따라 몸이 원하는 대로 섭취하면 된다. 예컨대, 체력 소모가 심한 날에는 무의식적으로 짠 음식을 찾게 되거나, 그 후에는 저절로 목이 마르게 되므로 물을 더 많이 마시게 된다. 이 같은 몸의 요구는 항상성을 유지하려는 우리 몸의 자연스러운 반응이다.

현대의학에서는 수분섭취가 부족하면 체내에 혈전 생성이 쉬워서 하루 2~3리터의 물을 먹으라고 한다. 염분 섭취가 적은 상태에서 수분 섭취량을 늘리면 대개는 부교감신경 우

---

10. [소금, 이야기], 함경식 외 지음, pp.70~71.

위가 극에 달해 몸이 나른해지고 활력을 상실하는 무기력증에 빠지고 만다. 특히 저염식에 채식 위주의 식단이나 고염식에 육식 습관은 체내 나트륨과 칼륨의 균형을 깨어지게 함으로써, 신장의 삼투작용은 물론이고 체내의 모든 미네랄 대사에 문제를 일으킨다. 자연 상태에서 생산되는 천일염에는 미량의 비소 등 불순물이 있지만, 인체에 치명적일 정도는 아니다. 이러한 불순물의 유해성을 강조하면서 1000℃ 이상의 고온으로 구운 죽염 및 용융소금 등이 있지만 이들은 일단 영양소의 '자연성'에서 흠결을 가진다.[11]

그런 면에서 우리나라 서남해안의 청정 갯벌 염전에서 햇빛과 바람이라는 자연의 힘으로 만든 한국산 천일염은 세계 최고의 소금이다. 15단계가 넘은 소금밭으로 만들어진 서남해안의 갯벌 염전은 단계마다 불순물 제거와 살아있는 갯벌에서 미네랄 농축이 이루어져 순도 높은 미네랄 함량을 자랑하고 있다. 이 한국산 천일염의 특징은 마그네슘의 농도가 평균 1%가 될 정도로 높은데, 이것은 미네랄 함량이 많다고 알려진 프랑스 게랑드 천일염보다 대략 2.5배 높은 수치이다. 자연에서 탄생한 천일염만이 바다 고기를 살릴 수 있다는 사실에 주목한다면, 자연에서 탄생되고 또 생명의 기운이 남아있는 천일염은 '좋은 소금'이다. 그리고 간수($MgCl_2$)를 포함하여 최대한 불순물을 제거한 천일염은 '더 좋은 소금'이다. 이러한 '좋은 소금'을 적절하게 섭취한다면 건강한 삶을 위한 중요한 터전을 만드는 길이 될 것이다.

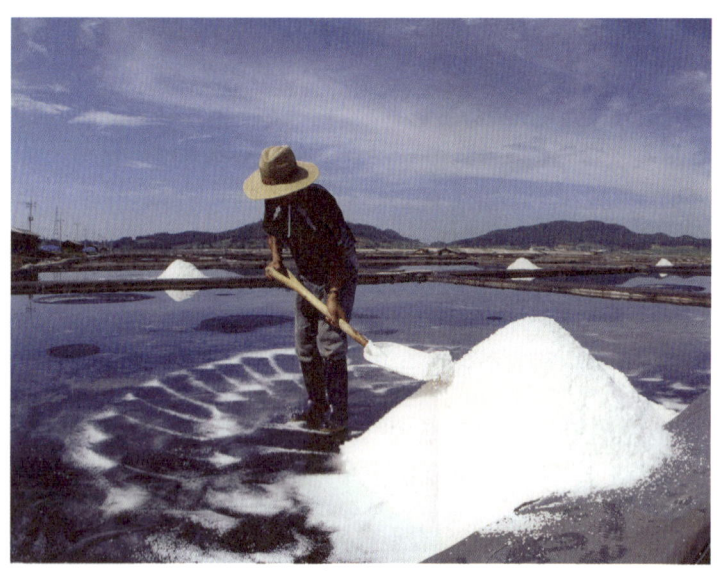

---

11. 천일염의 산도(pH)는 9.13 pH로 알칼리성, 죽염은 11.04 pH로 강알칼리성 그리고 정제염은 6.29 pH로 산성이다. 특히 구운 죽염은 식품을 발효시키지 못한다.

## 2. 좋은 물 먹기

인체 구성의 대부분을 차지하는 물은 혈액의 약 90%, 근육과 뇌의 약 75%를 차지하고 있다. 이 물은 각 세포에 산소와 영양을 공급하고 음식물의 소화·흡수와 노폐물의 배출에 작용하며 체온조절 등 모든 신진대사에 관여한 이후 땀이나 소변 등을 통해 배출된다. 이처럼 인체의 생명현상에 가장 중요한 물이 1%가 부족하면 갈증이 생기고, 5%가 부족하면 미열이 발생하며, 8%가 부족하면 내분비 기능이 중단되면서 피부가 파래진다. 또 10%가 부족하면 혀가 부풀고 신장이 기능하지 못하며 근육경련이 일어나고, 20%가 부족하면 피부가 갈라지고 인체의 조직과 기관이 제 기능을 발휘하지 못하여 죽음에 이르게 된다.

인체 건강을 위하여 물이 차지하는 역할이 이렇게 중요하지만, 대부분 현대인은 물의 중요성을 간과할 뿐만 아니라 '좋은 물'에 관한 정보 또한 제한적이다. 나아가 좋은 물을 선택하기도 쉽지 않거니와 물을 마시는 습관 또한 바람직하지 못한 경우가 많다는 점이다. 이하에서는 좋은 물에 관한 정의와 물을 마시는 요령에 관해 알아볼 것이다.

### (1) 좋은 물의 조건

우선 좋은 물은 다음의 6가지 조건을 갖추어야 한다. 이러한 조건에 어느 하나라도 빠지게 되면 그것은 좋은 물이 될 수가 없다.

첫째, 좋은 물에는 녹, 모래, 흙, 먼지 그리고 수초 등 미립자가 없어야 한다. 이러한 미립자는 대부분 간단한 정수처리를 거치게 되면 없어지는 것이다. 하지만 정수장을 떠나 가정으로 배달되는 과정에서 수도관의 부식이나 누수 등이 심하며 또 다른 오염 물질이 유입될 수 있다.

둘째, 좋은 물에는 잔류 염소가 없어야 한다. 우리가 음용하는 수돗물에는 살균제인 염소가 첨가되어 위생 상태를 유지한다. 그런데 이 염소는 그 역할을 다한 후에도 제거되지 않은 상태로 가정으로 공급되는 것이다. 염소는 감염증과 중독을 방지하는 작용을 하지만 인체에 들어가면 활성산소를 생산한다. 이 활성산소는 세포에 상처를 입혀 암세포로 바꾸고, 당뇨병과 동맥경화 같은 성인병을 유발하는 원인으로 꼽힌다. 더군다나 염소 살균 시 발생하는 트리할로메탄(THMs)은 발암물질의 일종이다.

셋째, 좋은 물에는 인체에 유해한 페놀, 벤젠, 다이옥신, 비스페놀A 그리고 농약성분 등의 유기화합물과 납, 불소, 비소, 수은, 카드뮴, 라듐 등의 무기화합물이 없어야 한다. 원래 이러한 성분들은 정수과정을 거치면서 허용치 수준으로 내려오지만, 가정으로 공급되는 배관의 이음새나 코팅 막에서도 유해 물질이 녹아 나오거나 물탱크 관리 부실 등으로 오염될 수도 있다.

넷째, 좋은 물에는 바이러스와 박테리아, 세균 같은 미생물 그리고 남조류 등에서 배출되는 독소(마이크로시스틴 등)가 없어야 한다. 또 항생제, 소염제와 같은 신종 오염 물질이나 환경호르몬과 유사한 작용을 하는 과불화화합물(PFOA, PFOS 등)과 같은 오염 물질도 없어야 한다. 우리나라의 경우는 외국과는 달리 지표수를 상수원으로 사용하고 있는데, 최근 주요 하천의 수질검사에서 감기약을 비롯한 항생제 등 잔류의약품 수십 종이 검출돼 충격을 주고 있다.

다섯째, 용존 산소가 풍부해야 한다. 그래서 일단 끓여서 식힌 물을 마시는 것은 인체에 좋지 않다. 그 이유는 끓인 물은 증류수처럼 산소가 모자라는 데다가 인체에 필요한 미네랄 역시 부족할 가능성이 크기 때문이다. 또는 끓이려고 받은 물에 행여 질산철(iron nitrate) 같은 유해물질이 섞여 있기라도 하면 끓일수록 농축될 위험마저 있다.

마지막으로 미네랄이 자연 상태로 존재해야 한다. 미네랄 중에서 칼슘, 마그네슘 등을 다량 함유하고, 염기성이며, 산화 환원 전위(어떤 물질이 산화되거나 환원되려는 경향의 세기)가 낮은 자연수라면 특히 몸에 좋은 물이다. 그래서 역삼투압 방식으로 유·무기물 모두를 완벽하게 제거한 물은 좋지 않다. 이 물은 산성을 띠는 증류수와 같으므로 계속 먹게 되면 물 자체가 인체에 치명적인 독소로 작동하게 된다. 자연계만이 아니고 우리 인체의 신진대사에도 삼투압의 원리가 작동하고 있는데, 역삼투압 방식은 자연의 이치를 역행하는 것이며 이러한 방식으로 만든 물을 마시는 것 자체가 건강한 삶을 어긋나게 하는 것이다. 혹 역삼투압 방식으로 만들어진 물은 순수한 물이니 좋은 것이라 생각할 수 있다. 그러나 이러한 산성의 증류수를 계속 마시게 되면 필연적으로 인체의 전해질 균형이 무너지게 된다. 그러면 우리 인체는 항상성을 유지하기 위해 몸속의 유효 미네랄들을 계속 빼내게 되는데, 이러한 현상이 반복되게 되면 영양의 균형이 무너져서 생기는 대사증후군 등의 치명적인 질환이 오게 되는 것이다. 이러한 산성수를 만드는 역삼투압 방식의 정수기와는 달리 '알칼리 이온수기'가 있다. 이 기기는 전기분해를 통하여 이온수가 만들어지는 원리를 이용한 것인데, 무엇보다 여기서 만들어지는 물은 pH 8.5를 초과한다. 이 알칼리수 제조기 회사에서 알칼리수가 만성 설사, 소화불량, 위산과다 그리고 위장 내 이상 발효와 같은 위장장애나 아토피 증상의 치유에 효과가 있다고 하나 그 구체적인 근거는 없다. 이미 우리나라 식약처에서 알칼리수의 일일 섭취량, 허위광고 그리고 신부전, 칼슘 배설 장애 등의 부작용과 함께 신장 질환자는 음용하지 말라는 당부를 소비자들에게 한 바 있다.

## (2) 좋은 물 마시는 좋은 습관

'좋은 물'을 마시는 '좋은 습관'은 어떤 것일까? 역시 그 기준은 인위적인 부분을 배제하고 자연의 이치를 따르는 것이다. 현대과학이 아무리 발전하였고 그 과학적 지식으로 인체 건강을 증진시킨다 하더라도, 우리 인체는 여전히 구석기 시대를 살아갔던 조상들의 모습과 크게 다르지 않다. 그렇다면 구석기 식단으로 건강한 삶을 영위하였을 우리 조상들은 어떤 방식으로 물을 먹었을까?

좀 더 논리적인 이치와 자연의 법칙에 맞게 물을 먹는 올바른 습관을 정리하면 다음과 같다.

첫째, 물은 목이 마를 때 먹는 것이 자연의 이치에 맞는 것이다. 목이 마를 즈음에 물을 마시면 벌써 늦었다는 지식은 너무 인위적이고 어쩌면 정수기 회사의 상술인지도 모른다. 그래서 물은 식전과 식후에는 가급적 섭취하지 말아야 하는데, 특히 식사 때 물을 많이 먹으면 소화액이 묽어져 소화가 잘되지 않는다. 그래서 당연히 식사 시 국물도 적게 먹는 것이 좋으며, 혹 건강보조식품을 먹더라도 최소한의 물로 먹어야 한다. 이처럼 최소한 식사 전·후 1~2시간 이상의 시간을 두고 물을 섭취하고, 음식물을 먹을 때는 물 섭취를 최소한으로 줄여야 음식물의 영양소가 제대로 소화·흡수된다. 영양소의 소화·흡수는 물론이고 세포의 신진대사 이후 생긴 부산물 즉, 노폐물의 배출 또한 수분의 섭취 시간과 밀접한 관련성이 있다. 이렇게 물을 먹어야 할 때를 지키지 않고 수시로 물을 먹게 되면 우리 인체는 신진대사 시스템을 제대로 가동시킬 수가 없어서 만성적으로 부종 등이 생기게 된다.

둘째, 동양의학의 관점에서 보면 물에는 냉기가 있는데, 과도한 물의 섭취는 우리 몸을 차갑게 해서 냉증에 원인을 둔 각종 대사성 질환을 겪게 된다. 목이 마르지도 않는데 반복적으로 물을 많이 먹게 되면 수분섭취에 취약한 인체의 장기, 특히 위장관에 문제가 생기게 된다. 위장은 수분과 냉기에 약한데 과도한 수분섭취는 위장의 소화력을 많이 떨어뜨리게 되는 것이다. 우리 인체 전반에 영양소를 공급하는 비위의 생명력은 건조함과 따스함에서 나온다.

셋째, 가급적 상온이나 따스한 물을 먹어야 한다. 물 자체가 냉기를 갖고 있어서 인체의 체온을 내리게 되는데, 오랫동안 그것도 차가운 물을 많이 먹게 되면 손발과 장이 저체온 상태에 빠지게 되어 신진대사에 문제를 일으킬 수 있다. 그렇게 본다면, 열대지방 또는 아열대 지방에서 나는 과일이나 열매 또한 냉기를 머금고 있어서 많이 섭취하게 되면 우리 인체는 냉 체질로 변하게 될 것이다. 인체는 음식물의 소화·흡수 이후에 생긴 에너지의 많은 부분을 체온 유지에 사용하게 되는데, 만약 차가운 물을 자주 섭취하게 되면 그 에너지를 체온 유지에 너무 많이 빼앗기게 되고 결국 면역기능의 저하를 불러오게 된다. 더운 지방의 사람들이 항상 따스한 차를 마시는 습관이 있다는 점을 생각할 때, 여름이라 하더라도 따스한 물을 먹는 습관 자체가 면역력을 높이는 중요한 요인이라는 점을 잊어서는 안 될 것이다.

넷째, 변비는 인체의 장부 중 폐, 대장 그리고 신장이 함께 진행하는 수분대사에 문제가 생길 때 발생하는 것이지 물이 부족해서 생긴 것이 아니다. 물 많이 섭취해서 변비가 없어졌다면 그것은 단순한 설사 현상이다. 이 정도가 되면 소변도 자주 보게 되는데, 그럴수록 복부를 차게 해서 신장·방광 등 장기의 기능을 저하시키며 이들 경락이 흐르는 발목과 종아리가 시려진다. 여름에도 양말을 신고 다닐 만큼 몸이 차가운 사람이 있다.

다섯째, 위염과 위궤양 등 위병이 있는 사람들의 경우에는 특히 물 섭취를 신중히 해야 한다. 평상시 물의 섭취량이 많거나 음식을 먹을 때 물을 함께 먹게 되면 위 속의 환경이 강산 상태를 유지할 수가 없다. 그런 환경에서는 많은 세균이 위산을 통과해서 알칼리 환경인 소장으로 들어감으로써 장 환경이 극도로 나빠지게 된다. 특히 음식 속의 미네랄은 강력한 위산에 의해서 이온화된 후 흡수되기 때문에 물의 과량 섭취를 조심해야 한다. 위장 관련 질환을 치유하기 위한 약은 원래 없으며, 염증을 없애거나 통증, 속 쓰림 등을 느끼지 못하도록 하는 일시적인 처방만 있을 뿐이다. 위의 몇 가지 방법으로 좋은 물을 섭취하고 소식을 하게 되면 기능적으로 약해진 위가 재생되고 염증이나 궤양 증세가 치유될 수 있다.

마지막으로 아침에 일어난 직후나 잠들기 전에는 반드시 한두 잔의 물을 마시는 것이 좋다. 그러면 잠들어 있는 동안 호흡이나 피부를 통한 수분 증발 때문에 혈액이 걸쭉해지는 것을 방지할 수 있다. 예로부터 선인들은 자리끼 물을 머리맡에 두어 잠자는 동안의 갈증을 해소하는 습관이 있었는데, 모두 이러한 혜안을 보여주는 것이다.

## 3. 현미식과 채식

우리가 먹은 음식은 소화와 흡수과정을 거쳐 일부는 인체의 조직과 기관이 되고, 또 일부는 에너지원이 되며 그 나머지는 다음 쓰임에 대한 예비용으로 저장된다. 이러한 일련의 신진대사 과정에는 탄수화물, 단백질, 지방은 물론이고 미네랄, 비타민 그리고 식이섬유 등 각종 영양소가 동원된다. 그 각각의 과정마다 수많은 효소와 호르몬이 관여하고 있으며, 나아가 이들이 결국은 면역기능까지 담당하고 있음은 물론이다.

특히 단백질로 만들어진 효소는 인체의 이러한 여러 대사과정에 가장 핵심적인 일꾼으로서 역할을 하고 있다. 그래서 인체 내에서 생산된 효소의 양이 부족하거나 육식이나 과식에 상응하여 소화효소가 많이 분비되게 되면 결국 대사 효소의 부족으로 대사 기능의 저하와 함께 면역력이 떨어지게 되는 것이다. 소식과 함께 음식을 꼭꼭 씹게 되면 기왕에 생산된 효소가 소화 기능보다는 대사 기능으로 전용되기 때문에 평상시 좋은 식습관이 그만큼 중요한 것이다.

여기서 한 걸음 더 나아가 현미와 채식을 하는 식습관을 가질 수 있다면 우리 몸의 대사 기능은 훨씬 좋아질 것이다. 물론 여기서 현미와 채식은 모두 생식하는 경우를 의미하는데 특정 질환자가 치료를 목적으로 하는 경우를 제외하고는 실천하기가 힘들다. 그래서 모든 끼니마다 현미와 채식을 할 수는 없지만, 회수나 양의 측면에서 적어도 절반 이상의 식사를 그렇게 할 것을 권한다.

이하에서는 현미식과 채식의 장점을 구분하여 설명하고자 한다.


### (1) 현미식의 장점

많은 현대인이 선호하는 백미식은 맛이 있고 부드럽다는 장점은 있지만, 그 영양소 면에서는 현미식에 비할 바가 아니다. 백미와 현미 속에 있는 탄수화물의 함량은 거의 비슷하지만, 현미는 백미보다 미네랄과 비타민이 거의 3~4배 정도, 섬유소는 17배로 월등히 높다. 또 현미 속에 있는 베타시스테롤, 이노시톨 그

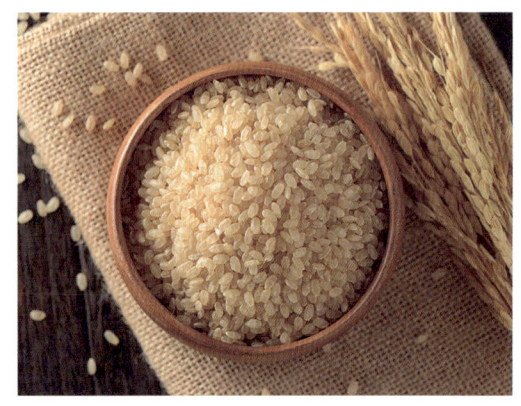

리고 피트산 등은 강력한 항암물질이다.

우선 현미의 껍질 부분에는 강한 해독 작용을 하는 피트산(phytic acid) 성분이 있어 중금속과 같은 독성 물질을 흡착하여 배출하게 한다. 나아가 피트산은 항산화 및 항암 작용이 있어 특히 대장암을 억제하고 신장 건강 및 담석증 치료에 효과가 있다. 이 피트산이 필수미네랄의 소화흡수를 방해하여 빈혈과 골다공증의 원인이 된다는 주장이 있지만, 오히려 일종의 파이토케미칼인 피트산이야 말로 우리 몸에 이로운 작용을 하고 있는 것이다.

둘째, 현미에는 베타시스테롤과 옥타코사놀 등 파이토스테롤(phytosterol)과 리놀렌산이 함유되어 있어 HDL콜레스테롤을 높여주어 동맥경화를 치유하는 데 도움을 준다. 또 비타민E가 많아 고혈압, 고지혈증 및 심장질환을 예방하게 한다.

셋째, 현미에는 신경전달물질인 '가바(GABA)'라는 성분이 있어 뇌의 흥분을 가라앉게 해서 평상심을 유지하게 한다. 또 가바는 혈압 강하의 작용도 있어 고혈압에서 발생하는 뇌졸중 등을 예방한다. 그리고 식후 혈당치 상승을 억제하여 당뇨의 수치를 조절하며, 필요 이상의 당분이 혈액 내로 흡수되지 않도록 막아 췌장을 보호한다.

넷째, 현미 속의 감마리놀렌산은 뇌세포의 손상을 방지하여 노화를 방지하며, 비타민 B군이 많아 뇌의 기능을 향상시킨다. 또 현미식은 많은 저작 운동이 필요한데, 저작 운동은 뇌의 혈류를 증가시킨다.

다섯째, 현미에 많이 들어있는 미네랄과 비타민은 피부 건강에 좋으며, 식이섬유는 소장과 대장속의 노폐물을 빠르게 배출시켜 변비를 예방하고 장을 건강하게 한다. 특히 현미 속에 많이 들어있는 리그닌(lignin)이란 성분은 지용성이기 때문에 지용성 유해 화학물질에 대한 흡착력이 뛰어나다. 그리고 이 리그닌은 대장 안에서 미생물들이 발효시킬 수가 없으므로 중금속을 흡착한 상태로 배설되는 장점이 있다. 현미는 많은 미네랄과 식이섬유를 가지고 있으므로 백미처럼 대충 씹으면 입안에서 겉돌게 되고 또 많이 씹지 않고 삼키게 되면 속이 더부룩하고 거북해져 위장에 부담을 준다. 때문에 현미식을 할 때 밥 한술마다 반드시 50번 이상 꼭꼭 씹어야 한다. 현미 생식의 경우에는 더욱더 많이 씹는 습관을 들여야 함은 당연하다. 다만 치아가 부실하거나 씹는 힘이 약하거나 또 소화 기능이 현저히 떨어지는 사람들의 경우에는 현미를 적당히 빻아서 밥을 짓거나 죽으로 만들어서 먹으면 된다. 아니면 백미에다 쌀눈이나 쌀겨를 넣고 밥을 지어 먹는 경우도 대안이 될 수 있다. 이렇게 하면 알갱이

상태로 섭취할 때보다는 못하지만 백미를 먹을 때보다는 훨씬 건강에 이롭다는 점을 알아야 한다.

## (2) 채식

많은 자연 의학자는 '질병의 80%가 잘못된 식사와 이로 인한 노폐물 때문이다'라고 주장한다. 일단 음식을 조리하면 영양가의 85% 이상이 파괴되거나 이용할 수 없게 되어 우리 몸에는 치명적이다. 조리된 음식에는 효소가 전혀 존재하지 않으며, 대부분 단백질은 파괴되거나 다른 형태로 변형되어 효소에 의해 소화되기 힘들거나 소화될 수 없다. 또 대부분 비타민은 활성을 잃어버려 조효소로 기능을 할 수가 없게 된다. 그래서 조리과정에서도 가급적 영양소의 파괴를 최소한으로 줄일 수 있는 요리법에 관심을 기울여야 한다.

췌장은 효소를 가장 많이 만들 뿐 아니라 보관창고 역할을 하며 또 십이지장으로 가장 많은 소화효소를 분비하는 기능을 한다. 음식을 익혀 먹으면 인체의 화학반응에 소모되어야 할 효소들이 췌장으로 들어와 소화기관에 분비됨으로써 생체 화학반응을 일으킬 효소가 부족하게 된다. 만성피로를 포함한 대사증후군의 증상이 일어나는 것은 채식을 적게 섭취해서 대사 효소가 부족한 것이 가장 큰 원인일 수 있다. 그래서 식탁 위의 음식 중 익힌 것들이 절반 이상을 차지하게 되면 결국 인체는 효소 부족으로 인하여 음식물이 에너지 대사로 소모되지 못할 가능성이 커진다. 그러면 남은 영양소가 지방으로 저장이 되고 또 남은 단백질은 배출되어 버려지면서 우리 몸은 효소와 미네랄·비타민 부족에 직면하게 된다. 더구나 나이가 들수록 인체는 효소의 생산력이 떨어지기 때문에 채식의 양을 늘리는 것이 건강한 삶에 도움이 될 것이다.

그렇다고 해서 무작정 채식을 많이 먹는 것도 올바른 식생활이라 할 수 없다. 야채 속에 미네랄, 비타민, 식이섬유 그리고 식물 내재 영양소가 많이 있어 인체에 유용하다고 하더라도 여전히 주식은 곡식임을 잊어서는 안 된다. 그 이유는 야채를 지나치게 많이 먹으면 혈액이나 림프액이 강알칼리 쪽으로 옮겨가려는 경향이 있기 때문인데, 그러면 만성피로와 발암의 원인이 되기 쉽다. 야채를 생으로 먹게 되면 처음에는 맛이 없는 것처럼 느껴지지만, 자주 먹으면 제 맛을 느끼게 된다. 매끼 모든 야채를 생으로 먹을 수는 없지만 하루에 한번 정도, 아니면 음식 중 절반 이상을 생으로 먹게 되면 인체의 효소를 활성화하여 해독

능력을 높일 수 있다. 또 야채를 먹을 때도 뿌리를 함께 먹는 것이 좋다. 하지만 몸이 건장하거나 비만인은 잎 부분을, 가냘프고 마른 사람은 뿌리 부분을 많이 먹는 것이 좋다. 계절적으로 여름에는 잎 부분을, 겨울에는 뿌리 부분을 많이 먹는 게 몸에 이롭다.

그리고 후식으로 먹는 과일은 어떻게 먹어야 할까? 현미 등 곡식은 주식이고, 야채는 부식이며 과일은 주로 후식으로 먹는다. 그런데 후식으로 간단하게 또 소량으로 먹어야 할 과일을 무작정 많이 먹는 경우가 많다. 이 과일은 대부분 열대 및 아열대 환경에서 생산되는 것인데, 이런 과일은 대부분 냉기가 있다. 하지만 과일이 건강에 좋다는 '단순한 지식'으로 무작정 열대 및 아열대 과일을 많이 먹게 되면 우리 몸은 냉기에 노출되기 쉽다. 신체 여러 부위에서 냉증을 느끼게 되는데, 대표적인 증상이 바로 류머티즘 관절염이다. 제철 음식을 먹어야 하는 이유와 과한 것은 몸에 해롭다는 진리를 함께 알려 주는 것이다.

또 과일의 씨 속에는 생명체가 번식하는데 필요한 필수 영양소가 골고루 들어있다. 그래서 생명 물질인 씨앗까지 먹는 것은 병을 고치는 약을 먹는 것과 같다. 실제로 과일의 씨앗은 의약품으로 지정되어 약전에 수록되어 있다. 그래서 살구씨, 복숭아씨, 자두씨, 매실씨 그리고 사과씨 등에는 항암, 조혈, 혈압조절, 진통 및 살균 효과는 물론이고 불포화지방산까지 있어 인체의 자연치유력을 높이는 데 도움을 준다고 알려져 있다.[12] 그렇게 본다면 백미보다는 현미, 익힌 채소를 먹기보다는 생채식 위주의 식단으로 바꾼다면 온전하게 효소와 미네랄 및 비타민의 적절한 활용이 이루어진다. 또 이들에 의한 체내 내사의 활성화는 단백질과 지방의 소화에도 많은 도움을 줄 것이다.

---

12. 청산배당체인 아미그달린(amygdalin)은 매실 씨, 살구씨, 복숭아씨 등에 들어있는 성분으로 살균, 진통, 항암, 혈압조절, 빈혈 그리고 면역력 향상에 도움을 준다고 알려져 있다. 암 환자가 없는 것으로 유명한 장수 지역인 훈자 지방 사람들은 살구와 살구의 씨앗을 자주 먹는다고 한다. 다만 생으로 먹게 되면 독성(청산)이 있으므로 술을 담그거나 설탕이나 소금, 식초 등으로 요리를 하면 별 부작용이 없다.

# 4. 1일 2식 건강법

2003년 8월 [워싱턴 포스트]에는 다음과 같은 기사가 실렸다.

'(미국의) 국가적 비만으로 심각해진 건강 위험에 대한 최근의 징후는 … 1970년과 2000년 사이 비만 아동의 수가 3배로 늘었다는 사실이다.'

이 '국가적 비만'은 거의 모든 선진국이 겪고 있는 쓰나미같은 현상이자 국가 경쟁력을 떨어뜨리는 최대 요인이다. 어린이든 어른이든 비만은 대사증후군의 '필연적 증상'이며 심장병, 당뇨, 고혈압, 골다공증 그리고 암의 예고편이자 동시 진행형이다. 모두 늘어난 육식, 과도한 탄수화물 섭취, 패스트푸드와 탄산음료 그리고 '든든한 아침 식사' 탓이다. 이 중 든든한 아침 식사가 주는 득실은 여전히 논란 중이다. 과연 아침을 든든하게 먹는 것이 좋은가 아니면 저녁 식사를 그렇게 하는 것이 건강에 좋은가? 그리고 전자와 후자 모두 나름의 논리를 가지고 그 유효성을 주장한다.

건강과 관련된 논의가 팽팽하게 대립될 때, 그 판단의 기준이 되어야 하는 것은 역시 '자연의 이치'이다. 자연의 섭리에 따를 때 판단의 기준이 명확해지며, 그것은 믿음으로 이어지고 나아가 진정한 건강실천법이 되는 것이다. 지구상에 존재하는 모든 생명체는 하루 24시간을 1주기로 하여 생물학적 활동을 반복하고 있다. 이른바 생물 시계 또는 생체 순환기에 의해 규칙적으로 삶을 영위하고 있다. 인간도 예외 없이 이 반복과정이 규칙적으로 이루어지고 있는데, 거기에는 다음과 같은 3가지 기본활동이 있다.

첫째는 영양분의 섭취 및 흡수과정이며, 둘째는 흡수된 영양소를 이용한 체내의 다양한 신진대사 과정이며, 셋째는 신진대사 이후 생긴 노폐물을 배출하는 과정이다. 우리가 의식하던 그렇지 않든 이 3 과정은 하루라는 시간 동안 정확하게 인체 내에서 반복적으로 진행되고 있다. 이 하루 24시간을 3가지 생체활동으로 나누면 각 8시간이며 각각 섭취주기, 대사주기 그리고 배출주기로 구분할 수 있다.

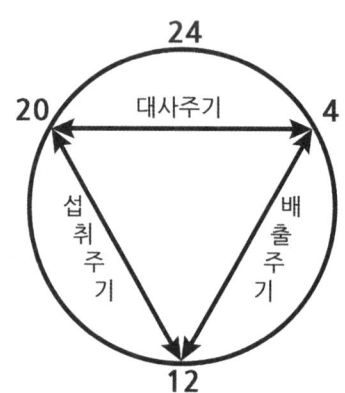

이를 좀 더 상세히 설명하면 정오부터 저녁 8시까지가 섭취주기인데 인체가 음식을 받아들이는 최적의 상태로 준비된 때이다. 다음 저녁 8시부터 새벽 4시까지는 대사주기로 영양소의 추출과 신진대사가 활발히 일어나는 때이다. 마지막은 노폐물 제거가 가장 활발히 일어나는 배출주기로서, 새벽 4시부터 정오인 12시까지이다. 여기서 가장 주목할 부분은 바로 배출주기인데, 그 이유는 많은 현대인이 고통을 겪고 있는 만성질환을 해결하는 열쇠가 여기에 있기 때문이다. 다시 말하면 대사주기 동안에 발생한 많은 노폐물과 독소를 어떻게 효율적으로 제거해서 건강한 삶을 영위하느냐는 이 배출 시기에 무엇을 하느냐와 관련이 있다는 말이다. 그리고 무엇보다 이 배출주기에 배출의 효율을 높이는 가장 좋은 방법은 많은 에너지가 소요되는 소화 과정을 쉽게 하는 것이다.

위장에서 소화가 진행되지 않으면 배출에 많은 에너지가 사용될 수 있다. 그래서 이 배출주기 시간대에는 가급적 음식물을 섭취하지 말아야 한다. 그 이유는 무언가를 먹게 되면 그 음식물이 위장에 들어서는 것과 동시에 배출 활동에 사용되었던 상당량의 에너지가 소화 활동에 전용되기 때문이다. 예를 들어 아침 7시나 8시를 전후하여 아침 식사를 한다면, 이 시간은 배출주기의 정 가운데 시간으로 배출 활동이 최고조에 달해 있을 때다. 이 시간대에 소화 활동을 시작하는 것은 이제 막 빠져나오려는 체내 독극물을 억지로 다시 몸속에 집어넣는 것과 같다. 이 시간대에는 위장의 소화 활동을 요구하는 음식은 그 어떤 것도 먹지 말라는 것이다. 혹 조금 양보한다면 위장의 소화에 부담을 주는 것들은 먹지 말라는 뜻이다. 그래서 위장에 소화 부담을 주지 않는 과일 정도는 괜찮다. 단 과일도 반드시 신선하고 가공·처리되지 않은 것을 먹어야 하기에, 껍질째의 과일이나 과일 샐러드가 가장 좋은 것이다. 하지만 이 또한 과량을 먹는 것은 좋지 않다. 열대 또는 아열대 과일에는 냉기가 있어서 너무 많은 양을 먹게 되면 우리 몸에 냉기를 축적시킨다. 무엇이든지 과한 것은 부족한 것보다는 못하다는 진리가 여기서도 당연히 적용되는 것이다.[13]

이렇게 인체의 하루 사이클에 맞는 식사법이 아침을 결식하는 1일 2식 건강법으로 니시의학(Nishi Shiki)의 기본을 이루고 있는 건강법이다. 근본적으로 소식을 권하는 니시의학에서도 조식 폐지를 권한다. 아침을 먹지 않고 점심과 저녁, 두 끼를 먹는데 점심은 오전 11시 30분경에, 저녁은 오후 5시 30분경에 하는 것을 권하고 있다. 1일 2식 식사법은 오랫동안 하루 3끼 먹어온 일반인들이 따라 하기가 쉽지는 않을 것이다. 하지만 미식과 포식의 시대에 과식으로 살찐 마음과 몸의 군살을 제거하기를 원하는 사람들에게 꼭 필요한 식

---

13. 『내 몸이 아프지 않고 잘 사는 법』, 하비 다이아몬드 지음, pp.131~139 참조.

사법이다. 이시하라 유미(石原結實) 원장은 "아침 단식은 암도 완치한다."고 하면서 1일 2식의 효용성을 강조하고 있다. 또 특별한 경우에는 1일 1식을 견지하는 건강법도 있다. 특히 소화기 계통이 좋지 않은 사람은 통곡식 등 완전식품을 섭취한다는 전제하에 '하루 한 끼' 식생활을 한다면 적정 체중의 유지는 물론이고 건강도 훨씬 좋아질 것이다.

물론 심한 공복감이 들 때 사과 등의 과일을 껍질째 반쪽 정도로 먹는다면 충분하다. 이 과일의 껍질에는 상처를 치유하거나 세포의 산화를 방지하는 항산화 효과가 있어 일석이조의 효과가 있다. 그리고 1일 1식의 경우 적절한 식사시간대는 저녁 시간이 적당하나 각자의 생활 패턴에 맞게 유동적일 수 있다. 이처럼 1일 2식이든 1식이든 지향하는 목표는 모두 같은데, 그것은 바로 소식이 건강식이라는 점이다. 이렇게 소식 건강법을 실천하면 비만, 고지혈증, 지방간, 당뇨병 그리고 통풍 등 만성질환에 시달리는 사람에게는 치유 효과까지 볼 수 있으며 그리고 평상시 건강한 삶을 영위하고 있는 사람들은 더욱 건강할 삶을 견고하게 할 수 있을 것이다.

## 5. 3일 단식과 기적의 간청소

### (1) 디톡스와 단식

대사증후군을 비롯한 현대인의 다양한 질병의 원인 중 큰 부분을 차지하고 있는 것이 스트레스와 영양의 불균형이다. 이 두 가지 요인은 끊임없이 체내에 노폐물, 즉 독성물질을 축적하게 하고 나아가 그것이 염증 물질을 발생시키면서 만성질환의 원인이 되고 있다. 만성질환자는 체내 노폐물의 배설 능력과 인체의 정화능력은 매우 낮은 수준인데, 이 배설 또는 정화능력을 높이는 최고의 수단이 바로 디톡스(detox)다. 이 디톡스는 폐, 대장, 피부는 물론이고 간이나 신장의 기능을 증대시켜 인체조직을 생물학적으로 정화하는 하나의 청소 요법으로 가장 좋은 디톡스 방법은 다름이 아니라 단식(fasting)이다.

사람은 생각하지도 않고 움직이지도 않는 완전한 수면 상태에 있을 때일지라도 일정한 영양소를 소비하지 않으면 안 된다. 즉 기초대사에 필요한 영양은 늘 공급되어야 하는 것으로, 단식 시에도 기초대사는 필요한 것이므로 체내에서는 필요한 에너지의 공급을 위한 지방조직을 분해하여 연소시키기 시작한다. 그런데 지방을 연소시키기 위해서는 포도당과 같은 당분이 필요한데, 이것들은 단식을 시작한 후에 이미 없어지기 때문에 지방 또는 아미노산의 대사산물인 아세톤, 아세토아세트산 및 부티르산(butyric acid)과 같은 케톤체(ketone body)가 생성되어 혈액으로 흘리 들이긴다. 이와 같은 현상은 단식을 시작한 지 1~2일에서 6~10일경까지도 지속되는 수가 있다.[14]

이때에는 혈액의 산성화로 인하여 공복 통증, 구역질, 무기력감, 권태, 어지럼증 등의 증상이 일어나지만, 이러한 증상들은 비교적 짧은 기간 내에 없어지고 곧 즐거운 기분으로 다시 바뀐다. 원래 케톤체는 심장, 골격근, 신장 등 다양한 장기의 일상적인 에너지원으로 이용되고 있으며, 인체에 항상 존재하는 것으로 독성이 없다. 기초대사의 많은 부분을 차지하는 골격근이나 심장의 에너지원 대부분이 지방산과 케톤체이다. 다시 말해 우리는 하루 24시간 내내 '지방산과 케톤체 에너지 시스템'을 이용해 살고 있다. 그런데도 많은 의사는 케톤체가 소변이나 혈액 중에 검출될 경우 기아라고 진단하거나 당뇨병을 악화시킨다고 설명한다. 즉 케톤체가 인체에 해롭지 않을 뿐만 아니라 오히려 중요한 역할을 하는데도

---

14. 단식을 하게 되면 우리 뇌는 케톤체를 50%, 아미노 질소를 20%, 아세트초산을 10% 그리고 포도당 20%를 연료로 사용한다.

독소나 악마처럼 생각한다.[15] 그래서 단식을 할 때 생기는 어지럼증 등의 증상에 관해 너무 두려워할 필요가 없다.

나아가 신체는 두뇌 활동과 호르몬의 분비 및 면역물질과 효소의 생산 그리고 피를 맑게 만들거나 조직 세포의 재생 등에 절대적으로 없어서는 안 될 단백질이 필요하다. 단식기간 중에는 외부로부터의 단백질 공급이 차단된 상태이므로 부득이 신체 내에 있는 자원, 즉 별로 중요하지 않은 조직 세포나 자연의 법칙으로 이미 사멸될 처지에 있는 조직 세포로부터 단백질을 공급받을 체제를 강구하는 것이다. 이 경우 이용되는 것은 병약한 조직 세포나 체내의 종양 및 유착물·수종 등의 노폐물들이다. 이 노폐물들을 이용하는 과정을 의학적으로는 '자가융해'라고 부르는데, 신체 대사의 격렬한 변화를 수반하는 단식은 이 자가융해 과정을 인간이 의식적으로 조정 또는 궁극적으로는 건강한 삶에 적용하는 것이라고 할 수 있다. 그런 의미에서 '단식'은 메스를 사용하지 않는 내장 수술로 표현되며, 신체에 상처를 남기지 않고 질병의 근원을 훌륭하게 도려내는 '자연의 의술'이라 할 수 있다.

## (2) 단식의 종류와 그 효능

건강한 삶을 목적으로 이뤄지는 단식에는 수많은 방법이 있다.

우선 물 단식법이 있는데, 이는 캐나다의 브리티시 컬럼비아대 트레보 샐럼 박사가 추천하고 있는 방법으로 역삼투압 방식으로 걸러낸 순수한 물만을 하루에 3컵씩 먹는 방식이다. 실제로 물만 먹는 이 단식만으로도 충분히 좋은 결과를 얻을 수 있다고 하지만, 청소년들에게는 권장하지 않으며 또 충분한 사전 지식과 준비가 있어야 부작용을 줄일 수 있다.

두 번째는 주스 단식법으로 수십 종의 야채와 과일을 재료로 해서 만든 액상 효소를 사용하는데, 독일이나 미국 등에서 유행하고 있다. 물만의 단식보다는 각종 영양소가 들어있는 생야채 내지 과일즙 액상 효소를 공급하는 것이 더욱 유리하다고 주장하는 영양학계의 권위자인 라그나 버그 박사의 이론에 바탕을 두고 있다. 이 방법은 몸이 약한 사람에게 권할 만하며, [혈액을 맑게 하는 건강혁명]의 저자인 이시하라 유미 원장의 당

---

15. [지방의 진실-케톤체의 발견], 무네타 테츠오 지음. p.78.

근 주스 단식법도 같은 방법이다.

세 번째는 전통음식을 통한 단식요법으로, 포도 요법, 표고버섯 요법, 감자즙 요법, 콩죽 요법, 벌꿀 단식요법, 효소 단식요법, 현미미음 단식법 등 전통음식을 섭취하는 단식법이다.

네 번째는 단기단식과 장기단식으로 구분하는데, 2~5일 정도에서 끝나는 단기요법은 바쁜 생활을 하는 직장인들이나 일반인들이 손쉽게 할 수 있는 방법으로, 전문가의 도움이 크게 필요 없는 단식법이다. 하지만 1주일 이상 진행하는 장기단식은 단식요법 전문가의 지도를 받아서 진행해야 한다. 특히 암 등 만성질환의 치유를 목적으로 하는 경우가 많은데, 단식을 시작하기 전이나 끝난 후에 특별한 관리를 필요로 한다.

영양학적인 관점에서 보게 되면, 우리가 건강하지 못한 가장 중요한 원인의 하나는 영양의 과다섭취와 불균형 섭취에 있다. 이로 인한 인체의 문제점을 바로잡는 데는 단식만큼 확실한 방법이 없다. 단식은 우리에게 내재된 능동적인 자연치유력을 이용하는 것으로, 영양 과다와 불균형에 기인한 어떤 질병 현상도 부작용 없이 완전하게 치료할 수 있는 최고의 방법이다.

단식을 하게 되면 우선 체질이 개선된다. 그 이유는 숙변을 비롯한 체내의 노폐물이 제거되기 때문이며, 또 인체의 각 장부가 휴식을 함으로써 혈액과 체액이 정화되기 때문이다. 그리고 백혈구가 증가되어 면역력이 강화되고 체액의 산성과 알칼리성의 균형이 잡혀 항상성이 유지되기 때문이다. 인체의 노화나 만성질환은 기, 혈액, 신경 등의 흐름과 호르몬의 분비 등에 이상이 생겨 신체의 조직과 기관에서 생화학적 정체가 일어났기 때문이다. 그러므로 어떤 질병이라도 병이 생긴 부위의 생화학적 정체를 근본적으로 제거하여 주면 죽은 세포의 교체와 재생이 활발하게 되어 건강이 회복될 것이다.

단식은 이러한 세포의 교체와 재생을 촉진하고, 증진하는 최상의 방법이다. 나아가 건강할 때 가끔 속을 비워서 체내의 독소와 노폐물을 정기적으로 대청소하는 것이야말로 최고의 건강관리 방법이라 할 수 있다.[16] 나아가 단식은 정신적으로 인간의 오욕 중 가장 으뜸인 식욕을 극복함으로써 본능적인 욕구불만을 해소시킨다. 그럼으로써 정신적 불안·긴장의 악순환을 사라지게 하고, 자아 통합력의 강화와 의지의 단련으로 치유력을 향상시킨다.

---

16. 단식을 하면 1차적으로 장 기능이 향상된다. 1971년, 캐나다의 브라운(Brown) 박사는 단식을 하게 되면 모틸린(motilin)이라는 소화 호르몬이 장(십이지장과 공장의 상부)에서 나와 장운동이 활발하게 하여 배설을 촉진하는 현상을 발견하였다.

단식으로 효과를 볼 수 있는 질환으로는 당뇨, 만성 위장병, 갱년기 장애 및 비만증, 만성 피부병, 류머티즘 관절염, 천식, 신경통, 노이로제 등을 들 수 있다. 그러나 10세 미만 어린이나, 65세 이상의 노약자나 임산부가 단식할 때 조심해야 하며 전문가의 도움이 필요하다. 그리고 진행성 결핵, 부정맥, 중증 고혈압, 암, 말기의 악성종양 질환, 심한 출혈성 위장궤양, 심한 정신병 및 급성 전염병 및 패혈증 등의 환자들은 단식요법은 금지해야 한다.

### (3) 온열요법을 동반한 3일 단식

바쁜 일상을 살아가는 현대인들의 경우에는 건강을 위하여 단식, 특히 장기간의 단식을 하기란 쉽지 않다. 그런 의미에서 '3일 정도의 단식'은 이러한 현실을 반영한 최적화된 단식법이자 인간의 생체리듬에 큰 무리를 주지 않는 최상의 단식법이라 할 수 있다. 누구나 편리하게 특히 주말을 이용하여 쉽게 단식을 진행할 수 있으며, 디톡스 효과가 뛰어난 최적의 영양소를 맞춤형으로 공급함으로써 그 효과 또한 여타 단식법보다 탁월하다. 또 수분 섭취를 최대한 줄이고, '온열요법[17]'을 병행함으로써 몸속의 냉기를 제거하고 독소 제거 및 소화, 장관 기능의 회복과 피부 개선의 효과가 크다.

이 3일 단식에 소요되는 영양소는 질 좋은 종합영양제, 비타민C, 칼슘과 마그네슘, 밀크씨슬, 유산균, 식이섬유, 알리신, 오메가3 지방산과 단백질 등이다. 모두 소화와 흡수기능의 회복을 돕고 나아가 인체의 자가해독 능력을 상승시키는 역할을 한다. 섭취량은 영양소의 종류에 따라 최대 권장량의 10배까지 섭취하면 해독과 함께 배설의 효과를 높일 수 있다.

이 단식을 진행할 때는 물을 최소로 음용하며, 공복감이 심할 때에는 따스한 '천일염 꿀물'을 만들어 자주 마시면 된다. 이 공복감이나 어지럼증은 간 기능이 저하된 사람일수록 심하다. 또 잠들기 전에 온열요법을 통해서 체온을 올림으로써 숙면을 유도할 수 있으며, 따스한 '생강 꿀물'은 체온을 상승시키며 저혈당 증세를 없애는 데 도움을 준다. 몸속 냉기가 많은 사람이나 비만 환자의 경우는 된장 찜질을 병행하면 효과적이며, 당뇨 환자의 경우는 온열요법을 할 때 온도를 수시 체크해야 한다. 3일 단식 후 첫 식사는 특별한 보식(補食)이 필요 없으나, 다만 기름진 육류 섭취를 지양하고, 평소 식사량도 1/2 정도 하면서 잘 씹

---

17. 온열요법의 방법과 효능에 관해서는 후술함.

어 먹으면 된다. 첫 달은 2회 단식 후, 5개월간 5회, 모두 7회 단식을 진행하게 되면 만성 질환의 치유는 물론이고 모든 장기와 피부가 새롭게 태어남을 느낄 수 있다.

단식을 진행하게 되면 자가 중독증에 의해 공복통, 구역질, 무기력감, 권태 그리고 어지럼증 등 병적인 현상이 발생한다. 이 현상을 명현현상 또는 호전 반응이라고 하는데, 이 현상이 심하면 심할수록 역설적으로 자신의 건강에 문제가 컸음을 말하는 것이다. 이 기간과 고통의 정도는 사람마다 다르므로 똑같을 수는 없으나, 참을성 있게 견디면서 단식을 계속하면 누구든지 서서히 즐거운 기분이 드는데 이것은 우리의 신체가 이미 새로운 환경에 적응하였기 때문이다. 그러므로 단식을 할 때는 무엇보다도 건강해진다는 믿음을 가지고, 즐겁고 유쾌한 마음을 가져야만 확실하고 빠른 효과를 볼 수 있다. 명현현상이 심할 때는 '천일염 꿀물'을 먹으면 고통이 사라진다.

단식의 진행에 따라 명현현상이 없어지는 것은 바로 우리 신체가 스스로 불필요한 지방과 단백질을 분해하여 지방의 연소에 필요한 당분을 만들어 내기 시작하였음을 의미한다. 이 당분에 의해 불필요한 지방의 원활한 연소가 가능하게 되었다는 것을 알려주는 신호이다. 또 단식을 진행하면서 일상생활을 그대로 하는 것이 바람직하며, 적절한 운동도 단식의 효과를 높이는 데 도움을 준다. 그러므로 장기간의 여행을 하거나 갑자기 힘들고 어려운 일을 할 때는 단식을 시작하지 않는 것이 바람직하다. 장기간의 단식 때에는 혈중 요산농도의 증가로 급성통풍이 발생할 수가 있고 혈중 미네랄농도의 저하로 부정맥을 유발할 수 있다. 또 빈혈로 인한 감염에 대한 면역력 저하나 신장이나 간 기능의 저하까지 올 수 있다. 그런 면에서 '온열요법을 동반한 3일 단식'은 단식 시 초래될 수 있는 부작용을 최소화한 것이라 할 수 있다. 또 평소 건강기능이 저하된 사람일수록 빈번하게 두통이 유발되므로 사전에 충분한 지식을 가지고 단식에 임하는 것이 좋다.

### (4) 기적의 간청소

간은 우리 몸을 구성하는 모든 세포의 성장과 기능을 직접적으로 통제한다. 그것이 어떤 종류든 세포의 기능 이상, 결함, 비정상적인 성장 패턴과 같은 것은 대개 간 기능이 저하되었기 때문에 발생한다. 간은 그 자체로 매우 특별하게 설계되어 있고 엄청난 능력을 가지고 있다. 이 때문에 간은 원래 가지고 있던 성능의 60% 이상이 손상을 입기 전까지는 혈액검사에서 정상 수치가 나올 정도로 마치 아무 일 없다는 듯 정상적으로 작동한다. 이렇게 간의 상태를 오해하게 되는 것은 환자뿐 아니라 의사들도 마찬가지다. 대부분의 질병이 발생하는 근원을 추적하다 보면 대개는 간이 최초의 원인인 경우가 많다.[18]

많은 경우 질병은 인체의 외부에 노출되어 있으면서 영양분의 공급과 노폐물의 배설에 직접 관여하는 장(腸)에서 시작되는 경우로 인식된다. 그래서 인체 면역의 70%가 장에서 시작된다는 말과 함께 건강한 장 상태의 유지는 건강을 위해 매우 중요하다. 또 위장, 소장, 대장 등에서 이루어지는 영양소가 간 문맥을 통해 직접 간으로 전달된다는 사실에서 건강한 장과 건강한 간은 필연적 관계에 놓여 있다. 건강에 관심이 있는 사람이라면 건강한 장 상태를 유지하기 위하여 각종 디톡스와 단식의 방법을 연구하고 또 실천하고 있는 것이다.

하지만 그 어떤 경우의 디톡스든 인도의 아유르베다 의학 전문가인 안드레아스 모리츠(Andreas Moritz)가 제시하는 '의사들도 모르는 기적의 간 청소'가 만들어 내는 효과에는 비견할 바가 없다. 그는 만성질환을 앓고 있는 대부분 환자는 간에 상당량의 담석이 있으며, 또 상대적으로 매우 적은 이들만이 담낭에 담석이 생긴다고 하였다. 이처럼 그는 간에 있는 담석은 양호한 건강상태와 젊음과 활력을 유지하는 데 가장 큰 걸림돌이며 병을 발생시키고 잘 낫지 않게 하는 주범이라고 보았다. 하지만 현대의학만이 아니라 동양의학, 심신의학, 척추교정학 등 전체론적 의학에서도 이 '담석 생성'이라는 현상을 무시하는 불행한 실수를 저지르고 있다고 판단하였다. 그리하여 그는 소화기관, 순환기관, 호흡기관, 비뇨기관, 신경 기관, 뼈와 관절, 생식기관 그리고 피부에 생기는 거의 모든 질환의 치유와 개선에 '기적의 간 청소'가 절대적인 도움을 준다고 하고 있다.

이하에서는 [의사들도 모르는 기적의 간 청소]에서 제시된 내용과 함께 필자의 간청소 경험을 가미한 '최적의 간 청소 방법'을 소개한다.

## 1) 간 청소 준비물

- 사과주스 6리터 또는 타트체리주스 1.5리터, 혈당 조절에 어려움이 많으면 타트체리 주스를 추천한다.

---

18. [의사들도 모르는 기적의 간청소], 안드레아스 모리츠 지음, p.17.

- 엡섬솔트 또는 구연산마그네슘 60그램
- 엑스트라버진올리브오일 120밀리리터
- 자몽 또는 오렌지 과즙 180밀리리터
- 간세포를 활성화하고 담석 배출을 원활하게 도와줄 영양소 : 밀크씨슬, 비타민B군, 비타민C, 칼슘&마그네슘, 유산균, 식이섬유, 질 좋은 종합영양제, 천일염

## 2) 간 청소 준비과정

● 간 청소 시작 5일간 권장 식사와 타트체리 주스 음용법
- 차가운 음료와 음식은 금지하고, 따뜻하거나 적어도 미지근한 음식을 먹어야 한다.
- 금지 음식으로는 육류, 생선, 가금류, 달걀, 버터를 제외한 유제품 등 기름기 많은 동물성 식품이다.
- 신선한 샐러드, 익힌 채소, 곡물, 콩류, 견과류, 씨앗류, 천연 오일, 허브, 향신료, 과일 위주의 식사가 좋으나 과식은 안된다.
- 상온의 타트체리 주스를 매일 250ml(사과주스는 매일 1리터) 마신다. 식사 직전/직후 1~2시간 동안 마시면 안 되며, 또 오후 6시 이후에도 마시지 말아야 한다.

● 간 청소 시작 6일째 아침 식사
- 타트체리 수스 250ml 아침에 일어나서 바로 모두 마신다.
- 배가 고프면 과일, 오트밀 같은 따뜻한 시리얼로 가볍게 식사를 해도 되는데, 압착 과일 주스나 야채 주스를 마셔도 좋다.

● 간 청소 시작 6일째 점심 식사
- 간단하게 쌀밥, 익힌 채소류를 천일염으로 간을 해서 먹는다. 과일이나 생채소도 괜찮다.
- 동물 단백질, 견과류, 아보카도, 버터, 기름 등은 반드시 피해야 한다.
- 오후 1시 30분 이후에는 물 이외 어떤 음식도 금지해야 한다. 갈증이 날 때는 천일염 탄 따뜻한 물을 조금씩 마셔야 한다.

● 간 청소 시작 6일째 저녁 6시
- 엡섬 솔트 60g을 상온의 물 710ml에 혼합하여, 1/4(180ml)을 마신다.
- 황산마그네슘의 쓴맛은 레몬즙을 첨가하면 줄일 수 있다.

- 엡섬 솔트를 마신 후 15분까지 물을 마시지 말아야 한다.

● 간 청소 시작 6일째 저녁 8시
- 엡섬 솔트 1/4(180ml)을 마신다.
- 엡섬 솔트를 마신 후 15분까지 물을 마셔서는 안된다.

● 간 청소 시작 6일째 밤 10시
- 자몽 과즙이나 오렌지 과즙 180ml와 올리브오일 120ml를 섞어서 한번이 마신다.
- 약간의 꿀을 첨가하면 마시기 편하다. 마신 후 2시간 동안 물을 마시지 말라.
- 바로 침대에 누워서, 베개를 두 개 겹쳐서 머리가 가슴보다 높이 하라.
- 불을 끄고 간이 하는 일에 집중하면 '담석이 마치 자갈처럼 담관을 통해 이동하는 것이 느껴질 것이다.'
- 20분 이상 말하지 말고, 무중력의 편안한 상태를 유지하라.
- 그 이후에는 잠을 자도 된다. 하지만 배를 바닥에 대고 자면 절대 안된다.
- 밤에 언제라도 화장실에 가도 된다.

● 간 청소 시작 7일째 오전 6시
- 물 한잔을 마시고, 엡섬 솔트 1/4(180ml)을 마신다.
- 엡섬 솔트를 마신 후 15분까지 물을 마시지 말라.
- 편히 쉬거나 책을 읽거나 아니면 명상을 하라.
- 변기 안에 크고 작은 담석을 확인하라. 대부분의 담석은 7일째 오전에 물 변과 함께 배출될 것이다.

● 간 청소 시작 7일째 오전 8시
- 마지막 엡섬 솔트 1/4(180ml)을 마신다.
- 엡섬 솔트를 마신 후 15분까지 물을 마시지 말아야 한다.

● 7일째 오전 10시 이후
- 신선한 과일로 짠 주스를 마셔도 된다.
- 30분 이후에는 과일 한두 조각 먹어도 된다.

- 점심 때에는 채식 위주의 식사를 해야 하며, 절대 과식을 하지 말아야 한다.
- 이후 2~3일 동안은 가벼운 한식류의 식사가 좋다.

● 간 청소를 해서는 안 되는 경우
- 장 폐색 특히 소장에 폐색이 있는 경우, 허약체질, 궤양성 대장염 등 장 질환, 급성 감염증, 처방약 복용, 만성 변비와 치질, 임신과 모유 수유의 경우 변비가 있는 여성, 월경 기간, 항암 화학 요법 치료, 담도 스텐트 시술자, 당뇨 환자

● 간 청소 결과와 향후 간 청소 지침
- 대부분 황록색, 황갈색인데, 초록색 담석은 간에서 나온 것이다.
- 간 청소는 최소 5번 이상 할 것, 하지만 담석이 안 나올 때까지 계속 하라. 하지만 관절염, 요통, 알레르기 등 건강상의 문제를 완전히 치유하고 질병을 예방하기 위해서는 8~12회 정도 간청소를 해야한다.
- 월중 어느 때에 해도 효과가 있지만, 보름달이 뜨는 날에는 간 청소를 하지 않는 것이 좋다.
- 대략 3주~6주 간격을 두고 간 청소를 하는 것이 좋으며, 간내 담석의 완전 배출 후에는 1년에 한두 번씩 하면 좋다.
- 7일 내내 장 청소에 신경을 써야 하지만, 간 청소 이후에도 간과 장 기능의 향상에 노력해야 한나.[19]

'의사들도 모르는 기적의 간청소'야 말로 '해독의 꽃'이라고 표현한 전홍준 박사(광주 하나통합의원 원장)는 안드레아스 모리츠가 제시하는 이 방법이 우리 몸속의 독성이나 노폐물을 해독하는 으뜸 방법이라고 하고 있다. 안드레아스 모리츠는 자신의 몸을 대상으로 12회의 간 청소를 실시하였고, 대략 3,500여 개의 담석을 배출하였다고 기록하고 있다. 필자도 안드레아스 모리츠의 [의사들도 모르는 기적의 간청소]와 [건강과 치유의 비밀]을 독파하면서 2021년 1월 이래 18회의 간 청소를 진행하였고, 수많은 간내 담석을 배출하면서 정신적·신체적 변화를 체감하고 있다. 그리고 이 '안전한 간 청소'야 말로 대사성 만성질환을 앓고 있는 현대인에게 120세까지 건강한 삶을 영위할 수 있는 '필수적인 요식행위!'라고 판단되며, 오늘도 필자의 모든 지식과 경험을 주변에 전파하고 있다.

---

19. 이상의 내용은 안드레아스 모리츠가 지은 [의사들도 모르는 기적의 간 청소]와 [건강과 치유의 비밀] 중에서 '기적의 간 청소와 관련된 중요 부분을 발췌하여 정리한 것임.

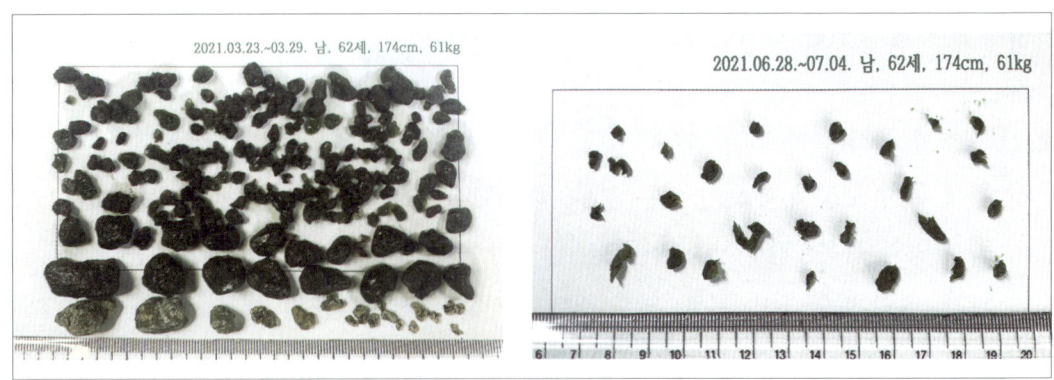

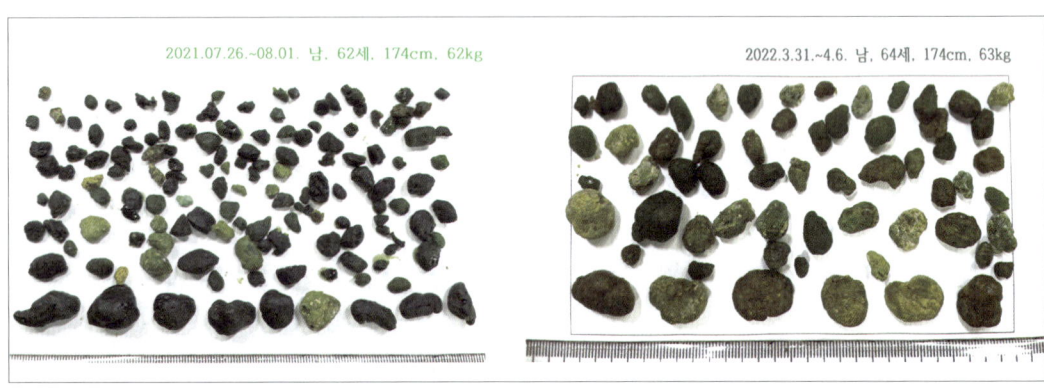

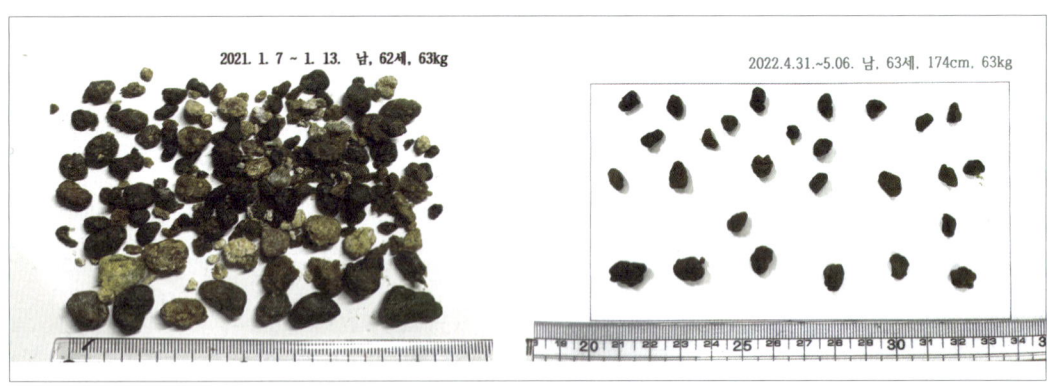

# 6. 영양요법

## (1) 리비히의 최소율 법칙

식물이 정상적인 생육을 하기 위해서는 여러 종류의 영양소가 적당한 비율로 공급되어야 한다. 이들 영양소 중 어떤 한 가지 성분이 부족하면 그 식물의 생육은 그 부족 성분량에 의해 지배되게 되는데, 이는 독일의 생화학자인 리비히(Justus von Liebig, 1803~1873)에 의해 처음 주장되었다. 이를 리비히의 최소율 법칙(law of minium) 또는 최소영양소율 법칙(law of minium nutrient)이라고 한다. 이러한

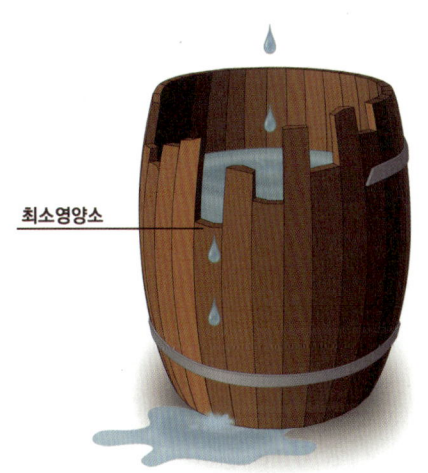

리비히 법칙은 식물의 생장에만 국한되는 문제가 아니라 인간에게도 적용된다. 대항해 시대에 많은 선원이 비타민C 결핍으로 인한 괴혈병 등으로 집단 사망한 사례나 비타민C를 충분히 공급한 쥐와 그것을 결핍시킨 쥐의 암세포 성장에 관한 실험에서도 리비히 법칙의 타당성을 충분히 알 수 있다.

그러므로 정상적인 인체의 기능과 에너지를 얻기 위해서 적절한 영양 보급은 필수적이라 할 수 있다. 즉 인체의 신진대사와 성장 그리고 조직과 기관의 재생을 위해서는 적당량의 단백질, 미네랄, 비타민, 물 그리고 공기 등이 필요하다. 물과 공기의 중요성이 가끔 무시되기도 하나 생명 현상이 유지되기 위해서는 항상 충분한 양이 공급되어야 한다. 하지만 오늘날 환경의 오염, 정크 푸드 그리고 불규칙한 식생활 습관 등으로 인체에 필수적인 영양소의 공급이 어려운 실정이고, 이에 따른 면역기능의 저하와 만성질환의 급증은 영양요법의 중요성에 더욱 주목하게 한다. 1950년대 이후 아브람 호퍼(Abram Hoffer) 박사와 라이너스 폴링(Linus Pauling) 박사에 의해 치료방법의 하나로 사용된 분자교정(orthomolecular) 요법도 체내에 존재하는 아미노산, 지방산, 미네랄, 비타민 등의 양을 조절하여 인체 세포와 조직의 기능을 정상화시키는 영양요법의 하나인 것이다.

이 방법은 질병에 대해 직접 예방이나 치유에 관계되는 천연의 영양분을 섭취하여 면역력을 증강하는 것을 주요 내용으로 한다. 그러므로 합성의약품 섭취는 물론이고 정제 밀가

루나 설탕 등 인체에 나쁜 영향을 미치는 가공식품 등을 철저하게 배재함으로써 인체의 자연성을 회복시키는 것이다. 또 각 개인의 연령, 성별, 활동량, 스트레스와 질병의 유무 등에 따른 '맞춤형 영양 공급'을 함으로써 최대의 치유 효과를 도모하고 있다. 그러므로 개인의 식생활에 대한 상세한 문진 자료를 바탕으로 미네랄과 비타민 등의 영양 상태, 음식에 대한 흡수력, 음식에 대한 과민반응은 물론이고 혈액과 혈관의 건강도, 장부의 기능, 호르몬계의 기능 등을 종합적으로 분석할 수 있는 양자분석기가 영양요법을 통한 치유에는 아주 중요한 도구로 이용되고 있다.

이하는 3대 영양소와 미네랄·비타민 등 건강 유지에 기초가 되는 영양소를 제외한 기능성 영양소의 종류와 그 효능이다.

## (2) 기능성 영양소와 그 효능

### 1) 감마리놀렌산

- 감마리놀렌산($\gamma$-linolenic acid)은 오메가6 지방산의 하나로 인체 내 합성이 불가능하여 반드시 식품으로 섭취해야 하는 지방산이다.
- 감마리놀렌산은 달맞이꽃 종자유와 보라지유에 가장 많이 들어있는데, 달맞이꽃 종자유보다 보라지유에 감마리놀렌산 함량이 더 높다. 달맞이꽃 종자유는 월경전증후군과 폐경기 증상에, 보라지유는 피부질환에 더 많이 사용된다.
- 감마리놀렌산은 부종, 유방 통증, 화끈 달아오르고 땀이 나는 증상, 편두통 치유에 효과가 있다.
- 감마리놀렌산은 항염작용을 하는 프로스타글란딘PGE1을 생성한다. 프로스타글란딘PGE1은 염증을 방지하고 혈소판 응집을 억제하여 혈액 순환이 잘 되게 한다. 또 위장의 점액 분비를 증가시켜 위장을 보호하는 작용도 하며, 류머티즘 관절염 치유에 효과가 뛰어나다.
- 감마리놀렌산은 두뇌의 성장발달과 기능에 필수적이다. 집중부족(ADD), 활동 과다(ADHD) 어린이에게도 도움을 준다.
- 감마리놀렌산은 알코올 농도를 잘 분해하며, 음주 후에 오는 우울증이나 감정 기복을 줄여준다.

- 감마리놀렌산은 물질대사를 정상화하고 지방을 자극해 살을 빼 준다.
- 감마리놀렌산은 습진과 피부병에도 효과가 있다.
- 감마리놀렌산은 눈이 건조하고 뻑뻑한 증상을 개선시키거나, 골다공증에도 효과가 있다.

## 2) 글루코사민

- 글루코사민(glucosamine)은 새우, 게 등 갑각류의 껍질에서 추출한 키틴(chitin)이라는 물질로서 아미노산과 당의 결합물인 아미노당인데 퇴행성 관절염 치유에 매우 효과적이다.
- 연골의 필수 성분인 글루코사민은 인체가 스스로 만들지만 나이가 들면서 점차 생산이 감소하여 연골이 얇아지고 관절염 등에 걸린다.
- 글루코사민은 콘드로이친(chondroitin)과 같이 섭취하면 효과가 크다. 글루코사민과 콘드로이친은 연골탄력 물질인 개그(GAGs)를 만들며, 관절운동을 원활하게 해 주는 히알루론산(hyaluronic acid)의 생성에 도움을 준다.

## 3) 글루타치온

- 글루타치온(glutathione)은 간에서 생산되는 강력한 항산화 물질이다.[20]
- 글루타치온이 부족하면 적혈구 벽이 깨져 용혈성 빈혈이 오며 암 등에 걸릴 확률이 높아진다.
- 글루타치온은 간의 해독과정에 절대적으로 필요하며 과음, 간 경화, 간 질환, 간염 등이 있으면 수치가 매우 낮다.
- 글루타치온은 인슐린 분비를 증가시켜 혈당을 내려주며 백내장에도 효과가 있다.
- 글루타치온은 손상된 장벽 세포를 복구하므로 장 염증을 효과적으로 치유한다.
- 글루타치온은 혈소판 응집을 억제하여 혈액 순환을 좋게 하고 죽상동맥경화를 개선한다.
- 글루타치온은 성충의 형태와 운동력을 향상하며 허피스 바이러스의 증식을 억제한다.
- 글루타치온은 세포 내 여러 신호전달체계의 스위치 역할을 한다.

---

20. 글루타치온은 간에서 70%, 신장에서 15% 그리고 폐에서 15%가 생성된다. 글루타치온의 생성에는 시스테인, 글리신 그리고 글루탐산이 필요하고 보조인자로 비타민 B군과 비타민C, 셀레늄, 아연 그리고 마그네슘이 있어야 한다. NAC(N-Acetyl-L-Cysteine)을 먹게 되면 글루타치온 수치를 올릴 수 있다.

- 글루타치온은 산화 비타민C를 환원시킨다.[21]
- 글루타치온은 활성산소의 공격으로부터 건강한 세포를 보호한다.
- 글루타치온은 파킨슨병, 신경계 질환, 알츠하이머성 치매, 다발성 경화증, 섬유 근육 통증, 만성피로증후군, 과민성대장증후군 그리고 만성폐쇄성 폐질환을 치유한다.

### 4) 네틀 루트

- 네틀 루트(nettle root)는 다년생 허브의 일종으로 독일에서는 전통적으로 비뇨 기관의 치료에 이용되어 왔다.
- 네틀 루트는 성호르몬 결합 글로불린(SHBG)[22]이 전립선 세포막 수용체와 결합하는 것을 억제하여 전립선 비대증을 치유하게 한다.
- 네틀 루트는 테스토스테론을 DHT(dihydro-Testosterone)로 전환시키는 $5-\alpha$ 전환 효소($5-\alpha$ reductase)의 활성을 억제한다.
- 네틀 루트는 강장, 불면증 치유, 빈혈 치유, 이뇨, 요산 배출, 류머티즘 관절염, 중풍 치료제로 이용되어왔다.
- 네틀 루트는 혈당치를 내리며, 혈류를 활성화하고 모유 분비를 촉진한다.
- 네틀 루트는 지혈제, 습진 치료제, 천식치료제, 발모제, 비듬 방지제 및 향미제로도 이용되어왔다.

### 5) 레시틴

- 레시틴(lecithin)은 글리세린에 지방산, 인산, 콜린이 결합한 구조로 뇌와 신경 조직의 중요한 구성 요소이다.
- 레시틴은 유화작용이 있는 인지질의 일종으로 혈관 벽에 들러붙은 지방을 녹여냄으로써 고혈압, 동맥경화 및 심근경색을 예방한다.
- 레시틴은 세포 내 영양소의 이동을 쉽게 하므로, 부족하면 피로, 면역력 저하, 불면증, 당뇨, 콜레스테롤 저하가 올 수 있다.
- 레시틴은 간에 지질이 증가하는 것을 막아주기 때문에 지방간이나 간 경화 등 간 질환을 예방한다.

---

21. 적혈구와 뇌(중추신경) 속으로는 산화 비타민C만 들어간다. 그래서 이를 환원시키는 글루타치온이 필요하다.
22. 갑상선 기능 항진증, 임신, 에스트로겐 과다일 때 SHBG 수치가 상승하고, 안드로겐, 프로게스테론, 성장호르몬, 체중 증가일 때는 SHBG 수치가 하강한다.

- 레시틴은 콜린(choline)의 생성에 도움을 줌으로써 치매를 예방한다.
- 레시틴은 항산화 작용이 있어 스트레스, 흡연, 만성피로로 인한 노화를 방지하며, 전립선 건강에 필요한 영양소이다.
- 레시틴은 세포 속의 수분을 조절하기 때문에 윤기 있는 피부를 만들어 주며, 각종 지용성 비타민의 흡수를 도와서 피부 노화와 침착을 방지한다.
- 레시틴에는 대략 10~20%가량의 포스파티딜콜린(phosphatidylcholine) 성분이 있는데, 포스파티딜콜린은 지방을 간에서 온몸으로 운반하는 VLDL 콜레스테롤의 주요 구성요소이다. 식품 속의 콜린은 간에서 포스파티딜콜린의 생성을 필요한 만큼 높인다.

## 6) 루테인

- 루테인(lutein)은 망막의 가장 안쪽에 위치하여 시력 대부분을 담당하는 황반(macular lutea)의 밀도를 유지하여 변성되지 못하게 한다.
- 루테인은 눈에 해로운 활성산소를 제거하여 백내장을 예방한다.
- 루테인은 체내에서 합성되지 않으므로 음식을 통해서 섭취해야 한다.
- 루테인은 눈 건강에 좋은 비타민A, 비타민E 그리고 오메가3 등과 함께 섭취하면 시너지 효과가 있다.
- 루테인은 계란 노른자와 케일, 시금치, 브로콜리 등 녹색 채소에 많이 들어있다

## 7) 밀크씨슬

- 밀크씨슬(milk thistle)은 실리마린(silymarin)이라고도 불리며 간염, 지방간, 간 경화, 담석증 치유에 쓰인다. 독일 의사들은 간 질환에 밀크씨슬을 가장 많이 처방한다.
- 밀크씨슬은 독소가 간 세포벽에 붙는 것과 간세포로 들어가는 것을 방지해 준다.
- 밀크씨슬은 간에서 글루타치온(glutathione)과 SOD라는 항산화제를 생산하여 간의 독소를 해독하고 간세포 손상을 보호해준다. 비타민E보다 항산화 작용이 10배나 강하다.
- 밀크씨슬은 만성 피부병, 여드름, 습진, 건선에도 좋은 효과를 나타낸다.
- 밀크씨슬은 담즙 분비를 촉진하여 담즙 내 콜레스테롤을 희석하여 담석을 방지해주고 기름진 음식을 소화하는 데 사용된다.
- 밀크씨슬은 염증 물질인 류코트리엔(leukotriene)의 생산을 억제하여 간 경화와 간 섬

유화를 완화시켜 주며, 간세포의 핵산 RNA 생산을 촉진하여 간세포를 재생한다.
- 밀크씨슬은 해열진통제의 독소인 아세타미노펜(acetaminophen)[23]에 의한 신장 손상을 방지하고, 신장 세포를 재생시켜 주는 작용을 한다.
- 밀크씨슬은 전립선 수치(PSA)를 낮춰 주며 전립선암의 증식을 억제한다.

### 8) 베타카로틴($\beta$-carotene)

식물의 광합성을 돕고 자외선의 유해 작용을 막는 일종의 색소를 카로티노이드(carotinoid)라 하는데, 산소를 포함하는 카로티노이드를 잔토필(xanthophylls; 루테인, 제아산틴)이라 하고 산소가 없는 카로티노이드를 카로틴(carotene)이라 한다. 이 중 카로틴은 황적색 또는 빨강·보라색의 물질로 $\alpha$-카로틴, $\beta$-카로틴, $\gamma$-카로틴 그리고 라이코펜(lycopene)이 있으며 모두 이성질체(isomer)이다. 당근·수박·토마토의 붉은색은 모두 카로틴 성분 때문인데, 식물이 빛을 흡수하여 광합성을 하는 데 있어서 매우 중요한 역할을 한다.

특히 녹황색 채소에서는 베타카로틴이 반드시 발견된다. $\alpha$, $\beta$, $\gamma$ 세 카로틴은 비타민A의 전구체로서 프로 비타민A라고도 부르며, 비타민A의 체내에서의 역할에 비추어 볼 때 카로틴은 영양학적으로도 매우 중요한 물질이다.[24] 당근의 경우는 껍질 부위에 베타카로틴이 많다. 기름에 조리하는 것이 좋으며 날로 먹으면 8%, 기름에 조리하면 60~70% 흡수할 수 있다. 생으로 먹을 때는 마요네즈나 오일 드레싱 또는 식초가 베타카로틴을 파괴하니 함께 먹는 것은 좋지 않다.

- 베타카로틴은 폐암, 췌장암, 전립선암, 자궁경부암 등 각종 암을 억제하는 능력이 탁월하다.
- 베타카로틴은 순환기 동맥질환을 개선하여 백내장, 뇌졸중과 심근경색을 예방한다.
- 베타카로틴은 활성산소를 억제함으로써 세포막의 손상과 괴사를 막아 노화를 방지해 준다.
- 베타카로틴은 항산화 작용을 하여 면역성을 올려주며, T-helper세포와 NK세포의 숫

---

23. 프로스타글란딘의 생성에 관여하는 고리형 산소화효소(cyclooxygenase, COX)의 경로를 억제하고 세로토닌을 조절하여 진통 효과가 있다. 또 뇌의 열을 조절하고 신경중추에 직접 작용하여 해열작용도 한다.
24. 베타카로틴은 녹황색 채소에 많이 들어있는데, 체내 함량의 대략 1/6 정도가 비타민A로 전환된다. 최근 연구에서 흡연자가 매일 20mg의 '합성 베타카로틴'을 오래 복용할 경우 암 발생률이 높아진다는 사실이 밝혀졌다.

자를 현저하게 증가시킨다.
- 베타카로틴은 잇몸병, 치주염, 건선, 여드름 치유에 비타민A보다 더 효과가 크다.
- 베타카로틴은 남성 불임을 개선하는 데에도 비타민E, 비타민C와 협동 작용을 한다.
- 베타카로틴이 부족하면 자궁경부 이형증이 3배나 더 심해지고 경부암에 걸릴 확률이 높아진다.
- 베타카로틴과 비타민E, 셀레늄을 함께 복용하면 위암과 식도암을 효과적으로 방지할 수 있다.
- 베타카로틴을 충분히 섭취하면 구강의 백반증(vitiligo)과 구강암의 전암 부위(precancerous)가 억제된다.

## 9) 보스웰리아

- 보스웰리아(boswellia)는 인도나 중동지역의 고산지대에 사는 작은 관목으로 동의보감에는 유향(乳香)으로 기록되어 있다.
- 보스웰리아는 신체 내 염증반응 물질 및 염증 유발물질인 종양괴사인자-$\alpha$ (TNF-$\alpha$), 인터루킨-6(Interleukin-6) 등의 사이토카인(cytokine) 생성을 억제함으로써 염증 부위를 치유한다.
- 보스웰리아는 단백질의 생성을 촉진하여 연골세포를 보호한다.
- 보스웰리아는 관절에 혈액 공급을 촉진하여 관절 통증 개선에 도움을 준다.
- 보스웰리아는 종양의 증식과 전이를 억제하며 암세포의 자살을 유도한다.
- 보스웰리아는 콜레스테롤 수치를 낮춰 주고 어혈, 무월경, 생리통, 복부 통증 등 각종 혈관성 질환의 치유에 효과적이다.
- 보스웰리아는 염증 완화 효과가 있어 기관지염, 천식 등의 치유에 도움을 준다.
- 보스웰리아의 인플라신(inflacin) 성분은 항염 효과가 있어 피부궤양, 종기, 여드름 등의 개선에 도움을 준다.

## 10) 빌베리

- 빌베리(bilberry)에는 항산화제 안토시아닌(anthocyanin)을 포함한 플라보노이드가 풍부하다.
- 빌베리는 혈액 순환을 촉진하고 모세혈관벽을 튼튼하게 하여 멍, 잦은 코피, 당뇨, 치

질에 효과가 있다.
- 빌베리는 특히 눈의 혈액 순환이 잘 되게 하여 황반변성, 백내장, 야간시력 감퇴, 두통을 개선하는 효과가 있다.
- 빌베리는 항염작용도 있어 정맥염과 류머티즘 관절염 치유에 사용하기도 한다.

## 11) 스피룰리나

- 스피룰리나(spirulina)는 클로렐라와 비슷한 이끼 종류로, 영양소가 매우 풍부하여 유엔식량농업기구(UNFAO)가 '미래 최고의 식량'으로 선정한 바가 있다.
- 스피룰리나는 혈압, 콜레스테롤 및 혈당을 낮추는 데 도움을 준다.
- 스피룰리나는 항산화제 SOD가 풍부하며, 간을 보호하고 눈에 관한 모든 질병에 효과적이다.
- 스피룰리나에는 비타민 $B_1$, $B_2$, $B_3$, $B_6$, 엽산, 비타민C, D, E가 있으며, 칼륨이 풍부하고 칼슘, 마그네슘, 크롬, 구리, 철분, 망간, 인산, 셀레늄, 아연도 들어 있다.
- 스피룰리나는 히스타민 분비와 면역 글로불린E(IgE) 항체 반응을 억제함으로써 알레르기를 감소시킨다.
- 스피룰리나는 중금속을 몸 밖으로 배출시키는 작용이 있으며, 방사선 중독을 개선한다.
- 스피룰리나는 소장, 대장 속의 좋은 균들의 식량이 되어, 이 균들의 증식을 도와주는 작용을 한다. 섬유질도 많아 변비에도 효과가 있다.
- 스피룰리나에는 단백질 함량이 매우 높고 베타카로틴, 엽록소(chlorophyll) 및 필수지방산인 감마리놀렌산이 함유되어 있다.
- 스피룰리나는 면역세포들의 작용을 2배로 강화하여, HIV-1, 허피스, 홍역, 이하선염, 인플루엔자(influenza) 바이러스 등을 억제한다.
- 스피룰리나는 골수에서 적혈구와 백혈구의 생산을 증가시켜 빈혈을 개선시킨다.

## 12) 식이 유황

- 식이 유황(Methylsulfonylmethane; MSM)은 콜라겐, 연골, 뼈, 인대, 힘줄, 근육조직과 같은 인체의 조직 성분이다.
- 식이 유황은 건강한 세포 기능에 필요하며 또 단백질과 효소의 합성에 도움을 준다.

- 식이 유황은 항산화 기능이 있으며, 염증을 억제하고 통증을 완화한다.
- 식이 유황은 혈액순환을 도우며, 피부, 헤어, 손톱, 발톱의 건강에 관여한다.
- 식이 유황은 위장관 기능을 향상하여 소화불량, 궤양, 만성 변비, 게실 등의 개선에도 도움을 준다.

### 13) 쏘팔메토

- 쏘팔메토(saw palmetto)는 주로 미국 남동부 해안에서 자라는 일종의 허브 식물로서, 인디언들은 강장, 식욕 촉진, 몸무게 증대를 위해 열매를 섭취해왔다.
- 중국에서는 쏘팔메토를 오래전부터 비뇨기 계통의 질환을 치유하는데 이용하였으며, 강장 및 이뇨작용이 있다고 알려져 있다.
- 미국과 유럽에서는 빈뇨증, 소변 시 통증 및 하부 요로 증상의 치유에 쏘팔메토를 이용하였다.
- 쏘팔메토 열매에서 추출한 지방산 및 스테롤(sterol) 성분은 $5-\alpha$ 전환효소의 작용을 억제하는데, 이 기전을 통하여 테스토스테론이 DHT로 전환되지 않게 되어 전립선 비대증(BPH)이 개선된다.
- 쏘팔메토는 탈모나 다낭성난소증후군 등 호르몬계 질환의 치유에도 도움을 준다.

### 14) 씨엘에이

- 씨엘에이(CLA)는 해바라기 씨와 홍화씨 기름의 리놀산(linoleic acid)에서 추출하는데, 항산화 작용이 뛰어나며 면역을 높인다.
- 씨엘에이는 콜레스테롤과 중성지방의 수치를 낮춘다.
- 씨엘에이는 죽상동맥경화를 감소시키고, 지방을 세포 내로 들어가게 하여 에너지를 생산하게 하므로 비만을 개선하는 데에도 효과가 있다.
- 세포막과 미토콘드리아 막은 씨엘에이와 오메가3 지방산이 충분해야 신진대사가 원활해지며 세포가 건강해진다.[25]
- 씨엘에이는 인슐린 민감도를 높이므로 성인 당뇨를 예방하고 개선하는 데 효과적이다.
- 씨엘에이는 발암물질을 직접 억제하고, 유방암, 대장암, 전립선암, 피부암, 폐암 세포

---

25. 체내에서 합성 가능한 지방산으로 오메가7 지방산(palmitoleic acid)이 있는데, 세포막 구성비율로는 오메가3 지방산보다 높다. 간의 지방 대사와 관련하여 SCD-1 효소(Stearoyl-CoA desaturase)가 활성화되어 만든다.

의 분열을 막으며 암세포의 사멸을 촉진시킨다.

### 15) 알로에

- 알로에(aloe)에는 약 80여 종의 유효 영양소가 있는데 미네랄, 비타민, 아미노산과 지방산은 물론이고 폴리페놀 성분도 풍부하다.
- 알로에는 궤양의 통증을 완화하고, 소화를 도우며 변비를 감소시킨다.
- 알로에는 체내 콜레스테롤을 조절하여 심혈관 질환을 개선시킨다.
- 알로에는 인체의 해독에 관여하며, 항염증 및 항알레르기 작용을 한다.
- 알로에는 구내염을 치유하며, 치태를 예방하고 치석을 생성하는 박테리아를 사멸시킨다.
- 알로에는 혈당을 낮추며 면역체계의 강화에 도움을 준다.
- 알로에는 콜라겐 생산에 관여하여 주름을 완화하고 피부를 개선시킨다.
- 알로에는 많은 효능이 있으나 과용하거나 특별한 경우에는 알레르기 등 부작용도 있다.

### 16) 알리신

- 마늘(garlic)에는 유황성분인 알린(allin)이 있는데, 빻거나 자극을 주어 세포가 파괴되면 알리나아제의 작용으로 매운맛과 냄새가 나는 알리신(allicin)으로 바뀐다.
- 알리신이 비타민B1과 결합하면 체내 흡수율이 높은 알리티아민(allithiamin)이 되는데 이것은 신진대사에 관여하여 피로를 해소시키며, 체내에서 쉽게 배설되지 않는다.
- 알리신은 강력한 항균 작용을 하는데 페니실린이나 테라마이신보다 더 강력하다.
- 알리신은 혈전을 분해하며 혈관을 확장하여 혈액 순환을 좋게 함으로써 심장 기능을 강화하고 또 혈압을 조절하는 기능이 있다.
- 알리신은 소화를 촉진하는 등 장 기능을 좋게 하고 또 피부 노화를 방지한다.
- 알리신은 인슐린의 분비를 도움으로써 당뇨에도 효과가 있으며, 면역력 향상과 항암효과도 있다. 1990년 미국국립암연구소(NCI)가 실시한 40여 종의 식품 평가에서 암 예방 기능이 가장 우수한 식품으로 평가받은 바 있다.
- 마늘에 포함된 스코르디닌(scordinin)은 신진대사를 촉진하여 식욕 증진, 피로 회복, 강장 그리고 해독 효과가 있다.

- 마늘을 너무 많이 먹으면 알리신 성분이 위를 자극하여 복통, 속 쓰림, 위염 그리고 위 궤양 등 위장장애를 일으킬 수 있다.

## 17) HCA

- 인도와 남아시아에서 자생하는 '가르시니아 캄보지아(Garcinia cambogia)' 열매의 껍질에서 HCA(hydroxy citric acid)을 추출한다.
- HCA는 탄수화물이 지방으로 전환될 때 사용되는 효소(ATP-citrate lyase)의 활성을 억제하여 체중과 체지방을 감소시킨다.
- HCA는 식욕 감소와 우울증을 사전에 개선하여주는 효과가 있다.
- 밥과 국수 등 탄수화물의 섭취가 많은 한국인의 건강관리에 필요하다.

## 18) 옥타코사놀

- 철새들이 수천km를 지치지 않고 비행하는 비결이 그들의 먹이 속에 포함된 생리활성 물질이자 폴리코사놀의 일종인 옥타코사놀(octacosanol)에 있다는 것이 1949년 이래 연구되었다.
- 옥타코사놀은 소맥과 쌀의 배아, 사과와 포도의 껍질 그리고 사탕수수 등 식물의 잎에 함유된 고급 지방족 알코올의 일종으로 천연물질이다.
- 옥타코사놀은 근육의 글리코겐 저장률을 증가시켜 체력, 지구력 그리고 운동능력을 향상시킨다.
- 옥타코사놀은 산소의 운반기능을 향상하고 흡수된 산소를 효율적으로 이용하게 한다.
- 옥타코사놀은 LDL콜레스테롤을 감소시키고 HDL콜레스테롤을 증가시키며 중성지방을 저하시킨다.
- 옥타코사놀은 지방조직의 지단백 분해효소(lipoprotein lipase)를 활성화하여 지방 대사의 촉진에 도움을 준다.
- 옥타코사놀은 심폐기능을 강화하며 근위축증(muscular dystrophy)을 개선시킨다.
- 옥타코사놀은 다발경화증과 파킨슨병의 개선에 도움을 준다.
- 옥타코사놀은 임신 중 유산 예방에 도움을 주며, 임신중독증과 조산 및 사산을 감소시킨다.
- 최근의 연구에 의하면, 옥타코사놀은 스트레스 호르몬인 코르티코스테론

(corticosterone)을 감소시키며 스트레스로 교란된 수면을 정상화하는 데 도움을 준다 (2017).

### 19) 제아잔틴

- 제아잔틴(zeaxanthin)은 노란색의 천연 색소이다.
- 제아잔틴은 자외선으로 인한 눈 세포의 파괴를 막아줌으로써 시력 저하, 황반변성, 백내장을 예방한다.
- 제아잔틴은 동맥에 찌꺼기가 축적되는 것을 막아 심장병, 뇌졸중, 퇴행성 질환 등을 예방한다.
- 제아잔틴은 활성산소의 축적을 막아 노화의 속도를 늦추어 준다.
- 제아잔틴은 마리골드, 옥수수, 시금치, 브로콜리, 완두, 케일 등과 계란 노른자에 많이 함유되어있다.

### 20) 징코

- 징코(ginko)는 베타카로틴, 비타민C, E보다 더 강력한 항산화 작용이 있다.
- 징코는 알츠하이머, 중풍, 백내장, 녹내장, 황반변성, 당뇨로 인한 망막질환 등의 예방과 개선에 도움을 준다.
- 징코는 혈관의 탄력을 유지하고 혈소판이 응고되는 것을 억제하며 혈압을 내린다.
- 징코는 대뇌 혈액순환을 증가시키고 기억력을 좋게 하여 중풍을 예방해 주며, 학습능력 향상에 도움을 준다.
- 징코는 알츠하이머가 가장 잘 걸리는 두뇌 부위(hippocampus)의 수용체에 신경 전달이 잘 되게 하여 알츠하이머의 진행을 지연시키고 기억력을 증진시킨다. 독일에서는 알츠하이머 치료 약으로 허가되었다.
- 징코는 뇌의 활성산소를 감소시키고 베타아밀로이드($\beta$-amyloid) 생성을 억제시킨다.
- 징코는 신경세포의 손상을 방지하여 중풍 후 대뇌 혈액순환과 대뇌 신경 손상의 회복, 당뇨로 인한 신경 손상에 효과가 있다.
- 징코는 손발의 혈액순환과 하지정맥류의 개선 및 당뇨로 인한 말초순환장애에 효과가 있다.

- 징코는 혈액순환 장애로 인한 발기부전 개선에도 효과가 큰데, 부작용이 없고 경제적이다.
- 징코는 방사선 치료의 부작용을 감소시켜 주고 이명 및 우울증 치유에도 효과가 있다.

### 21) 카테킨

- 카테킨(cathechine)은 녹차의 떫은맛으로 항산화 기능과 항암효과가 크다.
- 카테킨은 중금속이나 니코틴 등의 독소를 흡착해서 해독시킨다.
- 카테킨은 체내 활성산소를 제거하여 성인병과 암의 발생을 억제하고, 피부 미용과 노화 방지에도 좋다.
- 카테킨은 콜레라균이나 식중독균, 헬리코박터 파일로리균, 충치균 및 인플루엔자 바이러스에 대한 살균 작용이 있다.
- 카테킨은 위궤양이나 위 점막 출혈을 비롯하여 부종을 억제한다.
- 카테킨은 지방을 체외로 배출시켜 다이어트에 효과가 있으며 콜레스테롤도 감소시킨다.
- 카테킨은 소장운동을 활발하게 하여 변비에도 효과가 있다.

### 22) 케르세틴

- 케르세틴(quercetin)은 양파, 사과, 녹차, 딸기, 케일, 견과류 및 징코에 들어 있는 색소인 플라보노이드이다.
- 케르세틴은 알레르기에 대한 항히스타민제로 쓰인다.
- 케르세틴은 항염작용이 있어 비염, 관절염, 크론스장염, 궤양성 대장염 치유에 많이 쓰인다.
- 케르세틴은 위장의 헬리코박터균 성장을 억제하여 위궤양에 사용되고, 항암 약의 독성으로부터 신장 세포를 보호해주는 작용도 한다.
- 케르세틴은 백내장을 억제하는 작용이 있으며, 당뇨로 인한 안구질환, 신장 질환, 신경계 질환에도 개선 효과가 크다.
- 케르세틴은 강한 항산화 작용을 하여 콜레스테롤의 산화를 방지해 죽상동맥경화가 되는 것을 막는다.
- 케르세틴은 혈전 생성을 방지하여 심장마비나 중풍을 예방한다.

### 23) 코엔자임Q10

- 코엔자임Q10(coenzymeQ10)은 모든 세포의 에너지 생산에 필요한 효소로서, 부족하면 가장 먼저 심장 기능이 저하되고 부정맥이 온다. 일본에서는 심부전 처방 약으로 사용되고 있다.
- 코엔자임Q10은 혈관의 기능을 좋게 하고, 혈관을 이완시켜 혈압을 적절하게 낮추어 준다. 또 맥박이 너무 빠르거나 느리지 않게 조절해 준다.
- 코엔자임Q10은 콜레스테롤의 산화를 억제하여 죽상동맥경화가 되는 것을 방지해 준다.
- 코엔자임Q10은 심장의 전기스파크를 일정하게 조절해 주는 작용이 있다. 코엔자임Q10과 함께 부정맥에 꼭 필요한 미네랄은 칼륨, 칼슘 그리고 마그네슘이다.
- 코엔자임Q10은 항산화 작용이 강하며, 암 및 노화 방지에 중요한 작용을 한다.
- 코엔자임Q10은 잇몸으로의 산소 공급을 증가시키고 면역을 올려주며, 잇몸의 박테리아를 억제하여 염증을 줄여 준다.
- 코엔자임Q10은 지방을 에너지로 전환하는 데 필수적인 효소로서 비만인에게 효과가 있다.
- 코엔자임Q10은 정자의 활성화에 필요한 에너지를 생산해 주고, 유해산소로부터 정자의 손상을 보호해 준다.
- 코엔자임Q10의 생산에는 티로신, 비타민C, $B_2$, $B_3$, $B_5$, $B_6$, $B_{12}$, 엽산이 필요하다.
- 코엔자임Q10은 항암제, 혈압 강하제, 콜레스테롤 저하제, 항우울제를 먹게 되면 생산이 감소된다.

### 24) 키토산

- 키토산(chitosan)은 새우, 게 등 갑각류 껍질에서 추출한 키틴(chitin)에서 만들어지는데, 육류나 기름진 음식을 많이 먹는 사람의 지방 흡수를 줄여 준다.
- 키토산은 담즙산과 결합하여 콜레스테롤 수치를 내리며, 소장에서 지방을 흡수하여 대변으로 배출시킨다.
- 키토산은 요소(urea)와 암모니아를 흡수하는 작용이 있어 신장 기능을 좋게 한다.
- 키토산은 죽상동맥경화를 방지하며, 상처 치유와 당뇨병 개선에 도움을 준다.
- 실험연구에서 키토산은 혈중 요소 질소화합물(BUN)과 크레아틴(creatine)의 수치를

감소시켰다.

## 25) 판테틴

- 판테틴(pantethine)은 비타민 $B_5$의 중간매체로서 코엔자임A로 전환되어 에너지를 생산한다.
- 판테틴은 유럽과 일본에서 콜레스테롤과 중성지방 강하제로 쓰이며, 미국에서는 건강보조식품으로 분류된다. 스타틴 종류의 콜레스테롤 처방 약의 효과를 증가시킨다.
- 판테틴은 간세포에서 콜레스테롤과 지방산의 합성을 억제한다.
- 판테틴은 부신피질호르몬을 생산하여 스트레스를 이기게 해주며, 신경전달에 필요한 아세틸콜린과 헤모글로빈의 생산에 필수적이다.
- 판테틴은 혈소판 막의 콜레스테롤을 낮추어 혈소판 표면이 끈적이지 않게 해줌으로써 혈소판이 서로 응집되는 것을 억제하여 동맥경화를 방지하는 작용이 있다.
- 판테틴은 백내장이 진전되는 것을 억제한다.
- 판테틴은 독소에 의한 간 손상을 방지해 준다.

## 26) 포스파티딜세린

- 포스파티딜세린(phosphatidylserine)은 미국 시야청이 조기 치매 환자의 기억력을 높여 치매 진행을 늦춘다고 인정하였다.
- 포스파티딜세린은 인체의 두뇌 신경 세포막에서 많이 존재하며 세포의 신호 전달에 필수적인 기능을 한다.
- 포스파티딜세린은 세포 간의 활발한 소통에 관여하는데 기억력, 집중력 및 학습능력을 향상시킨다.
- 포스파티딜세린은 삶은 달걀에 많이 있으며, 건강기능식품에서는 보통 대두에서 추출해서 만든다.
- 포스파티딜세린은 주의력 결핍 개선 및 항우울증에 효과가 있다.
- 포스파티딜세린은 레이건 전 대통령의 알츠하이머성 치매 치료 때 섭취하면서 유명해진 제품이다.
- 유럽 및 일본에서는 기억력 및 집중력 저하, 초기 알츠하이머성 치매, 정신 불안 및 어린이의 ADHD 개선을 목적으로 하는 건강기능 식품으로 판매되고 있다.

## 27) 폴리코사놀

- 폴리코사놀(policosanol)은 사탕수수에서 추출한 천연지방족 알코올혼합물로 혈소판 응집을 감소시켜 혈전을 방지하고 혈관의 탄성을 높여 혈관질환과 심장병을 예방한다.
- 폴리코사놀은 LDL콜레스테롤을 낮추고 HDL콜레스테롤을 높여주어 동맥경화를 억제한다.
- 폴리코사놀은 두뇌 세포의 증식과 췌장 세포에서 인슐린 분비를 촉진시킨다.
- 폴리코사놀이 중성지방을 내리는 데는 판테틴을 같이 섭취하면 더 효과적이다.
- 폴리코사놀은 운동능력을 높여주고 스트레스 감소, 지구력 향상 그리고 근육통을 완화시킨다.

## 28) 폴리페놀

- 폴리페놀(polyphenol)은 식물에서 발견되는 천연물질로 그 종류가 수천 가지가 넘는다.
- 폴리페놀은 녹차의 카테킨, 포도주의 레스베라트롤, 사과와 양파의 케르세틴이 대표적이며, 과일에 있는 플라보노이드와 콩의 이소플라본도 폴리페놀의 일종이다.
- 폴리페놀은 항산화 효과가 있어 노화를 방지하고 활성산소를 해가 없는 물질로 바꾸어준다.
- 폴리페놀은 DNA를 손상되지 않게 하며, 세포를 구성하는 단백질과 효소를 보호한다.
- 폴리페놀은 항암작용과 혈액 순환을 좋게 하여 각종 심장질환을 막아준다.
- 폴리페놀은 산화 콜레스테롤 형성의 감소와 혈관 내피세포를 보호함으로써 동맥경화, 노인성 치매, 뇌경색, 심근경색, 당뇨병, 암 등을 예방한다.

## 29) 프로폴리스

- 프로폴리스(propolis)는 잇몸병, 구강염, 인후염, 편도선염, 어린이들의 급·만성 비염에 효과가 있고 항암치료에 쓰이기도 한다.
- 프로폴리스는 헬리코박터균의 감염과 트리코모나스(trichomonas vaginalis)균과 허피스 바이러스에 의한 질염 치유에 효과가 좋다.
- 프로폴리스는 광범위한 살균작용을 하여 항생제와 같이 복용하면 효과가 좋다.

- 프로폴리스는 유럽에서 위궤장, 십이지장궤양 그리고 궤양성 대장염 치유를 위한 항염제로 사용한다.
- 프로폴리스 속의 카페인산 페네틸 에스테르(CAPE)라는 물질은 면역 조절작용과 종양을 사멸시키는 작용이 있으며, 염증을 일으키는 아라키돈산의 생성을 억제하여 항염작용도 한다.

## 30) 플라보노이드

- 플라보노이드(flavonoid)는 다양한 식물에 5천 가지가 넘게 존재한다.
- 플라보노이드는 주로 노란색 계통의 식물성 색소를 일컫는데, 비타민P라고도 한다.
- 플라보노이드는 모세혈관의 수축, 투과성, 파열 방지에 도움을 주고 삼투 기능을 증대시킨다.
- 플라보노이드는 항알레르기, 항염증, 항산화, 항진균, 항바이러스 기능이 있다.
- 플라보노이드는 심혈관 질환, 당뇨, 궤양 등의 치유에 효과가 있다.
- 플라보노이드는 잇몸 출혈, 망막 출혈, 피하 출혈 등과 같은 출혈성 질환을 예방한다.
- 플라보노이드 함량이 높은 식물은 파슬리, 양파, 블루베리와 딸기류, 홍차, 녹차, 바나나, 감귤류, 은행, 적포도주 그리고 다크 초콜릿 등이다.

## 7. 온열요법

우리 인체가 항상 유지해야 하는 항상성 중의 하나가 적정 체온이다. 이 적정 체온을 유지하기 위해 음식을 에너지로 전환하여 세포를 따스하게 해야 하며, 이를 위한 일련의 과정을 신진대사라 부른다. 신진대사는 살아있는 한 끊임없이 이루어져야 하며, 5장 6부만이 아니고 인체의 모든 세포가 공동협력자인 것이다. 하지만 이러한 협력관계가 깨어지거나 신진대사가 원활하게 이루어지지 않으면 우리 인체의 항상성은 무너지고 적정 체온의 유지가 힘들게 되는 것이다. 흔히 냉증이라는 '몸의 차가움 증상'은 단순하게 아랫배나 손발이 차가워지는 가벼운 증상이 아니라 우리 몸의 항상성이 무너진 중대한 질환으로 인식할 필요성이 있다.

동양의학에는 '수승화강(水昇火降)'이란 용어가 있는데, 물의 차가운 기운을 올라가게 하고 불의 뜨거운 기운을 내려가게 해야 한다는 뜻이다. 여기에는 태양의 따뜻한 기운이 땅과 물을 덥혀 수증기를 만들고, 이 수증기가 올라가 태양의 따뜻한 기운과 만나 구름이 되어 다시 비로 내리면서 물을 만든다는 자연계의 순환과 조화의 원리를 담고 있다. 이 수승화강의 원리가 이루어진 몸 상태를 동의보감에서는 '두한족열(頭寒足熱)'이라 했으며 인체의 건강 여부를 판단하는 하나의 기준으로 생각할 수 있다.

그래서 우리 인체도 수기(水氣)가 머리 부위로 올라오면 활력, 냉철함 그리고 안정감을 느끼는데, 그렇지 않고 화기(火氣)가 머리 부위로 몰리면 뜨거워지고 침이 마르며 심장박동이 불규칙해진다. 또 아랫배에 '화기'가 아니라 '수기'가 모이면 아랫배가 차가워지고 손발 또한 저리고 차갑게 되는 것이다. 이런 상태가 계속되면 만성피로, 어깨와 목의 뻣뻣함, 불면과 두통, 탈모, 만성적인 소화 장애 등이 오며 특히 여성의 경우에는 생리불순을 포함한 호르몬계 질환이 오게 된다.

이처럼 인체의 온기와 냉기가 역전됨으로써 생기는 아랫배와 손발의 냉증은 어떻게 없앨 수 있을까? 여기에는 적절한 운동, 혈액 순환에 도움을 주는 영양소의 섭취 그리고 따뜻한 음식을 먹는 것을 포함하여 부가적인 방법으로 온열요법이 병행되어야 한다. 히포크라테스도 "온열요법을 통해 어떠한 질병도 극복할 수 있으며, 온열요법으로 치료되지 않는 병은 불치의 병"이라고 말했듯이, 오늘날에는 뜸, 찜질, 반신욕, 각탕 그리고 파동에너지 기기 등을 이용하여 체온을 올리는 보완요법을 많이 이용하고 있다.

### (1) 각탕요법

각탕 요법은 더운물이나 훈증으로 무릎 이하(복사뼈 위의 '삼음교혈' 위까지)를 데워줌으로써 혈액 순환을 활성화하고 자율신경계의 체계를 바로 잡아 준다. 즉 발 부위가 따뜻해지면 그 기운이 체액을 순환시키고, 체액의 순환은 인체 상부의 '화'를 내리게 하여 머리가 차갑게 됨으로써 정상체온을 유지할 수 있는 것이다. 이것은 '수승화강'의 원리에 따르는 것으로 신장과 방광 경락의 흐름을 원활하게 하여 몸속의 냉기 제거, 특히 림프 독소의 제거에 탁월하다.

또 반신욕이나 사우나와는 다르게 단전이나 호흡기 또 명치부에 부담이 없이 일상생활에서 자주 할 수 있다. 특히 각탕 요법은 수면이 부족한 수험생이나 스트레스가 많은 직장인, 운동하기 어려운 노약자, 거동이 불편해진 사람들은 물론이고 만성질환자들도 손쉽게 할 수 있는 건강증진법이다. 취침 전에 30분 정도의 각탕 요법은 체온을 1℃ 정도 올려놓아 체내의 대사 효소를 활성화하여 잠자는 동안 신진대사 능력을 2배 이상 상승하게 한다. 또 세로토닌 호르몬의 분비가 많아져 쉽게 숙면이 오고 부교감신경의 활성화가 이루어져 면역력의 향상을 기할 수 있다.

특히 각탕기를 통하여 좌훈까지 규칙적으로 하게 되면 회음혈 자리의 자극을 통하여 주변 괄약근들이 건강해져서 변비가 해소된다. 또 골다공증 치유에도 도움을 주고 여성의 생리통, 갱년기를 포함한 성 기능 회복에 효과가 크다. [동의보감]에는 '여성의 하복부 동증과 질병은 모두 냉기가 모여 딱딱해진 병이니 마땅히 훈증을 해야 한다'고 적혀 있다. 이 좌훈은 여성들뿐만 아니라 항문 질환이나 남성 질환에도 좋은 효과가 있다고 알려져 있다.

### (2) 파동에너지 요법

오늘날 현대의학은 여러 가지 방법으로 파동에너지를 이용하고 있는데, 양자분석기, 고·중·저주파 치료기, 초음파장치, 경피전기신경자극기(TENS), 방광쇄석기 그리고 레이저수술칼 등이 그러한 것이다. 이러한 기기들은 1930년대 이래 질병을 치유하는데 파동에너지를 이용하려는 로열 라이프(Royal R. Rife: 1888년~1971) , 빌헬름 라이히(Wilhelm Reich: 1897~1957)와 가스통 네생(Gaston Naessens: 1924~ )과 같은 뛰어난 연구자들의 헌신을 발판으로 하고 있다.

특히 라이프의 '주파수 발진기(Rife Frequency Generator)'에서 조율된 '라이프빔광선(Rife Beam Ray)'은 다양한 형태의 말기 암 환자 16명 중 14명을 3개월 만에 완치(5명의 의사로부터 완치 판정을 받음)시켰다(1934년, 남캘리포니아대학의 암 조사연구). 이후 라이프빔을 이용한 실험에서 모든 종류의 암 치료 성공률은 90%를 넘는 경이적인 결과를 만들어 내었지만, 이 연구 실험은 의학 당국에 의해 감추어졌다. 그리고 이 라이프빔을 성공적으로 사용하던 수많은 의사조차 의학 당국의 블랙 리스트에 오를까 봐 겁을 내고 장비 사용을 중단하기도 하였다. 하지만 지하로 숨어든 라이프 후계자들의 '생체활성주파수(Bio-Active Frequency)'에 대한 연구는 계속되어 왔다.[26]

현대의학에서 불치병이라 하는 암의 치유에 이용된 파동에너지는 넓은 의미의 온열요법이며, 인체 건강을 도모하는 에너지의학의 영역에 속한다고 할 수 있다. 전기 생리학적으로 보면 인체의 세포는 배터리로 비유될 수 있다. 배터리가 방전되듯이 여러 가지 이유로 세포의 에너지가 떨어지게 되면 인체 세포도 병든 세포로 변하며, 방전 상태가 오래 지속되면 만성질환이나 암세포가 될 수도 있다. 이러한 병든 세포에 파동에너지를 충전해주면 세포는 다시 활성을 찾을 것이고, 통증이나 질병이 치유될 수 있을 것이니 에너지의학의 실용적인 모습이다.

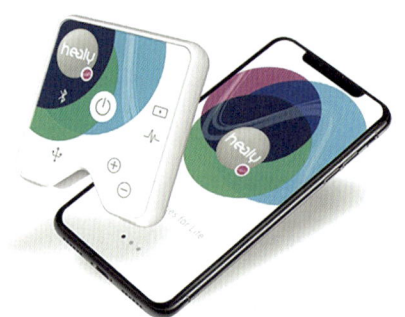

오랜 기간, 인체 건강을 위해 주파수 응용에 관한 연구와 실험을 진행해온 독일의 마커스 슈미케(Markus Schmieke: TimeWaver 창립자)는 '개별화된 미세전류 주파수(IMF)'를 이용한 인체의 생체 에너지 영역의 측정과 그 조화를 위한 '웨어러블 디바이스'를 개발하였다. 이 미세전류 주파수가 세포막 전위 및 ATP 생산을 증가시킨다는 사실은 이미(1982년) 의학 전문가 녹 쳉(Ngok Cheng) 박사에 의해 밝혀진 바 있다. 슈미케의 이 장치는 양자 센서, 클라우드 데이터베이스, 스마트폰 그리고 AI로 구현됨으로써 인체의 건강, 웰빙 그리고 활력 증진으로 나타나고 있으니, 라이프가 추구했던 필생 과업의 또 다른 성취인듯하다. 앞으로 파동에너지 의학은 인체 건강을 위한 풍부하고 매력적이며 무궁한 가능성을 가진 영역으로서 단순한 찰과상이나 골절의 치유에서 만성질환을 포함한 암에서의 회복에 이르기까지 적극적으로 활용될 수 있을 것이다.

---

26. [파동의학], 리처드 거버 지음, pp.678~685.

# 참고문헌

100년 동안의 거짓말, 랜덜 피츠제럴드 지음, 신현승 옮김, 시공사, 2008.

100살 자신 있다, 김상문 저, 상문각, 2004.

100세 건강 골든룰, 구현웅 지음, 중앙M&B, 2014.

100세 건강 영양가이드, 분당서울대학교병원 저, 삼호미디어, 2016.

100세 건강 우연이 아니다, 이원종 저, 중앙BOOKS, 2009.

100세 건강, 가벼운 증상부터 잡아라, 모리타 유타카 지음, 오시연 옮김, 2014.

100세 건강장수법, 유태종 지음, 버들미디어, 2008.

100세 시대, 산케이 신문 취재반, 최민정 옮김, 은행나무, 2005.

100세 시대를 위한 자연식품과 건강관리, 이채호 저, 생각나눔, 2017.

100세 인생도 건강해야 축복이다, 라시드 부타르 지음, 제호영 옮김, 라이프맵, 2012.

100세 혁명, 노진섭 지음, 시사저널사, 2017.

100세 혁명, 존 라빈스 저, 박산호 역, 시공사, 2011.

10년 젊게 동안프로젝트, 니키햄블톤 존스 지음, 김미정 옮김, 문예당, 2009.

10퍼센트 인간, 앨러나 콜렌 지음, 조은영 옮김, 시공사, 2016.

150살까지 살 수 있을까?, 미하일 톰박 지음, 이은주 옮김, 해냄, 2011.

15분 기적의 코어운동, 이규하 지음, 세림출판, 2017.

1일 1생식, 황성수 저, 청림출판, 2013.

1일 1식 몸 망친다, 아오지 저, 유페이퍼, 2013.

1일 1식, 나구모 요시노리 지음, 양영철 옮김, 위즈덤스타일, 2012.

1일 1욕, 표만석 외 저, 경향미디어, 2013.

1일 2식, 히가시 시게요시 저, 안중식 역, 지식여행, 2012.

21세기가 당신을 살찌게 한다, 팻 토마스 지음, 박지숙 옮김, 이미지박스, 2009.

37℃의 비밀, Uwe Karstädt 지음, 경원북스, 2017.

40세부터는 식습관 바꿔야 산다, 와타요 다카호 저, 이진원 역, 니들북, 2016.

4대 만성병 자연치유교과서, 조병식 지음, 왕의서재, 2019.

4천년의 기도 단식, 아델레 스카르네라 저, 노성기 외 역, 카톨릭출판사, 2018.

50 이후 건강을 결정하는 7가지 습관, 프랭크 리프먼 외 지음, 안진이 옮김, 더퀘스트, 2022.

5%는 의사가 고치고 95%는 내 몸이 고친다, 김세현 지음, 지식과감성, 2015.

5목을 풀어주면 기분 나쁜 통증이 사라진다, 마츠모토 도모히로 저, 배영진 역, 전나무숲, 2018.

8체질식: 병원 안 가고 사는 법, 주석원, 세림출판, 2016.

ADHD, 틱, 정서장애 음식 치유가 답이다, 고현아 외 지음, 문지, 2015.

DNA 자연치유 본능, 이상구 지음, EGPA, 2013.

간헐적 단식으로 내 몸 리셋, 후나세 스케 지음, 장경환 옮김, 문예춘추사, 2019.

감기는 굶어야 낫는다, 조기성 지음, SISO, 2022.

감기에서 백혈병까지의 비밀, 김성동 지음, 건강신문사, 2008.

강력한 규소의 힘과 그 의학적 활용, 이시형 외 지음, 행복에너지, 2020.

강아지도 배우는 물리학의 즐거움, 채드 오젤 지음, 이덕환 옮김, 까치, 2011.

건강 공부, 엄융의 지음, 창비, 2020.

건강 서적 100권 한 번에 읽기, 김영진 지음, 성안당, 2020.

건강 수명 연장의 비밀 씹는 힘, 사이토 이치로 지음, 황미숙 옮김, 삼호미디어, 2011.

건강과 치유의 비밀, 안드레아스 모리츠 지음, 정진근 옮김, 에디터, 2020.

건강독서혁명, 백용학 지음, 건강다이제스트사, 2016.

건강상식 오류사전, 우도 폴머 외 지음, 이혜원 옮김, 경당, 2006.

건강수명 연장의 비밀 씹는 힘, 사이토 이치로 지음, 황미숙 옮김, 2011.

건강식품 복용법 및 복합처방법, 사또오 도시오 지음, 최혜선 옮김, 문진출판사, 2001.

건강연습, 나구모 요시노리 저, 나지윤 역, 넥서스BOOKS, 2014.

건강을 끌어당기는 절대 법칙, 월러스 워틀스 지음, 백가혜 옮김, 북허브, 2010.

건강을 욕망하라, 황성주 저, 청림출판, 2012.

건강을 위해 무엇을 어떻게 먹을 것인가, 성종환 외 저, 형설출판사, 2015.

건강의 배신, 이노우에 요시야스 엮음, 김경원 옮김, 돌베개, 2014.

건강의 비결 NO! 탄수화물, 와타나베 노부유키 지음, 이희정 옮김, 경향미디어, 2017.

건강하게 나이 든다는 것, 마르타 자라스카 지음, 김영선 옮김, 어크로스, 2020.

건강하게 사는 63가지 비밀, 황의현 지음, 책과 사람들, 2007.

건강하게 오래 살려면 종아리를 주물러라, 마키 다카코 지음, 나라원, 2014.

건강한 몸 착한 몸 부러운 몸, 이진희 저, 국일미디어, 2009.

건강한 물 맛있는 물, 김형석 외 저, 음악의 향기, 2011.

검은 콩 기적, 정남수 지음, 행복한 내일, 2012.

게랑드의 소금이야기, 고린 고바야시 저, 고두갑 외 역, 시그마프레스, 2008.

경혈학해설, 김길춘 지음, 의성당, 2006.

고혈압 3개월에 약 없이 완치하기, 유태우 지음, 비타북스, 2013.

고혈압 목숨 걸고 편식하다, MBC스페셜제작팀 저, 쿠폰북, 2010.

고혈압 치료: 나는 혈압약을 믿지 않는다, 선재광 저, 전나무 숲, 2013.

고혈압, 약을 버리고 밥을 바꿔라, 황성수 지음, 페가수스, 2011.

고혈압은 병이 아니다, 마쓰모토 미쓰마사 저, 서승철 역, 에디터, 2015

곰탕이 건강을 말아먹는다, 황성수 저, 동도원, 2006.

공복 최고의 약, 아오키 아츠시 지음, 이주관 외 옮김, 청홍, 2019.

공복과 절식, 양우원 저, 모아북스, 2018.

공복으로 리셋하라, 나구모 요시노리 저, 황소연 역, 북폴리오, 2014.

과잉진단, 길버트 웰치 지음, 홍영준 역, 진성북스, 2013.

과자 내 아이를 해치는 달콤한 유혹 1, 안병수 지음, 국일출판사, 2005.

과자 내 아이를 해치는 달콤한 유혹 2, 안병수 지음, 국일출판사, 2009.

괴물 바이러스, 네로메 구니아키 지음, 노은주 옮김, 유피에이, 2005.

굶으면 낫는다, 후나세 스케 지음, 장경환 옮김, 문예춘추사, 2015.

굿바이 과민대장증후군, 이진원 지음, 바른북스, 2017.

굿바이 닥터, 조경남 지음, 푸른행복, 2019.

근육에 힘 좀 빼고 삽시다, 사토 세이지 지음, 최말숙 옮김, 포레스트북스, 2020.

근육이 연금보다 강하다, 김헌경 지음, 비타북스, 2019.

근육이 튼튼한 여자가 되고 싶어, 이정연 지음, 웅진지식하우스, 2020.

근치음식, 賴宇凡 지음, 劉麗雅 외 옮김, 군자출판사, 2020.

기공 자연치유, 고정환 저, 월드사이언스, 2010.

기능성 식품, 김미리 외 저, 파워북, 2015.

기름혁명, 시라사와 다쿠지 지음, 박현아 옮김, 동아엠앤비, 2017.

기적의 28일 자궁 디톡스, 강명자 저, 비타북스, 2016.

기적의 니시 건강법, 와타나베 쇼 저, 강호걸 역, 태웅출판사, 2003.

기적의 두뇌, 진 카퍼 저, 이순주 역, 학원사, 2000.

기적의 물, 암 비만 우울증 치료법, F. 뱃맨겔리지 지음, 이수령 옮김, 중앙생활사, 2008.

기적의 비타민D, 전의혁 지음, 덴스토리, 2019.

기적의 자연치유, 이태근 저, 정신세계사, 2010.

나는 1일 1식 이렇게 성공했다, 네이버카페 1일1식&간헐적 단식 저, 위즈덤스타일, 2013.

나는 당신이 오래오래 걸었으면 좋겠습니다, 다나카 나오키 지음, 송소정 옮김, 포레스트북스, 2018.

나는 당신이 오직 코로 숨쉬기 바란다, 이우정 지음, 미다스북스, 2019.

나는 몇 살까지 살까?, S.프리드먼 외 지음, 최수진 옮김, 쌤앤파커스, 2011.

나는 살기 위해 자연식한다, 송학운 지음, BF북스, 2010.

나는 왜 늘 아픈가, 크리스티안 구트 지음, 유영미 옮김, 부키(주), 2016.

나는 왜 영양제를 처방하는 의사가 되었나, 여예스더 지음, 메디치미디어, 2016.

나는 죽을 때까지 안 아프며 살고 싶다, 송명희 지음, 미래의창, 2015.

나는 질병없이 살기로 했다, 하비 다이아몬드 저, 강신원 역, 사이몬북스, 2017.

나는 현대의학을 믿지 않는다, 로버트 S. 멘델존 지음, 남점순 옮김, 문예출판사, 2000.

나쁜 피가 내 몸을 망친다, 이시하라 니나 지음, 정지영 옮김, 쌤앤파커스, 2019.

나의 운명 사용설명서, 고미숙 지음, 북드라망, 2019.

나의 자연치유 능력은 100만 가지 약과 100명의 의사보다 위대하다, 박세준 저, 청인, 2014.

나이 들지 않는 절대 원칙, 안지현 지음, 비타북스, 2020.

나잇살은 빠진다, 아사쿠라 쇼코 저, 이예숙 역, 솔트앤씨드, 2015.

난치병 치유의 길, 앤서니 윌리엄 지음, 박용준 옮김, 진성북스, 2017.

내 몸 공부, 엄융의 지음, 창비, 2017.

내 몸 내가 고쳐 쓴다 1·2·3, 이경원 외 지음, 책과 이음, 2020-21.

내 몸 내가 고치는 식생활 혁명, 조엘 펄먼 지음, 김재일 옮김, 2007.

내 몸 독소 해독법, 이시하라 유미 저, 싸이프레스, 2013.

내 몸 살리는 면역 건강법, 신성호 지음, 위닝북스, 2017.

내 몸 안의 주치의 면역학, 하기와라 기요후미 지음, 황소연 옮김, 전나무숲, 2019.

내 몸 안의 지식여행 인체생리학, 다나카 에츠로 지음, 전나무숲, 2019.

내 몸 젊게 만들기, 마이클 로이젠 외 지음, 유태우 옮김, 김영사, 2009.

내 몸속 청소하기, 브랜다 왓슨 지음, 장지연 옮김, 상상미디어, 2012.

내 몸에 가장 좋은 물, 김현원 저, 서영, 2011.

내 몸에 꼭 맞는 영양가이드, 박교영 외 2인 지음, 서영, 2011.

내 몸에 똥보균이 산다, 후지타 고이치로 지음, 서수지 옮김, 옥당, 2016.

내 몸에 이로운 식사를 하고 있습니까?, 바스 카스트 지음, 유영미 옮김, 갈매나무, 2019.

내 몸에 흐르는 기(氣)를 찾아서, 전수길 지음, 명상, 1999.

내 몸은 내가 지킨다, 최명기 저, 허원미디어, 2012.

내 몸은 치유되지 않았다, 이경미 저, 북뱅, 2015.

내 몸을 비워야 내가 산다, 이우재 지음, 알투스, 2017.

내 몸을 살리는 7가지 습관, 히가시 시게요시 지음, 임희선 옮김, 해바라기, 2009.

내 몸을 살리는 면역의 힘, 아보 도오루 외 저, 이원진 역, 부광출판사, 2007.

내 몸을 살리는 생강, 송연미 외 지음, 예신books, 2019.

내 몸을 살리는 식사 죽이는 식사, 우쓰이 사토루 저, 송수영 역, 이아소, 2016.

내 몸을 살리는 호르몬, 오한진 지음, 이지북, 2016.

내 몸의 건강 유전자를 깨워라, 현용권, 모시는사람들, 2018.

내 몸의 슈퍼 닥터를 만나자, 이재철 지음, 메디파크, 2015.

내 몸의 스위치를 켜라, 추연우 지음, 열음사, 2009.

내 몸의 유익균, 김석진 지음, 하서출판사, 2011.

내 몸의 자생력을 깨워라, 조엘 펄먼 지음, 이문영 옮김, 쌤앤파커스, 2013.

내 몸이 보내는 이상 신호가 나를 살린다, 이시하라 유우미 지음, 박현미 옮김, 전나무숲, 2018.

내 몸이 아프지 않고 잘 사는 법, 하비 다이아몬드 지음, 김민숙 옮김, 한언, 2011.

내 아이를 해치는 가짜 음식, 이선영 지음, 느낌이 있는 책, 2018.

내 아이의 뇌를 공격하는 나쁜 식품들, 한스 울리히 그림 지음, 이수영 옮김, 시대의 창, 2011.

내가 먹는 약이 독일까? 약일까?, 송연화 외 지음, 송정문화사, 2012.

내망현, 김철중 지음, 미드, 2013.

내장비만, 이왕림 저, 포북, 2011.

내장지방 빼는 최강의 비결, 이케타니 도시로 지음, 문혜원 옮김, 길벗, 2020.

냉기 제거의 놀라운 비밀, 신도 요시하루 지음, 고선윤 옮김, 중앙생활사, 2018.

냉기를 제거하는 건강혁명, 이시하라 유미 저, 김희웅 역, 양문출판사, 2002.

노화는 세포 건조가 원인이다, 이시하라 유미 지음, 윤혜림 옮김, 전나무숲, 2011.

노화와 성인병을 일으키는 주범 나잇살, 여에스더 지음, 랜덤하우스, 2011.

노화의 비밀, 조셉 창 지음, 송인선 옮김, 서영출판사, 2011.

농부와 산과의사, 미셸 오당, 김태언 옮김, 녹색평론사, 2011.

뇌내 혁명, 하루야마 시게오 지음, 반광식 옮김, 사람과 책, 2001.

뇌를 읽다 마음을 읽다, 권준수 지음, 21세기북스, 2021.

뇌파진동으로 기적을 창조한 사람들, 이승헌 감수, 브레인월드 편집부 엮음, 브레인월드, 2009.

누구나 10년 더 젊어질 수 있다, 최송희 저, 신원문화사, 2010.

누구나 살찌지 않는 체질이 될 수 있다, 김혜연 저, 라온북, 2018.

누우면 죽고 걸으면 산다, 김영길 지음, 사람과 사람, 2004.

눈으로 하는 내 병 진단, 김용학 외 지음, 한언, 2009.

눈질환 식생활 개선으로 낫는다, 야마구치 고조 저, 이동희 역, 2017.

늙지 않는 비밀, 엘리자베스 블랙번 외 지음, 이한음 옮김, 엘에이치코리아, 2018.

니시건강법, 와타나베 쇼 저, 김흥국 외 역, 건강신문사, 2013.

니시의학 단식법, 이근영 저, 부크크, 2018.

다르게 살고 싶다, 박장금 자금, 슬로비, 2017.

다음 천만장자는 어디에서 나올까, 폴 제인 필저 지음, 아이프렌드, 2007.

다이어트 불변의 법칙, 하비 다이아몬드 지음, 강신원 옮김, 사이몬북스, 2016.

단맛의 저주, 로버트 러스티그 지음, 이지연 옮김, 한국경제신문사, 2014.

단백질이 없으면 생명도 없다, 다케무라 마사하루 지음, 배영진 옮김, 전나무숲, 2018.

담적, 최서형 지음, 헬스조선, 2009.

당뇨 코드, 제이슨 펑 지음, 이문영 옮김, 라이팅하우스, 2020.

당뇨, 고혈압, 혈관병 자연치유법, 조경복 지음, TMJ통합의학센터, 2015.

당뇨병 걱정없이 건강하게 사는 법, 김영진 지음, 성안당, 2019.

당뇨병 사람이 먼저다, 이승언 지음, 바른북스, 2018.

당뇨병 약 없이 완치할 수 있다, 윤태호 지음, 행복나무, 2015.

당뇨병 치료 생활습관의 비밀, 오비츠 료이치 외 지음, 박선무 외 옮김, 중앙생활사, 2019.

당뇨병 치료, 당뇨약에 기대지 마라, 선재광 지음, 전나무숲, 2020.

당뇨병, 약을 버리고 아연으로 끝내라, 가사하라 도모코 지음, 전나무숲, 2015.

당뇨병이 낫는다, 황성수, 페가수스, 2017.

당뇨약 끊을 수 있다, 야마다 사토루 지음, 이근아 옮김, 이아소, 2015.

당뇨에서 빠져나오기, 정윤섭 지음, 이모션티피에스, 2016.

당신도 혈압약 없이 살 수 있다, 선재광 지음, 다온북스, 2016.

당신의 삶을 해독하라, 홍정희 외 저 지음, 동아일보사, 2007.

당신의 세포가 병들어가고 있다, 이동환 지음, 동도원, 2008.

당신의 주인은 DNA가 아니다, 브루스 H. 립턴 지음, 이창희 옮김, 두레, 2021.

당신이 몰랐던 지방의 진실, 콜드웰 에셀스틴 지음, 강신원 옮김, 사이몬북스, 2015.

당신이 병드는 이유, 콜린 캠벨 외 지음, 이의철 옮김, 열린과학, 2016.

당을 끊는 식사법, 니시와키 지음, 박유미 옮김, 솔트앤씨드, 2016.

당질 조절 프로젝트, 방민우 지음, 행복에너지, 2019.

대사증후군, 오상우 지음, 청림라이프, 2012.

대사치료 암을 굶겨 죽이다, 나샤 윈터스 외 지음, 암대사연구회 옮김, 처음북스, 2019.

대체의학의 이론과 실제, 강길전 외 공저, 가본의학, 2008.

대한민국 주식혁명, 강지원 지음, KMB, 2020.

더 커넥션, 에머런 메이어 지음, 김보은 옮김, 브레인월드, 2017.

더러운 장이 병을 만든다, 버나드 젠센 저, 김희웅 역, 국일미디어, 2002.

도살장, 게일 A. 아이스니츠 지음, 박산호 옮김, 시공사, 2008.

독소를 비우는 몸, 제이슨 펑 외 지음, 이문영 옮김, 라이팅하우스, 2018.

독소를 없애주는 현미채식, 배한호 저, 경향BP, 2014.

독을 빼라 살이 빠진다, 김소형, 깊은나무, 2015.

돈 안 들이고 내 건강 찾는 법, 강상빈 지음, 평단, 2018.

동맥경화의 예방과 치료, 킬머 S. 맥컬리 저, 박성호 역, 한국분자교정학회, 2007.

동양의학혁명, 박용규 저, 태웅출판사, 2017.

동의보감, 고미숙 지음, 북드라망, 2019.

두 다리는 두 명의 의사다, 배근아 외 지음, 행복한에너지, 2015.

두산백과사전, 두산동아, 1997.

디지털디톡스, 프란시스 부스 저, 김성민 역, 처음북스, 2016.

디톡스로 디톡스하라, 김일 저, 더클, 2018.

따끈따끈 나의 자궁, 야마가타 테루에 지음, 육연주 옮김, 영진닷컴, 2016.

따뜻하면 살고 차가워지면 죽는다, 김종수 지음, 정신세계원, 2010.

뜻하지 않게 오래 살게 된 요즘 사람들에게, 김형찬 지음, 숨쉬는책공장, 2019.

리듬, 김상운 지음, 정신세계사, 2015.

림프의 기적, 박정현 지음, 라의 눈, 2016.

마늘의 힘, 한재복 편역, 주부의벗사, 2013.

마음과 질병의 관계란 무엇인가, 뤼디거 달케 외 지음, 염정용 옮김, 한언, 2015.

마흔의 몸 공부, 박용환 지음, 이와우, 2019.

만병을 고치는 냉기제거 건강법, 신도 요시하루 저, 김수경 역, 김영사, 2012.

만성신부전증은 자연치유된다. 조병식 저, 왕의서재, 2017.

만성염증을 치유하는 한 접시 건강법, 이경미 지음, 판미동, 2019.

만성체증이 내 몸을 죽인다. 백승헌 저, 한인, 2016.

만성피로 해결사 부신을 고치자, 김상만 저, 건강다이제스트, 2008.

맘(心), 강석일 지음, 라온북, 2012.

망진(望診), 팽청화 지음, 이상룡 외 옮김, 청홍, 2007.

매력적인 장(腸), 기울리아 엔더스 지음, 배명자 옮김, 와이즈베리, 2014.

맥두걸박사의 자연식물식, 존 맥두걸 지음, 강신원 옮김, 사이몬북스, 2018.

맹랑, 김형민 지음, 유한문화사, 2009.

먹고 단식하고 먹어라, 브래드 필론 저, 박종윤 역, 36.5, 2013.

먹는 습관만 바꿔도 10kg은 쉽게 빠진다. 김소영 저, 원앤원스타일, 2014.

먹어도 살이 찌지 않고 면역력이 생기는 식사법, 이시구로 세이지 지음, 김소영 옮김, 청홍, 2021.

먹어서 병을 이기는 법, 윌리엄 리 지음, 신동숙 옮김, 흐름출판, 2020.

면역 보감, 박용환 지음, 클라우드나인, 2016.

면역 습관, 이병욱 지음, 비타북스, 2021.

면역 혁명, 이시형 지음, 매일경제신문사, 2020.

면역관리 없이 암 완치 없다. 황성주 지음, 청림Life, 2015.

면역력을 높이는 생활, 니시하라 가츠나리 지음, 윤혜림 옮김, 전나무숲, 2008.

면역력을 처방합니다. 정가영 지음, 라온북, 2019.

면역력이 답이다. 이승헌 저, 한문화, 2015.

면역이 답이다. 한동하 지음, 페가수스, 2019.

면역이 암을 이긴다. 이시형 저, 한국경제신문, 2017.

면역학 입문, 아보 도오루 지음, 최혜선 옮김, 아이프렌드, 2005.

면역항암제를 이해하려면 알아야 할 최소한의 것들, 도준상 지음, 바이오스펙데이터, 2020.

면역혁명, 아보 도오루 지음, 이정환 옮김, 부광출판사, 2003.

면역혁명의 놀라운 비밀, 아보 도오루 외 지음, 박주영 옮김, 중앙생활사, 2019.

몬스터식품의 숨겨진 비밀, 후나세 스케 지음, 고선윤 옮김, 중앙생활사, 2014.

몸과 인문학, 고미숙 지음, 북드라망, 2019.

몸속 대청소, 정윤섭 지음, 라온북, 2014.

몸의 혁명, 아보 도오루 지음, 이혜숙 옮김, 부광, 2009.

몸이 되살아나는 장습관, 김남규 지음, 매일경제신문사, 2019.

몸이 따뜻해야 몸이 산다, 이시하라 유미 지음, 김정환 옮김, 삼호미디어, 2007.

몸이 원하는 장수요법, 이시하라 유미 지음, 박현미 옮김, 전나무숲, 2011.

무엇을 먹을 것인가?, 콜린 캠벨 외 지음, 유자화 옮김, 열린과학, 2012.

문숙의 자연치유, 문숙 지음, 샨티, 2015.

물 전문가는 어떻게 물을 마실까, 이태관 저, 북마크, 2013.

물 치료의 핵심이다, F. 벳맨갤리지 지음, 김성미 옮김, 물병자리, 2003.

물과 소금 어떻게 섭취하면 좋을까?, 안국준 저, 태웅출판사, 2017.

물로 10년 더 건강하게 사는 법, 이승남 지음, 리스컴, 2015.

물로 건강해진다, 마스시타 가즈히로 외 저, 최혜선 역, 문진출판사, 2003.

물리학자와 함께 떠나는 몸속 氣여행, 김훈기 저, 동아일보사, 2008.

물만 끊어도 병이 낫는다, 최용선 저, 라의 눈, 2016.

물은 약인가 독인가? 리푸씽 지음, 김중일 옮김, 눈과마음, 2008.

뭐든지 호르몬, 이토 히로시 지음, 윤혜원 옮김, 계단, 2016.

미라클 건강법, 신영아 지음, 프로방스, 2018.

미래 의학으로 가는 통합치료, 이시형·선재광 지음, 다온북스, 2022.

미병혁명, 타이 미치오 지음, 지상사, 2017.

미토콘드리아 프로젝트, 히키 마사토 지음, 윤은혜 옮김, 하서출판사, 2012.

미토콘드리아, 닉 레인 지음, 김정은 옮김, 뿌리와이파리, 2009.

밀가루 똥배, 윌리엄 데이비스 지음, 인윤희 옮김, 에코리브르, 2012.

밀가루만 끊어도 100가지 병을 막을 수 있다, 스티븐 왕겐 지음, 박지훈 옮김, 끌레마, 2012.

바람과 태양의 꽃 소금, 김성호 지음, 미래아이, 2011.

바이러스 쇼크, 최강석 지음, 매일경제신문사, 2016.

반신욕·족욕, 넥서스 콘텐츠팀 엮음, 도서출판 넥서스, 2013.

밥 빵 면, 에베 코지 저, 신유희 역, 위즈덤하우스, 2013.

밥상 혁명, 이태근 저, 더난출판사, 2008.

밥상머리 디톡스, 윤승일 저, 푸른솔, 2018.

밥상을 다시 차리자 1-2, 김수현 지음, 중앙생활사, 2008.

밥상이 썩었다 당신의 몸이 썩고 있다, 강순남 지음, 소금나무, 2005.

밥상이 약이다, 강순남 지음, 샘터사, 1997.

밥이 되는 건강·식품 이야기, 신요셉 저, 우리두리, 2015.

배신의 식탁, 마이클 모스 지음, 최가영 옮김, 명진출판사, 2013.

백내장 녹내장 소식으로 낫는다, 야마구치 고조 지음, 이동희 옮김, 전나무 숲, 2008.

백년 두뇌, 하세가와 요시야 지음, 조해선 옮김, 북라이프, 2018.

백신 그리고 우리가 모르는 사실, 팀 오시 저, 오경석 역, 여문각, 2006.

병든의료, 셰이머스 오마호니 지음, 권호장 옮김, 사월의책, 2022.

병 안 걸리고 사는 역체온 건강법, 최병갑 지음, 더블BOOK, 2011.

병에 걸리지 않는 면역생활, 아보 도오루 지음, 장은주 옮김, 김영사, 2011.

병에 걸리지 않는 사람들의 비밀, 진 스톤 지음, 이경아 옮김, 올, 2013.

병에 안 걸리고 오래 사는 법, 신야 히로미 저, 이근아 역, 이아소, 2007.

병원없는 세상 음식 치료로 만든다, 상형철, 물병자리, 2016.

병원에 가지 말아야 할 81가지 이유, 허현희 지음, 맛있는책, 2012.

병원이 내 몸을 망친다, 김요자 저, 상상나무, 2013.

병원이 당신에게 알려주지 않는 진실, 신재원·이진한 지음, 리더스북, 2012.

병원이 병을 만든다, 이반 일리히 지음, 박홍규 옮김, 미토, 2004.

병은 없다, 장두석 지음, 아카데미아, 2012.

병을 치료하는 영양성분 가이드북, 나가카와 유우조 지음, 정인영 옮김, 아카데미 북, 2005.

병의 90%는 걷기만 해도 낫는다, 나가오 가즈히로, 북라이프, 2016.

병의 90%는 스스로 고칠 수 있다, 오카모토 유타카 지음, 김정환 옮김, 스토리3.0, 2012.

병이 만 가지라도 단식하면 낫는다, 이우영 저, 카스트로폴리스, 2016.

보스 세포, 야자키 유이치로 지음, 정연주 옮김, 경향BP, 2015.

부자의 1원칙, 몸에 투자하라, 유영만 외 지음, 블랙피쉬, 2021.

분자교정요법, 박성호 지음, 한국분자교정학회, 2005.

불로장생 탑시크릿, 신야 히로미 저, 황선종 역, 맥스미디어, 2009.

불멸의 건강 진리, 안현필 지음, 소금나무, 2011.

불임 극복 식이요법, 월터 C. 윌렛 M 외 저, 정혜원 역, 조윤커뮤니케이션, 2008.

비염 치료의 혁명, 라경찬 저, 북인, 2014.

비염, 하늘마음피부과학연구소 지음, 좋은 땅, 2016.

비우고 낮추면 반드시 낫는다, 전홍준 지음, 에디터, 2013.

비타민 K2 칼슘 파라독스, Kate Rheaume-Bleue 지음, 이영철 외 역, 엠디월드, 2017.

비타민 쇼크, 한스 울리히 지금, 도현정 옮김, 21세기북스, 2007.

비타민 혁명, 좌용진, 웅진윙스, 2006.

비타민C 이야기, 이왕재 지음, 라온누리, 2019.

빵을 끊어라, 포브스 야요이 지음, 노경아 옮김, 매일경제신문사, 2017.

뼈는 거짓말하지 않는다, 박진영 지음, 바른북스, 2017.

사람을 미치게 하는 음식들, 캐롤 사이먼타치 지음, 석기용 옮김, 중앙북스, 2009.

사람을 살리는 대체의학, 최경송 저, 창해, 2008.

사람을 살리는 물 수소수, 김인혁 저, 평단, 2015.

사람을 살리는 음식 사람을 죽이는 음식, 최철한 지음, 라의눈, 2015.

사람이 병에 걸리는 단 2가지 원인, 아보 도오루 지음, 박포 옮김, 중앙생활사, 2011.

사랑의 자연치유, 이태근 지음, 신아출판사, 2019.

산 음식 죽은 음식, 더글라스 그라함 지음, 김진영 옮김, 사이몬북스, 2020.

살아있는 게 중요하다, 필립 빈젤 저, 김정우 역, 매경출판, 2014.

삶을 바꾸려면 음식을 바꿔라, 이원종 지음, 루이앤휴잇, 2016.

상처에 절대 소독하지 마라, 나쓰이 마코토 지음, 이근아 옮김, 이아소, 2011.

색깔의 반란, 유화승 외 지음, 행복에너지, 2014.

생각을 바꿔라 건강이 보인다, 이재수 저, 주호, 2016.

생강이 약이다, 이시하라 유미 지음, 정문주 옮김, 삼호미디어, 2013.

생로병사 신비의 메커니즘, 송현곤 지음, 청어람, 2014.

생로병사는 '효소'에 달려 있다, 박문국 저, 태웅출판사, 2010.

생명을 살리는 미래영양학, 김수현 저, 중앙생활사, 2012.

생명의 게이트 칼슘, 최송철 지음, 씨드원, 2017.

생명의 균형 미네랄 3.5%, 야마다 도요후미 지음 김소운 옮김, 북폴리오, 2005.

생명의 그물, 프리초프 카프라 지음, 김용정 외 옮김, 범양사출판부, 2004.

생명의 물 기적의 물, 김현원 지음, 서영, 2014.

생명의 소금, 정종희 저, 올리브나무, 2010.

생명의 신비 호르몬, 데무라 히로시 지음, 송진섭 옮김, 종문화사, 2007.

생명의 파수꾼 비타민C가 있다, 이왕재, 아름다운사회, 2008.

생식이 유전자를 바꾼다, 황성주·생명과학연구원 지음, 청림출판, 2018.

생활 속 면역강화법, 아보 도오루 지음, 윤혜림 옮김, 전나무숲, 2017.

샤넬백보다 내 몸을 사랑하라, 신정애 저, 랜덤하우스, 2009.

설탕 디톡스 21일, 다이엔 샌필리포 저, 제효영 역, 고즈윈, 2017.

성경에 나오는 음식과 자연치유, 박경혜 저, 올리브나무, 2014.

성공한 남자는 왜 호르몬 수치가 높은가, 호리에 시게오 지음, 보누스, 2016.

성인병 이야기, 전두수 지음, 대한의학, 2011.

세로토닌의 비밀, 캐롤 하트 지음, 최명희 옮김, 미다스북스, 2010.

세상에 의사는 모두 사라져야 한다, 김민섭 지음, 케포이북스, 2011.

세상을 바꾼 독약 한 방울 Ⅰ, Ⅱ, 존 엠슬리 지음, 김명남 옮김, 사이언스북스, 2010.

세상을 바꾼 음식이야기, 홍익희 지음, 세종서적, 2017.

세포 전쟁, 메리언 캔들 지음, 이성호 외 옮김, 궁리, 2008.

세포가 팽팽해지면 병은 저절로 낫습니다, 리펑 지음, 오수현 옮김, 위즈덤하우스, 2014.

세포를 알면 건강이 보인다, 김상원 저, 상상나무, 2016.

소금 건강법, 최원수 저, 해피앤북스, 2010.

소금 이야기, 함경식 외 저, 동아일보사, 2008.

소금, 오해를 풀면 건강이 보인다, 윤태호 지음, 행복나무, 2014.

소금과 문명, 새뮤얼 애드세드 지음, 박영준 옮김, 지호, 2001.

소금과 물 우리 몸이 원한다, 박의규 지음, 지식과감성, 2016.

소금의 과학, 정동효 저, 유한문호사, 2016.

소금의 역습, 클라우스 오버바일 지음, 배명자 옮김, 가디언, 2011.

소금의 진실, 제임스 디니콜란토니오 지음, 박시우 외 옮김, 하늘소금, 2019.

소금중독, 김성권 지음, 북스코프, 2015.

속 근육을 풀어라, 우지인 외 지음, 로그인, 2016.

손을 보면 건강이 보인다, 이글로 편역, 큰방, 1998.

손이 따뜻해야 건강하다, 마쓰오카 가요코 지음, 정난진 옮김, DS BOOKS, 2017.

수면 밸런스, 한진규 지음, 다산 4.0, 2016.

수면 혁명, 아리아나 허핑턴 지음, 정준희 옮김, 민음사, 2017.

수명 150세 시대가 온다, 강규희 편저, 문원 북, 2010.

숨 하나 잘 쉬었을 뿐인데, 혼마 이쿠오 지음, 조해선 옮김, 북라이프, 2019.

쉬어도 피곤한 사람들, 이시형 지음, 비타북스, 2018.

슈퍼 유산균의 힘, 서재걸 지음, 위즈덤하우스, 2014.

습관을 바꾸면 120까지 살 수 있다, 김양규 저, 가나북스, 2014.

습관이 건강을 만든다, 윤영호 지음, 예문아카이브, 2017.

시크릿 건강핸드북, 장영 지음, 전나무숲, 2019.

식단의 건강혁명, 백승헌 저, 고요아침, 2009.

식사가 잘못됐습니다 2 실천편, 마키타 젠지 지음, 문혜원 옮김, 더난출판사, 2020.

식사가 잘못됐습니다, 마키타 젠지 지음, 전선영 옮김, 더난출판, 2019.

식사가 최고의 투자입니다, 미쓰오 다다시 지음, 최화연 옮김, 북라이프, 2021.

식사요법, 김미자 저, 창지사, 2018.

식욕 버리기 연습, 마리아 산체스 지음, 송경은 옮김, 한경BP, 2012.

식원성 증후군, 오사와 히로시 지음, 안병수 감수, 홍성민 옮김, 국일미디어, 2006.

식탁의 배신, 윌리엄 레이몽 지음, 이희정 옮김, 랜덤하우스, 2010.

식품첨가물, 우세홍 외 공저, 신광문화사, 2014.

식품첨가물의 비밀, 아베 쓰카사 지음, 안병수 옮김, 국일미디어, 2006.

신면역혁명, 아보 도오루 외, 중앙생활사, 2016.

신비한 물 치료 건강법, F. 뱃맨겔리지 지음, 이수령 옮김, 중앙생활사, 2014.

신인류 다이어트, 박용우 저, 김영사, 2006.

신장병, 이태원, 홍신문화사, 2007.

신장이 건강해야 오래 산다, 우중차오 지음, 정진라이프, 2018.

신진대사: 생명을 연주하는 오케스트라, 홍동주 저, 아름다운 사회, 2017.

신진대사를 알면 병 없이 산다, 마이크 하이만 지음, 진용희 외 옮김, 한언, 2008.

신체 지능, 마리안느 코흐 지음, 이나경 옮김, 시그마프레스, 2005.

씹을수록 건강해진다, 니시오카 하지메 지음, 이동희 옮김, 전나무숲, 2007.

아기는 반드시 생깁니다, 강명자 지음, 팝콘북스, 2007.

아기는 뱃속의 일을 기억하고 있다, 이케가와 아키라 지음, 김경옥 옮김, 샨티, 2003.

아무것도 안 해도 살 빠지는 책, 사토 게이코 저, 넥서스BOOKS, 2017.

아침 단식 암도 완치한다, 이시하라 유미 지음, 김영주 옮김, 부광, 2014.

아침 단식, 백승헌 저, 하남출판사, 2015.

아침 사과 혁명, 다자와 겐지 지음, 최려진 옮김, 위즈덤스타일, 2012.

아침밥 절대로 먹지마라, 마쓰이 지로 지음, 정은경 옮김, 2012.

아침을 걸러도 건강하게 살 수 있다, 와타나베 쇼 지음, 이진원 옮김, 대교베텔스만, 2008.

아토피 디톡스가 답이다, 김성호 저, 예나루, 2016.

아파야 산다, 샤론 모알렘 지음, 김소영 옮김, 김영사, 2010.

아픈 사람의 99%는 장누수다, 강신용 지음, 내몸사랑연구소, 2020.

알고 마시는 물, 주기환 저, 배문사, 2006.

알레르기 아토피를 해결하는 장 건강법, 후지타 고이치로 지음, 장민주 옮김, 아주좋은날, 2012.

알아야 할 약과 건강상식, 권순경 지음, 신일상사, 2000.

알츠하이머 해독제, 에이미 버거 지음, 김소정 옮김, 전나무숲, 2020.

암 걸을 힘만 있으면 극복할 수 있다, 윤태호 저, 행복나무, 2014.

암 고혈압, 당뇨 잡는 체온 1도, 선재광 지음, 다온북스, 2015.

암 극복을 위한 미네랄 이야기, 박용우 지음, 한국암재활협회, 2019.

암 더 이상 감출 수 없는 진실, 트래비스 크리스토퍼슨 지음, 조은아 옮김, 시그마북스, 2018.

암 산소에 답이 있다, 윤태호 저, 행복나무, 2014.

암 싸우지 마라, 곤도 마코토 저, 장경환 역, 나남출판, 2013.

암 자연치유 10가지 비밀, 후나세 스케 지음, 이정은 옮김, 중앙생활사, 2018.

암 치료 생각을 바꿔야 산다, 요시미즈 노부히로 저, 편집팀 역, 자연과생명, 2012.

암 치료가 당신을 죽인다, 곤도 마코토 지음, 이서연 옮김, 한문화, 2013.

암 치료로 살해당하지 않는 7가지 방법, 곤도 마코토 저, 박정임 역, 맛있는 책, 2014.

암 치료의 모든 것, 곤도 마코토 지음, 안수열 옮김, 창해, 2006.

암 치유 면역력의 놀라운 힘, 장석원 지음, 중앙생활사, 2021.

암 투병하면 죽고 치병하면 산다, 신갈렙 지음, 전나무숲, 2012.

암 환자를 살리는 바보의사, 조병식, 왕의나무, 2015.

암과 싸우지 말고 친구가 되라, 한만청 지음, 중앙M&B, 2001.

암아 달맞이가자, 허정구 지음, 소금나무, 2014.

암에 걸리지 않고 장수하는 30가지 습관, 곤도 마코토 지음, 홍성민 옮김, 더난출판, 2019.

암으로 죽지 않는 식사, 가미오 데쓰오 저, 장은주 역, 한국경제신문, 2017.

암은 냉증이다, 김달래 지음, 경향신문, 2012.

암은 대사질환이다, Thomas N. Seyfried 지음, 한솔, 2015.

암은 무서운 것이 아니고 회복되더라, 김광남 외 저, 건강신문사, 2015.

암은 병이 아니다, 안드레아스 모리츠 저, 정진근 역, 에디터, 2014.

암은 앎이다, 김성동 지음, 아이프랜드, 2011.

암은 자연치유 된다, 조병식 저, 왕의서재, 2015.

암은 혈액으로 치료한다, 이시하라 유우미 저, 김희웅 역, 양문, 2003.

암을 이기는 영양요법의 힘, 패트릭 퀄린 저, 박창은 역, 중앙생활사, 2017.

암의 역습, 곤도 마코토 지음, 전나무숲, 2022.

암의 진실, 타이 볼링거 지음 제효영 옮김, 토트, 2017.

약 먹으면 안 된다, 후나세 스케 지음, 강봉수 옮김, 중앙생활사, 2013.

약 없이 스스로 낫는 법, 신야 히로미 지음, 제효영 옮김, 청림Life, 2010.

약보다 디톡스, 조윤정 저, 모아북스, 2017.

약보다 울금 한스푼, 서재걸, 비타북스, 2016

약에 의존하지 않고 콜레스테롤·중성지방을 낮추는 방법, 나가시마 히사에 지음, 이주관 외 옮김, 청홍, 2019.

약에게 살해당하지 않는 47가지 방법, 곤도 마코토 저, 김윤경 역, 더난출판사 2015.

약은 독이다, 우다가와 구미코 지음, 김웅철 외 옮김, 매일경제신문사, 2014.

약은 우리 몸에 어떤 작용을 하는가?, 야자와 사이언스오피스 편저, 이동희 옮김, 전나무숲, 2008.

약을 끊어야 병이 낫는다, 아보 도오루 지음, 조영렬 옮김, 부광출판사, 2004.

약을 버리고 몸을 바꿔라, 조병식 지음, 비타북스, 2014.

약이 병을 만든다, 이송미 지음, 소담출판사, 2007.

약이 병이 된다, 우타가와 쿠미코 지음, 장경환 옮김, 문예춘추사, 2015.

약이 사람을 죽인다, 레이 스트랜드 지음, 이명신 옮김, 웅진리빙하우스, 2007.

약이 필요 없다, 김진목 저, 서현사, 2015.

양자물리학적 정신치료, 김영우 지음, 전나무숲, 2020.

양자의사, 아미트 고스와미 지음, 최경규 옮김, 북랩, 2017.

양자의학-새로운 의학의 탄생-, 강길전 외 지음, 돋을새김, 2013.

어느 채식의사의 고백, 존 맥두걸 지음, 강신원 옮김, 사이몬북스, 2017.

어디든 아프면 이 책을 보면 된다, 문운석 저, 푸른사상, 2014.

어떤 몸으로 나이 들 것인가, 제임스 디니콜란토니오 외 지음, 이문영 옮김, 라이팅하우스, 2020.

얼굴을 보면 병이 보인다, 야마무라 신이치로 저, 황선종 옮김 쌤앤파커스, 2008.

얼굴을 보면 숨은 병이 보인다, 미우라 나오키 지음, 이주관 외 옮김, 청홍, 2019.

엄마의 독성, 이나즈 노리히사 지음, 윤혜림 옮김, 전나무숲, 2010.

없는 병도 만든다, 외르크 블레흐 지음, 배진아 옮김, 생각의나무, 2004.

엔자임 효소와 건강, 신현재 저, 이채, 2005.

여성 건강은 하체 근육이 좌우한다, 나카노 제임스 슈이치 지음, 황미숙 옮김, 나라원, 2015.

여자가 우유를 끊어야 하는 이유, 제인 플랜트 지음, 조남수 옮김, 윤출판, 2015.

역삼투압 정수기(침묵의 살인자), 손상대 저, 서영, 2015.

역삼투압 정수기를 고발합니다, 박치헌 저, 서영, 2015.

염전, 유종인 저, 눌와, 2007.

염증과 면역 이야기, 송현곤 지음, 북랩, 2017.

영거 YOUNGER, 새라 고트프리드 지음, 정지현 옮김, 움직이는 서재, 2017.

영양 그리고 건강, 김화경 외 저, 교문사, 2012.

영양과 건강, 곽호경 저, 한국방송통신대학교출판문화원, 2018.

영양으로 병이 낫는다, 게이치 히야마 지음, 최혜선 역, 문진, 2001.

영양의 비밀, 프레드 프로벤자 지음, 안종설 옮김, 브로스테인, 2020.

영양의학 가이드, 레이 스트랜드 지음, 유호상 옮김, 푸른솔, 2012.

영양제 처방을 말하다, 미야자와 겐지 지음, 김민정 옮김, 청홍, 2020.

영양치료, 김상원 지음, 상상나무, 2019.

영혼의 물리학, 아미트 고스와미 지음, 최경규 옮김, 북랩, 2017.

예방접종 부모의 딜레마, 그레그 비티 저, 김윤아 역, 잉걸, 2006.

예방접종 어떻게 믿습니까?, 스테파니 케이브 지음, 차혜경 편저, 바람, 2005.

예방접종이 오히려 병을 부른다, 안드레이스 모리츠 지음, 정진근 옮김, 에디터, 2017.

예방접종이 자폐를 부른다, 제니 매카시 지음, 이수정 옮김, 알마, 2011.

오늘도 약을 먹었습니다, 박한슬 지음, 북트리거, 2020.

오늘도 우리 몸은 싸우고 있다, 캐러신 카버 지음, 양병찬 옮김, 현암사, 2019.

오래도록 젊음을 유지하고 건강하게 죽는 법, 스티브 R. 건드리 지음, 박선영 옮김, 로크미디어, 2019.

오비소겐 독소의 역습, 가쿠 레이카 지음, 정지영 옮김, 삼호미디어, 2018.

오일 사전, 유키에 지음, 장지연 옮김, 전나무숲, 2017.

오일 혁명-놀라운 지방이야기-, 박민선 외 지음, 동아일보사, 2009.

올바른 밥상 레시피, 신우섭 외 지음, 삼영출판사, 2016.

완전 소화, 류은경 지음, 다산라이프, 2018.

왓칭, 김상운 지음, 정신세계사, 2011.

왜 아플까, 벤자민 빅먼 지음, 이영래 옮김, 북드림, 2022.

우리 가족 건강을 지키는 자연의학, 차종환 지음, 사사연, 2014.

우리 몸에 좋은 물 마시는 법, 현상언 저, 퍼플, 2015.

우리 몸의 위험신호 구분법, 히라이시 다카히사 지음, 최혜선 옮김, 아이프랜드, 2010.

우리 아이 예방접종의 불편한 진실7, 후지이 순스케 지음, 정연우 옮김, 라이온북스, 2015.

우리가 몰랐던 백신의 놀라운 비밀(백신의 탄생에서 접종까지), 후나세 순스케 지음, 김경원 옮김, 중앙생활사, 2021.

우리나라의 천일염 이야기, 최진호 저, 시그마북스, 2011.

우리는 매일 독을 마시고 있다, 허현희, 라의눈, 2015.

우리집 주치의 자연의학 I/II/III, 이경원 외 지음, 동아일보사, 2015/2016.

우울을 지우는 마법의 식사, 후지카와 도쿠미 지음, 박재현 옮김, 레드스톤, 2019.

우유의 독-내 몸을 망치는 11가지 이유-, 프랭키 오스키 지음, 이효순 옮김, 이지북, 2013.

우유의 역습, 티에리 수카르 지음, 김성의 옮김, 알마, 2009.

운동없이 여신되는 셀프디톡스, 이서현 저, 지식과감성, 2015.

웃음의 치유력, 노먼 커즌스 지음, 양억관 외 옮김, 스마트비즈니스, 2007.

위대하고 위험한 약 이야기, 정진호 저, 푸른숲, 2017.

위대한 자연요법, 김융웅 저, 토트, 2011.

위험한 제약회사, 피터 괴체 지음, 윤소하 옮김, 공존, 2017.

유방암 수술·항암없이 완치할 수 있다, 윤태호 지음, 행복나무, 2017.

유방암의 진실, John R. Lee 저, 안우성 역, 배문사, 2007.

유산균과 발효유의 알파(A)와 오메가(Ω), 백영진 지음, 유한문화사, 2020.

유전자, 당신이 결정한다, 샤론 모알렘 지음, 정경 옮김, 2015.

유전자는 네가 한 일을 기억하고 있다, 네사 케리 저, 이충호 역, 해나무, 2015.

유전체 다가온 미래 의학, 김경철 지음, 메디게이트뉴스, 2018.

육식-건강을 망치고 세상을 망친다- 1·2, 존 로빈스 지음, 손혜숙 옮김, 2006.

육식의 종말, 제러미 리프킨 지음, 신현승 옮김, 시공사, 2008.

육식의 진실, 존 로빈스 지음, 이무열 외 옮김, 아름드리미디어, 2014.

음료의 불편한 진실, 황태영 지음, 비타북스, 2012.

음식 문맹자 음식 시민을 만나다, 김종덕 지음, 도서출판 따비, 2012.

음식 혁명, 존 로빈스 지음, 안의정 옮김, 시공사, 2006.

음식의 역습, 마이크 애덤스 지음, 김아림 옮김, 루아크, 2017.

음식이 나다, 오새은 저, 북카라반, 2013.

음양이 뭐지, 전창선 외 지음, 세기, 1995.

의미를 향한 소리없는 절규, 빅터 프랭클 지음, 오승훈 옮김, 청아출판사, 2005.

의사가 가족에게만 권하는 것, 호조 모토하루 지음, 서태호 옮김, 아침사과, 2018.

의사가 당신에게 알려주지 않는 몸의 비밀, 우칭중 지음, 이주연 옮김, 부광, 2007.

의사가 말하는 자연치유력, 가와시마 아키라 지음, 이정원 옮김, 삼호미디어, 2014.

의사가 우리에게 말하지 않는 것들, 미쓰이시 이와오 저, 송소영 역, 도시락밴드, 2015.

의사가 환자를 만들고 약이 병을 키운다, 박명희 지음, 원앤원스타일, 2015.

의사는 수술받지 않는다, 김현정 지음, 느리게읽기, 2013.

의사는 왜 여자의 말을 믿지 않는가, 마야 뒤센베리 지음, 김보은 외 옮김, 한문화, 2019.

의사는 자신이 암에 걸리면 어떤 치료를 할까, 가와시마 아키라 지음, 김정환 옮김, 끌리는 책, 2017.

의사도 모르는 기적의 간청소, 안드레아스 모리츠 저, 정진근 역, 에디터, 2015.

의사도 모르는 자연치유의 기적, 최윤근 저, 예신, 2014.

의사들에게는 비밀이 있다, 데이비드 뉴먼 지음, 김성훈 옮김, RHK, 2013.

의사를 믿지 마라, 이혁재 지음, 이상미디어, 2014.

의사를 믿지 말아야 할 72가지 이유, 허현회 지음, 라의 눈, 2015.

의사사용법, 매튜 한 지음, 처음북스, 2018.

의사에게 살해당하지 않는 47가지 방법, 곤도 마코토 지음, 더난출판사, 2013.

의사에게 의지하지 않아도 암은 사라진다, 우쓰미 사토루 지음, 이주관 외 옮김, 청홍, 2019.

의사와 약에 속지 않는 법, 미요시 모토하루 지음, 박재현 옮김, 랜덤하우스, 2006.

의사의 거짓말 가짜 건강상식, 켄 베리 지음, 한소영 옮김, 코리아닷컴, 2019.

의사의 반란, 신우섭 지음, 에디터, 2013.

의사의 한 마디가 병을 부른다, 마그누스 하이어 지음, 박병화 옮김, 율리시즈, 2012.

의약에서 독약으로, 미셀 보쉬 야콥슨 외 지음, 전혜영 옮김, 율리시즈, 2016.

의학, 인문학으로 치유하다, 예병일 지음, 한국문학사, 2015.

이것만 의식하면 건강해진다, 고바야시 히로유키. 저, 윤지나 역, 청림라이프, 2014.

이기는 몸, 이동환 지음, 쌤앤파커스, 2020.

이시형처럼 살아라, 이시형 저, 비타북스, 2012.

인간은 왜 세균과 공존해야 하는가, 마틴 블레이저 지음, 서자영 옮김, 처음북스, 2014.

인간의 질병은 자연치유된다, 이훈후 저, 동서남북, 2011.

인간이 만든 위대한 속임수 식품첨가물 1/2, 아베 쓰카사 지음, 국일미디어, 2016.

인류 최후의 백신 면역, 김성수 외 지음, 순정아이북스, 2010.

인문학을 안은 의학이야기, 김민섭 지음, 케포이북스, 2017.

인체기행, 권오길 지음, 지성사, 2007.

인체의 파동을 알면 자연치유된다, 민영기 저, 오리진, 1999.

인체파동원리, 남창규 지음, 좋은땅, 2019.

일단 하체 근육 운동부터 시작합시다, 나카노 제임스 슈이치 지음, 문정원 옮김, 리틀프레스, 2020.

입 호흡 VS 코 호흡, 김남선 지음, 상상나무, 2008.

입으로 숨 쉬면 병에 걸린다, 서효석 지음, 스프링, 2011.

입으로 숨 쉬지 마라, 이마이 가즈아키 저, 이상미디어, 2013.

자기암시, 에밀 쿠에 지음, 김동기 외 옮김, 하늘아래, 2017.

자기치유, 조순희 지음, 정우서적, 2012.

자연건강법의 실천방법, 구인모 저, 건강신문사, 2017.

자연과 치유, 김인선 저, 계명대학교출판부, 2015.

자연식의 황금비율, SBS스페셜팀, 토트, 2012.

자연의학, 차종환 저, 사사연, 2016.

자연의학의 기초, 모리시타 게이이치 저, 태웅출판사, 2003.

자연의학총론, 박금실 외 저, 아트하우스, 2012.

자연이 주는 최상의 약 물, F.뱃맨겔리지 지음, 박영일 옮김, 동도원, 2005.

자연치유 C3G가 답이다, 장봉근 저, JBK자연의학연구소, 2012.

자연치유 건강상식, 김선 지음, 엠애드, 2021.

자연치유 내 몸을 살린다, 임성은 저, 모아북스, 2012.

자연치유 불변의 법칙, 하비 다이아몬드, 사이몬북스, 2020.

자연치유 식이요법, 송숙자 저, 오블리네, 2011.

자연치유 아카데미, 정유석 저, 정담, 2013.

자연치유와 발효학, 이승구 외 지음, 새한, 2022.

자연치유 첫 번째 이야기: 마법을 부리다, 우호 외 지음, 공감의 힘, 2022.

자연치유 총론, 박춘희 저, ARTHOUSEBOOK, 2009.

자연치유 혁명, 김동석 저, 상상출판, 2011.

자연치유 혁명2, 김동석 저, 타이쿤미디어, 2015.

자연치유(1), 조병식, 왕의서재, 2010.

자연치유(2), 조병식, 왕의서재, 2012.

자연치유, 앤드류 와일 저, 김옥분 역, 정신세계사, 2005.

자연치유, 워렌 그로스맨 저, 박윤정 역, 샨티, 2004.

자연치유개론, 신태웅 편저, 국제선교, 2008.

자연치유력을 키워라, 강길전 외 지음, 엔자임하우스, 2015.

자연치유와 건강, 권화자 저, 아트하우스, 2013.

자연치유와 건강식품, 김근하 외 저, 해피데이, 2012.

자연치유와 양자의학2, 이윤철 저, 아트하우스, 2009.

잘 먹고 더 움직이고 잘 자라, 톰 래스 지음, 김태훈 옮김, 한빛라이프, 2014.

잘 아파야 건강한 아이, 최민형 지음, 베가북스, 2017.

잘 자야 잘 산다, 이종우 저, 동아일보, 2011.

잘못된 식생활이 성인병을 만든다, 미국상원영양문제특별위원회 원저, 원태진 편역, 형성사, 2003.

잘못된 입맛이 내 몸을 망친다, 박민수 지음, 전나무숲, 2010.

잠든 당신의 뇌를 깨워라, 황성혁 외 지음, 북앤에듀, 2020.

잠시 먹기를 멈추면, 제이슨 펑 외 지음, 이문영 옮김, 라이팅하우스, 2021.

장 건강하면 심플하게 산다, 이송주 지음, 레몬북스, 2019.

장 누수가 당신을 망친다, 후지타 고이치로 지음, 임순모 옮김, 행복에너지, 2018.

장(腸)이 편해야 인생이 편하다, 가미노가와 슈이치 지음, 전선영 옮김, 김영사, 2011.

장기의 시간을 늦춰라, 이토 히로시 지음, 정미애 옮김, 한문화, 2014.

장내세균의 역습, 에다 아카시 지음, 박현숙 옮김, 비타북스, 2020.

장내세균혁명, 데이비드 펄머터 지음, 윤승일·이문영 옮김, 지식너머, 2016.

장부경락학, 신흥묵 저, 청홍, 2016.

장수를 원하면 아침을 굶어라, 히가시 시케요시 저, 안중식 저, 지식여행, 2003.

장이 건강하면 심플하게 산다, 이송주 지음, 레몬북스, 2019.

장이 건강하면 우울증 불면증 당뇨병 고혈압 아토피가 치유된다, 장솔 지음, 가나북스, 2019.

장이 건강해야 오래 산다, 우중차오 지음, 이은정 옮김, 정진라이프, 2018.

장이 바뀌면 인생이 바뀐다, 다나카 야스오 저, 권혜미 역, 학영사, 2016.

재벌총수는 왜 폐암에 잘 걸릴까?, 김중산 글, 나남, 2012.

적당히 건강하라, 나고 나오키 지음, 김용해 옮김, 공존, 2018.

전자파 침묵의 봄, 케이티 싱어 지음, 박석순 옮김, 어문학사, 2018.

젊음은 나이가 아니라 호르몬이 만든다, 안철우 지음, 비타북스, 2017.

젊음의 습관, 이승남 저, 행복한 책장, 2010.

제대로 알고리즘, 오승민 지음, 좋은땅, 2017.

제약회사는 어떻게 거대한 공룡이 되었는가?, 재키 로 지음, 김홍욱 옮김, 궁리, 2008.

조종권 해독 진료 프로그램, 조종권 지음, 태웅출판사, 2016.

종합검진에 절대 목숨 걸지 마라, 박민선 지음, 21세기사, 2015.

좋은 물 나쁜 물, 후지타 고이치로 저, 이동진 역, 동방미디어, 2001.

좋은 물과 건강, 임찬수 저, 밥북, 2018.

죽염은 과학이다, 박시우 지음, 어드북스, 2011.

죽은 의사는 거짓말을 하지 않는다, 닥터 월렉 저, 박우철 역, 꿈과 의지, 2002.

죽을 때까지 건강하게 사는 법, 시라사와 다쿠지 지음, 최현주 옮김, 알파미디어, 2019.

죽음을 부르는 활성산소, 고기환 지음, 고요아침, 2014.

죽음의 밥상, 피터 싱어 외 지음, 함규진 옮김, 웅진씽크빅, 2008.

죽음의 식탁, 마리 모니크 로뱅 지음, 권지현 옮김, 판미동, 2014.

중국식품이 우리 몸을 망친다, 저우칭 지음, 김형호 옮김, 시공사, 2008.

중년 건강 엉덩이 근육이 좌우한다, 다케우지 마사노리 지음, 이지선 옮김, 위즈덤 스타일, 2012.

지금 이 순간을 살아라, 에크라르트 볼레 지음, 유영일 외 1명 옮김, 양문, 2008.

지금 인생의 체력을 길러야 할 때, 제니퍼 애슈턴 지음, 북라이프, 2020.

지금도 우리 몸은 싸우고 있다-면역의 과학-, 캐서린 카버 지음, 양병찬 옮김, 현암사, 2019.

지방의 역설, 니나 타이숄스 지음, 양준상 외 옮김, 시대의창, 2016.

지방의 진실 -케톤의 발견-, 무네타 테오츠 지음, 양준상 옮김, 판미동, 2017.

질병 예찬, 베르트 에가르트너 지음, 홍이정 옮김, subook, 2008.

질병의 뿌리, 최인호 지음, 지식공감, 2020.

질병의 탄생, 홍윤철 지음, 사이, 2014.

집이 우리를 죽인다 -독! 적과의 동침-, 허정림 지음, 어문학사, 2014.

짠맛의 힘, 김은숙 외 지음, 앵글북스, 2019.

차라리 아이를 굶겨라 1·2, 다음을 지키는 엄마모임(사람들) 지음, 시공사, 2000(2004).

창조주다이어트, 조던 S. 루빈 지음, 강주헌 옮김, 해피니어.

채식건강법, 모리시타 게이이치 저, 글사랑편집부, 1999.

채식의 대사증후군 예방효과, 이광조 저, 서리태, 2015.

채식의 유혹, 김우열 지음, 퍼플카우, 2012.

채식이 답이다, 베지닥터 저, 스토리 플래너, 2011.

채식치유학, 이광조 지음, 서리태, 2018.

처음 듣는 의대 강의, 안승철 지음, 궁리출판, 2018.

천재의 식단, 맥스 루가비어 외 지음, 신동숙 옮김, 앵글북스, 2021.

청혈주스, 선재광 지음, 전나무숲, 2014.

체온 1도 암을 이긴다, 요시미즈 노부히로 저, 세린디피티, 2015.

체온 1도 올리면 면역력이 5배 높아진다, 이시하라 유미 지음, 황미숙 옮김, 예인, 2010.

체온 1도가 내 몸을 살린다, 사이토 마사시 지음, 이진후 옮김, 나라원, 2010.

체온면역력, 아보 도오루 저, 김기현 역, 중앙생활사, 2008.

체온이 생로병사를 결정한다. 마위에링 지음, 전왕록 옮김, 삼호미디어, 2009.

최강의 식물식, 윌 벌서위츠 지음, 정미화 옮김, 청림라이프, 2021.

최강의 식사, 데이브 아스프리 지음, 정세영 옮김, 앵글북스, 2017.

최적 건강관리혁명, 듀크 존슨 지음, 안현순 옮김, 전나무숲, 2015.

출산 동반자 가이드, 페니 심킨 저, 정환욱(의사) 역, 샨티, 2016.

충맥·임맥 자연치유법, 이의전 저, 메디마크, 2013.

치유 혁명, 리사 랭킨 지음, 이문영 옮김, 시공사, 2021.

치유, 수잔나 에딘 지음, 손의섭 옮김, 엠불라, 2011.

치유와 회복, 데이비드 호킨스 저, 박윤정 역, 판미동, 2016.

칼로리의 거짓말, 조나단 베일러 지음, 김정한 옮김, 홍익출판사, 2014.

케톤 혁명, 후루카와 겐지 지음, 판미동, 2019.

코 호흡을 해야 몸이 젊어진다, 니시하라 가츠나리 지음, 김정환 옮김, cypress, 2012.

코로나 미스터리, 김상수 지음, 에디터, 2020.

코코넛 오일의 기적, 브루스 파이프 지음, 이원경 옮김, 미메시스, 2016.

코티솔 조절법, 숀 텔보트 지음, 대한만성피로학회 옮김, 전나무숲, 2017.

콜레스테롤 수치에 속지 마라, 스티븐 시나트라 외 저, 제효영 역, 예문아카이브, 2017.

콜레스테롤과 포화지방에 대한 오해풀기, 정윤섭 저, 라온북, 2015.

콜레스테롤은 살인자가 아니다, 우페 라븐스코프 지음, 애플북스, 2013.

콜레스테롤은 적이 아니다, 정윤섭 지음, 사실과과학시민네트워크, 2019.

콧병이 만병의 근원이다, 박영옥 외 지음, 하문사, 2008.

콧속에 건강이 보인다, 이상곤 지음, 시공사, 2007.

쾌면 숙면법, 가모시타 이치로우 저, 박은희 역, 다온북스, 2013.

쾌변으로 오래 사는 법, 코다 미츠오 지음, 김소윤 옮김, 동도원, 2007.

클린 거트, 알레한드로 융거 지음, 쌤앤파커스, 2014.

탄수화물 중독증, 잭 캘럼 외 지음, 인창식 옮김, 북라인, 2006.

탄수화물은 독이다, 에베 코지 지음, 신정현 옮김, 싸이프레스, 2014.

탄수화물의 함정, 정윤섭 지음, 이모션북스, 2017.

탄수화물이 인류를 멸망시킨다, 나쓰이 마코토 저, 윤지나 역, 청림Life, 2014.

탈피오트 아유르베다, 김태은 저, 성광, 2015.

태초 먹거리, 이계호 지음, 새숨, 2019.

텔로미어, 마이클 포셀 지음, 심리나 옮김, 샘앤파커스, 2014.

텔로미어의 과학, 빌 앤드루스 지음, 김수지 옮김, 동아시아, 2015.

통증 혁명, 존 사노 지음, 국일미디어, 2017.

파동의학, 리처드 거버 지음, 최종구 외 옮김, 에디터, 2021.

파이토케미컬을 먹어라, 탁상숙 지음, 다봄, 2015.

파킨슨병 완치로 가는 길, 박병준 지음, 의학서원. 2019.

편안한 죽음을 맞으려면 의사를 멀리하라, 나카무라 진이치 지음, 신유희 옮김, 위즈덤스타일, 2012.

평생 걸을 수 있는 엉덩이 건강법, 마쓰오 다카시 지음, 황미숙 옮김, 보누스, 2018.

평생 살찌지 않는 기적의 식사법, 후지타 고이치로 지음, 최예은 옮김, 알에이치코리아, 2019.

평화로운 출산 히프노버딩, 메리 몽간 저, 정환욱 외 역, 샨티, 2012.

폐렴을 막으려면 목을 단련하라, 니시야마 고이치로 지음, 오승민 옮김, 삼호미디어, 2018.

프랑스 여자는 늙지 않는다, 미래유 길리아노 지음, 박미경 옮김, 흐름출판, 2016.

피부는 인생이다, 몬티 라이먼 지음 제효영 옮김, 로크미디어, 2020.

하루 5분만 움직여도 고혈압은 낫는다, 가토 마사토시 지음, 이선정 옮김, 더난출판사, 2018.

하루 단식! 격일 다이어트, 이진 저, BOOKK, 2018.

하루 두 끼 생채식의 기적, 한경숙 지음, 매일경제신문사, 2022.

하루 한 끼 공복의 힘, 이시하라 유미 지음, 이근아 옮김, 이아소, 2012.

하루 한 끼 생식, 신성호 지음, 위닝북스, 2016.

하루 한 끼의 기적, 이태근 저, 정신세계사, 2013.

하이브리드의학, 오카베 테츠로 지음, 권승원 옮김, 청홍, 2021.

한국의 민중 의술, 최태규 지음, 배문사, 2016.

한국인 100세 건강의 비밀, KBS〈생로병사의 비밀〉제작팀 지음, 비타북스, 2011.

한국인에게 막걸리는 무엇인가, 정혜경 외 저, 교문사, 2012.

한국인의 간디톡스, 김경원 저, 나무나무, 2015.

한방 자연치유, 조경남 저, 단샘, 2012.

항생제 중독, 고와카 준이치 외 지음, 생협전국연합회 옮김, 시금치, 2008.

항암이 아닌 해암으로 다스려라, 윤성우 지음, 와이겔리, 2016.

항암제 끊을 10번의 기회, 나가오 가조히로 저, 이서연 역, 미디어윌, 2014.

항암제로 살해당하다 전3권, 후나세 슌스케 지음, 중앙생활사, 2010.

항암치료는 사기다, 곤도 마코토 저, 문예춘추사, 2015.

해독과 재생으로 자연치유하자, 장봉근 저, JBKLAB, 2015.

해독과 치유, 시드니 맥도날드 저, 김광익 역, 2004.

해독의 기적, 박찬영 지음, 엔트리, 2014.

핵산을 알면 20년 젊어진다!, 벤저민 S. 프랭크 지음, 박영한 옮김, 예신books, 2012.

햇빛의 선물, 안드레아스 모리츠 지음, 정진근 옮김, 에디터, 2019.

현대의학의 불편한 진실, 김종수 지음, 아트하우스, 2008.

현미 채식, 홍성태 저, 넥서스BOOKS, 2013.

현미밥 채식, 황성수 지음, 페가수스, 2018.

현미밥이 보약이다, 최선혜 지음, 창, 2011.

혈관을 강하게 만드는 걷기, 기즈 다다아키 외 지음, 조은아 옮김, 정진라이프, 2014.

혈관을 살리는 영양치료, 김상원 지음, 상상나무, 2022.

혈관을 의심하라, 한동하 지음, 위즈덤스타일, 2013.

혈관이 살아야 내 몸이 산다, 다카자와 겐지 외 지음, 박재현 옮김, 이상미디어, 2011.

혈류가 좋으면 왜 건강해지는가, 이시하라 유미 지음, 김정환 옮김, 삼호미디어, 2011.

호르몬과 맛있는 것들의 비밀, 안병수 지음, 국일미디어, 2022.

호르몬 다이어트, 이원천 지음, 사계절, 2018.

호르몬 발란스, 네고로 히데유키 지음, 이연희 옮김, 스토리3.0, 2016.

호오포노포노의 비밀, 조 비테일 외 지음, 황소연 옮김, 판미동, 2011.

호흡 혁명, 음슈옌 지음, 이소희 옮김, 일요일, 2018.

호흡의 기술, 제임스 네스터 지음, 북트리거, 2021.

호흡이 10년을 더 살게 한다, 최천웅 지음, 메이드마인드, 2017.

환경호르몬 어떻게 해결할까?, 박태균 지음, 동아엠엔비, 2019.

환경호르몬의 반격, D. 린드세이 벅슨 저, 김소정 역, 아롬미디어, 2012.

환자 혁명, 조한경 지음, 에디터, 2017.

활성산소와 항산화제, 손장락 저, 바이오메디컬, 2004.

황성주의 건강하게 사는 법, 황성주 저, 웅진리빙하우스, 2007.

황홀한 출산, 엘리자베스 데이비스 외 저, 김우종 역, 정신세계사, 2011.

효소는 건강의 시작, 신현재 외 지음, 이채, 2017.

효소로 이루어진 세상, 신현재 지음, 이채, 2018.

효소의 비밀, 쓰루미 다카후미 지음, 김정환 옮김, 싸이프레스, 2014.

효소치료, 신현재 지음, 이채, 2013.

후성유전학, 베른하르트 케겔 저, 권상히 역, 다른 세상, 2017.

후성유전학: 21세기를 바꿀 새로운 유전학을 만나다. 리처드 C. 프랜시스 지음, 김명남 옮김, 시공사, 2013.

힐링 워터, 시라하타 사네타카 저, 이정환 역, 알에이치코리아, 2012.

## 자연치유와 장부학

초판 1쇄 발행 : 2018년 7월 25일
초판 2쇄 발행 : 2018년 9월 3일
수정판 1쇄 발행 : 2022년 6월 20일
수정판 2쇄 발행 : 2023년 10월 27일

지은이 : 김명하
발행인 : 전형도
편집 및 디자인 : 전형도, 전예진

펴낸곳 : 디자인통
주소 : 대구광역시 북구 검단공단로26 검단테크파트 301호
문의전화 : 053-254-0488
이메일 : ani3274@naver.com
ISBN : 979-11-86951-29-3

잘못된 책은 구입하신 서점에서 바꾸어 드립니다.
책값 : 28,000원